Pharmacie galénique

Bonnes pratiques de fabrication des médicaments

D1662520

Chez le même éditeur

Pharmacie clinique et thérapeutique, par l'Association nationale des enseignants de pharmacie clinique, 3ᵉ édition, 2008, 1344 pages.

Conseils à l'officine, par J.-P. Belon, 7ᵉ édition, collection « Abrégés de Pharmacie », 2009, 464 pages.

Pharmacologie, par Y. Cohen, C. Jacquot, 6ᵉ édition, collection « Abrégés de Pharmacie », 2008, 512 pages.

Botanique, par J.-L. Guignard. (Univ. Paris-Sud), 13ᵉ édition, collection « Abrégés de Pharmacie », 2006, 304 pages.

Chimie analytique. Chimie des solutions, par M. Beljean-Leymarie, J.-P. Dubost, M. Galliot-Guilley, collection « Abrégés PCEM 1 », 2006, 160 pages.

Chimie organique, par H. Galons, 3ᵉ édition, collection « Abrégés PCEM 1 », 2007, 336 pages.

Initiation à la connaissance du médicament, par J.-M. Aiache, E. Beyssac, J.-M. Cardot, V.Hoffart, R. Renoux, 5ᵉ édition, collection « Abrégés PCEM 1 », 2008, 440 pages.

Biomathématiques. Analyse, algèbre, probabilités, statistiques, par S. Bénazeth, M. Boniface, C. Demarquilly, V. Lasserre, M. Lemdani, I. Nicolis. 3ᵉ édition, collection « Abrégés PCEM 1 », 2007, 480 pages.

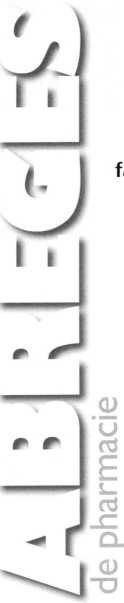

Pharmacie galénique

Bonnes pratiques de fabrication des médicaments

Alain Le Hir[†]
Professeur émérite
Faculté des sciences pharmaceutiques et biologiques,
Université Paris-Descartes.

Jean-Claude Chaumeil
Professeur des universités
Faculté des sciences pharmaceutiques et biologiques
Université Paris-Descartes.
Praticien hospitalier
Responsable de la recherche
et développement galénique de l'AGEPS.

Denis Brossard
Professeur des universités
Faculté des sciences pharmaceutiques et biologiques
Université Paris-Descartes.
Praticien hospitalier
Pharmacien chef
Hôpital de Saint-Germain-en-Laye.

Préface de Pr. M.-M. Janot

9e édition

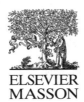

ELSEVIER
MASSON

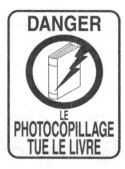
ELSEVIER MASSON SAS – 62, rue Camille Desmoulins – 92442 Issy-les-Moulineaux Cedex
www.elsevier-masson.fr

Table des matières

Présentation de la collection des abrégés de pharmacie

L'étudiant en pharmacie, comme l'étudiant en médecine ou l'étudiant vétérinaire, aborde, lors de ses études une vaste gamme de programmes allant de la physique corpusculaire et des mathématiques à la biologie moléculaire. Il doit pouvoir comprendre les concepts émis, les suivre dans leur évolution, les assimiler.

En effet, spécialiste du médicament, le pharmacien participe à la création des principes actifs, à leur mise en forme galénique, à leur étude pharmacologique et clinique, à leur production industrielle, à leur dispensation au public. À ce titre, il doit pouvoir communiquer avec le médecin, le chimiste, le biologiste, l'ingénieur entre autres.

Les Abrégés s'adressent aux étudiants des six années d'études qui conduisent au diplôme d'État de docteur en pharmacie. Ils intègrent les nouvelles directives, adaptent leurs thèmes aux nouveaux programmes ou innovent afin d'apporter leur contribution au renouveau scientifique. Concis, maniables, économiques, ils retiennent l'essentiel de la pensée magistrale et bénéficient de l'expérience didactique de leurs auteurs qui sont des enseignants réputés.

Ces auteurs ont fait l'effort de condenser en peu de pages leurs cours : n'en gardant que l'essentiel, ils ont distingué le fondamental de l'accessoire, écarté l'éphémère et favorisé le durable.

Année par année, la collection couvre progressivement l'ensemble des enseignements de pharmacie. Nombreux sont les Abrégés qui ont été réédités, preuve de leur succès. Conçus pour une durée de service aux mains des étudiants, les Abrégés sont mis à jour au fur et à mesure des besoins dictés par le progrès scientifique, l'évolution de la profession pharmaceutique, l'adoption de nouvelles méthodes pédagogiques.

Ouvrages du premier ou du deuxième cycle des études pharmaceutiques, ils peuvent aussi rendre service aux étudiants plus spécialisés dans un domaine déterminé des sciences, jeter des ponts entre les disciplines, combler des lacunes et apporter aux étudiants des licences, des maîtrises de chimie et de biologie appliquées une source féconde d'enseignements, plus particulièrement pour ceux qui souhaitent faire carrière dans les industries des biotechnologies, du génie biologique, de l'agro-alimentaire. Ces Abrégés préparent aux enseignements de 3e cycle ouverts à toutes ces disciplines.

La collection des Abrégés de pharmacie est l'héritière de la collection de précis de pharmacie que dirigeait notre maître, le professeur Maurice-Marie Janot et, à trente ans de distance, elle perpétue une tradition de rigueur scientifique et d'ouverture pédagogique. Elle conserve un dynamisme qui la fait entrer dans le XXIe siècle.

Yves Cohen
Doyen honoraire de la faculté des sciences
pharmaceutiques et biologiques – Université de
Paris-Sud (Paris XI)

In memoriam
Alain Le Hir (1924–2007)

Il restera pour la postérité l'initiateur de la Pharmacie Galénique moderne.

Héritier de prestigieux prédécesseurs, il était l'élève du Professeur Maurice-Marie Janot, il a su prendre en compte et traduire pour le monde universitaire les avancées des laboratoires industriels en matière de Pharmacie Galénique et de technologie.

Pionnier aussi dans ces concepts, il a été l'artisan de la maîtrise de qualité dans le domaine des médicaments.

Praticien hospitalier, il a créé et dirigé le laboratoire de recherche galénique de l'unité industrielle de la Pharmacie centrale des Hôpitaux à Paris, où il a pu mettre en œuvre ses principes « sur le terrain ».

Il fut pour nous notre professeur attentif, perfectionniste, sachant communiquer avec ses étudiants qu'il souhaitait performants et rigoureux.

Au sein de son laboratoire, nous avons pu profiter de ses conseils et sous son parrainage développer nos enseignements de pharmacie galénique et d'assurance de qualité.

Nous sommes fiers de poursuivre son œuvre dans cette nouvelle édition de son ouvrage.

Le 5 février 2009
Pr. J.-C. Chaumeil, Pr. D. Brossard

Préface

Enseigner, c'est choisir. Pour choisir il faut connaître, savoir et réfléchir. Tout ceci relève du simple bon sens et en justifie la difficulté.

Pluridisciplinaire par nécessité, la pharmacie multiplie encore les obstacles pour l'enseigner dans un parcours prévu de cinq années tout en réservant, ce qui est souvent oublié, à l'étudiant le temps d'apprendre ! Rédiger un abrégé de pharmacie galénique n'est donc pas une entreprise facile et cependant M. le professeur A. Le Hir y est parvenu.

En contact permanent avec les nécessités de l'exercice de la profession, soit officinale par sa présidence de la Commission du formulaire national, soit hospitalière et industrielle par les responsabilités qu'il assume à la Pharmacie centrale des Hôpitaux et par sa participation aux Commissions nationale et européenne de la pharmacopée, il a su distinguer ce qui est l'essentiel de ce qui est accessoire ou affaire de spécialiste.

Depuis plusieurs années et par des textes transitoires représentant la matière de son enseignement, il a soumis son expérience didactique aux résultats acquis par les étudiants aux épreuves écrites de pharmacie galénique. Les conclusions étant très favorables, j'ai réussi à persuader M. le professeur A. Le Hir de faire bénéficier de cette expérience les étudiants des divers établissements d'enseignement pharmaceutique : facultés, UER... en mettant à leur disposition un abrégé de son cours, d'où l'origine de ce livre et de ces quelques lignes écrites en guise de préface mais exprimant la confiance en son succès.

M.-M. Janot
Membre de l'Institut
Professeur à la faculté des sciences pharmaceutiques
et biologiques de l'Université Paris-Descartes

Avant-propos

La pharmacie galénique[1] est la « science et l'art de préparer, conserver et présenter les médicaments ». C'est la définition qu'en donnait mon maître le professeur Maurice-Marie Janot et que j'ai transmis à mes élèves, tout en leur faisant remarquer que si cette discipline reste un art du fait des multiples aspects du médicament, c'est de plus en plus une science avec toute la rigueur que cela implique. Il fut un temps où la pharmacie galénique ne semblait s'intéresser qu'aux médicaments de composition complexe ou mal définis, c'est-à-dire à ceux qui étaient obtenus par traitement des plantes et des organes animaux. Actuellement, elle concerne la totalité des médicaments, puisque tout principe actif nécessite pour son administration une mise en forme galénique et on peut la définir plus clairement par l'énoncé de son objectif : *trouver pour chaque principe actif la présentation médicamenteuse la mieux adaptée au traitement d'une maladie déterminée.*

On entend par présentation médicamenteuse, le produit tel qu'il est délivré au patient, c'est-à-dire la forme galénique avec tous ses composants : le ou les principes actifs, les substances auxiliaires ou excipients, les articles de conditionnement, l'étiquetage et la notice. Il apparaît ainsi que la fonction de galéniste est étroitement liée au monopole pharmaceutique. Selon la définition légale du médicament, c'est la *présentation* avec l'indication de propriétés curatives ou préventives à l'égard des maladies qui fait qu'une substance ou composition peut être appelée médicament.

Depuis le début de ce siècle, la profession pharmaceutique a évolué et s'est diversifiée. Dans le passé, tout pharmacien était galéniste. Si maintenant à l'officine de ville ou à l'hôpital le pharmacien continue à faire œuvre de galéniste lorsqu'il exécute une préparation magistrale ou officinale, c'est dans l'industrie que se trouvent les véritables spécialistes de cette discipline. Dans les entreprises pharmaceutiques, les galénistes dirigent les services de fabrication et jouent un rôle important dans les services de recherche et développement. La recherche en pharmacie galénique s'est surtout développée depuis la dernière guerre dans l'industrie comme à l'université. Son objectif est l'amélioration de l'efficacité, de

---

[1] Le qualitatif « galénique » vient du nom de Claudius Galenus qui vécut au deuxième siècle de notre ère. Originaire de Pergame en Asie Mineure, Galien, comme nous l'appelons maintenant, vint à Rome où il fut un médecin de Marc Aurèle et de ses successeurs Commode et Septime Sévère. Il doit sa grande renommée à l'ampleur considérable de ses travaux dans diverses branches de la médecine. Il aurait, paraît-il, écrit 400 ouvrages dont une partie est heureusement parvenue jusqu'à nous. Si la pharmacie a un attachement particulier pour Galien, c'est parce qu'il s'est beaucoup intéressé à la formulation des médicaments et qu'il a donné de nombreux détails sur la façon de les préparer.

l'innocuité et de la stabilité des médicaments. Elle peut donc s'orienter selon les laboratoires vers la découverte de nouvelles formes galéniques, vers une maîtrise plus sûre de la biodisponibilité des principes actifs, vers un affinement de la description des excipients ou un élargissement de leur gamme, ou encore vers la mise en œuvre de méthodes plus performantes de fabrication ou de contrôle des formes galéniques.

La compétence du galéniste s'acquiert à la faculté. C'est un enseignement qui s'est considérablement accru ces dernières années, tout particulièrement à la suite de la création d'options industrielles. Il demande un encadrement et des moyens tels en matières premières, en locaux et en matériels qu'il ne peut être fait qu'à des petits groupes d'étudiants. Les connaissances de base doivent être complétées par des enseignements plus spécialisés de troisième cycle et maintenues à niveau par une formation continue rendue nécessaire par l'évolution des sciences, des techniques et... des exigences croissantes de qualité des médicaments. La formation du galéniste doit être extrêmement polyvalente du fait des relations étroites qu'il entretient avec les chimistes, les physiciens, les microbiologistes, les pharmacologues, les toxicologues, les cliniciens et avec les ingénieurs de toutes disciplines : architectes, mécaniciens et électroniciens, rédacteurs des dossiers d'enregistrement et responsables du marketing.

Il ne doit jamais oublier que le monopole d'un pharmacien en fabrication ne peut se justifier que par une parfaite connaissance des « Bonnes Pratiques de Fabrication des Médicaments » et par son aptitude à la maîtrise de la qualité dans l'entreprise.

Les textes officiels citent peu la pharmacie galénique. Les premières directives européennes pour la constitution des dossiers d'autorisation de mise sur le marché ne parlaient que de dossiers analytiques et d'experts analystes alors qu'elles précisaient que les médicaments devaient être définis à la fois par leur procédé de fabrication et par un certain nombre de contrôles. Actuellement s'est imposée la nécessité d'établir en plus des dossiers analytiques techniques et scientifiques, des dossiers galéniques également techniques et scientifiques.

Le contrôle (dans le sens de vérification) s'exerce à tous les niveaux de la production. Le galéniste ne peut assurer la qualité du médicament sans un contrôle rigoureux des matières premières, des principes actifs, des excipients et des articles de conditionnement ainsi que celui du matériel et de l'atmosphère en cours de production. Tous les procédés de fabrication doivent être validés et ceci avec l'aide des laboratoires de contrôle. L'assurance de qualité qui repose donc sur l'étroite collaboration des galénistes et des analystes tend à réduire l'importance du contrôle du produit fini. Ce dernier ne se fait que sur échantillons et l'extrapolation à l'ensemble d'un lot suppose que celui-ci est homogène, donc bien fabriqué : la qualité se fabrique avant d'être contrôlée.

Tout ceci apparaît très clairement dans les *Guides de bonnes pratiques de fabrication des médicaments*, dont les recommandations intéressent en tout premier lieu le galéniste qui est impliqué : dans la conception du médicament et, après l'obtention de l'Autorisation de Mise sur le Marché, dans sa production industrielle.

Si l'importance de notre discipline dans la profession est indiscutable, la question d'un changement de nom pour la désigner est posée périodiquement. Pourquoi garder cette appellation vieillotte de pharmacie galénique ? Pourquoi ne l'avoir pas remplacée par une expression plus moderne telle que « pharmacotechnie » (adoptée dans plusieurs pays), « génie pharmaceutique » ou « biogalénique » ? C'est parce qu'il n'y en a aucune qui englobe toutes les connaissances et aptitudes indispensables à la maîtrise complète du médicament. Pour nous galénistes, Galien correspond à un idéal. À son époque, cet homme, pharmacien et médecin, savait tout ce qu'il était possible de savoir sur le médicament, de sa conception à l'administration et au suivi du malade. C'est un idéal dont, par la force des choses, nous ne pouvons que nous éloigner chaque jour davantage du fait des progrès de la science, mais qu'il faut cependant s'efforcer de ne pas perdre de vue. Les spécialisations médicales et pharmaceutiques et leurs subdivisions sont une nécessité mais le galéniste, pierre angulaire de l'édifice qualité, ne doit pas oublier que le médicament est un produit aux mille facettes dont aucune n'est indépendante de l'ensemble des autres. De même qu'en médecine, les généralistes restent plus que jamais nécessaires, il faut qu'en pharmacie, il y ait toujours, pour bien formuler, des galénistes capables de bien saisir le problème du médicament dans sa totalité.

Le présent abrégé qui se veut proche de la pratique professionnelle contient :

■ le minimum de ce que tout pharmacien doit connaître sur les formes médicamenteuses et les Bonnes Pratiques de leur Fabrication, quelle que soit son orientation professionnelle ;

■ et l'essentiel des connaissances qui peuvent être utiles aux cadres non-pharmaciens et agents de maîtrise de l'industrie pharmaceutique et de la pharmacie hospitalière.

Il se limite aux formes galéniques les plus couramment utilisées, sans s'attarder sur celles qui tombent en désuétude et sans développer celles dont l'avenir n'est pas encore confirmé.

Il se subdivise en quatre parties :

■ la vie du médicament, de la conception aux Bonnes Pratiques de Fabrication ;

■ les substances auxiliaires ou excipients ;

■ les principales opérations pharmaceutiques ;

■ et enfin, les formes médicamenteuses classées par voies d'administration.

Dans cette **neuvième édition**, il est tenu compte des nouvelles éditions du Guide des bonnes pratiques de fabrication édité par l'AFSSAPS en 2007 (BO N° 2007/1bis), de celle du guide des Bonnes Pratiques de Préparation (AFSSAPS 2007), de la dixième édition de la Pharmacopée française avec les mises à jour (jusqu'en 2008) et de la sixième édition de la Pharmacopée européenne.

1 Vie d'un médicament de la conception aux bonnes pratiques de fabrication

Il n'est plus question actuellement de mettre au point un nouveau médicament sans envisager sa fabrication par centaines de milliers d'unités pendant plusieurs années, d'où la nécessité d'aborder l'enseignement de la pharmacie galénique par un rappel des grandes règles de la conception des médicaments et par un commentaire détaillé des principes de bonnes pratiques de fabrication dont il faut tenir compte dès la conception.

Schématiquement, dans la vie d'un médicament, il y a deux temps : celui de la *conception* et celui de la *fabrication*. Dans le cas le plus général, c'est-à-dire celui d'une spécialité, la période de la conception aboutit à la réalisation d'un lot rigoureusement défini dont les unités sont soumises à divers essais cliniques. Ces derniers ayant permis de préciser les indications thérapeutiques, une demande d'autorisation de mise sur le marché (AMM) est adressée à l'autorité ministérielle compétente. L'AMM obtenue, le fabricant peut aborder la période de fabrication industrielle.

Dans le premier temps, le *galéniste*, en collaboration étroite avec l'*analyste*, met tout en œuvre pour réaliser une formule de médicament, la meilleure possible dans l'état des connaissances scientifiques du moment. Dans le second temps, son objectif est de reproduire en quantités industrielles des médicaments conformes à la qualité du lot prototype qui a servi aux essais cliniques. Il le fait en appliquant les bonnes pratiques de fabrication des médicaments (BPF). On a donc la chronologie suivante :

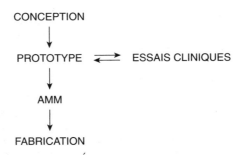

Conception

Le pharmacien s'est toujours efforcé de fabriquer des médicaments de la meilleure qualité possible, mais c'est aux environs de la Seconde Guerre mondiale qu'il a réellement commencé à abandonner l'empirisme pour aborder la formulation scientifique. Les composantes de la qualité d'un médicament sont très nombreuses. Tout au long de la mise au point d'un médicament nouveau, il y a des choix à faire en ce qui concerne la voie d'administration, la forme galénique, les excipients et les matériaux de conditionnement, le procédé de fabrication, les contrôles, les articles de conditionnement et les conditions de conservation. Ces choix ne peuvent être faits sans une connaissance aussi complète que possible du principe actif.

Dans l'industrie pharmaceutique, les travaux de formulation sont effectués dans les services de recherche et de développement galéniques en étroite relation avec les laboratoires de contrôle.

Connaissance du principe actif

Au point de départ de la formulation d'un nouveau médicament, il y a le principe actif, c'est-à-dire une substance dont l'activité thérapeutique a été établie et qui a fait l'objet de nombreuses études de la part des chimistes, des toxicologues et des pharmacologues. Le galéniste doit rassembler toutes celles de leurs observations qui peuvent lui être utiles. Il s'agit essentiellement des propriétés physicochimiques du principe actif et de tout ce qui concerne son devenir dans l'organisme (tableau 1.1).

Tableau 1.1
Propriétés du principe actif qu'il faut s'efforcer de connaître avant d'aborder une formulation

Propriétés physico-chimique	Devenir dans l'organisme
– Caractères organoleptiques	– Pharmacocinétique :
– Propriétés physiques : Solubilité	• Répartition
– Propriétés chimiques :	• Biotransformations
	• Élimination
	– Activite thérapeutique
Stabilité ⎰ – Température	• Lieu
et ⎱ – Humidité	• Mécanisme
incompatibilité – Oxygène	• Effets secondaires
– Lumière	– Biodisponibilités :
– Divers	• Profil optimal

Propriétés physiques

Parmi les propriétés physiques, la connaissance de la solubilité dans l'eau est essentielle car elle oriente le choix de la forme d'administration et joue un grand rôle dans la biodisponibilité. Il est de la plus grande importance de connaître la solubilité du principe actif dans l'eau à différents pH et de savoir comment il se partage en fonction du pH en présence de deux phases, l'une aqueuse et l'autre huileuse.

Propriétés chimiques

Les propriétés chimiques sont essentielles pour l'étude de la stabilité : il faut savoir comment le principe actif résiste aux variations de température et d'humidité et quelle peut être l'influence sur lui de l'oxygène de l'air et de la lumière. Il faut s'efforcer de connaître les produits de dégradation afin de pouvoir les identifier après les épreuves de stabilité du médicament terminé. Pour cela, le principe actif est soumis à des variations exagérées de température dans différentes conditions d'humidité et d'éclairage, en présence ou non d'oxygène, etc., de façon à obtenir des produits de dégradation en quantités suffisantes pour pouvoir les étudier et mettre au point des méthodes d'identification. Ces dernières permettent par la suite de suivre l'évolution de la formation des produits de dégradation dans des conditions normales de conservation et de fixer la durée limite d'utilisation du médicament.

Une étude chimique plus complète permet de prévoir les incompatibilités du principe actif avec les autres constituants du médicament et son comportement dans les milieux biologiques.

Devenir dans l'organisme

Les éléments concernant le sort du principe actif dans l'organisme sont fournis par le pharmacologue et complétés par le clinicien. Les études pharmacocinétiques préalables nous renseignent sur sa répartition et ses biotransformations dans l'organisme puis sur son élimination. Pour ce qui est de l'activité thérapeutique, nous devons nous efforcer d'en savoir le plus possible sur le lieu et sur le mécanisme de son action. Un élément essentiel est la marge thérapeutique, c'est-à-dire l'écart entre la dose thérapeutique et la dose pour laquelle apparaissent les effets secondaires ou toxiques. Enfin et surtout pour le galéniste, il faut chercher à savoir comment le principe actif peut pénétrer dans l'organisme : ce sont les études préalables de biodisponibilité qui vont le dire. L'idéal avant toute étude de formulation serait de connaître le profil optimal de biodisponibilité à réaliser. Une imprégnation prolongée à un taux déterminé dans l'organisme est souvent souhaitable mais les pics de concentration sanguine ne sont pas systématiquement à éviter. Cela dépend du mode d'action de la substance active, de la possibilité de fixation par les tissus et du seuil de toxicité. La silhouette optimale peut varier d'un médicament à l'autre selon qu'il s'agit d'agonistes ou d'antagonistes, d'agents chimiothérapiques ou d'anticancéreux par exemple.

Formulation

L'énumération des propriétés du principe actif à connaître correspond à un idéal vers lequel il faut tendre mais qu'il est bien difficile d'atteindre pour de nombreux principes actifs. Les phénomènes qui régissent le passage et le devenir des principes actifs dans l'organisme sont maintenant largement explorés et doivent être pris en compte lors de la conception d'une nouvelle forme pharmaceutique.

Quoi qu'il en soit, c'est à partir des propriétés connues du principe actif que se font les choix successifs suivants au cours de la formulation d'un nouveau médicament :

Principe actif

Le principe actif peut exister sous plusieurs formes cristallines ou sous la forme de dérivés tels que sels, hydrates… Le choix se fait en fonction du mode d'administration et de considérations de stabilité, de solubilité et de biodisponibilité.

Voie d'administration

Le choix de la voie d'administration dépend :

■ de la biodisponibilité du principe actif ;

■ de la vitesse d'action désirée, de la durée du traitement et du nombre de prises par jour ;

■ du type de malade, c'est-à-dire de son âge (nourrisson, enfant, adulte, vieillard) et aussi de sa situation (debout ou alité, à domicile ou hospitalisé, traitement ambulatoire ou non).

La voie orale est la voie d'administration la plus normale. C'est celle qui est adoptée pour la plupart des principes actifs : les trois quarts des prescriptions concernent la voie orale.

Forme galénique

Le choix de la forme galénique découle de celui de la voie d'administration. Bien que l'éventail des possibilités ne cesse d'augmenter du fait des succès de la recherche galénique en ce domaine, on a presque toujours recours à un nombre limité de formes courantes. Dans la majorité des cas, on se limite à une ou deux alternatives (tableau 1.2).

Tableau 1.2
Formes galéniques les plus courantes

Voies	Formes principales
Orale	Comprimés, gélules, solutions ou suspensions aqueuses
Parentérale	Solutions aqueuses
Rectale	Suppositoires
Vaginale	*Comprimés*, solutions aqueuses
Ophtalmique	Solutions aqueuses
ORL	Solutions aqueuses pulvérisées ou non
Percutanée	Pommades et solutions

Pour la voie orale, par exemple, la forme « comprimé » est le plus souvent adoptée et un peu moins fréquemment la forme « gélule ». Ce sont des doses unitaires solides qui ont comme avantages de bien se conserver, de convenir aux traitements ambulatoires et de pouvoir être fabriqués industriellement avec précision et avec de très hauts rendements. Les solutions et suspensions aqueuses sont aussi d'un usage courant. Sous formes multidoses, elles conviennent mieux pour certaines catégories de malades et, de plus, se prêtent au fractionnement des doses.

Pour la voie parentérale, la gamme des possibilités est moins grande. Presque toutes les préparations injectables sont des solutions aqueuses. Si la présentation en poudres injectables s'accroît de façon très appréciable, c'est pour une question de conservation. Les principes actifs récemment découverts sont de plus en plus fragiles, d'où la nécessité de leur mise en solution aqueuse au dernier moment. La présentation sous forme de suspension ou d'émulsion injectable reste exceptionnelle.

Excipients

Pour les excipients, ce que le galéniste recherche avant tout, c'est l'inertie chimique et l'innocuité. Pour avoir le maximum de garanties, il cherche à n'utiliser que des produits de composition chimique connue et fixe avec rigueur les taux d'impuretés admissibles. Le choix s'oriente donc en priorité vers les excipients qui font l'objet d'une monographie à la pharmacopée.

Pour ce qui est des précisions sur leurs propriétés physiques et mécaniques, des progrès ont été réalisés grâce aux nombreux chercheurs, industriels et surtout universitaires, qui se sont fixés comme objectif leur utilisation plus rationnelle. La liste des caractéristiques qui peuvent être chiffrées, ne cesse de s'allonger : fluidité, compressibilité, pouvoir glissant, pouvoir anti-adhérent...

Le galéniste s'intéresse particulièrement à l'influence des excipients sur la biodisponibilité. Le choix judicieux d'excipients aux caractères bien définis permet de régler la vitesse de libération du principe actif. Cela est vrai pour les médicaments suivant les différentes voies d'administration.

Articles de conditionnement

Les articles de conditionnement jouent plusieurs rôles dont il y a à tenir compte dans la mise au point d'un médicament. Le facteur le plus important pour la formulation est évidemment la nature du matériau qui sera au contact direct du médicament, c'est-à-dire celle de l'article de conditionnement primaire. Le choix s'oriente, ici encore, de préférence vers les matériaux dont une monographie existe à la pharmacopée.

Il est de la plus grande importance de rappeler que les essais de conservation permettant de fixer la durée limite d'utilisation d'un médicament doivent être réalisés dans le conditionnement qui sera définitivement adopté.

Quant aux textes imprimés sur les articles de conditionnement, ils doivent être conçus pour éviter toute confusion et pour la meilleure utilisation du médicament par le malade.

Procédés de fabrication et de contrôle

Les procédés de fabrication doivent être choisis en fonction des objectifs à atteindre mais aussi du matériel utilisable. À chaque étape, les *paramètres critiques*, c'est-à-dire ceux dont les variations peuvent avoir une influence sur la qualité du médicament terminé, doivent être contrôlés par des moyens appropriés. Chaque option dans les procédés de fabrication et de contrôle est à fixer en tenant compte des répercussions éventuelles sur l'homogénéité des lots, sur la stabilité du médicament et sur la biodisponibilité du principe actif.

Autorisation de mise sur le marché

Le dossier complet de demande d'AMM comprend quatre parties :
- pharmaceutique (galénique et analytique) ;
- toxicologique ;
- pharmacologique ;
- clinique.

Il doit être présenté au format européen « CTD » (*common technical development*).

Le premier, le dossier pharmaceutique, a pour objectif de définir le médicament, de façon aussi précise et indiscutable que possible, à la fois par les conditions de fabrication et par les contrôles effectués sur les matières premières, en cours de production et sur le produit fini.

Il comprend, par conséquent, les *éléments* suivants :

- composition qualitative et quantitative ;
- description du procédé de fabrication ;
- contrôles des matières premières et des articles de conditionnement ;
- contrôles effectués sur les produits semi-finis ;
- contrôles des produits finis ;
- description des conditions de conservation et du mode d'administration.

Du fait que chaque médicament est un cas particulier, des explications doivent être données pour justifier les choix qui ont conduit à l'établissement de chacun de ces éléments. Toutes ces justifications reposent essentiellement sur les données des recherches antérieures faites sur le produit, dont en particulier les études galéniques et analytiques approfondies dites de *préformulation*, réalisées au cours de la période de conception. Au cours de ces études, il est tenu compte des recherches faites pour l'établissement des autres parties du dossier d'AMM (pharmacocinétique, biodisponibilité et marge thérapeutique) ainsi que des contraintes réglementaires, technologiques et économiques.

Un point très important est à retenir : les seuls véritables essais d'un médicament sont les essais cliniques qui, évidemment, ne peuvent être répétés en routine. Les essais sur l'homme sont effectués une fois pour toutes avec des *unités du lot prototype*, d'où l'importance de décrire ce dernier avec précision pour pouvoir le reproduire. En routine, c'est-à-dire sur chaque lot de fabrication, ce sont des essais de substitutions physicochimiques qui permettent de vérifier la qualité constante du médicament.

Bonnes pratiques de fabrication industrielle

Dans un établissement pharmaceutique, la qualité des fabrications relève d'une « personne qualifiée » qui, en France, doit-être un pharmacien : le *pharmacien responsable* dont l'objectif est de reproduire à des milliers, des centaines de milliers ou même des millions d'exemplaires, le prototype. Ce problème est apparemment semblable à celui de tout industriel. En réalité, il est d'une complexité rencontrée nulle part ailleurs en raison de la destination du produit-médicament et de l'infinie variété des facteurs qui interviennent dans l'activité de celui-ci.

Un pharmacien responsable doit pouvoir assurer que dans une boîte de médicament, prise au hasard à la sortie de son entreprise, le contenu correspond bien à la composition figurant sur l'étiquette, alors qu'il ne l'a jamais vue.

Pour pouvoir le faire, pour pouvoir assumer une telle responsabilité, il lui est devenu nécessaire d'avoir recours aux méthodes modernes de la *gestion de la qualité* qui ont conduit aux bonnes pratiques de fabrication des médicaments.

Évolution de la gestion de la qualité dans le monde industriel

De nombreuses industries ont eu recours, comme nous et jusqu'à nos jours, à des pratiques issues de la tradition artisanale, le produit étant fabriqué selon les règles de l'art. C'était le *Fac secundum artem* si cher à notre profession. L'exemple de l'évolution est venu des industries à technologie avancée : les constructions automobile, aéronautique et aérospatiale, ainsi que des centrales nucléaires pour lesquelles les exigences de fiabilité et de sécurité ne peuvent être que draconiennes. Certaines pièces en électronique et en aéronautique ne peuvent subir de contrôle final car celui-ci serait destructif et, de plus, les enjeux sont si considérables qu'on ne peut se fier aux lois habituelles du hasard pour extrapoler les résultats obtenus sur des échantillons.

C'est dans ces domaines de pointe où une défaillance minime peut avoir des conséquences catastrophiques qu'est née la notion d'*assurance de la qualité* dont l'objectif est de ne plus laisser la moindre place à l'erreur. Par la suite, l'assurance de la qualité est devenue un élément essentiel de la concurrence sur les marchés internationaux.

Ce qu'il est important de noter, c'est que, *en fabrication*, l'assurance de la qualité n'a pas pour objectif d'augmenter la qualité. Le niveau de la qualité est établi une fois pour toutes, c'est celle du prototype qui est fixée dans la période de conception. Cette qualité du prototype n'est pas une qualité minimale. Si la mise en place d'un système d'assurance de la qualité réalise un progrès, c'est en garantissant une plus grande régularité et, par conséquent, une plus grande fiabilité. Autrement dit, l'*assurance de la qualité ne modifie en principe pas la moyenne mais diminue la dispersion, c'est-à-dire les écarts par rapport au prototype.*

Évolution de la gestion de la qualité en pharmacie

En France, il existe un « système d'assurance de la qualité des médicaments » qui remonte à 1803. Au lendemain de la Révolution, la loi confia la *responsabilité de la fabrication du médicament au pharmacien.* Pour que celui-ci ait la compétence nécessaire, elle fixait en même temps le contenu des *études pharmaceutiques* et, comme mesure complémentaire, elle créait aussi l'*inspection pharmaceutique.* Le système existe toujours, il a encore toute sa valeur, mais la profession s'est transformée. Comme beaucoup d'autres, d'artisanale, elle est devenue (pour ce qui est de la fabrication) industrielle et, comme les autres industries, elle a vu évoluer la notion de contrôle. À l'origine, le pharmacien fabriquait lui-même ses médicaments sans autre contrôle que celui de ses gestes. Quand la fabrication est devenue industrielle, on a vu se développer le contrôle mais essentiellement le contrôle du produit fini. Actuellement, avec toutes les industries avancées, nous faisons un léger retour en arrière. Nous devons, en effet, reconnaître que, pendant un certain temps, nous avons attaché un peu trop d'importance au contrôle du produit fini qui ne peut se faire que sur échantillons prélevés au hasard. Ce contrôle n'a de sens que sur des lots homogènes, c'est-à-dire bien fabriqués. C'est pourquoi, on a pu dire « La qualité se fabrique mais ne se contrôle pas. » En fait, fabrication et contrôles sont étroitement imbriqués à tous les stades.

Une usine de fabrication pharmaceutique peut être considérée schématiquement comme une enceinte dans laquelle il entre des matières premières : principes actifs, excipients et articles de conditionnement et d'où il sort des produits de qualité définie et... des déchets (figure 1.1).

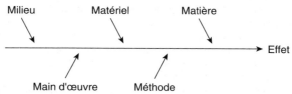

Figure 1.1
Représentation schématique d'une usine pharmaceutique.

Les produits de qualité définie sont, plus précisément, des *lots de médicaments :*
- *rigoureusement conformes* aux exigences du dossier d'AMM ;
- *identiques* entre eux ;
- *homogènes.*

Comme cela a été dit plus haut à propos de la vie d'un médicament, *il ne suffit pas* pour lancer une fabrication industrielle :
- d'avoir mis au point la formule la mieux adaptée au mode d'administration choisi ;
- de s'être assuré de sa stabilité dans des conditions de conservation bien délimitées ;
- d'avoir démontré son efficacité pour une indication thérapeutique donnée ;
- d'avoir décrit et argumenté tout cela dans un dossier de demande d'autorisation de mise sur le marché.

Il faut de plus pour garantir la conformité au dossier d'AMM de chaque unité fabriquée, que l'entreprise dispose d'un **système d'assurance de la qualité** bien conçu, correctement mis en œuvre et efficacement contrôlé.

Des guides de bonnes pratiques de fabrication des médicaments donnent les lignes directrices à suivre pour la maîtrise des cinq éléments essentiels, les « 5M » qui interviennent dans l'assurance de la qualité du produit–médicament :
- main-d'œuvre (ensemble du personnel : direction, encadrement et exécution) ;
- matériel (locaux et équipements) ;
- milieu (environnement intérieur et extérieur) ;
- méthode (procédés et procédures) ;
- matière (matières premières, articles de conditionnement et autres fournitures) (figure 1.2).

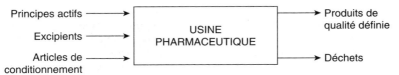

Figure 1.2
Diagramme des causes et des effets.

Pour l'industrie pharmaceutique, le premier texte officiel français a été celui des « pratiques de bonne fabrication » objet de l'instruction ministérielle du 3 octobre 1978. Il a été élaboré pour répondre à un vœu de l'Organisation mondiale de la santé adressé à tous les pays industriels afin de garantir la qualité des médicaments entrant dans le commerce international[1]. Il tient compte à la fois du guide proposé par l'OMS et des textes législatifs et réglementaires existant déjà dans notre Code de la santé publique.

La mise en application des principes fondamentaux de ce premier document a fait apparaître très vite la nécessité de les préciser, de les actualiser et de les compléter pour conduire à une meilleure efficacité de la gestion de la qualité dans les établissements pharmaceutiques, d'où son remplacement (arrêté du 1er octobre 1985) par une deuxième instruction ministérielle intitulée *Bonnes Pratiques de Fabrication et de production pharmaceutiques.*

Le guide BPF en vigueur en France est celui de la Communauté européenne, sa dernière édition en langue française date de 2007. Il comprend 9 chapitres qui constituent la base du document : 1) gestion de la qualité ; 2) personnel ; 3) locaux et équipements ; 4) documents ; 5) production ; 6) contrôle de la qualité ; 7) fabrication et analyse en sous-traitance ; 8) réclamations et rappels de médicaments ; 9) auto-inspection.

Ce découpage correspond à l'ordre des priorités pharmaceutiques mais regroupe bien les « 5M » énumérés ci-dessus.

Ces neuf chapitres sont précédés d'une introduction et d'un glossaire.

Ils sont suivis de quatorze annexes intitulées *Lignes directrices particulières* qui apportent des précisions complémentaires pour l'application des BPF dans des domaines d'activités qui ne concernent qu'une partie des fabricants de médicaments.

Dans l'*introduction*, il est rappelé que les exigences de chaque dossier d'AMM sont à prendre en compte dans l'application des BPF et il est précisé : « Il est admis que d'autres méthodes que celles qui sont décrites dans ce guide sont en mesure de répondre aux principes d'assurance de la qualité ; ce guide ne devrait, en aucune façon, freiner l'évolution de nouvelles technologies ou de nouveaux concepts, à condition qu'ils aient été *validés* et qu'ils procurent un niveau de garantie au moins équivalent à celui prévu par ce guide. »

C'est donc l'esprit du guide qui est primordial et c'est pour cela que les objectifs sont indiqués au début de chaque chapitre.

---

[1] Résolution AMS 22.50 de l'Assemblée mondiale de la santé du 25 juillet 1969 et textes ultérieurs y afférant.

L'évolution et la variété des problèmes posés par chaque fabrication sont telles qu'il n'est pas possible d'établir des règles générales trop rigides ou trop absolues. Les BPF sont à considérer comme un ensemble de directives ou recommandations à utiliser au mieux dans chaque situation particulière.

Il n'est pas question ici de les reproduire en totalité mais d'en présenter les grandes lignes selon l'ordre suivant :

- gestion de la qualité ;
- personnel ;
- locaux et matériel ;
- documentation ;
- production ;
- contrôle de la qualité ;
- fabrication et analyse en sous-traitance ;
- réclamations et rappel de médicaments ;
- auto-inspection.

Gestion de la qualité

Le mot « qualité » n'étant pas défini dans les BPF, on peut se référer à la définition donnée par l'ISO *(International Standard Organisation)* : « Ensemble des propriétés et caractéristiques d'un produit ou service qui lui confère l'aptitude à satisfaire des besoins exprimés ou implicites. »

Dans l'esprit des directives européennes, il va de soi que lorsqu'on parle dans les BPF de la « qualité du médicament », il s'agit de la qualité à réaliser pour répondre aux besoins des malades, c'est-à-dire à la qualité décrite dans le dossier de demande d'AMM (*cf.* p. 5). Cette description sert de référence pour la fabrication car elle a été établie en fonction des données scientifiques de l'étude des *paramètres de la qualité* pouvant intervenir dans *l'efficacité, l'innocuité et la stabilité* du médicament.

Dans le chapitre sur la gestion de la qualité, figure un rappel des concepts de base de la gestion de la qualité :

« L'assurance de la qualité est un large concept qui couvre tout ce qui peut, individuellement ou collectivement, influencer la qualité d'un produit. Elle représente l'ensemble des mesures prises pour s'assurer que les médicaments fabriqués sont de la qualité requise pour l'usage auquel ils sont destinés. L'assurance de la qualité comprend donc les bonnes pratiques de fabrication mais également d'autres éléments qui sortent du sujet de ce guide. »

Les bonnes pratiques de fabrication (BPF) constituent un des éléments de l'assurance de la qualité ; elles garantissent que les produits sont fabriqués et contrôlés de façon cohérente et selon les normes de qualité adaptées à leur emploi et requises par l'autorisation de mise sur le marché.

Le seul objectif des BPF est donc de reproduire la qualité du produit telle qu'elle est décrite dans le dossier d'AMM mais, en dehors de cette exigence des autorités, une entreprise pharmaceutique a d'autres préoccupations de qualité dont :

- les aspects de la qualité du produit non décrits dans le dossier d'AMM ;
- la qualité des services liés au produit ;
- la qualité du management de l'entreprise ;

- la qualité de vie dans l'entreprise ;
- la qualité de l'environnement extérieur.

Pour ces autres aspects de la qualité, il existe des normes ISO dont surtout les normes ISO 9000 (*cf.* p. 27). Plus récemment ont paru les normes ISO 14 000 pour la préservation de l'environnement extérieur.

Dans une entreprise, il est toujours important de préciser de quelle qualité on parle.

Le « contrôle de la qualité » des médicaments fait partie des BPF ; il concerne l'échantillonnage, les spécifications, le contrôle, ainsi que les procédures d'organisation, de documentation et de libération des lots qui garantissent que les analyses nécessaires et appropriées ont réellement été effectuées et que les matières premières, les articles de conditionnement et les produits ne sont pas libérés pour l'utilisation, la vente ou l'approvisionnement sans que leur qualité ait été jugée satisfaisante.

Après ces définitions figurent :

- la liste des garanties que doit donner un système d'assurance de la qualité approprié à la fabrication des médicaments ;
- la liste des exigences de base des BPF ;
- la liste des exigences fondamentales du contrôle de la qualité.

Ces trois listes regroupent l'essentiel de ce qui est développé dans les autres chapitres :

Personnel

Dans un système d'assurance de la qualité, tout repose sur la compétence et la disponibilité du personnel.

Ceci suppose :

- une répartition rigoureuse des responsabilités individuelles ;
- une définition des tâches, qui ne doivent pas être excessives ;
- une formation appropriée aux tâches attribuées ;
- et enfin une motivation entretenue par l'information et la communication dans l'entreprise.

Répartition des tâches et des responsabilités

La définition des responsabilités est le point de départ de tout guide ou norme de gestion de la qualité. La direction générale doit définir sa politique en matière de qualité et s'engager à ce que cette politique soit comprise, mise en œuvre et entretenue à tous les niveaux de l'entreprise.

Un *organigramme* de l'entreprise fixant les positions hiérarchiques doit être établi. Les tâches spécifiques du personnel d'encadrement doivent être détaillées dans des *fiches de fonctions*.

Les BPF définissent des *postes* clés : pharmacien responsable, chef de département du production et chef du département de contrôle de la qualité.

Pour le personnel d'exécution, les tâches peuvent être définies par poste de travail.

Les possibilités de *délégations de fonctions* à des personnes compétentes doivent être précisées par écrit.

Ceci permet de savoir à tout moment *qui dépend de qui, qui a autorité sur qui et, aussi, qui fait (ou a fait) quoi.*

Tout ce qui concerne la répartition des responsabilités et la définition des tâches doit faire l'objet de documents écrits qui doivent être parfaitement compris par les intéressés et qui serviront de base pour les programmes de formation.

Formation

La formation du personnel, nécessaire pour la maîtrise de la qualité, est devenue une obligation légale.

En plus de la *formation de base*, théorique et pratique, appropriée à chaque poste, il est exigé que le personnel reçoive une formation sur le concept d'assurance de la qualité et sur les bonnes pratiques de fabrication.

Pour chacun, un *plan de formation initiale puis continue* doit être établi par écrit et l'efficacité pratique de cette formation doit être périodiquement évaluée. L'entreprise a toute liberté pour l'organisation de la formation de son personnel ; elle peut pour cela avoir recours soit à l'encadrement, qui a l'avantage de connaître exactement les besoins de chacun, soit à des spécialistes de la formation appartenant ou non à l'entreprise.

Une attention toute particulière doit être portée à la *formation spéciale* des personnes travaillant dans des zones à risque, pour les produits ou pour eux-mêmes. Un système de certification d'aptitude au travail en zone à risque est alors à envisager.

Pour ce qui est de l'*hygiène*, les programmes de formation qui lui sont consacrés, doivent être adaptés aux exigences de prévention de chaque service : santé, habillage, comportements, etc.

En pharmacie, la responsabilité du système d'assurance de la qualité du médicament dans l'entreprise repose sur la compétence d'une « personne qualifiée », dont l'éventail des connaissances doit couvrir tout ce qui concerne le médicament (*cf.* p. 6). Il va de soi que la formation initiale de cette personne doit comporter de bonnes bases de gestion de la qualité et qu'elle doit être complétée par une mise à jour de ses connaissances tout au long de sa vie professionnelle.

Motivation

Un individu ne fait bien et correctement que ce qui l'intéresse, d'où l'importance de tenir compte de ses motivations, de ses aptitudes et de ses goûts avant toute affectation à un poste donné.

L'information sur la vie de l'entreprise, sur le matériel et les produits qu'il manipule et sur la destinée des médicaments fabriqués, est indispensable pour entretenir la motivation du personnel, dont les erreurs peuvent être dues à un manque d'intérêt. C'est une donnée importante de la maîtrise de la qualité.

De toute façon, il faut être conscient du fait qu'un homme ne peut répéter indéfiniment les mêmes gestes sans faire d'erreurs et que le nombre de celles-ci augmente rapidement avec la fatigue. Il est préférable de faire faire par une machine tout ce qui est répétitif et d'affecter le personnel à des tâches plus valorisantes. Si cela n'est pas possible, il faut veiller à limiter les cadences et la durée de travail au même poste.

Locaux et matériel

Selon les BPF, « les locaux et le matériel doivent être situés, conçus, construits, adaptés et entretenus de façon à convenir au mieux aux opérations à effectuer ».

Leur plan, leur agencement, leur conception et leur utilisation doivent tendre d'une part à minimiser les risques d'erreurs et d'autre part à permettre un nettoyage et un entretien faciles, en vue d'éliminer les sources de contaminations de toutes sortes, contaminations croisées entre médicaments comprises.

Pour répondre à ces deux préoccupations, l'adaptation aux objectifs de productivité et la prévention des atteintes à la qualité des produits, les moyens sont :

■ une *conception des locaux* telle qu'elle permette une maîtrise aisée du flux matière ;

■ la *qualification des équipements*, préalable indispensable à la *validation* des procédés ;

■ un *nettoyage et un entretien du matériel* parfaitement maîtrisés.

Conception des locaux

Le site d'implantation d'une usine pharmaceutique et l'orientation des bâtiments doivent être choisis de manière à limiter dans la mesure du possible les pollutions. L'agencement des locaux doit être rationnel et être conçu pour éviter les confusions, les omissions et les contaminations, l'importance des risques variant avec la destination du produit et la nature du contaminant.

Parmi les contaminants particulièrement dangereux on peut citer : les cytotoxiques, certaines hormones, les produits biologiques contenant des organismes vivants et les produits allergisants.

Parmi les produits craignant le plus les contaminations, il y a les préparations injectables et les médicaments administrés pendant une longue période.

D'où l'importance pour ces fabrications de l'étude préalable :

■ des circuits des produits, des fluides et du personnel ;

■ des zones d'atmosphère contrôlée nécessaires ;

■ des exigences de nettoyage et d'entretien.

On appelle « *zone d'atmosphère contrôlée* » une zone dont le contrôle de la contamination particulaire et microbienne dans l'environnement est défini et qui est construite et utilisée de façon à réduire l'introduction, la multiplication ou la persistance de substances contaminantes (*cf.* p. 306) les différentes classes d'environnement.

La **démarche à suivre** pour la construction (ou la modification) d'une installation pharmaceutique est la suivante :

Recueil des données de base

■ *Exigences dues aux produits* : les risques d'altération et de pollution varient en fonction des médicaments à fabriquer selon qu'il s'agit de formes sèches, liquides ou pâteuses, de produits stériles, fragiles ou à risques pour le personnel.

■ *Particularités du site*, surfaces et volumes de production prévus, réglementation, critères économiques, aspects humains, sécurité, procédés de nettoyage et d'entretien, etc.

Inventaire des contaminations possibles
- *Sources* : particulaires, chimiques et biologiques.
- *Vecteurs* : personnel, air extérieur et intérieur, fluides, emballages, matériel mobile, surfaces, déchets, effluents.
- *Obstacles à prévoir* : filtres, joints d'étanchéité, sas, vestiaires, vêtements, surpression, emballages doubles, nettoyage, décontamination, barrières aux insectes et autres animaux nuisibles, etc.

À ce stade, deux possibilités sont à envisager : soit la production en *zones séparées* et éventuellement dans des bâtiments différents, soit le travail par *campagnes* suivies d'un nettoyage approprié à l'importance des risques de contaminations croisées. La première solution s'impose pour des produits comme les pénicillines, les vaccins vivants et certains autres produits biologiques.

Étude des flux
Le circuit de chaque flux est étudié d'abord séparément pour éviter les croisements à risques et les retours en arrière :
- *flux de matières* : principes actifs, excipients, articles de conditionnement, produits en cours, produits finis, déchets, vêtements, fluides (air, gaz, eaux, etc.), matériel, etc. ;
- *flux du personnel* de : direction, production, contrôle, entretien, nettoyage, décontamination, sécurité, visiteurs, etc.
- *flux de documents*.

La fixation définitive des circuits est revue avec l'agencement de l'ensemble.

Agencement de l'ensemble et plans
Il s'agit de la disposition des postes de travail dans les ateliers (ordre logique de fabrication), de la répartition des ateliers en zones à accès limité (classes d'atmosphère et niveaux de propreté appropriés), de la fixation des circuits et des aires de stockages intermédiaires, des trajets des canalisations pour les fluides de fabrication et de climatisation, etc.

L'unité de production est finalement constituée d'une juxtaposition de zones d'atmosphère contrôlée séparées par des sas, pour la circulation des produits et du personnel, et distribués de telle sorte que en allant de l'extérieur vers les ateliers où sont manipulés les produits les plus fragiles, on traverse des zones de moins en moins contaminées.

Dans tous les cas, les locaux doivent être spacieux dotés d'un éclairage approprié pour l'observation des produits et pour la lecture des mentions écrites. Des possibilités d'extensions sont toujours à prévoir. Des dispositions doivent être prises pour empêcher les interventions malveillantes.

Qualification du matériel et validation des procédés

Qualification : « opération destinée à démontrer qu'un matériel fonctionne correctement et donne réellement les résultats attendus ».

Validation : « Établissement de la preuve, en conformité avec les principes de bonnes pratiques de fabrication, que la mise en œuvre ou l'utilisation de tous processus, procédure, matériel, matière première, article de conditionnement ou produit, activité ou système permet réellement d'atteindre les résultats escomptés ».

Ces deux définitions figurant dans les BPF sont sources d'ambiguïtés. Il est donc préférable de réserver le terme *qualification* pour tout ce qui constitue un préalable à une validation (qualification des équipements, des produits, des systèmes et aussi du personnel) et de n'appliquer celui de *validation* qu'aux procédés écrits.

On peut ainsi dire :

- que la *qualification* consiste à vérifier qu'un appareil (ou un équipement) fonctionne correctement en vue de son utilisation pour effectuer un type d'opération donné.

Dans la pratique, cette vérification se fait au moment de la réception d'un nouveau appareil : on vérifie alors la conformité à la commande, établie en fonction du *cahier des charges* sur lequel s'étaient mis d'accord au préalable le client et le fournisseur ;

- tandis que la *validation* consiste à vérifier qu'une opération, menée selon une procédure écrite donnée, conduit automatiquement au résultat attendu. Une illustration est donnée p. 118.

Intérêt de la validation

Les contrôles sur échantillons sont entachés d'une incertitude statistique, ce qui fait que certaines déviations peuvent conduire soit à une nécessité de retraitement ou de récupération, soit à un retard de production ou à une perte de produit ou de main d'œuvre, soit même à des effets néfastes sur l'efficacité, la tolérance ou la stabilité du médicament. On peut donc dire que :

- la validation des procédés est un concept préventif : la vérification des conditions opératoires conduit à réduire la probabilité d'une production hors normes. Elle contribue à l'assurance de la qualité du produit et à l'amélioration de la productivité ;
- ceci explique pourquoi *le concept de la validation occupe une place primordiale dans les BPF* : sa portée générale est indiquée dès l'introduction et le mot apparaît ensuite à tous les niveaux du document.

Organisation d'une validation

Pour une opération donnée, la procédure de validation d'un procédé s'étudie normalement en période de recherche et développement mais elle n'est définitivement mise au point qu'en atelier, dans les conditions réelles de fabrication.

En dehors du lancement d'une nouvelle fabrication, on effectue des validations en cas de changement d'échelle, de modifications notables de procédé ou d'équipement, ou à la suite de déviations observées par le contrôle. Par sécurité, des revalidations périodiques sont conseillées.

Toute validation est le travail d'une équipe à laquelle participent la recherche et le développement, la production, le contrôle et l'assurance qualité. L'animation est assurée par un coordinateur.

En principe, toutes les opérations doivent faire l'objet d'une validation mais, dans la pratique, on valide essentiellement les étapes clés de la production et du conditionnement, ainsi que des opérations telles que les transferts, le nettoyage, le traitement de l'eau et de l'air, etc. *En résumé, toutes les opérations qui peuvent être sources d'hétérogénéité et rendre peu fiable le contrôle sur échantillon doivent être validées en priorité.*

La démarche de validation varie avec les situations, mais elle est toujours précédée d'un inventaire des facteurs qui peuvent intervenir sur les caractéristiques du produit à fabriquer. On peut se servir pour cela du classement des causes selon les « 5M » et, de là, fixer les pré-requis à la validation : qualification du personnel, qualité des matières premières, qualification du matériel et des équipements, conditions d'environnement, etc.

Toute validation se termine par un rapport écrit comprenant la rédaction de la procédure de validation.

Dans son dossier de demande d'AMM, le fabricant doit décrire tous les procédés de validation auxquels il a eu recours de la période de développement jusqu'à la production industrielle et démontrer ainsi que ses lots à l'échelle industrielle sont de qualité parfaitement identique à celle des lots utilisés pour les essais cliniques.

Nettoyage et entretien du matériel

Le matériel doit être conçu de façon à être facilement nettoyé, désinfecté et, si nécessaire, stérilisé et de telle sorte qu'aucun produit utilisé pour l'entretien ou le fonctionnement (un lubrifiant par exemple) ne puisse souiller le médicament ou ses composants. Les procédures de nettoyage doivent aussi être validées. Après application de la procédure adoptée, des prélèvements par des moyens appropriés sont effectués aux endroits les plus difficilement accessibles afin de vérifier par dosage l'absence de traces du produit précédent et aussi de traces des agents de nettoyage utilisés.

Aucune des surfaces en contact avec le médicament, à l'une des étapes de sa fabrication, ne doit modifier sa qualité.

Documents

Un système d'assurance de la qualité ne peut se concevoir sans le support d'une documentation rigoureusement gérée.

Les documents peuvent être écrits ou informatisés mais dans un premier temps il n'est question ici que des premiers. La transposition à un système informatisé est toujours possible à condition d'être validée.

Les documents écrits suppriment les risques de la transmission orale car ils demeurent, même après les changements de personnel. Ils permettent de reconstituer l'historique des lots. Ils sont indispensables pour éviter les contestations, *a posteriori,* de la répartition des responsabilités dans l'entreprise et, à l'extérieur, dans les relations clients–fournisseurs. De plus, ils facilitent le dialogue entre cadres et exécutants et constituent une base pour la formation du personnel.

On distingue deux types de documents écrits :

■ les *instructions écrites* ou *procédures* dont le rôle est de donner des instructions précises pour produire et pour contrôler ;

■ les *recueils de données* (relevés, comptes rendus, documents dits de suivi, enregistrements, etc.) dont le but est de recueillir toutes les informations sur les opérations en cours de production et de contrôle. L'ensemble des données concernant un lot de médicament constitue son « dossier de lot ».

Schématiquement, on peut dire que les premières sont destinées à faire descendre les informations du haut de la hiérarchie vers les exécutants, tandis que les seconds vont les faire remonter de la base vers la direction pour lui fournir des éléments de décision.

Pour éviter toute erreur due aux documents, la gestion de ceux-ci dans l'entreprise doit être centralisée et rigoureusement réglementée.

Instructions écrites

Présentation

Pour chaque document écrit, il existe un original et des copies :

■ l'*original*, à conserver dans un local spécial, doit être dactylographié ou imprimé et ne doit contenir ni retouches, ni mentions manuscrites ;

■ les *copies*, à diffuser dans les services, sont obtenues à partir de l'original par des moyens qui ne permettent aucun risque d'erreur de reproduction et assurent une parfaite lisibilité des différents exemplaires.

Pour éviter toute erreur de gestion, chaque document doit comporter en en-tête :

■ un numéro de référence qui lui est propre ;

■ un titre situant son objet ;

■ le numéro d'édition ;

■ la date d'émission de cette édition ;

■ le nombre de pages ;

et éventuellement :

■ le nombre de copies à réaliser ;

■ la liste des destinataires.

Chaque page doit être numérotée et identifiée de telle sorte qu'il ne puisse y avoir de mélanges entre différents documents écrits. Précaution supplémentaire, le contenu d'une page peut être entouré d'un cadre pour éviter d'en perdre une partie par mauvais centrage.

La création d'un document engage des responsabilités : les noms et les signatures des personnes qui l'ont *rédigé, vérifié* et *accepté* doivent donc figurer sur la première page.

Rédaction

Tous les membres du personnel peuvent participer à la rédaction des procédures, chacun dans le cadre de ses fonctions, mais des directives doivent être données pour assurer la rigueur et l'homogénéité des documents de l'entreprise.

Les procédures doivent donner le principe des opérations de production à effectuer et, de façon suffisamment détaillée, les moyens à mettre en œuvre et les méthodes à suivre.

Il faut écrire de façon à être compris de tous les intéressés : les phrases doivent être courtes et précises et les mots utilisés aussi courants que possible. La première rédaction doit être soumise aux destinataires afin d'apporter les modifications nécessaires pour une bonne compréhension.

Pour les gestes à effectuer, l'infinitif est à préférer à l'impératif. À chaque phrase ne doit correspondre qu'une seule action. Des schémas rendent la compréhension plus aisée. L'intérêt non évident de certains gestes ou précautions demande parfois un commentaire.

Modifications ou mises à jour

Lorsqu'un document doit être modifié, l'original doit faire l'objet d'une nouvelle édition qui prend la place de l'édition précédente et toutes les copies sont détruites pour être remplacées par des copies du nouvel original. La gestion des documents doit être telle que deux éditions du même document ne puissent se trouver simultanément dans les services.

En principe, les copies ne doivent comporter ni retouches, ni observations manuscrites. Si, au moment de l'utilisation, une modification est nécessaire, celle-ci ne peut être que provisoire. Le changement doit être alors écrit à la main, daté et suivi de la signature de l'auteur qui en prend ainsi la responsabilité. L'addition doit être indélébile et ne doit pas masquer le texte d'origine ; l'usage d'un correcteur blanc ne doit pas être autorisé.

Recueils de données

Ces documents comportent des parties fixes et des cases à remplir.

Les règles à suivre pour la *présentation*, la *rédaction* et les *modifications* du document vierge sont exactement les mêmes que pour les instructions écrites.

On peut préciser cependant que :

- les espaces libres à remplir doivent être suffisants et bien délimités ;
- des emplacements doivent être prévus pour le nom ou la signature de chaque opérateur qui engage ainsi sa responsabilité ;
- les tirages des copies sont effectués en fonction du planning, soit pour une opération (ex. : lancement de fabrication d'un lot), soit périodiquement (ex. : relevés de nettoyage) ;
- les informations notées à la main doivent être facilement lisibles et indélébiles.

Les opérations terminées, les documents sont vérifiés. Il est du ressort des chefs de service de veiller à ce que les espaces libres soient bien remplis et que les signatures soient apposées au moment des opérations et non avant ou après, par exemple en fin de journée. Les documents sont ensuite regroupés et classés, soit pour constituer un dossier de lot, soit pour permettre de suivre l'évolution du fonctionnement des équipements et des services et pour orienter les décisions en vue de l'amélioration de la qualité.

Dossier de lot

C'est l'ensemble des recueils de données permettant :

- de reconstituer dans son intégralité le déroulement de toutes les opérations de fabrication, de conditionnement et de contrôle effectuées sur chaque lot ;
- de s'assurer que ces opérations ont effectivement été réalisées en conformité avec les instructions écrites correspondantes ;
- de s'assurer que les résultats des opérations et des contrôles sont conformes aux spécifications du dossier d'AMM.

C'est au vu de l'ensemble du dossier de lot qu'est prise la décision du devenir du lot : soit acceptation, libération et expédition, soit refus, retraitement ou destruction.

Généralement, un dossier de lot est constitué par :

- le dossier de fabrication du lot ;
- le dossier de conditionnement du lot ;

■ l'ensemble des bulletins de contrôle des matières premières, des produits en cours de fabrication et des produits finis ;

■ tous les enregistrements tels que tickets de pesée, diagramme de stérilisation, etc. ;

■ et le devenir du lot.

Tous les dossiers doivent être conservés pendant une durée au moins égale à la limite d'utilisation du lot, augmentée d'un an.

Parmi d'autres documents de recueil de données, on peut citer à titre d'exemples : les fiches d'entretien du matériel, de nettoyage ou de désinfection des locaux, d'intervention sur les machines, etc., les relevés des caractéristiques des eaux purifiées, des contrôles d'atmosphère, des vérifications des appareils de contrôle, etc.

Hiérarchie des documents : le « manuel qualité »

Il existe dans les entreprises une hiérarchie des documents qui peut être représentée schématiquement de la façon suivante (figure 1.3) :

■ à la base de la pyramide, il y a toutes les procédures opérationnelles, c'est-à-dire toutes les instructions écrites et les recueils de données utilisés au niveau des ateliers ou services ;

■ au niveau intermédiaire, il y a les procédures générales concernant les règles d'organisation et de travail qui peuvent être communes à plusieurs services ;

■ au sommet enfin, se trouve un document général qui couvre tout le système d'assurance qualité de l'entreprise. Ce peut être une procédure qui décrit le mode de gestion des documents de l'entreprise d'où parfois son nom de « procédure des procédures ». C'est de plus en plus le « manuel qualité » de l'entreprise dont l'ISO donne la définition suivante : « Document énonçant la politique qualité et décrivant le système qualité d'un organisme. »

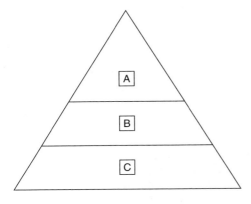

Figure 1.3
Les trois catégories principales de documents.

Dans le manuel qualité, on doit trouver, en plus de la description du système d'assurance de la qualité mis en place, une définition de la politique de la qualité de l'entreprise et un engagement de la direction à accomplir cette politique, à vérifier régulièrement l'efficacité du système et à en assurer l'amélioration en fonction des progrès de la science et de la technique. La description du mode de gestion de la documentation y a évidemment sa place.

Un manuel qualité peut porter sur la totalité des activités de l'entreprise ou seulement une partie de celles-ci. Il peut se limiter à la maîtrise de la qualité des médicaments définie dans les dossiers d'AMM et décrire un système d'assurance qualité en ne tenant compte que des BPF. Il peut aussi, ce qui est préférable, couvrir tous les aspects de la qualité énumérés pages 10-11, en prenant comme références complémentaires pour sa rédaction, les guides de gestion de la qualité publiés par l'Organisation internationale de standardisation dans la série des normes ISO 9000.

Le *mode d'identification* de chaque document de l'entreprise doit être tel qu'il permette de le situer dans la hiérarchie documentaire et même, si possible, de le rattacher à un chapitre déterminé du manuel qualité.

Production

Les opérations de production doivent suivre des instructions et des procédures bien définies ; elles doivent répondre aux principes de bonnes pratiques de fabrication en vue d'obtenir des produits de la qualité requise et correspondant à leurs autorisations de fabrication et de mise sur le marché.

Les BPF mettent l'accent sur les contrôles en cours de fabrication qui sont des données essentielles pour assurer un suivi « en temps réel » de la qualité. Des précautions sont prises pour éviter les contaminations croisées. Toutes les opérations font l'objet de procédures validées.

Contrôle de qualité

Le mot « contrôle » peut être utilisé dans le sens de *vérification* ou dans celui de *maîtrise*. Pour éviter toute ambiguïté, il est préférable de ne l'utiliser que dans le premier sens et de parler de maîtrise dans le second.

On peut alors dire que le contrôle consiste à mesurer une ou plusieurs caractéristiques d'une entité et à comparer les résultats obtenus à des spécifications préétablies.

Pour les produits, il s'agit souvent de la vérification de la conformité à des exigences figurant dans le dossier d'AMM ou à la pharmacopée, la vérification étant généralement suivie d'un tri entre entités conformes et non conformes.

Nous verrons plus loin, à propos de l'auto-inspection, qu'on peut parler aussi du contrôle du système d'assurance de la qualité : c'est un autre aspect important du contrôle, toujours utilisé dans le sens de vérification.

Évolution du contrôle en pharmacie

En feuilletant les éditions successives de la pharmacopée, on s'aperçoit que les monographies du début du siècle ne comportaient que le mode d'obtention des produits et leur description. Ce n'est que dans les dernières éditions qu'apparaissent les méthodes de contrôle, c'est-à-dire les essais et dosages.

L'évolution du contrôle en pharmacie est la même que dans les autres branches industrielles. C'est ainsi qu'on a vu apparaître successivement au cours du xxe siècle (dans l'ordre des chiffres de la figure 1.4) :

■ 1. le contrôle du produit fini avant l'expédition ;

■ 2. le contrôle des matières premières, c'est-à-dire le contrôle à la réception ;

■ 3. le contrôle après les opérations (ou procédés successifs P1, P2, ... Pn), donc en cours de fabrication ;

■ 4. le développement de l'auto-contrôle, c'est-à-dire ses contrôles effectués par l'opérateur lui-même ;

■ 5. le partenariat avec le fournisseur entraînant la suppression de tout ou d'une partie des contrôles à la réception ;

■ 6. la maîtrise des procédés (*cf.* plus haut la validation des procédés) qui rend superflu dans certains cas le contrôle *a posteriori* : pour certaines opérations, la surveillance des paramètres de fabrication est plus sûre que les résultats des contrôles sur échantillons (*cf.* exemple de la stérilisation p. 223).

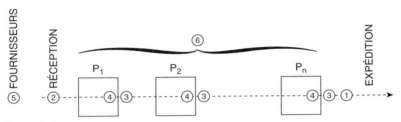

Figure 1.4
Évolution du contrôle.

Cette évolution résulte de quelques constatations :
Le contrôle *a posteriori* présente des aspects négatifs : son efficacité a des limites parce qu'il se fait essentiellement sur échantillons et il coûte cher, en particulier à cause de la détection des anomalies qui crée des rebuts, mais cependant d'autant moins cher que cette détection se fait de bonne heure.

C'est pour ces raisons que le rôle du contrôle prend de plus en plus d'importance à différents niveaux de la prévention : dans la validation des procédés, dans le suivi de la production, dans la détection des dérives, dans la recherche de la cause des défauts et, finalement, dans sa contribution à l'amélioration de la qualité sous tous ses aspects.

Département de contrôle de la qualité

Dans une entreprise pharmaceutique, le département de contrôle de la qualité est placé sous l'autorité d'une personne qui, évidemment, doit posséder une qualification et une expérience suffisante et disposer d'un ou plusieurs laboratoires de contrôle suffisamment équipés.

Comme tous les autres, ce service doit suivre des règles générales de gestion de la qualité, adaptées à ses objectifs.

Les guides de *BPF* précisent les principales attributions du contrôle de la qualité : l'échantillonnage, l'établissement des spécifications, la validation et la mise en œuvre des procédures de contrôle, la gestion de l'échantillothèque, la vérification de l'étiquetage, le contrôle de la stabilité des produits, la participation au traitement des réclamations et des retours, la gestion et l'archivage des documents utilisés dans les laboratoires, les règles d'échantillonnage, la validation des méthodes d'analyse, la qualité des réactifs, etc., c'est-à-dire, en résumé, tout ce qui a trait à la rigueur, la fiabilité et la traçabilité et qu'on retrouve maintenant dans les bonnes pratiques de laboratoire.

Les guides de BPF insistent plus particulièrement sur le rôle primordial du contrôle au niveau de l'acceptation des matières premières et au niveau de la libération des lots de produits finis.

L'indépendance de ce département par rapport à celui de la production est un élément essentiel du système d'assurance de la qualité.

Fabrication et analyse en sous-traitance

La sous-traitance est l'exécution par une personne ou un organisme indépendant (sous-traitant) de tout ou partie d'une fabrication ou d'une analyse pour le compte d'une entreprise pharmaceutique (le donneur d'ordre). Il s'agit ici encore d'une relation client–fournisseur. Les BPF y consacrent un chapitre entier dans lequel il est précisé qu'il doit être établi entre le donneur d'ordre et son fournisseur un contrat comportant un *cahier des charges* qui définit clairement le partage des tâches et des responsabilités entre les deux parties. L'entreprise doit vérifier par un audit chez le sous-traitant, l'aptitude de celui-ci à remplir le contrat et, tout particulièrement, l'efficacité de son système d'assurance de la qualité.

En cas d'opérations réalisées en sous-traitance, les responsabilités sont partagées et font l'objet d'un contrat précis entre le donneur d'ordre et le sous-traitant. Le pharmacien responsable de l'établissement donneur d'ordre doit pouvoir libérer le lot en toute connaissance des actions réalisées chez le sous-traitant.

Les BPF 2007 précisent les spécifications que doit présenter le sous-traitant, ainsi le contenu du contrat de sous-traitance.

Réclamations et rappels de médicaments

En cas de réclamation ou toute autre information d'un lot de médicament supposé défectueux, la situation doit être analysée dans tous ses détails et il doit exister une procédure de rappel de lot qui doit être appliquée immédiatement après la prise de décision. Le fabricant doit informer les autorités des mesures prises lors du signalement d'une anomalie responsable d'un défaut de qualité du médicament.

Auto-inspection

L'auto-inspection fait partie du système d'assurance de la qualité. Il s'agit d'une inspection interne (ou audit interne) qui a pour objectifs :

■ de s'assurer du respect des BPF ;

■ de vérifier le bon fonctionnement et l'efficacité du système d'assurance qualité ;

■ de proposer des mesures correctives, si nécessaire.

Une auto-inspection peut porter sur tout ou sur une partie du système d'assurance de la qualité : un atelier ou un département, une ligne de fabrication, la gestion des documents, le circuit d'un lot, la procédure de libération des lots, le traitement des réclamations, etc. et aussi le système d'auto-inspection lui-même.

Les auto-inspections doivent être pratiquées périodiquement selon un programme préétabli et de façon à couvrir tout le système d'assurance de la qualité. Elles peuvent aussi être décidées dans des circonstances particulières, à la suite d'un incident ou de réclamations, par exemple.

Elles sont effectuées par un petit groupe dont un membre du service inspecté et en s'arrangeant pour qu'y soient représentés la production, le contrôle et l'entretien. Éventuellement, on peut faire appel à un auditeur externe.

Un compte rendu doit être rédigé à la fin de chaque auto-inspection. Ce rapport doit comprendre les observations faites au cours de l'auto-inspection et des propositions de mesures correctives. Il est signé par tous les participants.

Une personne, experte en assurance qualité, assure la coordination des auto-inspections de l'entreprise et veille au suivi des mesures correctives.

Remarque. L'expression « auto-inspection » n'est utilisée qu'en pharmacie. C'est l'équivalent de l'« audit qualité » des normes ISO. Pour éviter toute ambiguïté, il est proposé maintenant de parler d'« audit qualité interne ».

Organisation : maîtrise du circuit des produits

Les éléments essentiels de la gestion de la qualité ayant été étudiés, il reste à voir sa mise en pratique tout au long du flux matière.

La figure 1.5 donne l'ordre le plus classique des transferts de produits dans une entreprise pharmaceutique.

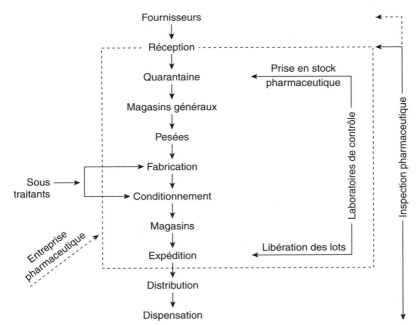

Figure 1.5
Flux de matière dans une entreprise pharmaceutique.

Le domaine de la surveillance par les inspecteurs du ministère chargé de la Santé qui couvre toute cette chaîne s'étend maintenant en amont aux fournisseurs de l'industrie pharmaceutique.

Les deux étapes clés sont celle du passage des fournitures (principes actifs, excipients et articles de conditionnement) de la quarantaine aux magasins centraux, c'est-à-dire la *prise en stock pharmaceutique* et celle du passage du magasin des produits finis à l'expédition, c'est-à-dire la *libération des lots.*

Prise (ou mise) en stock pharmaceutique

Après la vérification des spécifications des matières premières par les laboratoires de contrôle (conformité à une monographie de la pharmacopée par exemple), les matières premières sont considérées comme des produits pharmaceutiques qui restent sous la responsabilité d'un pharmacien jusqu'au bout de la chaîne, c'est-à-dire jusqu'à la dispensation au malade.

Libération des lots

C'est au moment de la libération d'un lot de médicament que la direction générale et le pharmacien responsable d'une entreprise pharmaceutique engagent vraiment leur responsabilité. Elle doit se faire selon une procédure écrite très précise comportant un examen du dossier de lot du médicament, c'est-à-dire de tous les documents qui retracent la vie du médicament : de la réception de ses constituants jusqu'au stockage dans le magasin des produits finis.

La chaîne des responsabilités pharmaceutiques est une chaîne de compétences et de responsabilités attestées à chaque transfert par des documents écrits.

La grande préoccupation tout au long du flux matière est d'éviter les dysfonctionnements, donc toutes les dérives susceptibles de conduire à des défauts : omissions, erreurs opératoires, pollutions, altérations, etc.

Rappelons que l'unité de fabrication est subdivisée en zones d'atmosphère contrôlée maintenues à des niveaux de propreté dont les caractéristiques sont appropriées aux risques des opérations réalisées dans chacune d'elles. La figure 1.6 précise la nature des risques les plus fréquents à chacune des étapes de la fabrication. Elle peut servir de fil conducteur pour la mise en place des mesures de prévention :

■ chez le *fournisseur,* tous les types d'erreurs sont possibles s'il ne dispose pas d'un système assurance qualité efficace, ce que seul un audit peut vérifier ;

■ au sein de l'*entreprise* où les risques ne sont pas les mêmes d'une étape à l'autre :

• les *mélanges* et les *confusions* M sont à craindre dans toutes les opérations et au cours de chaque transfert,

• il en est de même pour les *altérations* A et les *contaminations* C mais avec un accroissement du danger lorsque les produits sont à l'air libre, c'est-à-dire au moment des prélèvements et en cours de traitement ; certaines *altérations* ont pour cause une mauvaise maîtrise des paramètres de fabrication,

• les *erreurs quantitatives* Q apparaissent surtout au cours des pesées et dans les ateliers de fabrication et de conditionnement,

• l'*hétérogénéité* H des lots peut se produire dans les ateliers de fabrication et de conditionnement lorsque les différentes parties du lot ne subissent pas un traitement uniforme ; certaines unités sont alors exposées à plus de risques que d'autres.

Remarque importante : *les anomalies qui se produisent après la répartition en unités de conditionnement, ne concernent en général qu'une partie du lot et sont donc d'autant plus graves que l'hétérogénéité ainsi créée enlève toute fiabilité aux contrôles ultérieurs sur échantillons.*

Autre remarque : *plus une anomalie est détectée de bonne heure dans le flux matière, moins elle coûte cher.*

Les *moyens à utiliser pour la prévention des défauts* varient avec chaque situation. Il n'y a pas deux entreprises semblables : elles manipulent toutes des produits différents par leur fragilité, par leur toxicité et leur mode d'administration et, de plus, elles ne se trouvent jamais ni dans le même contexte ni dans le même environnement.

Ceci dit, voyons les **précautions les plus classiques** à prendre tout au long du flux matière :

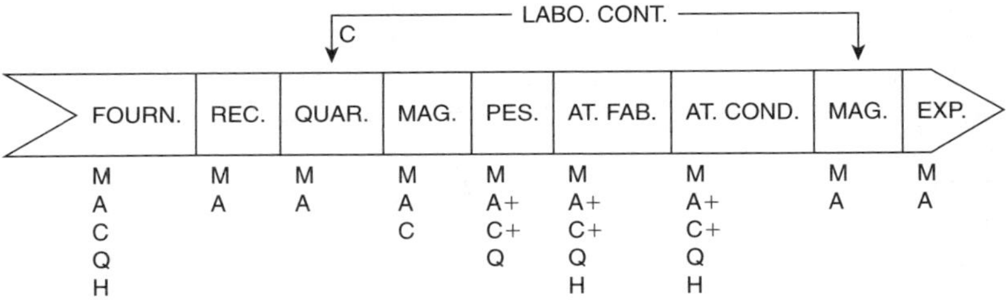

	FOURN.	REC.	QUAR.	MAG.	PES.	AT. FAB.	AT. COND.	MAG.	EXP.
	M	M	M	M	M	M	M	M	M
	A	A	A	A	A+	A+	A+	A	A
	C			C	C+	C+	C+		
	Q				Q	Q	Q		
	H					H	H		

Q = Erreurs quantitatives
C = Contaminations chimiques et physiques
A = Altérations chimiques et physiques fonctions de : t, T, Lum. O2. H20.
M = Mélanges et confusions
H = Hétérogénéité

Figure 1.6
Origines des défauts.

Relations avec les fournisseurs

Les matières premières, qui entrent dans une entreprise pharmaceutique, sont essentiellement les constituants des médicaments, c'est-à-dire :

■ les principes actifs ;
■ les substances auxiliaires ou excipients ;
■ les articles de conditionnement ;
■ les produits venant de la sous-traitance.

Ces quatre catégories de fournitures sont décrites dans les dossiers d'AMM et subissent un contrôle de conformité à ces dossiers, mais il y a d'autres types de fournitures dont la qualité peut avoir indirectement une influence sur celle du médicament : solvants, produits d'entretien, réactifs, etc. Celles-là aussi ne peuvent être utilisées sans l'avis du contrôle.

Le contrôle à réception n'apporte pas de sécurité absolue :
- parce qu'il ne détecte que les impuretés qu'il recherche. En effet, les monographies des pharmacopées, comme les cahiers des charges, ne donnent de méthodes de contrôle que pour les impuretés prévisibles ;
- parce que le contrôle sur échantillon n'a de sens que sur des lots homogènes et que l'homogénéité des livraisons de matières premières dépend du système d'assurance qualité du fournisseur.

On en conclut qu'avec son système d'assurance qualité bien conçu, un fabricant arrive à maîtriser ce qui se fait dans sa propre entreprise mais pour ce qui est des matières premières, il est dépendant du système d'assurance qualité du fournisseur.

Les BPF dont la première préoccupation est d'indiquer les moyens à mettre en œuvre pour être assuré de toujours disposer de fournitures de qualité définie et constante, précisent que :
- des critères de choix et d'agrément des fournisseurs fiables doivent être définis par écrit ;
- les spécifications propres à chaque matière première doivent être notifiées au fournisseur dans un cahier des charges et acceptées par lui ;
- le fournisseur doit s'engager à informer son client de tout changement substantiel de son procédé de fabrication (extraction, synthèse, fabrication, purification, etc.) ;
- le recours à des audits chez le fournisseur, pour s'assurer de ses conditions de fabrication, est fortement recommandé.

Quatre points particuliers des relations client–fournisseur méritent des précisions :

Audit chez le fournisseur

Les audits chez les fournisseurs se font selon une procédure préétablie. La démarche est comparable, à plusieurs points de vue, à celle des auto-inspections mais ils doivent toujours être précédés d'un questionnaire au fournisseur. La première question est de savoir s'il a mis en place un système d'assurance de la qualité. À ce sujet, il est intéressant de savoir s'il est certifié ISO 9000 (encadré 1.1). Cette certification est un préalable important mais ne donne pas toutes les garanties, d'une part parce que c'est une certification d'entreprise et non une certification de produit et d'autre part parce que la pharmacie a des exigences spéciales, en particulier en ce qui concerne les contaminations croisées. Une visite dans les ateliers de fabrication du fournisseur est donc nécessaire pour connaître la gamme des produits fabriqués et les risques de pollutions.

Encadré 1.1

Normes ISO 9000 et certification

L'ISO (*International Standard Organisation*) regroupe les organismes de normalisation de 115 pays. Son rôle principal est d'élaborer des normes de produits destinées à faciliter les échanges mondiaux. Depuis 1987, l'ISO édite de plus des normes traitant de la gestion et du management de la qualité des entreprises.

C'est dans la « famille » des normes ISO 9000 qu'il faut chercher pour la plupart des applications en assurance qualité des médicaments.

Il existe des organismes de certification qui délivrent des attestations de conformité à ces normes. En France, c'est l'AFAQ (Association française pour l'assurance de la qualité) qui s'en charge. Cet organisme dispose, dans chaque branche industrielle, d'auditeurs suffisamment compétents pour apprécier la conformité aux normes ISO du système d'assurance de la qualité des entreprises qui en font la demande. C'est la certification ISO 9002 qui est la plus demandée.

Cas des articles de conditionnement imprimés

Tout ce qui précède s'applique aux articles de conditionnement pour ce qui est de leur composition, de la compatibilité contenant–contenu et de la protection du produit.

Les articles imprimés posent des problèmes de relations client–fournisseur particuliers auxquels il faut attacher la plus grande importance du fait de la gravité des risques de confusions dans les textes, qu'il s'agisse d'étiquettes, d'étuis ou de notices explicatives. Il s'agit donc plus précisément de relations client–imprimeur.

C'est un point sur lequel insistent avec force détails les BPF. Cela se comprend car le risque, qui est *absolument inadmissible*, de mettre une étiquette d'un produit « A » sur un produit « B » est considérablement augmenté par la standardisation des dimensions des articles imprimés et celle des récipients, ainsi que par les cadences prodigieuses réalisées actuellement dans l'imprimerie et sur les lignes de conditionnement.

Fiches techniques

Dans l'entreprise, on a intérêt à établir pour chaque produit une *fiche technique* sur laquelle doit figurer, entre autres :

- son nom dans l'entreprise et les synonymes utilisés à l'extérieur ;
- ses principales caractéristiques dont les caractères organoleptiques ;
- les précautions d'emploi et les conditions de stockage ;
- les risques éventuels pour les manipulateurs ;
- la nature des récipients utilisables ;
- les précautions particulières de prélèvement (sous flux d'air laminaire, juste avant utilisation, etc.) ;
- le *mode d'échantillonnage*.

Ces fiches techniques sont à la disposition du personnel des services dans lesquels les produits sont manipulés : réception, magasins, centrale de pesée, ateliers et laboratoires de contrôle.

Réception

Les fournitures sont réceptionnées sur un quai de débarquement où, à l'abri des intempéries, le bon état des emballages est vérifié.

C'est à ce niveau que sont prises les premières mesures pour éviter les confusions ultérieures :

- après vérification de la conformité à la commande, chaque livraison fait l'objet d'un enregistrement avec numéro d'ordre chronologique ;

- pour chaque récipient, l'étiquetage d'origine est complété par un étiquetage comportant la *dénomination interne du produit dans l'entreprise pharmaceutique et le numéro de code correspondant* ;
- pour chaque produit, le réceptionnaire remplit une *fiche de réception* sur laquelle il inscrit tous les renseignements propres à chaque livraison. Cette fiche de réception se présente sous la forme d'un carnet à souche, comportant autant de feuillets que de services intéressés par les caractéristiques des livraisons : le laboratoire de contrôle, la comptabilité, la gestion de la fabrication et le magasin central, par exemple.

Quarantaine

À ce niveau, sont à craindre les confusions et les altérations et aussi, au cours des prélèvements, les souillures et les contaminations croisées.

Les formalités de réception terminées, les produits sont mis en quarantaine après avoir subi un dépoussiérage ou un nettoyage extérieur des récipients.

La quarantaine est une zone de stockage dans laquelle les produits attendent l'acceptation du contrôle pour passer dans le magasin central. En pratique, la séparation entre quarantaine et magasin central peut être *physique* (cloisons ou barrières mobiles) ou *administrative*. Dans ce dernier cas, les produits en quarantaine sont dans le magasin central mais portent une étiquette « en attente de contrôle » qui, après acceptation, est recouverte par une étiquette « accepté ». De plus en plus, on a recours à la *quarantaine informatisée* : c'est-à-dire que chaque récipient porte un code barre et c'est par ordinateur que se gère les changements de situation des produits et par conséquent la libération après acceptation.

Les *prélèvements* sont effectués par un membre du laboratoire de contrôle selon des procédures qui diffèrent selon le type et les particularités des produits : quantités à prélever, instruments et récipients à utiliser et mode d'étiquetage. Toutes précautions nécessaires doivent être prises pour éviter les contaminations, croisées ou autres, en cours de prélèvement.

Les BPF donnent dans le chapitre « contrôle de qualité » des directives générales sur l'échantillonnage tandis que, dans une annexe intitulée « échantillonnage des matières premières et des articles de conditionnement », il est précisé que le nombre d'échantillons à prélever doit être défini statistiquement. Il existe pour cela des plans d'échantillonnage standardisés qui donnent le nombre d'échantillons à prélever en fonction de l'importance du lot mais il ne faut pas oublier que *ces plans ont été établis à partir de courbes de distribution normales et qu'ils n'ont donc de valeur que pour des lots homogènes donc bien fabriqués*. On en revient donc au problème de la fiabilité du système d'assurance qualité du fournisseur (*cf.* p. 26).

Magasin

Dans une entreprise, il peut y avoir soit un magasin central et, à différents niveaux du circuit, des zones de stockage pour produits en cours, produits intermédiaires ou produits finis, soit, autre possibilité donnée par l'automatisation et la gestion informatisée, un seul magasin général pour tous les produits quelle que soit leur situation. De toute façon, il faut prévoir à l'intérieur des magasins des séparations pour produits dangereux ou à conditions particulières de conservation.

Pour éviter confusions et altérations, l'aménagement et le fonctionnement des magasins doivent être conçus pour :
- un rangement rationnel des produits ;
- une circulation logique et aisée ;
- des conditions de conservation définies ;
- une protection efficace contre les risques de contaminations animales (rongeurs, insectes, etc.).

Pesée

Pour chaque lot à fabriquer, les quantités de matières premières nécessaires sont mesurées ou comptées dans un local proche du magasin central : la salle de pesée. C'est un *lieu à hauts risques* car les produits s'y succèdent en grand nombre et y sont manipulés à l'air libre.

Cette opération est effectuée par une personne qualifiée qui doit veiller à :
- ne rien oublier ;
- ne rien confondre ;
- ne rien contaminer ;
- bien se protéger.

Des précautions sont à prendre avant, pendant et après la pesée, les mots clés étant à tous les stades : *ordre, méthode et propreté*. Il faut donc :
- avant :
  - vérifier les étiquettes et l'état des emballages,
  - préparer le matériel : balances, instruments, récipients et étiquettes, ainsi que les protections nécessaires (masques, gants et lunettes) ;
- pendant :
  - exécuter les instructions appropriées, produit par produit,
  - fermer et étiqueter les récipients au fur et à mesure ;
- après :
  - regrouper les produits pesés, les enregistrements des pesées et les documents du lot,
  - vérifier les quantités restantes et faire le bilan,
  - retourner les excédents au magasin ou les faire détruire,
  - ranger et nettoyer.

Les balances doivent être séparées et peuvent être placées sous flux d'air laminaire pour éviter toute dissémination dans l'atmosphère.

Pour certains matières premières à risques (produits stériles et produits allergisants, par exemple), les récipients ne sont ouverts que dans l'atelier de fabrication. Dans ce cas, le prélèvement des échantillons pour le contrôle et la pesée se fait juste avant la fabrication, selon des règles préétablies.

Atelier de fabrication

Les précautions à prendre avant, pendant et après chaque fabrication d'un lot, énumérées ci-dessous, doivent suffire pour éviter toutes les confusions et les contaminations entre lots successifs. Les procédures de fabrication ont été, en principe, rédigées pour éviter toute dérive par rapport aux exigences des dossiers d'AMM et aux conclusions des rapports de validation qui ont fixé les *limites des paramètres critiques*. Correctement suivies, elles doivent conduire automatiquement à des lots homogènes.

Avant toute opération, il faut impérativement vérifier :
- le *vide d'atelier*, c'est-à-dire l'absence de toute trace du lot précédent (produits ou documents), en suivant une procédure préétablie ;
- l'inscription à l'entrée de l'atelier et éventuellement sur les machines du nom médicament et du numéro de lot à fabriquer ;
- la présence des procédures à suivre ;
- l'efficacité du nettoyage ;
- le réglage de la ventilation et des conditions d'ambiance ;
- le bon état du matériel ;
- la présence de toutes les matières premières ainsi que la *concordance* des dénominations et des quantités avec les documents de fabrication du lot à fabriquer.

Pendant les opérations elles-mêmes :
Le personnel doit veiller à la mise en œuvre et au bon déroulement de chaque opération, en remplissant au fur et à mesure les cases correspondantes du dossier de fabrication du lot. Il effectue les vérifications selon une périodicité définie et en note les résultats. Il veille à ce que les enregistrements automatiques fonctionnent correctement et que les paramètres critiques restent bien dans les limites prévues. Il consigne par écrit toutes les anomalies observées.

À la fin des opérations :
- le rendement global est enregistré ;
- les produits en vrac sont placés dans des récipients adaptés, convenablement étiquetés et acheminés, avec le dossier de lot vers un lieu de stockage ou l'atelier de conditionnement ;
- les produits défectueux sont réunis pour être, selon les cas, détruits ou retraités ;
- le vide d'atelier et le nettoyage sont vérifiés.

Pour certains médicaments à risques, ces mesures ne suffisent pas à éliminer tous les dangers d'une contamination croisée infime. Deux possibilités sont alors envisageables : soit travailler par campagnes, de plusieurs semaines ou de plusieurs mois, séparées de nettoyages très poussés comprenant le démontage des machines, soit réserver un atelier ou même un bâtiment séparé à la fabrication d'un seul produit.

Remarque. Pour certaines formes pharmaceutiques, le début ou la totalité du conditionnement se fait dans le même atelier que la fabrication. C'est par exemple le cas des liquides, pour lesquels la répartition et le conditionnement peuvent même se faire en ligne complètement automatisée.

Atelier de conditionnement

L'atelier de conditionnement est, avant toute nouvelle opération, un local vide dans lequel vont être introduits selon des règles préétablies :
- des articles de conditionnement ;
- des médicaments à conditionner ;
- les documents de suivi du lot.

Dans cet atelier, le risque dominant est celui de mélange ou de substitution du fait de la similitude entre les produits à conditionner d'une part et entre les articles de conditionnement d'autre part. Ce risque est d'autant plus grand que dans les entreprises on tend à standardiser les récipients, les étiquettes, les étuis et les notices pour qu'ils passent sur les mêmes machines à des cadences de plus en plus rapides.

■ On entend par *articles de conditionnement* tous les éléments utilisés pour le conditionnement des médicaments, à l'exclusion des emballages utilisés pour le transport et l'expédition.

On distingue les articles qui sont destinés à être au contact direct du médicament et ceux qui ne le sont pas : les premiers sont dits « primaires » (ampoules, flacons, bandes alvéolées ou non, tubes, sachets, etc.), tandis que tous les autres sont dits « secondaires » ou « extérieurs » (étiquettes, étuis, notices, etc.).

Tous les articles de conditionnement, préalablement acceptés par le laboratoire de contrôle, sont introduits dans l'atelier en quantités vérifiées et parfaitement identifiés. Les articles imprimés proviennent d'un magasin spécial dont l'accès est strictement interdit à toute personne étrangère et dans lequel ils ont été mis dans une boîte scellée et étiquetée, en nombre correspondant au conditionnement d'un lot.

■ Les *lots de médicaments à conditionner* se présentent soit en vrac, soit dans leur conditionnement primaire. Dans les deux cas, ils arrivent de l'atelier de fabrication dans des récipients, généralement des fûts, clos et étiquetés, accompagnés des *documents* qui doivent suivre le lot. Dans le premier cas, ils se trouvent momentanément à l'air libre à l'ouverture des fûts et il faut prendre les mêmes mesures que dans les ateliers de fabrication pour éviter les contaminations croisées.

■ *Avant le lancement d'une opération*, il faut vérifier et consigner par écrit :

• que les machines sont en état de fonctionnement et, en particulier, que les détecteurs d'anomalies sont bien réglés ;

• qu'il ne reste rien du lot précédent ni produit non conditionné, ni aucun élément de conditionnement, ni aucun document. Le vide d'atelier est ici primordial ;

• qu'il y a concordance entre le lot de médicament à conditionner et les articles de conditionnement, en conformité avec les instructions écrites.

■ Le *conditionnement* lui-même se décompose en une succession d'opérations effectuées par des machines placées en ligne, entre lesquelles les transferts se font automatiquement à très hautes cadences. On peut se rendre compte de la complexité de ces lignes en prenant un exemple, le conditionnement sous bandes de comprimés qui comprend successivement : l'alimentation en comprimés, le déroulement des bandes en rouleaux, le préformage de l'une des bandes, la répartition dans les alvéoles, le scellage en continu des deux bandes, le découpage des plaquettes, la mise en forme des étuis livrés à plat, le pliage des notices, la mise en étui des plaquettes et des notices, le collage des étuis, le vignettage, l'impression du numéro de lot et de la date limite d'utilisation et, finalement, le regroupement en cartons pour le stockage et l'expédition. À tous les niveaux, des palpeurs ou des systèmes optiques détectent les anomalies et déclenchent l'élimination automatique des unités défectueuses. Les articles imprimés sont identifiés un à un par lecture de leur code barre.

Magasin et expédition

L'ensemble du lot est bloqué dans un magasin où des prélèvements d'échantillons sont effectués par le laboratoire de contrôle : une partie est destinée au contrôle du produit fini et une autre partie est conservée en échantillothèque.

Après examen du dossier de lot, la *libération du lot* pour l'expédition est effectuée selon une procédure précise. Les lots refusés doivent être détruits selon des procédures préétablies.

Les opérations de regroupement des médicaments en unités d'expédition (caisses, carton, etc.) doivent faire l'objet des mêmes règles de surveillance que le conditionnement.

En cas de *réclamation*, le numéro de lot permet de rechercher des explications à l'anomalie signalée, en examinant le dossier de lot archivé et les échantillons conservés pour cela au-delà de la date limite d'utilisation du lot.

Il doit exister, dans l'entreprise, une organisation et des procédures définissant les modalités d'examen des réclamations et des retours et aussi de rappel des médicaments.

L'étude des réclamations et des retours doit contribuer à l'amélioration du système d'assurance de la qualité de l'entreprise.

Ce parcours des risques et des mesures à prendre tout au long du flux matière est évidemment incomplet. C'est une présentation condensée des neuf chapitres des BPF qui, eux-mêmes, ne donnent que des conseils généraux pour la mise en place d'un système d'assurance de la qualité pour la fabrication industrielle des médicaments.

Ce n'est qu'un survol dont le but est de faire connaître l'esprit d'une démarche que chacun doit adapter à sa situation particulière.

Cas particuliers

Les annexes suivantes ont été ajoutées au texte principal des BPF européennes sous le nom de *Lignes directrices particulières* :

- 1. fabrication des médicaments stériles. Cette directive est très développée car la garantie de la stérilité et des autres aspects qualificatifs de ces médicaments ne doit pas dépendre uniquement des contrôles réalisés sur les produits finis ;
- 2. radiopharmaceutiques ;
- 3. liquides, crèmes et pomades ;
- 4. fabrication de préparations pressurisées en aérosol à inhaler présentées en récipients munis d'une valve doseuse ;
- 5. systèmes informatisés ;
- 6. échantillonnage des matières premières et des articles de conditionnement ;
- 7. fabrication des médicaments biologiques à usage humain ;
- 8. fabrication des gaz à usage médical ;
- 9. fabrication des médicaments à base de plantes
- 10. utilisation des rayonnements ionisants dans la fabrication des médicaments ;
- 11. fabrication des médicaments dérivés du sang ou du plasma humains ;

- 12. fabrication des médicaments expérimentaux ;
- 13. qualification et validation
- 14. libération paramétrique.
  A. Préparations homéopathiques.

Ces annexes ne remplacent pas les textes qui leur correspondent dans les neuf chapitres de base des BPF mais apportent des précisions pour des aspects spécifiques de certaines opérations ou catégories de médicaments.

Le contenu de plusieurs d'entre elles est largement repris dans les autres parties de cet abrégé à propos de la stérilisation, du conditionnement aseptique, des formes stériles, des formes liquides et pâteuses et des aérosols. Les dimensions limitées de cet abrégé ne permettent pas d'y traiter des sujets tels que les radiopharmaceutiques, les gaz à usages médicaux, les médicaments à base de plantes, les dérivés du sang humain et les préparations homéopathiques. Pour ce qui est de l'annexe sur l'échantillonnage, l'essentiel pour le galéniste a déjà été reproduit à propos des BPF dans le contrôle (*cf.* p. 20).

L'informatisation et l'automatisation prennent de plus en plus de place dans la fabrication des médicaments. Elles améliorent la productivité et elles suppriment certains risques d'erreurs, mais en en créant d'autres. Le point essentiel à retenir de l'annexe sur les « systèmes informatisés » est que l'assurance de la qualité ne doit pas être affectée par l'informatisation d'un système manuel : la validation est plus que jamais ici la règle.

La fabrication des **médicaments biologiques** (vaccins, immunosérums, antigènes, hormones, cytokines, enzymes et autres produits de fermentation, notamment anticorps monoclonaux et produits dérivés de l'ADNr) fait intervenir des matières premières d'une qualité difficilement maîtrisable du fait qu'elles résultent de processus tels que la culture cellulaire ou l'extraction d'organismes vivants. Ces médicaments qui sont ceux de l'avenir, posent des problèmes d'une complexité, non encore rencontrée, par les risques qu'ils présentent en cours de fabrication pour le personnel. Ils sont l'illustration de ce que les règles des BPF ne peuvent être totalement préétablies. Pour ces produits à risques, à la notion de zones d'atmosphère contrôlée, vient s'ajouter celle de *zones de confinement contrôlé* conçues pour empêcher le passage d'un agent biologique, soit dans l'environnement immédiat du poste de travail (confinement primaire), soit dans d'autres zones de travail ou même à l'extérieur de l'usine (confinement secondaire).

Cette annexe montre que, pour ces médicaments à risques, les BPF sont à adapter à chaque cas afin de concilier protection du produit, protection des opérateurs et protection de l'environnement de l'entreprise. Ce sujet très vaste ne peut être développé dans cet ouvrage.

Les BPF des **médicaments expérimentaux destinés à des essais cliniques** nécessitent des précisions particulières car leur fabrication se situe en amont de la demande d'AMM, donc sans texte de référence. Les particularités de ces fabrications proviennent des possibilités d'évolution des caractéristiques des produits et des procédures non définitivement fixées. De là découle une multiplication des risques de confusions et par conséquent des mesures préventives à prendre en cours de fabrication, et des contrôles à effectuer sur les produits finis. Pour la fiabilité des résultats des essais cliniques, le principal objectif des contrôles doit être de veiller à l'homogénéité rigoureuse des doses, à la constance de la vitesse de libération du principe actif et à la garantie d'une stabilité suffisante pour la durée des essais cliniques. Un système d'assurance qualité doit être établi par écrit pour chaque produit.

Comme cette annexe se trouve à l'interface des guides de BPF et des guides de bonnes pratiques cliniques, des conseils y sont donnés pour la gestion rigoureuse de chacune des unités de chaque lot : commande par l'expérimentateur, étiquetage, expédition et retours.

Bonnes pratiques de préparations officinales et hospitalières

Jusqu'ici il n'a été question que des médicaments fabriqués industriellement dont la mise au point est d'autant plus délicate que la durée de conservation envisagée est longue et dont la fabrication nécessite un système d'assurance qualité d'autant plus complexe que le personnel est nombreux.

En 2007 ont été publiées en France les bonnes pratiques de préparations (BPP), qui sont applicables aussi bien en officine qu'à l'hôpital, dans les « pharmacies à usage intérieur » (PUI).

Pour la préparation des médicaments dans une pharmacie d'hôpital ou une officine de ville, les moyens mis en œuvre ne sont pas du même ordre de grandeur et les problèmes ne sont pas de la même complexité que dans l'industrie. Cependant, le pharmacien doit y avoir le même souci d'assurance de la qualité. Qu'il s'agisse de préparations magistrales individuelles ou de préparations à l'avance, il doit engager son entière responsabilité dans l'esprit des bonnes pratiques pharmaceutiques. Il doit donc s'entourer de préparateurs qualifiés et se tenir lui-même au courant de l'évolution des connaissances scientifiques par une formation permanente appropriée. Il ne doit envisager la préparation d'un médicament qu'après appréciation des moyens dont il dispose et de sa compétence en la matière.

Il est à noter que les BPP s'appliquent à tout type de préparations définies par le CSP : officinales magistrales et hospitalières.

Outre les dispositions permettant d'assurer la qualité des préparations, qui sont rédigées dans le même esprit que les BPF, compte tenu des moyens en hommes et matériels mis en œuvre, l'accent est mis sur la sécurisation des approvisionnements en matières premières qui doivent être garanties de qualité pharmaceutique, notamment par un système de traçabilité à partir du fournisseur.

Le guide des bonnes pratiques de préparations est divisé, à l'instar des BPF, en plusieurs parties et chapitres avec des lignes directrices particulières.

Dans la première partie généralités se trouvent les chapitres sur :

- 1. preparation ;
- 2. contrôles ;
- 3. gestion de la qualité et documentation ;
- 4. gestion des anomalies, retours, réclamations et rappels de lot ;
- 5. conditions de sous-traitance des préparations, des contrôles et du transport.

La deuxième partie contient les lignes directrices particulières :

- 6. préparations de médicaments stériles ;
- 7. préparations de médicaments contenant des substances dangereuses pour le personnel et l'environnement.

La troisième partie est composée des lignes directrices réservées aux pharmacies à usage intérieur, soit :

- 8. préparations rendues nécessaires par les recherches biomédicales, y compris préparations de médicaments expérimentaux ;
- 9. préparations de médicaments radiopharmaceutiques.

La quatrième partie comporte deux annexes :

- annexe A : contenu des documents ;
- annexe B : liste non exhaustive de situations difficiles d'utilisation de spécialités pharmaceutiques déconditionnées.

Cette partie contient des recommandations destinées au fabricant ne pouvant pas se procurer les matières premières, ce qui l'oblige à avoir recours à des spécialités pharmaceutiques dont il doit détruire la forme galénique afin de les utiliser comme nouvelle matières premières. Cette activité est à risques et est encadrée par des textes réglementaires.

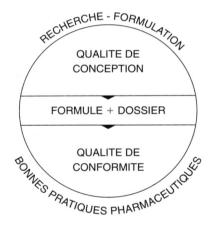

Figure 1.7
Assurance de la qualité des médicaments.
Schéma général pour toutes les fabrications par lots.

2 Excipients et matériaux de conditionnement

Un médicament tel qu'il est présenté au malade est constitué par un ou plusieurs principe(s) actif(s), des substances auxiliaires ou excipients et des articles de conditionnement.

Dans cette deuxième partie ne sont étudiés que les principaux excipients ainsi que les matériaux de conditionnement les plus couramment utilisés pour les médicaments.

Excipients

Dans la pratique courante, on utilise les trois termes suivants :

■ **Excipient** : tout composant, autre que le(s) principe(s) actif(s), qui est présent dans un médicament ou utilisé pour sa fabrication. La fonction d'un excipient est de servir de vecteur (véhicule ou base) au(x) principe(s) actif(s), ou d'entrer dans la composition du vecteur, contribuant ainsi à certaines propriétés du produit telles que la stabilité, le profil biopharmaceutique, l'aspect et l'acceptabilité pour le patient, la facilité de fabrication. La formulation d'un médicament comprend généralement plusieurs excipients.

■ **Véhicule** : dans les préparations liquides, vecteur du (ou des) principe(s) actif(s). Il est composé d'un ou plusieurs excipients qui assurent une consistance liquide véhiculant les principes actifs.

■ **Base** : dans les préparations solides et semi-solides, vecteur du (ou des) principe(s) actif(s), composé d'un ou plusieurs excipients.

Les excipients utilisés en pharmacie sont extrêmement nombreux, ce qui s'explique, d'une part, par la diversité des caractéristiques physiques et chimiques des principes actifs, dont ils doivent être les auxiliaires, et d'autre part, par la variété des rôles qu'ils ont à jouer.

Ceux-ci sont de trois sortes. Il leur est demandé :

■ de faciliter l'administration des principes actifs : c'est le cas des solvants des solutions injectables et buvables et des excipients pour pommades, suppositoires, etc., mais aussi des aromatisants, édulcorants, colorants qui font mieux accepter le médicament par le malade ;

■ d'améliorer l'efficacité du principe actif : c'est le cas d'un excipient pour pommade qui facilite la pénétration d'un principe actif ou de celui d'une forme à libération prolongée qui augmente la durée d'activité ;

■ d'assurer la stabilité et par conséquent la conservation jusqu'à la limite d'utilisation fixée ; c'est le cas des conservateurs : antiseptiques, antifongiques, antioxygènes, chélatants, etc. et aussi des acides, bases et tampons qui permettent l'ajustement du pH.

Ces différents rôles seront précisés pour chaque catégorie d'excipients et à propos des formes pharmaceutiques.

Une seule propriété est commune à tous les excipients : l'**inertie**.

■ *Inertie vis-à-vis du principe actif* dont l'excipient ne doit ni inhiber, ni augmenter l'activité.

On ne remplace pas un excipient par un autre sans une étude préalable ; certains retiennent les principes actifs et ne les cèdent que difficilement à l'organisme : poudres adsorbantes par exemple ou excipients de pommades dont le coefficient de partage est défavorable à la cession du principe actif. L'accroissement d'activité peut engendrer des phénomènes toxiques.

■ *Inertie vis-à-vis du matériau de conditionnement.* Le problème se pose surtout avec les excipients liquides ou pâteux. Ceux-ci ne doivent ni dissoudre des éléments des articles de conditionnement, ni inversement être absorbés par ceux-ci.

■ *Inertie vis-à-vis de l'organisme.* En principe, l'excipient n'a aucune activité propre ; ceci doit être vérifié pour les nouveaux excipients par des essais d'innocuité. En fait, la neutralité absolue vis-à-vis de l'organisme n'existe pas toujours. L'eau est le seul solvant parfaitement toléré par voie parentérale et pourtant, en cas d'incompatibilité, il faut bien la remplacer par un autre qui le sera moins. Le choix d'un excipient résulte souvent d'un compromis entre plusieurs risques.

À noter que les défauts d'inertie sont parfois dus à des impuretés. On peut citer le cas d'excipients obtenus par polymérisation en présence de catalyseurs. Des traces de ceux-ci peuvent être la cause de la dégradation rapide d'un principe actif donné.

Les excipients sont d'origine soit naturelle, soit synthétique ou semi-synthétique mais ils sont rarement fabriqués uniquement pour la pharmacie dont les exigences ne sont pas les mêmes que pour les autres industries. Ils sont souvent choisis dans le domaine alimentaire : amidons, lactose, huiles végétales... aromatisants, etc., ce qui en garantit l'innocuité pour la voie orale, mais pas forcément pour d'autres voies d'administration. Il est évident que les exigences de pureté ne peuvent être les mêmes pour une huile d'olive destinée à l'alimentation et pour celle qui est introduite dans une préparation injectable.

Certains excipients d'origine animale peuvent faire partie des « produits comportants un risque de transmission d'agents d'encéphalopathies spongiformes animales ». Il est de la responsabilité des fabricants de produits pharmaceutiques et de leurs fournisseurs de leur appliquer les directives données dans cette monographie qui figure actuellement à la pharmacopée (*cf.* l'exemple de la gélatine, p. 75).

Une difficulté supplémentaire de l'emploi des matières premières alimentaires est qu'elles ne sont pas toujours fabriquées par lots, ce qui réduit la rigueur de leur contrôle à la réception.

Chaque excipient est défini :

■ d'une part, par des *caractères physicochimiques* ;

■ d'autre part, par des *caractères technologiques*.

En général, seuls les premiers sont décrits dans les monographies d'excipients de la pharmacopée. Les exigences pour les seconds sont adaptées aux conditions particulières de chaque fabrication. C'est donc à chaque fabricant d'en fixer les limites d'acceptation.

Deux essais généraux de la pharmacopée intéressent les excipients :
- la recherche des *solvants résiduels* provenant de leur fabrication ;
- le dosage des *endotoxines bactériennes* pour les excipients destinés à entrer dans la composition des préparations parentérales.

Les excipients peuvent être classés selon leur constitution chimique ou selon leur forme physique : solide, liquide ou pâteuse. L'ordre de leur présentation dans cet ouvrage tient compte des deux critères car aucune classification ne peut être vraiment rigoureuse.

Des principaux excipients énumérés, il n'en est fait qu'une description sommaire comportant les éléments de leur mode d'obtention, de leur composition et de leurs propriétés physicochimiques dont il faut tenir compte avant de les introduire dans une forme pharmaceutique donnée. Dans de nombreux cas, il n'est fait qu'un simple rappel de notions déjà données dans d'autres enseignements (pharmacie chimique et pharmacognosie notamment), tandis que pour quelques-uns une étude un peu plus détaillée s'impose du fait qu'ils ne sont pas décrits ailleurs. C'est le cas en particulier pour la plupart des produits d'origine animale.

Le nombre d'excipients utilisés en pharmacie ne cesse d'augmenter. La gamme de ceux qui sont présentés ici est loin d'être exhaustive, mais elle donne une idée des problèmes que leur choix pose dans la formulation d'un nouveau médicament.

L'*harmonisation internationale* devient une nécessité pour les dossiers d'autorisation des médicaments, c'est la raison pour laquelle on voit apparaître dès le dernier addendum de 2001 de la Pharmacopée européenne des textes établis en collaboration avec les pharmacopées des États-Unis et du Japon. Ce sont des monographies d'excipients et des méthodes générales.

Remarque : dans une formule de médicament, la distinction entre principe actif et excipient n'est pas toujours évidente. Exemples :
- un excipient pour pommade sert de véhicule, mais peut avoir une action bénéfique par hydratation de la peau ;
- dans une solution de chlorure de sodium pour perfusion, la substance active n'est-elle pas l'eau ? le chlorure de sodium n'est-il pas là simplement pour assurer l'isotonie indispensable ?

Eau

L'eau est l'excipient ou véhicule le plus utilisé en pharmacie. La pharmacopée décrit quatre qualités d'eau définies par leur mode d'obtention et des essais. Avant de les étudier, il est important de passer en revue les procédés de purification de l'eau et l'intérêt de chacun d'eux.

Modes de purification de l'eau

Distillation

Précautions générales à observer
Pour obtenir par distillation une eau pure, c'est-à-dire sans impuretés ou contaminations, un certain nombre de précautions sont à prendre.
- *Impuretés volatiles* (surtout CO_2 et NH_3). Celles-ci peuvent, *soit* préexister dans l'eau à distiller et être entraînées dans les fractions de tête, *soit* être apportées par l'atmosphère.

Pour éviter leur présence, il faut ou bien séparer les fractions de tête (distillation discontinue) ou bien faire subir à l'eau un dégazage. L'eau distillée peut aussi contenir un peu d'oxygène de l'air, néfaste pour certaines solutions très sensibles à l'oxydation. L'oxygène peut être éliminé par barbotage d'azote.

■ *Substances non volatiles entraînées par primage.* Dans l'eau à distiller, il y a des impuretés non volatiles à éliminer. L'eau potable par exemple contient jusqu'à 2 g de sels dissous par litre. Si l'ébullition est tumultueuse, le fort courant de vapeur peut entraîner des produits en solution. Ce phénomène peut être évité :

- en régularisant l'ébullition à l'aide de pierre ponce ou par une arrivée d'air ou de gaz inerte au fond du récipient de distillation (distillation en récipients de verre) ;
- en interposant sur le trajet de la vapeur, dans la partie montante, des obstacles divers tels que coton de verre, billes et anneaux de verre ou déflecteurs en métal qui, en créant des chicanes, arrêtent les vésicules d'eau tout en laissant passer la vapeur.

Les substances peu volatiles resteront dans les fractions de queue.

■ *Impuretés cédées par les parois des réfrigérants ou celles des récipients qui reçoivent l'eau distillée.*

Métaux : cuivre, fer, zinc, plomb, etc.

Verre : silicates, borates, soude, potasse, sels de plomb, etc.

Pour l'usage pharmaceutique, on tend à ne plus utiliser le cuivre pour la fabrication des réfrigérants ou condenseurs. Le cuivre a l'avantage d'être bon conducteur de la chaleur mais des traces de ce métal dans l'eau peuvent avoir des inconvénients graves pour la stabilité de certains médicaments. Il favorise en particulier de nombreuses réactions d'oxydation (adrénaline, acide ascorbique, morphine, etc.).

Actuellement, on utilise soit le verre neutre à l'échelon du laboratoire, soit l'acier inoxydable qui peut convenir pour tous les types d'installation.

■ *Impuretés apportées par les micro-organismes* (microbes, moisissures, substances pyrogènes). Une eau correctement distillée ne contient pas de micro-organismes, mais au contact de l'atmosphère, elle est très rapidement contaminée par des germes qui s'y multiplient très vite. C'est pour cette raison que l'eau pour préparations injectables, si elle n'est pas utilisée immédiatement après sa préparation, doit être conservée dans des conditions ne permettant pas le développement de micro-organismes (le plus souvent à des températures de 85–95 °C). Cette précaution est essentielle pour éviter la présence des substances pyrogènes, qui sont plus longuement développées à propos des préparations injectables.

Il est à noter que l'eau potable peut contenir des substances pyrogènes. C'est donc là une raison supplémentaire pour éviter le primage.

Appareils à distillation discontinue
Le type le plus simple est l'appareil en verre neutre couramment utilisé au laboratoire (figure 2.1). Il permet de séparer les fractions de tête qui contiennent des impuretés volatiles et les fractions de queue. Il n'est évidemment utilisable qu'à petite échelle.

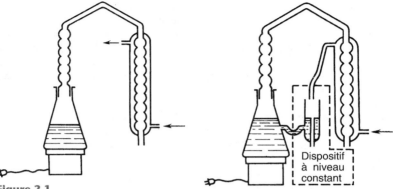

Figure 2.1
Appareil à distiller de laboratoire à
fonctionnement discontinu.

Figure 2.2
Appareil à distiller de laboratoire à
fonctionnement continu.

Appareils à distillation continue

L'alimentation continue permet d'avoir un niveau constant dans le distillateur et d'augmenter le rendement par suppression des manipulations mais le procédé est incompatible avec la séparation des fractions de tête (figure 2.2).

Les appareils industriels marchent tous en régime continu indispensable pour avoir un débit suffisant et, de plus, ils sont en général conçus de façon à récupérer au moins une partie des calories perdues dans le condenseur. Chaque kilogramme d'eau déjà porté à 100 °C passe à l'état de vapeur en absorbant 537 calories (chaleur latente de vaporisation). Ces calories plus celles qui ont été nécessaires pour amener l'eau de la température ambiante à 100 °C sont intégralement restituées au liquide réfrigérant du condenseur. Pour récupérer une partie de ces calories, il est possible d'assurer la réfrigération du condenseur en y faisant circuler l'eau à distiller qui arrive ainsi chaude dans le distillateur.

À titre d'exemples, voici trois types de distillateurs utilisés dans l'industrie.

■ *Distillateur à simple effet* (figure 2.3). Le fonctionnement est semblable à celui de l'appareil en verre décrit plus haut :

• il comprend deux parties : l'évaporateur et le condenseur, tous deux en acier inoxydable ;

• le chauffage de l'eau dans l'évaporateur est obtenu par une canalisation dans laquelle circule de la vapeur d'eau surchauffée (certains appareils sont munis de résistances électriques) ;

• dans la partie supérieure de l'évaporateur, un déflecteur peut être placé pour éviter le primage ;

• l'évaporateur est alimenté à niveau constant avec de l'eau déminéralisée plutôt qu'avec de l'eau adoucie.

Ce type très simple d'appareil permet un gros débit qui peut atteindre plusieurs centaines de litres à l'heure. Associé à un appareil à bipermutation qui l'alimente en eau déminéralisée, il peut fournir avec un haut rendement de l'eau apyrogène pour préparations injectables.

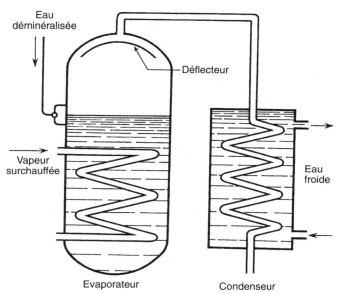

Eau
déminéralisée

Déflecteur

Vapeur
surchauffée

Eau
froide

Evaporateur   Condenseur

Figure 2.3
Distillateur à simple effet (chauffage vapeur).

■ *Distillateur à double effet* (figure 2.4). Appareil plus complexe conçu pour une récupération importante des calories.
Il comprend deux évaporateurs ou chaudières en acier inoxydable. L'eau d'alimentation est de l'eau déminéralisée qui traverse le condenseur (récupération de calories) et arrive à niveau constant dans les deux chaudières.
■ La chaudière 1er effet **1** est chauffée par un serpentin traversé par de la vapeur surchauffée (par exemple 2,5 bars). Cette chaudière est maintenue sous pression (par exemple 1,5 bars ce qui fait que l'eau va y bouillir à 110 °C).
• La vapeur d'eau fournie par **1** va se condenser dans le serpentin de la chaudière 2e effet **2** en faisant bouillir l'eau de **2** à 100 °C sous pression atmosphérique normale.
• La vapeur fournie par **2** se condense dans le serpentin du condenseur où elle cède ses calories à l'eau purifiée d'alimentation. L'eau condensée achève de se refroidir dans le réfrigérant où elle rejoint la vapeur de **1** condensée dans le serpentin de **2**.
• Le réfrigérant est traversé par un serpentin alimenté en eau de ville.
• Un jeu de robinets et de vannes non représentés sur le schéma permet de régler avec précision les pressions et les températures aux différents niveaux.
Ce type d'appareil est plus complexe que le précédent, son débit est moindre mais il permet une récupération importante des calories (perte de l'ordre de 10 % seulement). Il existe des appareils à triple ou quadruple effets. L'emploi de ces appareils augmente avec l'accroissement du coût de l'énergie. Plus on multiplie les effets et plus on récupère de calories mais on augmente simultanément la complexité de l'installation.

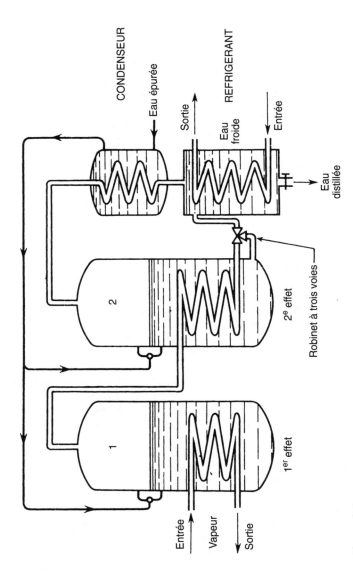

Figure 2.4
Distillateur à double effet (chauffage vapeur).

■ *Distillateur à thermocompression.* Le principe de fonctionnement est tout à fait différent. En voici les trois éléments essentiels :

• la distillation se fait sous pression légèrement inférieure à la pression atmosphérique ;

• après compression, la condensation de la vapeur se fait à la même température, sous pression légèrement supérieure à la pression atmosphérique donc sans eau de réfrigération ;

• l'appareil chauffé électriquement est parfaitement calorifugé pour éviter les pertes de calories.

Fonctionnement (figure 2.5) : L'eau à distiller traverse l'échangeur **4** puis la partie inférieure de la chaudière **1**. Elle arrive donc chaude en **7** dans la chaudière (alimentation à niveau constant).

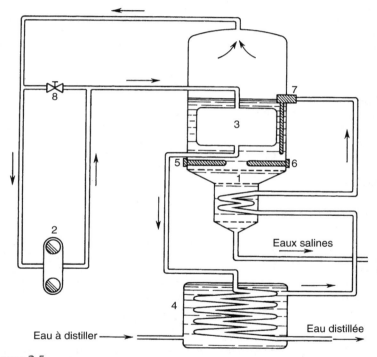

Figure 2.5
Distillateur à thermocompression.
1. chaudière ; 2. compresseur ; 3. condenseur ; 4. échangeur ; 5 et 6. résistances ;
7. alimentation à niveau constant ; 8. robinet de réglage.

Dans la chaudière, l'eau est chauffée par des résistances électriques **5** et **6**. Ces résistances ont beaucoup de calories à fournir au moment de la mise en route de l'appareil pour amener toute la masse d'eau à la température convenable (96 °C environ). Après quoi le chauffage est considérablement réduit du fait qu'il lui est alors simplement demandé de compenser les pertes de calories dues à la diffusion extérieure (faible car appareil calorifugé) et à l'élimination continue des eaux salines (faible si eau déminéralisée).

Lorsque la température désirée est atteinte, le cycle de production commence par la mise en route du compresseur à palettes **2** et le réglage en **8** de la différence de pression entre l'intérieur et l'extérieur du condenseur **3** (l'extérieur, c'est-à-dire la chaudière **1**).

La différence de pression assure, à température constante, le déplacement de la vapeur de la chaudière dans laquelle elle se forme vers le condenseur où, légèrement comprimée, elle se condense.

Pour faciliter les échanges de calories, la surface intérieure du condenseur est tapissée d'ailettes augmentant la surface d'échange.

L'eau distillée parcourt ensuite le serpentin qui traverse l'échangeur **4**. Elle s'y refroidit à 25 °C environ, en cédant ses calories à l'eau d'alimentation.

Le rendement calorifique est meilleur pour les appareils à gros débit (30 W au litre seulement pour une production de 150 L à l'heure).

Dans tous les appareils qui fonctionnent en continu les fractions volatiles restent dans l'eau distillée. On remédie partiellement à cet inconvénient en dégazant l'eau soit avant soit après la distillation.

L'utilisation de l'eau distillée est pratiquement réservée aux préparations parentérales (eau pour préparations injectables). Afin d'éviter toute contamination microbiologique, l'eau ainsi purifiée est conservée à haute température (80–90 °C), qui est la température de sortie des distillateurs et soumise à une circulation dans des réservoirs calorifugés tout en subissant une filtration stérilisante en continu. Elle n'est refroidie dans un échangeur de chaleur qu'au moment de son utilisation où, si la préparation le permet, elle peut être maintenue à 50–60 °C durant les opérations.

Permutation

C'est l'Anglais Thomas Way qui découvrit en 1850 la possibilité qu'ont certains minéraux de la classe des *Zéolithes* de perdre leurs atomes de sodium lorsqu'ils se trouvent au contact d'une solution calcique et ceci sans modification de la structure cristalline. Dans le réseau cristallin, le calcium prend la place du sodium : il y a échange de cations. Si ensuite le zéolithe devenu calcique est plongé dans une solution concentrée en ions sodium, il y a un nouvel échange, le zéolithe redevient sodique, ce qui prouve que l'échange d'ions est réversible.

En 1906, Gans réalise la synthèse de silico-aluminates alcalins hydratés analogues aux zéolithes naturels et leur donne le nom de *permutites*. Ces permutites sont utilisées pour l'adoucissement des eaux naturelles, c'est-à-dire pour leur décalcification.

■ **1er temps** : l'eau riche en sels de Ca (eau dure) traverse par percolation un lit de permutite sodique jusqu'à épuisement du pouvoir d'échange de la permutite.

■ **2e temps** : la permutite devenue calcique est régénérée par une solution de chlorure de sodium qui la transforme à nouveau en permutite sodique qui est elle-même rincée à l'eau avant un nouvel usage.

Le procédé conduit à une excellente eau douce.

Les réactions chimiques peuvent être schématisées de la façon suivante à partir d'une eau contenant par exemple du bicarbonate et du sulfate de calcium :

$$Na_2Z + Ca(CO_3H)_2 \rightarrow CaZ + 2NaHCO_3$$

$$Na_2Z + CaSO_4 \rightarrow CaZ + 2\,Na_2SO_4$$

(Z = partie anionique de la permutite.)
L'eau ainsi traitée n'est donc pas déminéralisée mais seulement adoucie. Son intérêt est de ne pas entartrer les chaudières.
Les *échangeurs d'ions* conduisent eux à une déminéralisation.

Les résines échangeuses d'ions sont constituées par un substrat en matière plastique obtenu *soit* par condensation de formol et de phénol ou de formol et d'urée, *soit* par copolymérisation de divinylbenzène avec l'acide méthacrylique ou le vinylbenzène.

Au squelette macromoléculaire ainsi obtenu, sont ajoutés :
■ des groupements sulfonés → des échangeurs de cations forts ;
■ des groupements carboxyliques → échangeurs de cations faibles qui ne réagissent qu'avec des *sels* d'acides faibles ;
■ des groupements ammoniums quaternaires → échangeurs d'anions forts ;
■ des groupements aminés → échangeurs d'anions faibles qui ne réagissent qu'avec les acides forts.

Pour une déminéralisation par bipermutation, l'eau à purifier passe successivement par des échangeurs de cations puis des échangeurs d'anions.

Sur les *échangeurs de cations*, on a, par exemple, avec une solution de carbonate acide de calcium :

Le calcium est fixé et il suffit d'éliminer CO_2 par dégazage de l'eau.
La régénération de la résine se fait avec de l'eau acidulée (H_2SO_4 ou HCl à **1** % par exemple).
Avec une solution de sulfate de calcium, il serait resté après échange de l'acide sulfurique. Avec de tels échangeurs, *on remplace donc une solution saline par une solution acide*, d'où la nécessité de passage ensuite sur résines échangeuses d'anions.

Sur les *échangeurs d'anions*, on a :

$$Z\begin{array}{c} \diagup \text{OH} \\ \diagdown \text{OH} \end{array} + H_2SO_4 \rightarrow ZSO_4 + 2\,H_2O$$

Ces résines fixent les anions et libèrent des ions OH− qui, avec les ions H+ libérés par l'échangeur précédent, donnent de nouvelles molécules d'eau.

La régénération de l'échangeur d'anions se fait avec une solution alcaline de Na_2CO_3, de NaOH ou de NH_4OH.

Le passage sur ces deux résines constitue la *bipermutation*.

Échangeurs à lits mélangés : au lieu de faire passer l'eau successivement sur des colonnes échangeuses de cations et échangeuses d'anions, il est possible d'utiliser des colonnes à « lits mélangés » dans lesquelles les deux sortes de résines sont mélangées. La bipermutation sur lits mélangés donne une eau parfaitement déminéralisée dont la résistivité peut atteindre 5 000 000 $\Omega/cm/cm^2$, ce qui correspond à environ 0,01 mg de sels ionisés par litre.

La régénération dans ce cas est évidemment plus complexe. Il est nécessaire de séparer au préalable les deux résines. On y arrive grâce à leur différence de densité.

Dans l'industrie, il existe des installations de bipermutation à grand débit qui se composent de plusieurs colonnes de résines (exemple d'installation : figure 2.6). Un système de vannes permet la régénération périodique des colonnes. L'eau déminéralisée peut traverser une colonne de dégazage soit en fin de circuit, soit après la colonne échangeuse de cations pour éliminer le gaz carbonique. Certaines installations comprennent aussi une colonne de résines échangeuses d'anions forts pour l'élimination de la silice dont l'acidité est faible. Enfin, la déminéralisation peut être complétée par un passage sur une dernière colonne à lits mélangés.

La bonne marche des installations est vérifiée par des débitmètres et des contrôles de résistivité de l'eau.

La bipermutation donne une eau *très pure*, à *grand débit* et à *très bon marché*, même en tenant compte du prix des échangeurs et du fait qu'ils ne peuvent être régénérés à l'infini. Il a été dit plus haut que les échanges étaient réversibles mais cela n'est pas vrai de façon absolue. En fait, après régénération, on ne revient jamais exactement à l'état initial. À la longue, il arrive un moment où la colonne n'est plus guère utilisable.

Certains auteurs ont montré que les substances pyrogènes pouvaient être éliminées par adsorption sur les résines échangeuses d'ions. Ceci est vrai mais il faut aussi noter qu'il peut y avoir relargage des substances pyrogènes retenues sur les colonnes, pour des raisons diverses assez difficilement prévisibles. C'est pourquoi l'emploi de l'eau purifiée par bipermutation n'est pas autorisé pour la fabrication des préparations injectables.

Il est à noter de plus que les micro-organismes peuvent se développer sur les résines échangeuses d'anions après rétention d'acides organiques. Après une période de repos, l'eau qui sort de l'installation risque alors d'être fortement polluée. La colonne de dégazage peut aussi constituer une source de contamination.

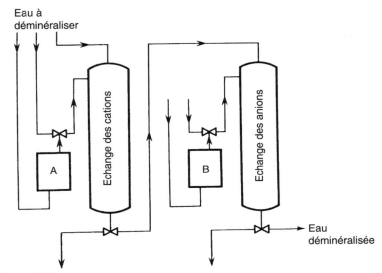

Figure 2.6
Installation de bipermutation.
Régénération : A = solution acide, B = solution alkaline.

Osmose inverse

Le phénomène d'osmose peut être observé lorsque deux solutions salines de concentrations différentes sont séparées par une membrane semi-perméable qui ne laisse passer que l'eau, à l'exclusion des autres molécules et ions dissous. Un transfert de l'eau se produit de la solution la moins concentrée vers la solution la plus concentrée.

En appliquant sur le compartiment qui contient la solution la plus concentrée, une pression suffisamment forte, on inverse le phénomène : l'eau passe à travers la membrane semi-perméable du milieu concentré vers le milieu dilué. C'est le principe de l'osmose inverse qui permet la déminéralisation des eaux salines (figure 2.7).

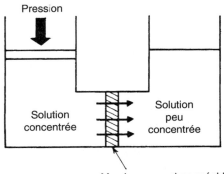

Figure 2.7
Principe de l'osmose inverse.

La figure 2.8 représente de façon schématique les éléments essentiels d'une installation de purification de l'eau par osmose inverse : un module à deux compartiments séparés par une membrane semi-perméable et une pompe amenant l'eau à purifier sous pression dans le premier compartiment. Le débit dépend de la surpression (20 bars par exemple) et de la surface de la membrane.

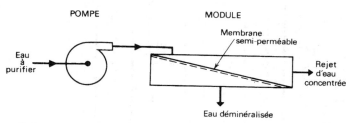

Figure 2.8
Osmose inverse : éléments essentiels d'une installation.

Les premières *membranes* utilisées étaient en acétate de cellulose. Ces membranes étaient disposées en spirale dans des modules cylindriques ce qui permettait de multiplier considérablement leur surface. Du fait de leur sensibilité à l'hydrolyse, elles ont été remplacées par des fibres creuses en nylon (figure 2.9). Chacun de ces nouveaux modules contient plusieurs millions de fibres disposées en gerbes et soudées entre elles, à leurs deux extrémités, par une résine qui assure l'étanchéité entre les deux compartiments. Le passage de l'eau sous pression se fait de l'extérieur vers la lumière intérieure des fibres (figure 2.10).

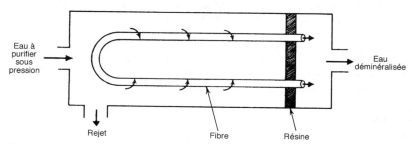

Figure 2.9
Représentation schématique d'une fibre et de la circulation de l'eau dans un module à fibres creuses de nylon.

Une *installation complète* comprend généralement plusieurs modules montés soit en parallèle, soit en séries sur les eaux de rejet ou sur les eaux purifiées. Le débit, le taux de rejet et le degré de déminéralisation varient avec les caractéristiques de l'installation.

En amont, avant la mise sous pression, l'eau d'alimentation subit un prétraitement qui dépend des caractéristiques de cette eau, de la nature de la membrane et de la qualité d'eau à obtenir. Dans le cas des fibres de nylon, l'eau est déchlorée par passage sur charbon actif car le chlore détériore les fibres, puis adoucie pour éviter les dépôts calcaires et enfin convenablement filtrée, par exemple à l'aide de deux filtres successifs de 10 et 5 μm.

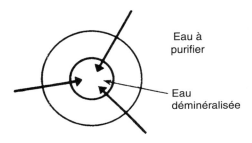

Eau à
purifier

Eau
déminéralisée   **Figure 2.10**
Coupe d'une fibre creuse de
nylon.

En aval, l'eau peut subir des traitements complémentaires qui dépendent de la qualité désirée : dégazage, distillation, passage sur un deuxième osmoseur, passage sur échangeurs d'ions… En effet, dans la pratique le traitement par osmose inverse ne conduit pas à une déminéralisation totale. Le taux de rejet moyen est de l'ordre de 95 % et peut varier de 88 % pour les ions les plus petits à 98 % pour les plus gros.

Une installation d'osmose inverse offre comme avantage de fournir une eau faiblement minéralisée à bas prix qui peut convenir pour de nombreuses utilisations pharmaceutiques. L'eau ainsi obtenue est en principe stérile, apyrogène et sans particules à la sortie des modules. Elle convient donc par exemple pour le dernier rinçage des flacons de solutions injectables, mais il n'est cependant pas permis de l'utiliser directement pour la fabrication des préparations injectables.

L'utilisation combinée de l'échange d'ions et de l'osmose inverse permet d'obtenir des qualités d'eau supérieure à chacun des deux procédés utilisés isolément, par exemple en désionisant une eau déjà soumise à l'osmose inverse, ce qui permet en outre d'économiser les résines échangeuses d'ions, très coûteuses.

Ultrafiltration

L'ultrafiltration est utilisée depuis longtemps dans le traitement des effluents (concentration ou purification). Cette méthode de filtration sous pression permet de séparer les molécules dissoutes dans l'eau en fonction de leur taille à l'aide de membranes de perméabilité très sélective. Les ultrafiltres (membranes planes ou en spirales ou fibres creuses) sont caractérisés par leur *zone de coupure* qui délimite la gamme des masses moléculaires retenues partiellement, c'est-à-dire entre 0 et 100 %, et par leur *seuil de coupure moléculaire* qui correspond à la plus petite taille de molécule retenue à 100 % (figure 2.11).

Les ultrafiltres, d'une manière générale, n'éliminent pas les sels minéraux mais ils retiennent les molécules organiques à partir d'une certaine taille (donc les substances pyrogènes), les particules non dissoutes, les micro-organismes et les virus. Comme pour l'osmose inverse, leur emploi nécessite une préfiltration convenable pour éviter un colmatage rapide.

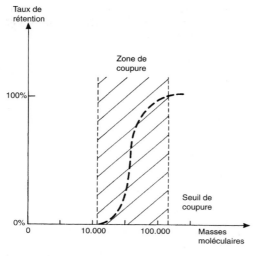

Figure 2.11
Caractéristique d'un ultrafiltre.

Choix d'une méthode

Le tableau 2.1 donne des orientations pour l'utilisation des principales méthodes de purification de l'eau. Il est évident que l'efficacité de chacune d'elle dépend des traitements préalables nécessaires à leur bon fonctionnement mais ceux-ci ne figurent pas sur le tableau.

Dans la pratique, il est exceptionnel qu'une de ces méthodes utilisée seule donne entière satisfaction. Elles sont en fait complémentaires les unes des autres. Elles sont donc très souvent associées en fonction de la qualité de l'eau utilisée et de la qualité d'eau désirée et il s'agit dans chaque cas particulier d'obtenir la qualité d'eau la mieux adaptée à l'usage prévu, avec un bon rendement et en tenant compte du prix de revient.

Tableau 2.1
Efficacité des principales méthodes de purification de l'eau

	Échangeurs d'ions	Osmose inverse	Ultrafiltration	Distillation
Sels minéraux	+ + +	+ +[1]	0	+ + +
Molécules organiques	+[2]	+ +[3]	+ +[3]	+ + +
Colloïdes	0[2]	+ + +	+ + +[3]	+ + +
Particules non dissoutes	0	+ + +	+ + +	+ + +
Micro-organismes et virus	0	+ + +	+ + +	+ + +
Pyrogènes	0	+ + +	+ + +	+ + +

0 : pas d'élimination. + : élimination faible. + + : élimination plus ou moins importante.
 + + + : élimination totale ou presque totale.
[1]80 à 98 % selon la taille des ions.
[2]Les substances organiques ionisées peuvent être retenues.
[3]La rétention n'est totale qu'à partir d'une certaine masse moléculaire (de l'ordre de 300 pour l'osmose inverse et de 10 000 pour l'ultrafiltration).

Eaux inscrites à la pharmacopée

Elles sont définies par leur mode d'obtention, leurs caractères et leurs essais.

Eau purifiée

L'*eau purifiée* est une eau destinée à la préparation de médicaments autres que ceux qui doivent être stériles et exempts de pyrogènes (c'est-à-dire l'eau ppi décrite ci-dessous), sauf exception justifiée et autorisée.

■ *Eau purifiée en vrac.* Elle est préparée par distillation, par échange d'ions ou par tout autre procédé approprié à partir d'une eau destinée à la consommation humaine.

La pharmacopée précise que, tout au long de la production et de la conservation de cette eau, toutes les mesures nécessaires doivent être prises pour que le nombre de germes aérobies viables soit convenablement maîtrisé et contrôlé, le seuil d'alerte étant de 100 micro-organismes/mL, déterminé par filtration sur membrane et ensemencement sur milieu gélosé. En outre, on doit soit mesurer le taux limite de taux de carbone organique total (0,5 mg/l), soit vérifier la limite fixée de substances oxydables (MnO4K en milieu sulfurique). La conductivité est également suivie ($< 1,1$ μS.cm^{-1} à 20 °C).

C'est un liquide limpide, incolore, inodore et insipide qui doit être conservé et distribué de façon à empêcher la croissance des micro-organismes et à éviter toute autre contamination.

La pharmacopée prescrit des essais limites pour les nitrates, les métaux lourds, l'aluminium et les endotoxines bactériennes.

■ *Eau purifiée conditionnée en récipients.* C'est de l'*eau purifiée en vrac* répartie en récipients. Elle doit être conservée dans des conditions qui assurent sa qualité microbiologique, sans recours à un additif.

En plus des essais de l'eau purifiée en vrac, la pharmacopée fixe des limites de : acidité ou alcalinité, substances oxydables, chlorures, sulfates, ammonium, calcium, magnésium, résidu à l'évaporation et contamination microbienne.

Eau hautement purifiée

En plus des caractéristiques précédemment décrites, cette eau doit présenter une qualité biologique élevée. Elle peut être préparée par osmose inverse à double passage, combinée à d'autres techniques, telle que l'ultrafiltration et la désionisation.

Elle est utilisable chaque fois qu'une pureté microbiologique est exigée, à l'exception des cas où l'eau pour préparation injectable est requise. Le seuil d'alerte en dessous duquel l'eau doit être maintenue se situe à 10 micro-organismes pour 100 mL.

Eau pour préparations injectables (eau ppi)

L'*eau ppi* est une eau destinée soit à la préparation des médicaments pour administration parentérale à véhicule aqueux (*eau pour préparations injectables en vrac*), soit à la dissolution ou la dilution de substances ou préparations pour administration parentérale (*eau stérilisée pour préparations injectables*).

■ *Eau pour préparations injectables en vrac.* Elle est obtenue soit à partir d'une eau destinée à la consommation humaine, soit à partir d'une *eau purifiée*, par distillation dans un appareil dont les surfaces en contact avec l'eau sont constituées de verre neutre, de quartz ou d'un métal approprié.

Pour sa production et sa conservation, la pharmacopée prescrit les mêmes précautions (à très peu de choses près) que pour l'*eau purifiée en vrac* pour ce qui est des germes aérobies viables et elle ajoute que les seuils d'alerte peuvent être plus stricts pour l'eau destinée à faire l'objet d'un traitement aseptique. La teneur limite en carbone organique total est la même mais celle de la conductivité est abaissée ($< 0,1$ μS.cm^{-1} à 20 °C).

Les essais sont les mêmes que pour l'*eau purifiée en vrac* avec en plus un dosage des endotoxines bactériennes ($< 0,25$ UI par mL).

■ *Eau stérilisée pour préparations injectables.* C'est de l'eau pour préparations injectable en vrac répartie dans des récipients appropriés qui sont ensuite fermés, puis stérilisés par la chaleur, dans des conditions telles que l'eau reste conforme à la limite spécifiée dans l'essai des endotoxines bactériennes. Elle ne doit contenir aucun additif.

Les récipients sont par exemple des ampoules, des flacons de verre ou des poches en matière plastiques.

Le contenu doit répondre aux essais de l'*eau purifiée conditionnée en récipients* avec des limites légèrement différentes et de plus des essais de contamination particulaire, de stérilité et d'endotoxines microbiennes.

Eau pour dilution des solutions concentrées pour hémiodialyse

L'eau pour dilution des solutions concentrées pour hémodialyse est obtenue par les mêmes moyens que l'eau purifiée. Du fait des quantités importantes utilisées pour un traitement (de l'ordre de 400 L par séance), cette eau ne doit contenir certains ions qu'en quantités extrêmement faibles comme par exemple l'aluminium et le zinc habituellement sans inconvénients pour les autres qualités d'eaux. Aux essais très nombreux et très sévères concernant les ions à éviter, s'ajoutent des essais limites de contamination microbienne et d'endotoxines bactériennes.

Remarques. Il existe aussi de l'*eau* étiquetée *eau pour irrigation* : c'est de l'eau de la qualité de l'eau stérilisée pour préparations injectables mais conditionnée spécialement pour être utilisée comme préparation pour irrigation.

La pharmacopée précise que les méthodes analytiques qu'elle décrit et les limites qu'elle propose sont destinées à valider le procédé de l'obtention de l'eau.

Autres excipients liquides

Les liquides utilisés comme excipients sont très nombreux. Le tableau 2.2 en donne une liste à titre d'exemples. La plupart d'entre eux sont étudiés en chimie organique et en pharmacie chimique.

Ici, seul un bref commentaire est fait sur l'intérêt en pharmacie galénique de trois alcools très courants : alcool éthylique, propylène-glycol et glycérol.

Tableau 2.2
Exemples d'excipients liquides

Huiles végétales et minerals	
Alcools	Éthylique (éthanol), méthylique, benzylique, isopropylique
Polyols	Propylène-glycol, glycérol, diéthylène-glycol, polyoxyéthylène-glycols...
Éthers	Éthylique, phénoxyéthanol...
Esters	Acétate, benzoate, oléate d'éthyle, acétate, propionate de glycols
Cétones	Acétone, méthyléthycétone
Dérivés chlorés	Chloroforme, tétrachlorure de carbone...
Liquides divers	Vin, rhum, vinaigre...

Éthanol

Traditionnellement, le mot « alcool », sans qualificatif, est un mélange d'éthanol ou alcool éthylique et d'eau. Il contient entre 92,6 et 96,9 % V/V d'éthanol. À la pharmacopée figure l'éthanol anhydre et l'éthanol à 96 % m/m.

Il est utilisé comme solvant, seul ou dilué ou associé à d'autres solvants miscibles, pour la préparation de solutions destinées à l'usage externe ou interne. On a même, dans quelques cas, recours à de l'éthanol dilué pour usage parentéral. Dans les solutions pour usage externe, l'éthanol ajoute à ses qualités de solvant ses propriétés spécifiques d'antiseptique. Dans les préparations pour usage interne, il favorise la conservation, en empêchant le développement des micro-organismes.

Les éthanols à différents titres sont préparés par mouillage de l'éthanol selon des tables d'alcoométrie figurant à la Pharmacopée européenne et dans la partie « Formulaire National » de la Pharmacopée française. Ils sont utilisés notamment pour la préparation des alcoolats, des alcoolatures, des teintures et des extraits alcooliques.

La Pharmacopée française décrit des « alcools pour usages techniques » qui contiennent de faibles proportions d'un dénaturant : alcool butylique, acétate d'éthyle, méthylcétone ou alcool isopropylique. Ils sont réservés aux emplois comportant leur élimination ultérieure.

L'alcool modifié pour usages médicaux contient de faibles quantités de camphre et d'un colorant, la tartrazine, il est réservé à l'usage externe comme désinfectant.

Propylène-glycol

Le propylène-glycol inscrit à la pharmacopée correspond au *dl* propanediol-1, 2 : $CH_3-CHOH-CH_2OH$.

C'est un liquide visqueux, incolore, sensiblement inodore et un peu plus dense que l'eau. Hygroscopique (conservation en récipients bien fermés), miscible à l'eau, l'alcool et le chloroforme, soluble dans l'éther. Il dissout un grand nombre d'essences mais pas les huiles.

Il est employé comme solvant, notamment dans le cas de principes actifs insolubles dans l'eau ou instables en solution aqueuse (acétylcholine). Il est utilisable pour la voie parentérale.

Le propylène-glycol est également utilisé comme adjuvant dans le domaine des pommades.

Glycérol

Le glycérol figure à la pharmacopée pur et mélangé à 15 % d'eau, celui-ci appelé couramment glycérine, il est constitué de propanetriol : $CH_2OH—CHOH—CH_2OH$.

Du point de vue galénique ses propriétés les plus intéressantes sont les suivantes :

■ **pouvoir solvant très étendu.** Il tient à la fois de celui de l'eau et de celui de l'alcool. La glycérine dissout notamment les acides minéraux, certains acides organiques, un grand nombre de sels, les sucres, certaines matières colorantes, certains alcaloïdes... ;

■ **hydrophilie très importante.** La glycérine abandonnée à l'air humide peut absorber jusqu'au quart de son volume d'eau. Cette propriété est utilisée pour éviter la dessiccation de certaines formes galéniques.

La glycérine et le glycérol sont utilisés notamment :

■ *comme solvant* dans les préparations pour usage externe ou pour usage interne (la glycérine est dépourvue de toxicité) ;

■ *comme édulcorant :* dans les collutoires, par exemple ;

■ *comme agent de conservation :* le glycérol fait partie des conservateurs autorisés ;

■ *pour son hygroscopicité :* le glycérol entre dans la composition des enveloppes des capsules molles et aussi dans celle de certaines pommades et dans celle des suppositoires et ovules à la glycérine pour éviter leur dessiccation.

Glycérides

Généralités

Préparation

Dans la monographie « huiles grasses végétales », la pharmacopée donne trois définitions :

■ *l' huile vierge* est une huile obtenue à partir de matières premières d'une qualité particulière par des moyens mécaniques (par exemple, pression à froid, centrifugation) ;

■ *l'huile raffinée* est une huile obtenue par pression et/ou extraction au moyen de solvants, suivie soit d'un raffinage alcalin puis d'une décoloration et d'une désodorisation, soit d'un raffinage physique.

Seules les huiles obtenues par raffinage alcalin ou raffinage au moyen d'acide phosphorique sont utilisées dans la préparation de formes pharmaceutiques administrées par voie parentérale ;

■ *l'huile hydrogénée* est une huile obtenue par pression et/ou extraction au moyen de solvants suivie soit d'un raffinage alcalin, soit d'un raffinage physique, puis d'une décoloration éventuelle, suivie d'un séchage, d'une hydrogénation puis encore d'une décoloration et d'une désodorisation.

Après ces définitions figurent tous les modes d'obtention de ces trois catégories d'huiles.

Composition générale des huiles

Ces huiles végétales ou animales courantes sont essentiellement formées de *triglycérides*, c'est-à-dire de triesters du glycérol et d'acides gras.

$$CH_2\!-\!O\!-\!COR_1$$
$$|$$
$$CH\ \,-\!O\!-\!COR_2$$
$$|$$
$$CH_2\!-\!O\!-\!COR_3$$

Les acides les plus abondants dans les huiles sont des acides à nombre pair de carbone, la chaîne étant saturée ou insaturée :

■ *acides gras saturés* : $CH_3\,(CH_2)\,_n COOH$
   • acide laurique : C_{12}
   • acide myristique : C_{14}
   • acide palmitique : C_{16}
   • acide stéarique : C_{18}
   • acide arachidique : C_{20}
■ acides gras insaturés :
   • acide oléique : C_{18}, 1 double liaison

$$CH_3\!-\!(CH_2)_7\!-\!CH\!=\!CH\!-\!(CH_2)_7\!-\!COOH$$

   • acide linoléique : C_{18}, 2 doubles liaisons

$$CH_3\!-\!(CH_2)_4\!-\!CH\!=\!CH\!-\!CH_2\!-\!CH\!=\!CH\!-\!(CH_2)_7\!-\!COOH$$

   • acide linolénique : C_{18}, 3 doubles liaisons

α $CH_3CH_2\!-\!CH\!=\!CH\!-\!CH_2\!-\!CH\!=\!CH\!-\!CH_2\!-\!CH\!=\!CH\!-\!(CH_2)_7\!-\!COOH$
(il existe un isomère γ avec les doubles liaisons en C_6, C_9 et C_{12})

À côté des triglycérides, les huiles végétales renferment également une petite quantité *d'acides gras libres*, de phospholipides et de substances non transformables en savons auxquelles on donne le nom d'*insaponifiable*. Celui-ci comprend notamment des pigments, des stérols et des vitamines liposolubles. Certaines de ces substances (tocophérols, caroténoïdes…) jouent le rôle d'antioxygènes naturels et protègent les huiles contre le rancissement.

Propriétés physicochimiques

Les huiles végétales sont le plus souvent des liquides plus ou moins colorés et visqueux. Cependant certaines sont solides (huiles de coco et de palmiste). Elles sont insolubles dans l'eau et dans l'alcool mais solubles dans la plupart des solvants organiques non miscibles à l'eau : benzène, chloroforme, trichloréthylène, éther, tétrachlorure de carbone, sulfure de carbone, éther de pétrole, etc.

Leurs principales propriétés sont les suivantes :

■ *autoxydation facile :* ce phénomène est d'autant plus rapide que les glycérides de l'huile sont riches en acides gras insaturés. Sous l'influence de l'oxygène atmosphérique, il y a d'abord formation de peroxydes puis, par décomposition de ces derniers, apparition de produits secondaires (aldéhydes, cétones, dérivés hydroxylés, polymères) qui modifient les caractères organoleptiques de l'huile (rancissement) ;

■ *hydrolyse :* les glycérides sont des esters. Ils sont facilement hydrolysés par voie chimique ou enzymatique et donnent alors naissance à un mélange de glycérol et d'acides gras, de mono- et de diglycérides dont les propriétés tensio-actives sont intéressantes en pharmacie galénique ;

■ *alcoolyse :* une réaction d'alcoolyse est une réaction qui consiste à traiter un ester RCOOR' par un alcool R"OH. R'OH est déplacé par R"OH et il s'établit un équilibre :

$$\text{R—C(=O)—OR}' + \text{R}''\text{OH} \rightleftarrows \text{R—C(=O)—OR}'' + \text{R}'\text{OH}$$

La même réaction appliquée à des triglycérides conduit à la formation d'esters de l'alcool ROH et à la libération de glycérol :

$$
\begin{array}{ccc}
\text{CH}_2\text{—O—CO—R}^1 & & \text{ROOCR}^1 \quad \text{CH}_2\text{OH} \\
| & & + \quad\quad | \\
\text{CH —O—CO—R}^2 + \text{ROH} \rightleftarrows & & \text{ROOCR}^2 + \text{CHOH} \\
| & & + \quad\quad | \\
\text{CH}_2\text{—O—CO—R}^3 & & \text{ROOCR}^3 \quad \text{CH}_2\text{OH}
\end{array}
$$

Cette réaction est à la base de la préparation des huiles hydrophiles et des huiles hydrodispersibles (*cf.* p. 58).

Essais

Les huiles, étant des mélanges, sont définies par un certain nombre d'essais.

Les essais chimiques sont surtout des déterminations d'indices : indice d'acide, indice de saponification, indice d'iode, indice de peroxydes et teneur en insaponifiable.

Pour ce qui est des essais physiques, la pharmacopée fixe des limites pour la densité, l'indice de réfraction et dans certains cas le point de solidification.

Pour l'identification d'une huile particulière, il faut avoir recours à la chromatographie sur couche mince des triglycérides complétée éventuellement pour les essais de pureté rigoureux, par la chromatographie en phase gazeuse des acides gras ou des stérols.

Pour apprécier le degré d'altération des triglycérides, on peut avoir recours au dosage de l'acidité libre, à l'indice de peroxydes, à des réactions colorées spécifiques des fonctions oxygénées et aussi au spectre ultraviolet. Ce dernier, dépendant des doubles liaisons conjuguées, donne beaucoup de renseignements sur les produits de dégradation. Il permet souvent de différencier les huiles vierges des huiles raffinées car le raffinage élimine bien les acides libres mais moins bien les produits d'oxydation.

L'*oxydabilité* d'une huile peut être appréciée par détermination de l'indice de péroxyde avant et après traitement thermique en présence d'air (à 50 °C par ex.). Du fait de la composition complexe des huiles et du fait qu'elle varie pour chaque huile, avec son origine géographique, la recherche des falsifications nécessite des techniques analytiques lourdes comme la chromatographie en phase gazeuse des esters méthyliques des acides gras et des stérols et la chromatographie en couche mince des acides gras. Les antioxygènes peuvent être identifiés par chromatographie sur couche mince. Pour tous ces essais, des méthodes sont décrites à la pharmacopée.

Principaux glycérides utilisés comme excipients

Huiles végétales naturelles

Les huiles naturelles utilisées comme excipients (solutions huileuses, pommades, liniments, etc.) sont dans chaque pays les huiles courantes alimentaires. C'est ainsi que dans la Pharmacopée française n'a figuré à une certaine époque que l'huile d'olive puis progressivement d'autres huiles au fur et à mesure de leur apparition dans notre alimentation. Actuellement à la Pharmacopée européenne sont décrites avec des définitions et des exigences bien précises :

■ l'huile d'amande vierge et l'huile d'amande raffinée ;
■ l'huile d'arachide ;
■ l'huile d'olive vierge et l'huile d'olive raffinée ;
■ l'huile de coco raffinée (solide) ;
■ l'huile de germe de blé vierge et l'huile de germe de blé raffinée ;
■ l'huile de maïs raffinée ;
■ l'huile de sésame raffinée ;
■ l'huile de soja et l'huile de soja raffinée ;
■ l'huile de tournesol raffinée.

Pour les huiles raffinées, il est précisé dans chaque monographie que l'étiquette doit spécifier, selon les cas appropriés, que :

■ l'huile est obtenue par pression mécanique ou par extraction ;
■ le nom et la qualité de l'antioxydant ajouté ;
■ la substance convient à la préparation des formes pharmaceutiques administrées par voie parentérale ;
■ le nom du gaz inerte utilisé.

Beurre de cacao

Le beurre de cacao officinal est la graisse solide obtenue par pression à partir de graines décortiquées de *Theobroma cacao*. Les graines sont grillées ou non au préalable et traitées ou non par de la soude ou un autre agent alcalin.

Il est essentiellement formé de triglycérides des acides palmitique, stéarique et oléique. Il contient notamment une quantité importante de palmitooléostéarine (POS) (39 %) et d'oléodistéarine (SOS) (27 %).

Il se présente généralement en pains de forme rectangulaire, de consistance dure à cassure cireuse, blanc jaunâtre.

Les glycérides du beurre de cacao peuvent exister sous plusieurs formes cristallines (α, β et β' ...). La seule forme stable est la forme β qui fond entre 32 et 35 °C. Il y a toutefois possibilité de passage de la forme β aux autres formes qui fondent plus bas et c'est là un inconvénient du beurre de cacao (*cf.* suppositoires, p. 320). Le beurre de cacao est de moins en moins utilisé comme excipient pour suppositoires. En cosmétologie il est employé pour la fabrication de savons, crèmes, pommades à lèvres, etc. Il se conserve bien si on le maintient à l'abri de l'air et de la lumière.

Glycérides dérivés des glycérides naturels

À partir des huiles déjà citées et d'autres huiles végétales (de palmiste et de coton par exemple), on obtient des glycérides aux propriétés nouvelles et très utilisés comme excipients (figure 2.12).

Remarque importante : comme tous les dérivés d'acides gras peuvent être obtenus à partir de graisses animales, ils doivent être considérés en pharmacie comme des produits comportant un risque de transmission d'encéphalopathies spongiformes (*cf.* p. 37).

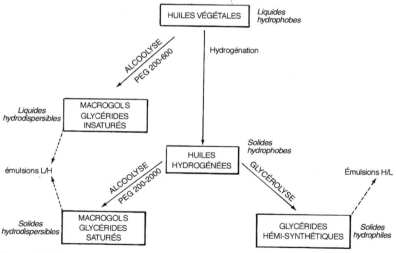

Figure 2.12
Glycérides dérivés des glycérides naturels.

Macrogolglycérides insaturés
Les glycérides polyoxyéthylénés glycolysés ou macrogolglycérides insaturés sont des huiles contenant une certaine proportion de diesters et de monoesters de macrogols (*cf.* p. 79). Ces derniers sont de bons émulsionnants *L/H* et ils confèrent à ces huiles la propriété d'être hydrodispersibles.

Les huiles hydrodispersibles sont obtenues en traitant une huile végétale par une quantité donnée d'un macrogol de poids moléculaire compris entre 200 et 600. Le traitement est effectué à chaud, en présence d'un catalyseur alcalin. Dans ces conditions une partie des triglycérides de l'huile est alcoolysée par le macrogol avec formation d'une certaine quantité d'esters acides gras et de macrogol. La pharmacopée décrit les macroglycérides oléiques et linoléiques.

Les macrogolglycérides insaturés comme les huiles dont ils dérivent sont des liquides plus ou moins visqueux, de couleur ambrée d^{20} 0,935 à 0,960. Ils sont solubles dans les solvants organiques et insolubles dans l'eau mais, contrairement aux autres huiles, ils sont facilement dispersibles dans l'eau.

La pharmacopée demande notamment de vérifier l'aptitude à l'émulsion : les huiles hydrodispersibles doivent donner une émulsion par simple agitation avec de l'eau.

Les huiles végétales hydrodispersibles, comme les huiles végétales elles-mêmes, sont employées comme véhicule dans diverses préparations, par exemple, dans les gouttes nasales huileuses, dans les solutions huileuses buvables et même injectables et aussi dans les capsules molles et les suppositoires. Leur avantage tient à leur hydrodispersibilité qui peut, dans certains cas, assurer une meilleure biodisponibilité des principes actifs.

$$
\begin{aligned}
&CH_2\!-\!O\!-\!CO\!-\!R \\
&| \\
&CH\!-\!O\!-\!CO\!-\!R + HOCH_2\!-\!(CH_2\!-\!O\!-\!CH_2)_n\!-\!CH_2OH \\
&| \\
&CH_2\!-\!O\!-\!CO\!-\!R \\
&CH_2OH \\
&| \\
&CHOH + R\!-\!COOCH_2\!-\!(CH_2\!-\!O\!-\!CH_2)_n\!-\!CH_2OH + \\
&| \qquad\qquad\qquad\qquad R\!-\!COOCH_2\!-\!(CH_2\!-\!O\!-\!CH_2)_n\!-\!CH_2OOC\!-\!R \\
&CH_2OH
\end{aligned}
$$

Huiles hydrogénées

Les huiles hydrogénées sont des huiles le plus souvent d'origine végétale dans lesquelles les doubles liaisons des acides gras ont été saturées par une hydrogénation catalytique.

L'hydrogénation est effectuée par voie catalytique en présence de nickel. Selon les conditions opératoires, on peut obtenir une hydrogénation plus ou moins poussée des doubles liaisons des triglycérides.

Ce sont des solides cireux dont le point de fusion varie suivant la nature de l'huile, solubles dans les solvants organiques mais insolubles dans l'eau.

Comme essai, il importe en particulier de vérifier que l'indice d'iode est très faible.

À la pharmacopée figurent les huiles d'arachide, de coton et de soja hydrogénées.

Les huiles hydrogénées sont utilisées notamment comme excipients pour suppositoires. Elles ont l'avantage de mieux se conserver. Leur hydrophobie rend difficile l'incorporation de principes actifs hydrophiles.

Glycérides hemi-synthétiques solides (adeps solidus)

Les glycérides hemi-synthétiques sont des huiles hydrogénées contenant une certaine quantité de diglycérides et de monoglycérides. Ces derniers sont de bons émulsionnants H/L confèrent aux glycérides hemi-synthétiques une certaine hydrophilie. Ce sont des *huiles hydrophiles*.

La préparation se fait essentiellement par glycérolyse d'une huile hydrogénée : L'huile est traitée à chaud et en présence de catalyseurs alcalins (méthylate de sodium par exemple) par une petite quantité de glycérol (2 à 3 %). Une partie des triglycérides est alcoolysée par le glycérol en donnant une certaine proportion de diglycérides et de monoglycérides :

$$
\begin{array}{cccc}
CH_2\!-\!OOC\!-\!R & CH_2OH & CH_2OOCR & CH_2\!-\!OOCR \\
| & | & | & | \\
CH\!-\!OOC\!-\!R \; + \; CHOH & \rightleftarrows & CHOOCR \; + \; CHOH \\
| & | & | & | \\
CH_2\!-\!OOC\!-\!R & CH_2OH & CH_2OH & CH_2OH \\
& & \text{diglycéride} & \text{monoglycéride}
\end{array}
$$

Les glycérides hemi-synthétiques sont des solides cireux, de couleur blanche et pratiquement inodores. Chaque type de glycérides hémi-synthétiques est caractérisé par son point de fusion, son indice d'hydroxyle et son indice de saponification. Le point de fusion doit être compris entre 30 et 45 °C et ne doit pas s'écarter de plus de 2 °C de la valeur nominale.

Ils sont très utilisés comme excipients pour suppositoires. Leur hydrophilie, en particulier, est un avantage très important par rapport au beurre de cacao.

Macrogols glycérides saturés

Ce sont des huiles hydrogénées contenant une certaine proportion de monœsters et de diesters de macrogol.

La préparation est analogue à celle des huiles hydrodispersibles mais les huiles utilisées sont ici des huiles hydrogénées et les macrogols de poids moléculaire de 200 à 2000.

Ce sont des solides cireux et insolubles dans l'eau mais facilement dispersibles dans ce solvant.

La pharmacopée décrit les macroglycérides lauriques, caprylocapriques et stéariques.

Elles sont utilisées comme excipients pour pommades, en association, par exemple, avec l'huile de vaseline et comme excipients pour suppositoires.

Ces excipients peuvent favoriser la pénétration de certains principes actifs soit à travers la peau, soit à travers la muqueuse rectale.

Triglycérides à chaîne moyenne

Selon la pharmacopée, ils sont fabriqués à partir de l'huile extraite de la fraction dure et séchée de l'endosperme de la noix de *cocos nucifera L.* par hydrolyse, fractionnement des acides gras obtenus et réestérification. Ils se composent d'un mélange de triglycérides d'acides gras à chaîne exclusivement courte ou moyenne, dont 95 % sont des acides situés de C_8 à C_{10}. C'est un liquide huileux presqu'incolore.

Il existe encore des *glycérides partiels* d'*acides gras* soit *saturés* soit *insaturés* obtenus soit par glycérolyse partielle d'huiles hydrogénées ou non, soit par estérification du glycérol par des acides gras saturés ou insaturés. La gamme de mélanges de glycérides définis ne cesse de s'étendre.

Produits dérivés des glycérides

Les produits dérivés des glycérides utilisés comme excipients sont nombreux, en voici quelques exemples :

■ **Alcool cétylique ou hexadécanol.** L'alcool cétylique officinal est un produit cireux constitué en fait par un mélange de plusieurs alcools dont le principal est l'hexadécanol (CH_3—$(CH_2)_{14}$—CH_2OH).

■ **Alcool stéarylique ou octadécanol.** L'alcool stéarylique officinal est un produit solide constitué par un mélange d'alcools dont le plus abondant est l'octadécanol (CH_3—$(CH_2)_{16}$—CH_2OH).

■ **Alcool cétostéarylique.** C'est un mélange des deux alcools précédents.

Ces trois alcools sont utilisés comme excipients pour pommades.

■ **Stéarate de magnésium.** C'est le lubrifiant le plus utilisé.

De nombreux surfactifs sont des dérivés d'acides et d'alcools gras.

Cires

Le mot cire (*keros* en grec, *cera* en latin) ne désignait à l'origine que la cire d'abeille, la seule très utilisée par les anciens. Actuellement, ce mot désigne d'une façon générale les produits naturels constitués par des esters d'acides gras et d'alcools supérieurs. À côté des cires animales (cire blanche et graisse de laine ou lanoline ou lanoléine) on utilise aussi des cires végétales, des cires fossiles et aussi maintenant des cires synthétiques. La cire de cachalot ou blanc de baleine, longtemps utilisée en pharmacie, est actuellement introuvable. Elle est en général remplacée par du palmitate de cétyle, son principal constituant.

Cire d'abeille blanche

La cire blanche est préparée par traitement de la cire jaune, matière constitutive des parois des alvéoles construits par abeille *Apis mellifica* (et éventuellement d'autres espèces du genre *Apis*) Apidés.

Après fusion (vers 110–120 °C) pour tuer les germes et pour éliminer divers débris végétaux, la cire est blanchie par un traitement approprié. Celui-ci, le plus souvent, comporte un passage sur argile et sur charbon puis une exposition au soleil.

C'est un solide de couleur blanc mat à surface *lisse*, insoluble dans l'eau, partiellement soluble dans l'alcool à 90°, même à chaud, ainsi que dans l'éther éthylique et entièrement soluble dans les huiles fixes et essentielles.

F 61–65 °C (point de goutte). Indice d'acide : 17 à 24.

La cire renferme trois types principaux de constituants :

■ des *hydrocarbures* (10–20 %) : les plus abondants sont les carbures linéaires et saturés en C_{27}, C_{29} et C_{31} ;

■ des *esters d'acides et d'alcools à haut poids moléculaire* (70 % environ), notamment esters des acides linéaires et saturés pairs de C_{14} à C_{20} et des alcools linéaires et saturés pairs de C_{14} à C_{32} ;

- des *acides libres* (10–20 %) notamment acides linéaires et saturés pairs de C_{14} à C_{30}.

La pharmacopée fait rechercher *la présence éventuelle de falsifications :* cérésine, paraffines, certaines cires étrangères, glycérol et autres polyols.

La cire blanche est utilisée dans les pommades pour augmenter la consistance. Les pommades contenant une forte proportion de cire sont appelées cérats.

Graisse de laine (lanoléine ou lanoline)

La graisse de laine est une cire obtenue à partir du suint qui imprègne la laine du mouton (suint : triglycérides provenant des glandes sébacées + cire provenant des cellules épidermiques kératinisées).

Pour la préparation le suint est séparé de la laine du mouton à l'aide de solvants appropriés. Le produit obtenu est ensuite débarrassé des triglycérides et il est raffiné (neutralisation, décoloration, désodorisation).

Produit translucide jaune, de consistance molle et à odeur caractéristique, insoluble dans l'eau, soluble dans l'éther, le chloroforme et l'acétate d'éthyle. Elle a la remarquable propriété d'absorber au moins deux fois son poids d'eau en donnant une émulsion *HL* consistante et d'aspect homogène. Ceci est très utile pour l'incorporation de solutions aqueuses dans les pommades.

F 38 à 44 °C (point de goutte).

La graisse de laine renferme les quatre groupes de constituants suivants :

- des *hydrocarbures* (1 % environ) ;
- des *esters d'acides et d'alcools à P. M. élevé* (90–95 %).

Principaux acides :

- acides normaux :

$$CH_3(CH_2)_n—COOH : \quad \text{de } C_{10} \text{ à } C_{26}$$

- acides iso :

$$CH_3—CH—(CH_2)_n—COOH : \quad \text{de } C_{10} \text{ à } C_{28}$$
$$\quad | $$
$$\quad CH_3$$

- acides antéiso :

$$CH_3—CH_2—CH—(CH_2)_n—COOH : \quad \text{de } C_9 \text{ à } C_{31}$$
$$\quad | $$
$$\quad CH_3$$

- acides hydroxylés :

$$CH_3(CH_2)_n—CHOH—COOH : \quad \text{de } C_{12} \text{ à } C_{20}$$

Principaux alcools :
- *alcools aliphatiques :* normaux, iso- ou antéiso- et diols correspondants aux acides précédents ;
- *stérols et alcools triterpéniques :* cholestérol, dihydrocholestérol, lanostérol, agnostérol, dihydrolanostérol... ;
- *des acides et des alcools libres* (4 % environ).

La pharmacopée admet la présence de 200 ppm de butylhydroxytoluène et demande de faire les essais suivants :
- *recherche d'impuretés diverses :* chlorures, paraffines ;
- *détermination des principaux indices et vérification de la neutralité ;*
- *pouvoir d'absorption d'eau :* au minimum deux fois son poids d'eau ;
- *détermination de la teneur en eau :* ≤ 0,5 % ;
- *détermination du point de goutte :* la lanoline est placée dans une petite capsule dont le fond est percé d'un trou de faible dimension (3 mm). On chauffe lentement et on note la température à laquelle tombe la première goutte de lanoline fondue. Cette température doit être comprise entre 38 et 44 °C.

La graisse de laine est un excipient pour préparations destinées à la voie cutanée très utilisé. On utilise également la graisse de laine hydratée (graisse de laine 75 g, eau 25 g) qui est obtenue en incorporant à chaud de l'eau à la lanoline. Celle-ci est également utilisée comme excipient pour la voie cutanée.

À l'heure actuelle, l'industrie prépare toute une gamme de produits dérivés de la graisse de laine qui présentent un certain nombre d'avantages : odeur plus ou moins prononcée, coloration moindre, viscosité et propriétés mécaniques différentes ou pouvoir allergique plus faible.

À la pharmacopée figurent deux monographies « alcools de graisses de laine » et « graisse de laine hydrogénée » qui correspondent à des mélanges de stérols et d'alcools aliphatiques obtenus de manières différentes (figure 2.13).

Cire de Carnauba

La cire de Carnauba est la cire purifiée obtenue à partir des feuilles d'un palmier le *Copernicia cerifera.* Elle doit son intérêt à son point de fusion très élevé : 80 à 88 °C. Elle est utilisée pour le lustrage des comprimés dragéifiés et aussi comme gélifiant des huiles (*cf.* figure 2.13).

Hydrocarbures et silicones

Dans ce chapitre sont groupés les excipients particulièrement hydrophobes : les hydrocarbures d'origine minérale (vaseline, huiles de vaseline et paraffines) et les silicones.

Paraffines et vaseline

À la pharmacopée figurent quatre monographies : paraffine liquide, paraffine liquide légère, paraffine solide et vaseline (blanche et jaune). Les deux premiers correspondent respectivement aux anciennes dénominations « huiles de vaseline épaisse et fluide ».

Ces produits officinaux sont obtenus par traitement approprié de certaines fractions d'un pétrole brut convenable.

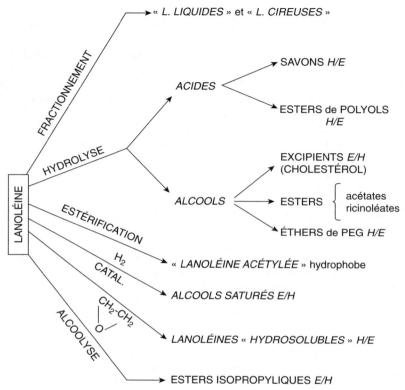

Figure 2.13
Principaux dérivés de la graisse de laine.

Le fractionnement du pétrole brut est réalisé par distillation selon le schéma approximatif de la figure 2.14.

Il est d'abord soumis à une distillation à la pression atmosphérique dans la tour n° 1. Cette première distillation permet de séparer quatre fractions : les gaz, l'essence, le pétrole et un pétrole brut réduit à ses fractions non volatiles qui reste au fond de la tour. Le « brut réduit » est alors envoyé dans la tour n° 2 où il est soumis cette fois à une distillation sous pression réduite. Cette seconde distillation permet de séparer sans craquage quatre nouvelles fractions : une huile légère, une huile moyenne, une huile lourde et un résidu restant au fond de la tour et contenant les portions les moins volatiles : asphaltes, paraffines ramifiées microcristallines et huiles les plus épaisses.

■ La paraffine liquide légère est obtenue à partir de l'huile légère.

■ La paraffine liquide à partir de l'huile moyenne.

■ La *paraffine* solide à partir de l'huile légère.

■ La séparation des paraffines se fait par refroidissement, ce qui provoque la cristallisation de la paraffine solide.

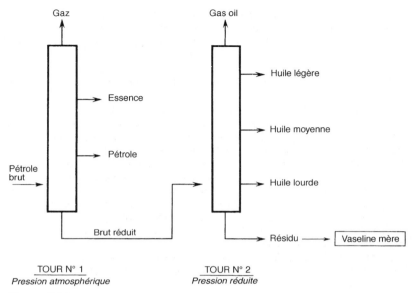

Figure 2.14
Distillation du pétrole brut.

L'obtention de la *vaseline* est plus complexe, elle se fait à partir du résidu de la deuxième tour qui est pour cela dilué avec du propane liquide. Dans ces conditions, les asphaltes sont insolubilisés et précipitent. Le propane évaporé, les paraffines se séparent par cristallisation et il reste un résidu brun-vert ou « petrolatum » qui par raffinage donne la « vaseline mère » (*F* 70 °C). Celle-ci, mélangée avec de l'huile de vaseline, donne la vaseline officinale. Ce mélange est tel que les deux phases ne se séparent pas.

Tous ces produits subissent des purifications et raffinages :

■ traitements par solvants ;

■ traitements par oléum ou SO_2 pour transformer tous les hydrocarbures indésirables en dérivés sulfonés qui sont éliminés ensuite par l'alcool ;

■ traitements à la terre, c'est-à-dire passage sur argiles adsorbantes.

Les paraffines liquides sont des liquides incolores, inodores, insipides et non miscibles à l'eau. La paraffine liquide légère possède une viscosité comprise entre 25 et 80 cP. Sa densité relative est comprise entre 0,810 et 0,875. La paraffine liquide épaisse possède une viscosité comprise entre 10 et 230 cP. Sa densité relative est comprise entre 0,827 et 0,890. Leur composition varie selon la nature du pétrole brut utilisé. On y trouve des carbures acycliques à chaînes droites ou ramifiées et des carbures naphténiques.

La paraffine solide est un solide blanc de structure cristalline, composé surtout de carbures acycliques à chaînes droites (C_{22} à C_{35}).

La vaseline est de consistance onctueuse et pâteuse, de couleur blanchâtre ou jaunâtre si elle n'est pas décolorée, translucide en couche mince, insipide et sans odeur. Elle présente un caractère filant plus ou moins marqué et fond entre 36 et 60 °C. Elle est constituée par une dispersion plus ou moins grossière d'hydrocarbures solides et liquides. Il s'agit surtout d'hydrocarbures saturés de poids moléculaires de C_{22} à C_{35} soit acycliques à chaînes droites ou ramifiées soit naphténiques.

Tous ces produits sont solubles dans les solvants organiques mais insolubles dans l'eau et l'alcool.

Les essais consistent essentiellement à vérifier les constantes et à rechercher les matières organiques étrangères : pas de coloration par traitement par H_2SO_4.

Pour la vaseline, il faut de plus vérifier qu'il n'y a pas séparation de phase lorsqu'elle est maintenue à 20 °C au-dessous de son point de fusion.

Ces quatre produits officinaux sont très utilisés comme excipients pour pommades. La vaseline a une consistance qui permet de l'utiliser seule ou en mélange avec la graisse de laine (« lanovaseline » excipient traditionnel de préparations magistrales). Les autres servent à ajuster celle des préparations trop fluides ou trop fermes. Ils peuvent constituer la phase huileuse d'une émulsion. Les paraffines liquides sont de plus utilisables comme véhicule huileux. Par voie orale, elles ont des propriétés laxatives.

Leur intérêt commun, c'est leur inertie chimique et donc leur grande stabilité. Ils sont hydrofuges, ce qui selon les cas peut être une qualité ou un défaut (*cf.* p. 363).

Silicones

Les silicones sont des composés organiques du silicium, constitués de chaînes où alternent des atomes de silicium et d'oxygène, et portant des radicaux organiques (méthyle, éthyle, phényle...) liés aux atomes de silicium.

Les silicones possèdent la formule générale suivante :

Ces chaînes peuvent être linéaires ou plus ou moins ramifiées.

Les caractères des silicones varient suivant leur structure, notamment suivant la nature des radicaux organiques, le degré de polymérisation et le degré de ramification.

On distingue :

■ *les huiles de silicones* qui correspondent à une structure linéaire et un poids moléculaire peu élevé ;

■ *les « graisses » de silicones* qui possèdent généralement une structure linéaire et un poids moléculaire plus élevé que les huiles ;

■ *les « résines » de silicones* qui possèdent un poids moléculaire élevé et une structure réticulaire ;

■ *les « caoutchoucs » de silicones* dont la structure est un peu différente du fait de leur mode d'obtention particulier : des élastomères silicones en longues chaînes linéaires ($n > 2000$) sont mélangés à une charge inerte et chauffés en présence de faibles quantités d'un agent oxydant. Il se forme alors le « caoutchouc » qui présente une structure réticulaire particulière avec des ponts éthylène ou méthylène.

À la pharmacopée figure une monographie de *Silicone–élastomère pour fermetures et tubulures*.

Ces différents types de silicones possèdent tous les propriétés suivantes :
- hydrophobie très marquée ;
- stabilité à des températures relativement élevées (300 °C) ;
- grande inertie : incolores et inodores, les silicones sont insensibles aux agents chimiques. Ils ne sont pas toxiques et sont dépourvus d'activité physiologique ;
- de plus, les silicones ont la propriété de se fixer sur de nombreux types de surfaces qu'ils rendent hydrofuges et ils s'opposent à la formation de mousses.

Les silicones sont utilisés en pharmacie :
- comme *excipients* : les silicones fluides entrent comme excipients dans diverses pommades protectrices hydrophobes ;
- comme *matériaux de conditionnement*.

La pharmacopée décrit une « huile de silicone » utilisée comme lubrifiant ($R = CH_3-$ et degré de polymérisation $n = 400$ à 1200).

Sucres, dérivés des sucres et macromolécules hydrophiles

Dans ce chapitre sont regroupés des excipients très divers, d'origine végétale, animale ou synthétique qui ont la propriété générale d'être hydrophiles, à cette nuance près que pour certains d'entre eux, l'hydrophilie peut être artificiellement atténuée voire annulée pour obtenir une gamme d'excipients libérant plus ou moins facilement les principes actifs dans les milieux physiologiques.

Saccharose ou sucre blanc officinal

Le sucre blanc se présente sous diverses formes :
- cristaux isolés ou agglomérés (sucre en grains ou en morceaux) ;
- poudre cristalline blanche plus ou moins fine (sucre semoule) ;
- poudre impalpable (sucre glace).

Très soluble dans l'eau, il donne à la température ordinaire une solution saturée contenant environ 2/3 de sucre et 1/3 d'eau.

Dénué de pouvoir réducteur, le saccharose s'hydrolyse facilement (en solution acide, à chaud) pour conduire au « sucre interverti » (glucose et fructose) doué de propriétés réductrices.

Le sucre blanc est très utilisé dans de nombreuses formes galéniques : comme diluant mais il a l'inconvénient d'être hygroscopique et comme édulcorant dans diverses formes solides et liquides destinées à la voie orale.

Les solutions diluées constituent un milieu favorable pour le développement des micro-organismes et leur conservation est donc délicate. Inversement, les solutions concentrées ne permettent pas le développement des micro-organismes et se conservent bien.

Le saccharose doit être évité comme excipient dans les médicaments destinés aux diabétiques et à certains nourrissons.

À la pharmacopée figure à côté de la monographie *Saccharose*, une autre intitulée *Solution de saccharose*. Celle-ci, improprement appelée « sucre liquide », est une solution de saccharose dans de l'eau (66,5 à 67,5 %) qui peut être utilisée comme matière première dans les formulations où le saccharose doit être dissous. C'est une facilité technique qui est donnée aux industriels. Est venue s'ajouter récemment la monographie de *Sphères de saccharose* qui peuvent servir de supports médicamenteux.

Lactose ou sucre de lait

Le lactose se présente en poudre cristalline de saveur légèrement sucrée. Il est soluble dans l'eau et pratiquement insoluble dans l'alcool. Il possède un pouvoir réducteur.

Le lactose officinal est le lactose hydraté et présente sur le saccharose l'avantage de ne pas être hygroscopique.

On l'utilise comme diluant (excipient de référence) dans la préparation des comprimés, des gélules et des granules.

Glucose

En plus du *glucose anhydre* et du *glucose hydraté* la pharmacopée décrit un *glucose anhydre*, un *nébulisat de glucose liquide* et *un glucose monohydraté pour prémélanges médicamenteux* destinés à la préparation des aliments médicamenteux vétérinaires.

Dans l'industrie pharmaceutique, on utilise pour certaine fabrication du « glucose liquide », encore appelé « sirop de glucose » ou « glucose cristal », qui est une solution aqueuse, purifiée et concentrée, obtenue par hydrolyse ménagée de l'amidon alimentaire. C'est un mélange de D-glucose, de maltose et de glucosanes.

Liquide très épais, filant à l'étirage, pratiquement incolore et de saveur très faiblement sucrée, il réduit la liqueur de Fehling à chaud.

Il entre dans la composition des pâtes officinales auxquelles il permet de rester molles.

Fructose ou lévulose

Le fructose se présente en poudre cristalline blanche de saveur très sucrée, très soluble dans l'eau et soluble dans l'alcool. Il est utilisable comme édulcorant pour les diabétiques.

Sorbitol

Le sorbitol se présente en poudre microcristalline blanche, inodore, de saveur faiblement sucrée. Il est légèrement hygroscopique, très soluble dans l'eau, soluble dans l'alcool et insoluble dans le chloroforme et l'éther. Il présente un pouvoir réducteur modéré (réduit le permanganate en milieu alcalin et légèrement la liqueur de Fehling).

À la pharmacopée, il est décrit dans trois monographies : *Sorbitol* et *Sorbitols liquides cristallisable et non cristallisable* (à 70 %).

Le sorbitol est surtout utilisé en solution comme édulcorant. Il peut remplacer le saccharose chez les diabétiques. Il a l'inconvénient d'être légèrement laxatif.

Il entre dans différentes préparations galéniques, en particulier comme le « glucose liquide », dans les pâtes officinales, pour les maintenir molles plus longtemps. Il peut entrer pour la même raison dans la composition des enveloppes de capsules molles. Il peut également être utilisé comme diluant des comprimés.

Remarque. Le sorbitol entre dans la composition des solutions anabolisantes injectables d'acides aminés, à la fois en tant que principe actif (il est mieux assimilé que le glucose) et en tant qu'adjuvant d'isotonie : il présente sur le glucose et des autres sucres réducteurs l'avantage de ne pas donner avec les acides aminés la réaction de Maillard, qui se traduit par un brunissement des solutions et une diminution d'activité.

Amidons

À la pharmacopée sont inscrits *l'amidon de blé*, *l'amidon de maïs*, *l'amidon de riz* et *l'amidon* (ou *fécule*) *de pomme de terre* ainsi que les *amidons de blé et de maïs pour prélémanges médicamenteux* pour usage vétérinaire.

Ce sont des poudres blanches très fines, insipides et inodores. Insolubles dans l'eau à froid, elles gonflent dans l'eau au-dessus de 80° sans se dissoudre totalement, pour donner une sorte de gelée : l'empois d'amidon.

Comme excipients, on les utilise sous forme de poudre et sous forme d'empois :

- sous forme de *poudre :*
  - pour diluer les principes actifs,
  - dans la fabrication des comprimés, comme diluant, comme lubrifiant d'écoulement et comme délitant,
  - dans la composition des enveloppes de cachets,
  - usage externe : l'amidon possède l'avantage d'une bonne adhérence sur la peau et celui d'un bon pouvoir de glissement. Les grains étant petits, le pouvoir d'étalement est intéressant. L'amidon absorbe bien l'humidité et peu les graisses, ce qui est important pour les échanges avec les tissus ;
- sous forme d'*empois :*
  - comme excipient pour pommades, on utilise les glycérés ou glycérolés (empois d'amidon de blé renfermant une importante proportion de glycérine),
  - comme liant dans la fabrication des comprimés.

D'autres amidons non officinaux sont utilisés en pharmacie : *l'amidon d'iris*, *l'amidon* d'*arrow-root*, etc.

Tous ces amidons ont à peu près les mêmes emplois. Cependant, les propriétés de tous les amidons ne sont pas strictement identiques et, suivant les cas, on préfère parfois un amidon à un autre. Pour l'usage externe, c'est l'*amidon de riz* qui est le plus employé : c'est le plus agréable au contact de la peau et il possède une action rafraîchissante. La *fécule de pomme de terre* est préférée lorsqu'on désire une forte adhérence sur la peau. L'*amidon d'iris* est également très utilisé pour son odeur agréable.

On utilise aussi maintenant des *amidons modifiés.* Par des traitements physiques ou chimiques, les amidons acquièrent des propriétés intéressantes en particulier comme adjuvants dans la fabrication des comprimés. La pharmacopée décrit deux « carboxyméthylamidon sodique (types A et B) » plus ou moins salifiés, obtenus à partir de l'amidon de pomme de terre et utilisés pour la désagrégation rapide des comprimés.

Gommes et polyosides divers

Les gommes sont des exsudats de plantes se solidifiant par dessiccation. Leur emploi comme excipient tient à leur nature de polyholosides mixtes qui leur confère la propriété de donner avec l'eau des *gels, des solutions* ou des *dispersions colloïdales* plus ou moins visqueuses.

Gomme arabique

Elle se présente en larmes arrondies, irrégulières et dures en fragments plus ou moins volumineux de couleur blonde ou rougeâtre ou surtout pour l'usage pharmaceutique en poudre blanche ou blanc jaunâtre. Elle est entièrement soluble dans l'eau. La pharmacopée décrit la gomme elle-même et un « nébulisat de gomme arabique ».

On l'utilise :

■ dans la préparation des émulsions et des suspensions : par la viscosité qu'elle confère à la phase aqueuse, la gomme arabique stabilise les suspensions et les émulsions *L/H* ;

■ dans la fabrication des comprimés comme liant et comme délitant (grâce à son pouvoir de gonfler dans l'eau) ;

■ dans l'enrobage pour que celui-ci adhère au comprimé ;

■ dans la préparation des pâtes officinales et en confiserie : pour son pouvoir épaississant, son pouvoir liant et son aptitude à empêcher la cristallisation du sucre ;

■ dans la préparation de tablettes, pilules, granules, mucilages potions, certaines crèmes dermiques, etc.

Il est à noter que la gomme arabique contient une peroxydase qu'on peut avoir intérêt à détruire par la chaleur (ébullition dans le cas du sirop de gomme).

Gomme adragante

Elle se présente en poudre blanche ou en fragments verniculaires ou rubanés ou en plaques jaunâtres portant des stries concentriques et de consistance cornée. Contrairement à la gomme arabique, elle n'est pas entièrement soluble dans l'eau. Le mucilage obtenu est trouble et beaucoup plus visqueux.

Les emplois sont sensiblement les mêmes, mais elle peut être préférée parfois pour sa viscosité plus élevée. L'association des deux gommes est assez fréquente.

Cette gomme ne contient pas de peroxydase.

Polyosides divers

À ces deux gommes officinales, viennent s'ajouter toute une série de polyosides inscrits ou non à la pharmacopée et très couramment utilisés, pour les mêmes raisons, comme :

■ solutions ou pseudo-solutions plus ou moins visqueuses (tableau 2.3) ;

■ agents stabilisants d'émulsions *L/H* ou de suspensions dont ils épaississent la phase aqueuse ;

■ gels administrables par différentes voies ;

■ liants et aussi délitants dans les comprimés du fait de leur pouvoir de gonflement.

Toutes leurs préparations aqueuses posent un problème commun, celui de leur conservation car elles constituent d'excellents milieux de culture.

Tableau 2.3
Viscosité (en m.Pa.s) de quelques solutions ou suspensions à 1 % (d'après L. Bezanger-Beauquesne)

Gomme arabique (à 20 %)	50
Mucilage de caroubier	100
Méthylcellulose	150
Gomme adragante	200
Carraghénine	300
Carboxyméthylcellulose haute viscosité	1200
Gomme Karaya	1500
Alginale de sodium	2000
Gomme Guar	3000

À la pharmacopée, figurent :

■ *la gomme de Sterculia* ou *gomme Karaya* qui gonfle dans l'eau en donnant une gelée épaisse dont la viscosité est beaucoup plus grande que celle de la gomme adragante ;

■ *la gomme Guar ou « guaranates »* dont la viscosité des préparations ne varie pas avec le pH comme dans le cas des autres gommes qui contiennent des carboxyles salifiables ;

■ *la gomme xanthane* est un hétéropolysaccharide produit par fermentation d'hydrates de carbone sous l'action de *xanthomanes campestris* ;

■ *l'acide alginique et l'alginate de sodium :* ils se présentent en poudre ou granulés qui donnent des solutions ou gels dont la viscosité varie avec le degré de polymérisation et le sel utilisé ;

■ *les carraghénates*. Le plus utilisé est le carraghénate de sodium ;

■ *la gélose ou Agar-Agar*. Elle se présente en petits rubans minces, chiffonnés, blanchâtres et translucides, ou bien en poudre grossière ou granulés. Elle gonfle légèrement dans l'eau froide et beaucoup plus dans l'eau bouillante qui la dissout à la longue ;

■ *la dextrine blanche et la maltodextrine*.

Cyclodextrines

À la pharmacopée sont inscrites les *alfacyclodextrines* (alfadex) et les *bétacyclodextrines* (bétadex). Ce sont des oligosaccharides cycliques présentant une cavité interne hydrophobe, en raison de la présence de groupements glucidiques des unités de glucopyrannose, et une partie externe hydrophile, grâce aux groupements hydroxyles de ces mêmes unités.

Les cyclodextrines sont utilisées comme solubilisants de substances peu hydrosolubles capables d'être incluses dans les cavités hydrophobes.

Cellulose et ses dérivés

Cellulose en poudre

La cellulose est, comme les amidons, un glucosane d'origine végétale. Comme excipient, on utilise surtout des poudres de cellulose souvent désignées commercialement sous le terme de « celluloses microcristallines ». Elles sont obtenues par hydrolyse ménagée d'une cellulose brute.

La préparation est effectuée à partir du bois et comprend trois temps principaux :
- élimination de la lignine qui est solubilisée par un traitement alcalin ;
- purification de la cellulose (notamment décoloration par le chlore) ;
- hydrolyse acide ménagée de la cellulose dans des conditions de pH, de température et de temps bien déterminées.

Finalement, la cellulose est dispersée dans l'eau et séchée par nébulisation. Elle figure à la pharmacopée sous le nom de *Cellulose-excipient*.

C'est une poudre blanche fine ou granuleuse insoluble dans l'eau mais qui s'y disperse en donnant un gel stable. Selon l'emploi la granulométrie varie de 40 à 150 μm.

Elle est utilisée dans la fabrication des comprimés :
- comme délitant : les celluloses microcristallines provoquent l'éclatement des comprimés en gonflant au contact de l'eau, ceci d'autant mieux que leur structure fibreuse facilite la pénétration de l'eau à l'intérieur du comprimé ;
- comme diluant, liant et comme lubrifiant de compression. C'est un adjuvant assez polyvalent qui permet dans certains cas la compression directe ;
- comme dispersant et stabilisant dans les émulsions et les suspensions ;
- comme absorbant : la cellulose microcristalline permet, par exemple, l'absorption d'huiles par des poudres destinées à être divisées en gélules.

En dehors de la pharmacie, les poudres de cellulose sont très employées dans les industries alimentaires et de la peinture.

Méthylcellulose

La méthylcellulose est une cellulose partiellement O-méthylée.

La préparation comprend deux temps principaux :
- la cellulose est traitée par la soude pour obtenir une alcali-cellulose ;
- sur l'alcalicellulose ainsi obtenue, on fait agir le chlorure de méthyle (CH_3Cl). Selon la manière dont la réaction est conduite, le degré de substitution peut être de 1 (1 groupement méthoxy par reste glucopyranose : formule ci-dessous) ou 2.

La méthylcellulose obtenue est précipitée par le méthanol, recueillie par centrifugation et séchée. La méthylcellulose se présente en poudre ou granulés blanchâtres. Elle donne dans l'eau une pseudo-solution dont la viscosité varie, à concentration égale, avec le degré de substitution et avec le degré de polymérisation. Elle se dissout dans l'eau froide en donnant une solution colloïdale. L'étiquette du récipient doit indiquer, en millipascals-secondes, la viscosité apparente pour une solution à 2 % m/m.

Les pseudo-solutions sont stables de pH 2 à pH 12 mais précipitent, aux environs de 50 °C, à une température dépendant de la concentration et du degré de polymérisation. Le précipité se redissout généralement à froid.

On l'utilise :

■ dans la préparation des émulsions et des suspensions ;

■ comme excipient pour pommades : on utilise un gel préparé avec une méthylcellulose à haute viscosité et auquel on a ajouté de la glycérine pour en ralentir la dessiccation, ainsi qu'un antiseptique et un antifongique pour éviter le développement des micro-organismes ;

■ dans la fabrication des comprimés : comme liant et comme délitant.

Elle présente un certain nombre d'incompatibilités : solutions salines concentrées (floculation), phénols, tanins...

Sont aussi inscrits à la pharmacopée :

■ éthylcellulose ;

■ hydroxyéthylcellulose ;

■ hydroxypropylcellulose ;

■ méthylhydroxypropylcellulose ou hypromellose ;

■ méthylhydroxyméthylcellulose.

Les deux dernières sont pratiquement insolubles dans l'eau chaude et se dissolvent dans l'eau froide en donnant une solution colloïdale.

Ces dérivés de la cellulose sont utilisés dans l'enrobage et dans la réalisation de formes orales à libération prolongée.

Carboxyméthylcellulose sodique ou carmellose sodique

La carboxyméthylcellulose sodique est le sel de sodium d'un polyéther carboxyméthylique de la cellulose.

La préparation comprend, comme celle de la méthylcellulose, deux temps principaux :

■ la cellulose est transformée en alcalicellulose par traitement par la soude ;

■ sur l'alcalicellulose ainsi obtenue, on fait réagir le monochloracétate de sodium (Cl—CH_2 COONa).

Ici encore, selon la manière dont la réaction est conduite, on obtient un degré de substitution (DdS) différent, la fonction alcool primaire étant la plus facilement substituée. La solubilité optimale correspond à un DdS compris entre 0,3 et 1,5, mais le degré de polymérisation intervient également.

CH$_2$OR   CH$_2$OR

R=—H ou —CH$_2$COONa

C'est une poudre pratiquement blanche, granuleuse, hygroscopique.

Comme la méthylcellulose, la carboxyméthylcellulose sodique donne dans l'eau une pseudo-solution dont la viscosité varie à concentration égale : avec le degré de substitution et avec le degré de polymérisation. Le produit officinal peut présenter plusieurs degrés de viscosité. Celle-ci est déterminée sur une dispersion à 1 ou 2 % à l'aide d'un viscosimètre à mobile tournant et doit être comprise entre 300 et 2800 m.Pa.s.

Certains facteurs externes interviennent sur la viscosité des solutions :

- *concentration :* la viscosité augmente avec la concentration ;
- *pH :* la viscosité augmente avec les pH élevés. Toute acidification tend à diminuer la viscosité des solutions et leur stabilité : l'addition d'acide chlorhydrique concentré provoque la précipitation de la CMC libre ;
- *température :* comme dans le cas de la MC et de la plupart des colloïdes, la viscosité diminue quand la température s'élève. Mais, contrairement à la MC, la CMC ne précipite pas par chauffage au-dessus de 60 °C ;
- *électrolytes :* leur action dépend de la solubilité du sel de CMC correspondant :
  - les cations monovalents donnent des sels solubles,
  - les cations bivalents donnent des sels de solubilité moyenne,
  - les cations trivalents donnent un précipité ou un gel solide, ce qui est parfois mis à profit pour préparer des gels (acétate basique d'aluminium).

Les emplois de la CMC sodique sont sensiblement analogues à ceux de la méthylcellulose. Elle doit être conservée à l'abri de l'humidité. Elle résiste mieux aux attaques des micro-organismes que les gommes naturelles, mais moins bien que la MC : il est donc toujours nécessaire d'ajouter des conservateurs aux pseudo-solutions. Sont aussi inscrites à la pharmacopée la **carboxyméthyl cellulose calcique** ou **carmellose calcique** qui est aussi un gélifiant et **la carboxyméthyl cellulose sodique réticulée** ou **croscarmellose sodique** qui est un désagrégeant.

Acétophtalate de cellulose

L'acétophtalate de cellulose est un *ester* de la cellulose dont certains hydroxyles alcooliques restent libres, d'autres sont acétylés et d'autres enfin sont estérifiés par l'acide phtalique. Le second groupement carboxylique de l'acide phtalique demeurant libre, il peut se former des sels.

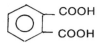

C'est une poudre blanche granuleuse, d'odeur nulle ou faiblement acétique, pratiquement insoluble dans l'eau en milieu acide, soluble en milieu alcalin, insoluble dans l'alcool, le méthanol et le chloroforme et soluble dans l'acétone, l'acétate d'éthyle et le mélange à parties égales : acétate d'éthyle/isopropanol.

L'intérêt principal de l'acétophtalate de cellulose est d'être insoluble en milieu fortement acide, donc insoluble dans l'estomac, et soluble en milieu neutre ou alcalin, donc dans l'intestin.

C'est le produit le plus utilisé pour faire des *enrobages gastrorésistants et entérosolubles*, c'est-à-dire chaque fois que l'on veut que le délitement du comprimé ne se fasse qu'au niveau de l'intestin.

Pour l'enrobage des comprimés, l'acétophtalate de cellulose est appliqué en couches minces sous forme de solutions dans l'un des solvants volatils cités. Par évaporation, le solvant laisse une pellicule continue d'acétophtalate de cellulose.

À côté de l'acétophtalate de cellulose figure maintenant aussi à la pharmacopée : le **phtalate d'hypromellose** (méthylhydroxypropylcellulose) dont les propriétés sont très voisines.

Protéines

Gélatine

« La gélatine est un mélange de nature protéique obtenu par hydrolyse acide partielle (type A) ou hydrolyse alcaline partielle (type B) du collagène animal. Elle peut être constituée par un mélange des deux types.» Cette définition explique que le nom de gélatine peut couvrir une gamme de produits aux propriétés différentes.

Le collagène provient soit des os, soit de la peau des animaux de boucherie.

L'os est composé approximativement de deux tiers de sels minéraux (phosphate tricalcique surtout) et d'un tiers d'osséine constituée elle-même d'élastine, d'ostéomucoïde et de fibres de collagène. Ce sont ces fibres de collagène partiellement hydrolysées qui donnent la gélatine.

La préparation à partir des os comprend les quatre temps suivants :

■ dégraissage à l'eau chaude, et non pas à l'aide de solvants, pour les gélatines alimentaires ou pharmaceutiques ;

■ décalcification par l'acide chlorhydrique dilué : les sels minéraux se dissolvent en laissant l'osséine, matière molle et élastique qui a conservé la forme de l'os ;

■ élimination de l'élastine et de l'ostéomucoïde qui par hydrolyse donne des acides chondroïtine sulfuriques. On y arrive soit par hydrolyse acide (acide sulfurique dilué à froid), soit par hydrolyse alcaline ou « chaulage » (traitement pendant 2 ou 3 mois par un lait de chaux). Ces deux traitements qui conduisent à des gélatines de qualités différentes *A* et *B*, sont suivis d'un lavage à l'eau et d'une extraction à l'eau bouillante ;

■ dessiccation des gélatines qui se présentent en plaques ou en poudres.

Dans le cas des *peaux*, on utilise surtout celle du porc dont la gélatine est plus facilement extractible que celle des bovins. Ces peaux subissent une hydrolyse acide et ne donnent donc que de la gélatine *A*.

Le collagène au cours de ces différents traitements subit des transformations :
- raccourcissement des chaînes par coupure de quelques liaisons peptidiques ;
- ruptures des liaisons transversales entre chaînes (esters) ;
- destruction de la structure hélicoïdale du collagène par coupure des ponts hydrogènes.

Ces transformations ne sont pas tout à fait identiques en milieu alcalin et en milieu acide. La différence essentielle se situe dans la valeur du point isoélectrique de la gélatine obtenue. Le point isoélectrique de la gélatine *A* se trouve entre 8,5 et 9 du fait que le traitement acide conserve les groupements aminés de la glutamine ainsi que ceux des restes aspartiques. Le point isoélectrique de la gélatine *B* est de l'ordre de 4,8-5 du fait de l'élimination de ces groupements aminés par traitement alcalin.

Cela a son importance d'une part, parce qu'au point isoélectrique la solvatation des molécules est à son minimum et qu'il y a alors risque de floculation et d'autre part, parce qu'on ne peut mélanger deux polymères de charges différentes sans risque de précipitation. On ne peut associer notamment les gélatines *A* et *B* dont les domaines d'utilisation sont différents :
- la gélatine *A* n'est utilisable qu'en milieu acide (tartrique par exemple). Elle est incompatible avec la gomme arabique ;
- la gélatine *B* est utilisable à un pH voisin de la neutralité et est compatible avec la gomme arabique.

La gélatine se présente en poudre plus ou moins fine, en paillettes irrégulières ou en feuilles plus ou moins flexibles, incolores ou jaune pâle. Elle gonfle au contact de l'eau froide et peut ainsi absorber 5 à 10 fois son poids d'eau. Soluble dans l'eau chaude, elle donne une solution colloïdale qui se prend par refroidissement en une gelée pratiquement incolore. Du fait du caractère amphotère de la gélatine, certaines propriétés des solutions aqueuses diluées varient avec le pH : la viscosité passe par un minimum et la turbidité par un maximum au point isoélectrique. La gélatine est également soluble à chaud dans un mélange de glycérine et d'eau, mais insoluble dans la plupart des solvants organiques.

La pharmacopée prescrit un certain nombre d'essais dont la recherche par chromatographie des conservateurs phénoliques ; elle fixe des limites pour le taux de dioxyde de soufre (200 ppm), les peroxydes, l'arsenic, les métaux lourds, les cendres et la perte à la dessiccation (15 %). Pour certaines utilisations, la valeur du *pouvoir gélifiant* doit être inscrit sur l'étiquette.

Le pouvoir gélifiant est exprimé par la masse qu'il faut placer sur un piston cylindrique pour l'enfoncer de 4 mm dans le gel obtenu dans des conditions bien déterminées (degré Bloom). C'est l'essai préconisé par la pharmacopée, mais on peut aussi faire des solutions de concentrations croissantes de la gélatine à étudier et noter à partir de quelle concentration, il y a prise en gel.

Il peut être exigé que la gélatine satisfasse à une limite du nombre de microorganismes viables totaux de 10^3 par gramme et aux essais d'*Escherichia coli* et des salmonelles.

Pour certains usages, usage par voie parentérale en particulier, d'autres essais sont nécessaires.

Pour la gélatine produite à partir d'os de bovins, du fait du risque d'agents de l'encéphalopathie spongiforme, la pharmacopée demande de surveiller un certain nombre de paramètres :

- l'origine des animaux ;
- les crânes, les moelles épinières et parfois les vertèbres sont à éliminer ;
- l'hydrolyse alcaline doit être préférée ;
- la gestion de la qualité en production doit être rigoureuse et les lots parfaitement délimités et séparés ;
- des procédures doivent être mises en place pour assurer la traçabilité et l'audit chez les fournisseurs.

Pour la gélatine obtenue à partir de peaux de bovines, il faut éviter tout risque de contamination croisée.

La gélatine est utilisée :

- en association avec la glycérine, comme excipient pour suppositoires et ovules ;
- comme liant dans la fabrication des comprimés ;
- comme stabilisant dans les émulsions *L/H* ;
- pour la fabrication des enveloppes de capsules ;
- pour la microencapsulation de poudres ou de liquides.

La gélatine, stable en atmosphère sèche, doit être conservée à l'abri de l'humidité car, absorbant facilement la vapeur d'eau, elle peut être envahie par des éléments microbiens.

Caséine

C'est une holoprotéine dont la composition varie suivant son origine.

En pharmacie galénique, on utilise surtout la caséine du lait, comme stabilisant dans la préparation de certaines émulsions.

Produits de synthèse

Polyvidone

C'est un homopolymère de la 1-vinylpyrrolidin-2-one.

Elle se présente en poudre ou paillettes, blanches ou blanc-jaune, hygroscopiques, facilement solubles dans l'eau et dans l'alcool. Les différentes qualités de polyvidone sont caractérisées par leur viscosité en solution par une constante K dont la pharmacopée donne le mode de détermination. Elle est très utilisée dans la fabrication des comprimés comme liant (liant de référence).

Sont aussi inscrites à la pharmacopée la **Crospovidone** qui est de la polyvidone réticulée et qui est utilisée comme désagrégeant et la **Copovidone** qui est un copolymère de polyvidone et d'acétate de vinyle, utilisée comme liant dans les comprimés.

Polyoxyéthylène-glycols (PEG) ou macrogols

Les polyoxyéthylène-glycols sont des polymères de condensation de l'oxyde d'éthylène et d'eau, représentés par la formule générale :

$$HOCH_2-(CH_2-O-CH_2)_n-CH_2OH$$

Le chiffre servant à les désigner correspond approximativement à leur poids moléculaire. La concentration de stabilisant éventuellement ajouté doit être indiquée sur l'étiquette.

Préparation (figure 2.15)
Le premier terme est l'éthylène-glycol qui correspond à une molécule d'oxyde d'éthylène + une molécule d'eau. Ensuite les molécules d'oxyde d'éthylène viennent se fixer les unes après les autres pour donner les différents polymères.

Dans la pratique, on part souvent directement du dioxyéthylèneglycol en présence d'un catalyseur tel que Na ou KOH et on ajoute dans l'enceinte de réaction de l'oxyde d'éthylène gazeux en quantité calculée selon le polymère désiré (figure 2.16).

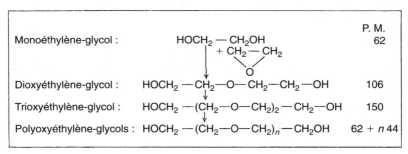

		P. M.
Monoéthylène-glycol :	$HOCH_2 - CH_2OH$ $+ CH_2 - CH_2$ O	62
Dioxyéthylène-glycol :	$HOCH_2 - CH_2-O-CH_2-CH_2-OH$	106
Trioxyéthylène-glycol :	$HOCH_2 - (CH_2-O-CH_2)_2 - CH_2-OH$	150
Polyoxyéthylène-glycols :	$HOCH_2 - (CH_2-O-CH_2)_n - CH_2OH$	$62 + n\,44$

Figure 2.15
Préparation des polyoxyéthylène-glycols.

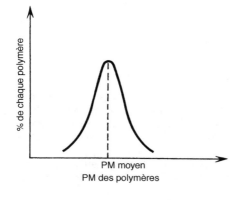

% de chaque polymère

PM moyen
PM des polymères

Figure 2.16
Répartition des polymères dans un PEG donné.

L'axe de symétrie correspond sensiblement au PM moyen du mélange. Cette répartition existe du fait que chaque nouvelle molécule d'oxyde d'éthylène introduite se fixe en bout des chaînes existantes. Les chaînes ne se soudent jamais entre elles comme c'est le cas, par exemple, dans la préparation des polyesters.

Propriétés

Les PEG de PM inférieur à 600 sont des liquides dont la viscosité croît avec le poids moléculaire, tandis que les PEG de PM supérieur à 1000 sont des solides blancs à aspect de cire ou de paraffine dont la dureté croît avec le degré de polymérisation.

Les PEG sont très solubles dans l'eau, le recours à la chaleur étant cependant nécessaire pour les termes les plus élevés. Ils sont également très solubles dans l'éthanol, l'acétone et le chloroforme, mais pratiquement insolubles dans l'éther, les graisses et huiles végétales et minérales.

La pharmacopée décrit sous le nom de macrogols les PEG 300, 400, 1000, 1500, 3000, 4000, 6000, 20 000 et 35 000. Chacun d'eux est caractérisé par sa viscosité pour les deux premiers et par la viscosité de leur solution aqueuse à 50 % pour les autres, par leur point de solidification (pour les polymères solides) qui va de 35 à 40 °C pour le PEG 1000 jusqu'à au moins 57 °C pour le PEG 35 000 et enfin par l'indice d'hydroxyle qui est de 340 à 394 pour le PEG 300 et de 16 à 22 pour le PEG 6000.

Les PEG présentent un certain nombre d'incompatibilités qui limitent leurs emplois :

■ précipitation avec l'iode en présence d'iodure et avec le brome en présence de bromure ;

■ modification de solubilité avec les phénols, les acides organiques et certains barbituriques : il se formerait des complexes entre les fonctions éther de la chaîne et les fonctions phénol, énol ou acide des substances ajoutées. Avec ces mêmes produits, on peut constater des modifications de la consistance des PEG : il faut en tenir compte pour les suppositoires et les pommades à base de PEG ;

■ l'action conservatrice des *p*-aminobenzoates, conservateurs classiques des pommades, est inhibée par le PEG et leurs dérivés, par conséquent ce type de conservateur ne doit pas être utilisé dans les préparations qui contiennent des PEG ou leurs dérivés ;

■ les PEG enfin diminuent l'activité de certains antibiotiques et antiseptiques mais il est à noter que cette inactivation est quelquefois due à des impuretés de certaines qualités commerciales de PEG. Il y a inactivation en particulier pour la *pénicilline* et la *bactracine*.

La pharmacopée fait rechercher comme impuretés l'oxyde d'éthylène (moins de 1 ppm), le formol (moins de 15 ppm) et le dioxone (moins de 10 ppm).

Les PEG sont utilisés :

■ comme *excipients pour préparations à visée cutanée* : ils permettent d'avoir toute la gamme des consistances désirables. Ils ont, comme nous le verrons pour les pommades, les avantages et les inconvénients des excipients hydrophiles. Ils sont utilisés *soit* seuls, *soit* dans les émulsions pour ajuster la consistance de la phase aqueuse ;

■ comme *excipients pour suppositoires* : on peut avoir recours alors aux PEG de consistance suffisante : PEG 4000 = F 50–58 °C et PEG 6000 = F 55–63 °C. Ils sont en fait peu utilisés (*cf.* p. 321) ;

■ *comme solvants* : les PEG liquides 200, 300 et 400 sont utilisés comme solvants, quelquefois même comme solvants pour préparations injectables en mélange avec l'eau. Ils permettent de dissoudre de nombreux principes insolubles dans l'eau ;

■ *dans la fabrication des comprimés les PEG 4000 et 6000 sont utilisés comme lubrifiants et comme liants.* Ils ont l'avantage d'être solubles dans l'eau d'où leur intérêt pour les comprimés à dissoudre dans l'eau.

Il a été démontré que les PEG ne sont pas toxiques. On pouvait craindre en effet qu'ils soient dégradés dans l'organisme en éthylèneglycol générateur d'acide oxalique toxique. Il n'en est rien. Seuls les deux premiers termes (l'éthylène-glycol lui-même et le dioxyéthylène-glycol) sont métabolisés dans l'organisme en acide oxalique. Il faut donc veiller à ce que ces deux produits ne se trouvent pas dans les PEG utilisés pour l'usage interne.

Dérivés des macrogols. En pharmacie galénique, nous rencontrons fréquemment des dérivés des PEG : ce sont surtout des surfactifs obtenus en faisant agir l'oxyde d'éthylène sur des acides, alcools, phénols, etc., en présence de catalyseurs (figure 2.17). Avec des radicaux R lipophiles, cela conduit à des surfactifs non ioniques.

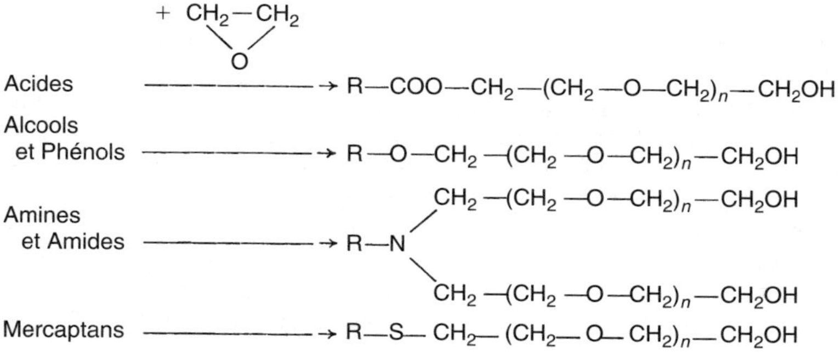

Figure 2.17
Préparations des dérivés des polyoxyéthylène-glycols.

Carbomères ou carbopols

Les carbomères sont des polymères d'acide acrylique de masse moléculaire élevée, réticulés avec des ethers polyalcényliques de sucres ou de polyalcools. Du fait de cette réticulation, leur poids moléculaire est très élevé et ils sont insolubles. Chaque carbomère est caractérisé par sa viscosité apparente nominale qui figure sur son étiquette.

Les carbomères sont polymérisés dans le benzène, dans des solvants chlorés ou dans l'acétate d'éthyle.

Ce sont des agents rhéologiques pour solvants polaires dont les propriétés maximales sont obtenues après neutralisation par une base minérale où organique.

On réalise des préparations pseudoplastiques avec seuil d'écoulement élevé et une thyxotropie très faible.

Ils se présentent sous forme de poudre hygroscopique, blanche et aérée, gonflant au contact de l'eau et d'autres solvants polaires après dispersion et neutralisation par la soude.

La pharmacopée fait doser la teneur en groupements carboxyliques : 56 à 68 %. Elle donne des limites pour la viscosité apparente déterminée sur une dispersion de 2,5 g de carbomère séché dans 500 mL d'eau, après neutralisation par la soude. Les carbopols ne doivent pas contenir plus de 2 ppm de benzène.

Les résines carbopols sont très utilisées en cosmétique et dans bien d'autres industries. En pharmacie, elles sont utilisées comme excipients à la concentration de 0,1 à 1,5 % pour réaliser des gels, pour stabiliser des émulsions et des suspensions et pour leurs propriétés bioadhésives. À la concentration de 2 à 3 %, on les emploie pour augmenter la dureté des comprimés et à celle de 10 à 20 % pour obtenir des formes à libération prolongée.

Produits minéraux

Des produits minéraux très divers peuvent entrer dans la composition des médicaments pour remplir des rôles variés : diluants, ajustement du pH ou de l'isotonie… Il n'est pas question de les énumérer tous. Seuls ont été retenus quelques-uns d'entre eux qui méritent d'être signalés pour leur intérêt en pharmacie galénique.

Silice

Il existe de nombreuses formes commerciales de silice. Celles-ci diffèrent plus ou moins entre elles par leurs propriétés physiques qui dépendent de leur mode de préparation mais leur intérêt principal est toujours leur pouvoir adsorbant très élevé.

Trois sources principales semblent utilisées :

Silices naturelles

On exploite les gisements naturels de ce que l'on appelle kieselguhr ou encore terre d'infusoires ou diatomite. De tels gisements existent en France (Massif central), en Algérie, en Allemagne et surtout aux États-Unis et ils proviennent de l'accumulation des carapaces siliceuses soit de diatomées, soit d'infusoires. Le kieselguhr en dehors de la silice (65 à 90 %) contient d'autres substances minérales ou organiques. Pour l'utilisation, il subit une calcination poussée jointe à un traitement chimique pour éliminer les impuretés, puis une pulvérisation.

Silices précipitées

Les produits appartenant à ce groupe sont obtenus en traitant une solution aqueuse de silicate de sodium par un acide, l'acide silicique libéré se polymérise et il apparaît peu à peu un précipité à aspect de gelée transparente d'où l'eau exsude lentement (synérèse). Après dessiccation, on obtient un xérogel (gel à l'état sec) d'une très grande porosité.

Silices pyrogénées

Les silices de ce groupe sont préparées en faisant réagir dans une chambre de combustion ($t > 1000$ °C) un mélange gazeux homogène d'oxygène purifié, d'hydrogène et de tétrachlorure de silicium.

$$2\ H_2 + O_2 + Si\ Cl_4 \rightarrow SiO_2 + 4\ HCl$$

Ce sont des poudres légères et blanches se présentant quelquefois en flocons, insolubles dans l'eau et les solvants organiques, insolubles dans les acides (HF excepté) mais solubles à chaud dans les lessives alcalines.

Leur propriété principale est leur pouvoir adsorbant élevé qui s'explique notamment par leur très grande surface spécifique (jusque 800 m^2/g dans le cas des silices préparées par précipitation). Elles sont aussi capables d'absorber une certaine quantité d'eau en restant pulvérulentes.

La pharmacopée décrit :

■ une *silice colloïdale hydratée* qui par calcination à 900 °C ne doit pas perdre plus de 20 % ;

■ une *silice colloïdale anhydre* constituée de particules d'une taille voisine de 15 nm qui par calcination à 900 °C ne doit pas perdre plus de 5 % et qui, agitée avec du tétrachlorure de carbone, donne un gel.

Les silices colloïdes sont utilisées en pharmacie, notamment dans les domaines suivants :

■ poudres dermatologiques : l'addition d'une silice colloïdale permet l'introduction dans une poudre d'une certaine quantité de solution aqueuse ;

■ comprimés et gélules : la silice colloïdale est très employée comme lubrifiant d'écoulement où elle se montre très efficace ;

■ pommades : les silices colloïdales sont employées pour la propriété qu'elles ont de donner des gels de consistance molle, non seulement avec l'eau mais aussi avec des alcools, des huiles ou des essences ;

■ suppositoires : pour augmenter la viscosité de certaines masses, notamment dans le cas de suppositoires contenant un principe actif en suspension et pour adsorber certains principes actifs ;

■ émulsions et suspensions : comme agents stabilisants.

Talc

Le talc, encore appelé talc de Venise, est un silicate de magnésium hydraté naturel, contenant une faible proportion de silicate d'aluminium accompagné de traces de fer.

$$3\ MgO,\ 4\ SiO_2,\ H_2O \text{ ou } Mg_3\ (Si_4O_{10})(OH)_2$$

C'est une poudre blanche, onctueuse au toucher, insoluble dans l'eau et inattaquable par les acides. Sa propriété la plus intéressante est son excellent pouvoir lubrifiant dû à sa structure lamellaire.

La pharmacopée précise que le talc doit être exempt de fibres microscopiques d'amiante, celles-ci ayant des propriétés cancérigènes. Des cancers du tube digestif ont été attribués à l'absorption de riz traité avec du talc contenant de l'amiante.

Le talc est utilisé principalement dans la préparation des poudres, pour usage externe pour son onctuosité au toucher, et des comprimés, pour son pouvoir lubrifiant d'écoulement.

Silicates divers

Kaolin

Le *kaolin lourd* est un silicate hydraté naturel d'aluminium de formule :

$$Al_2Si_2O_5 (OH)_4 \text{ ou } 2 SiO_2Al_2O_3 \ 2 H_2O$$

Il a, comme le talc, une structure lamellaire.

En tant qu'excipient, il est utilisé notamment comme absorbant dans la fabrication des poudres pour usage interne ou externe et dans celle des comprimés.

Bentonite

La bentonite est une argile naturelle contenant une forte proportion de montmorillonite, silicate d'aluminium dans lequel certains atomes d'aluminium et de silicium peuvent être remplacés par des atomes tels que le fer et le magnésium.

Elle se présente sous forme de poudre blanche ou beige et a la propriété de gonfler dans l'eau, en donnant une masse malléable. Elle est principalement utilisée comme excipients pour pommades et aussi pour stabiliser certaines émulsions ou suspensions.

Silicates de magnésium et d'aluminium

On emploie des silicates complexes de magnésium et d'aluminium qui sont de petits flocons de couleur blanche et qui forment dans l'eau des solutions ou des gels selon la concentration. Ils sont utilisés suivant les qualités comme excipients pour pommades, comme désintégrants dans la fabrication des comprimés ou encore pour stabiliser les émulsions et les suspensions.

Oxyde de titane

L'oxyde de titane TiO_2 se présente comme une poudre blanche impalpable, sans odeur, sans saveur, insoluble dans l'eau et les acides dilués. Il est utilisé principalement comme opacifiant dans la fabrication des enveloppes des capsules et dans l'enrobage des comprimés. Il entre aussi dans la composition de pommades.

Surfactifs

Les surfactifs (agents de surface ou tensio-actifs) sont des corps amphiphiles caractérisés par la présence dans leur molécule de deux parties : l'une hydrophile ou polaire et l'autre lipophile ou apolaire. En présence de deux phases liquides non miscibles, l'une aqueuse, l'autre huileuse, ils viennent se placer à l'interface où ils s'orientent de telle sorte que la partie hydrophile se trouve dans l'eau et la partie lipophile dans l'huile.

En pharmacie galénique, ils sont employés notamment comme émulsionnants (ou émulsifiants), agents de suspension, solubilisants, mouillants, moussants ou détergents.

Classification chimique

La gamme des surfactifs sur le marché ne cesse de s'étendre.

Du point de vue chimique on distingue les surfactifs ioniques (anioniques et cationiques), les surfactifs amphotères et les surfactifs non ioniques. En voici quelques exemples de chaque grande catégorie.

Surfactifs anioniques

Surfactifs s'ionisant dans l'eau et à anion volumineux lipophile.

Savons

■ *Savons alcalins* : sels d'acides saturés ou insaturés de C_{12} à C_{18} et de cations monovalents (Na^+, K^+, NH_4^+).

Exemples : stéarates de sodium, de potassium ou d'ammonium : ricinoléates de sodium ou de potassium.

$$CH_3(CH_2)_{16}COONa \rightarrow \underbrace{CH_3(CH_2)_{16}COO}_{} \underbrace{{}^- Na^+}_{}$$

Stéarate de sodium   *p*-lipophile *p*-hydrophile

Les savons alcalins orientent une émulsion dans le sens *L/H*.

■ *Savons métalliques* : sels de divers acides et de cations di- ou trivalents (Ca^{2+}, Mg^{2+}, Zn^{2+}, Al^3).

Exemple : stéarate de calcium.

$$CH_3—(CH_2)_{16}—COO$$
$$\searrow$$
$$\qquad\qquad\qquad Ca$$
$$\nearrow$$
$$CH_3—(CH_2)_{16}—COO$$

Ils orientent les émulsions dans le sens *H/L*.

■ *Savons de bases organiques.* Exemple : stéarate de triéthanolamine (*L/H*).

$$CH_2—CH_2OH$$
$$/$$
$$CH_3—(CH_2)_{16}—COO—NH—CH_2—CH_2OH$$
$$\backslash$$
$$CH_2—CH_2OH$$

■ *Savons d'acides diterpéniques.* Exemple : abiétate de sodium (*L/H*).

Dérivés sulfatés

Sels de sodium d'esters sulfuriques d'alcools gras. Ils répondent à la formule générale :

$$R\!-\!OSO_3Na \ (L/H)$$

Exemples : le laurylsulfate de sodium entrant dans le mélange « cétostéarylique émulsifiant (Type B) (alcool) » inscrit à la pharmacopée :

$$CH_3 \ (CH_2)_{10} CH_2OSO_3Na$$

et le cétylstéarylsulfate de sodium entrant dans le mélange homologue (type A).

Dérivés sulfonés

Corps de formule générale :

$$R\!-\!SO_3Na \ (L/H)$$

Exemples :

Diocrylsulfosuccinate de sodium :

$$C_8H_{17}\!-\!OOC\!-\!CH\!-\!SO_3Na$$
$$\mid$$
$$C_8H_{17}\!-\!OOC\!-\!CH_2$$

Dodécylbenzènesulfonate de sodium :

$$C_{12}H_2\!-\!C_8H_4\!-\!SO_3Na$$

Moins hydrolysables que les dérivés sulfatés, ces surfactifs ont, en outre, l'avantage de supporter la présence de sels de calcium donc les eaux calcaires (différence avec les savons).

Surfactifs cationiques

Surfactifs s'ionisant dans l'eau et à cation volumineux *(L/H)*.

Sels d'ammoniums quaternaires

Exemple : bromure de cétyltriméthylammonium

$$\left[\begin{array}{c} CH_3 \quad\quad CH_3 \\ \diagdown \quad \diagup \\ N \\ \diagup \quad \diagdown \\ C_{16}H_{33} \quad\quad CH_3 \end{array} \right]^{+} \quad Br^{-}$$

Ce sont surtout des chlorures et des bromures. L'azote peut être hétérocyclique (pyridine ou isoquinoléine par exemple).

Sels d'amines

Exemple : chlorhydrate d'octadécylamine

$$C_{18}\!-\!H_{37}NH_3Cl$$

Surfactifs amphotères

Selon le pH, ils se comportent en surfactifs anioniques ou cationiques.

Exemple : bétaïnes

$$R-CO-NH-(CH_3)_3-N^+ \overset{\displaystyle CH_3}{\underset{\displaystyle CH_3}{-CH-COO}}$$

R = chaîne d'acide gras.

Surfactifs non ioniques

Ils sont classés d'après la nature de la liaison qui unit la partie lipophile à la partie hydrophile : esters, éthers, amides, etc.

Surfactifs à liaison esters

Formule générale RCOOR' dans laquelle R = chaîne lipophile d'un acide de C_{12} à C_{18} et R' = partie hydrophile, en général un polyalcool.

Dans cette catégorie on trouve plusieurs surfactifs inscrits à la pharmacopée :

■ *Esters d'éthylèneglycol, de glycérol et de macrogols.* Dans ce groupe on trouve les esters suivants :

• palmito-stéarate d'éthylène glycol ;
• monostéarate, monooléate et monolinoléate de glycérol ;
• di-stéarate et dibéhénate de glycérol.

Ce sont tous des mélanges que la pharmacopée définit par des limites fixées pour les différents constituants.

■ *Esters de sorbitan et polysorbates.* Les esters de sorbitan commercialisés sous les noms de spansD et d'arlacelsD sont des esters d'acides à PM élevé et de produits de déshydratation du sorbitol (1,5-anhydrosorbitol, 1,4-anhydrosorbitol et I, 4,3,6-dianhydrosorbitol). La pharmacopée décrit le laurate, le palmitate, le stéarate, l'oléate et le trioléate de sorbitan.

Ce sont des surfactifs lipophiles utilisés comme émulsionnants *H/L.*

Les esters de sorbitan polyhydroxyéthylés ou polysorbates commercialisés sous les noms de tweensd sont des esters de sorbitan sur les OH libres desquels sont condensées un certain nombre de molécules d'oxyde d'éthylène. Les polysorbates 20, 60 et 80 sont des esters de sorbitan sur lesquels sont condensées environ 20 molécules d'oxyde d'éthylène sont inscrits à la pharmacopée.

Contrairement aux spans, ce sont des surfactifs hydrophiles employés comme émulsionnants *L/H,* comme agents de suspension et comme solubilisants (« solubilisation » dans l'eau de principes actifs lipophiles).

Le polysorbate 80 (ester oléique) est un liquide huileux de couleur jaune ou jaune brunâtre, d'odeur caractéristique faible, de saveur chaude et légèrement amère. Soluble dans les solvants hydrophiles ou lipophiles : eau, alcool, acétate d'éthyle, mais cependant insoluble dans les huiles grasses et dans les huiles minérales. Il doit être conservé en récipient bien fermé car il s'oxyde facilement en prenant une odeur de rance.

Le polysorbate 60 qui est en fait un mélange de stéarate et de palmitate est une masse gélatineuse brun jaunâtre. Le polysorbate 20 (ester laurique) est un liquide brun jaunâtre.

Les polysorbates sont des surfactifs hydrophiles très utilisés comme émulsionnants *L/H*, solubilisants, mouillants et adjuvants pour comprimés et suppositoires (figure 2.18).

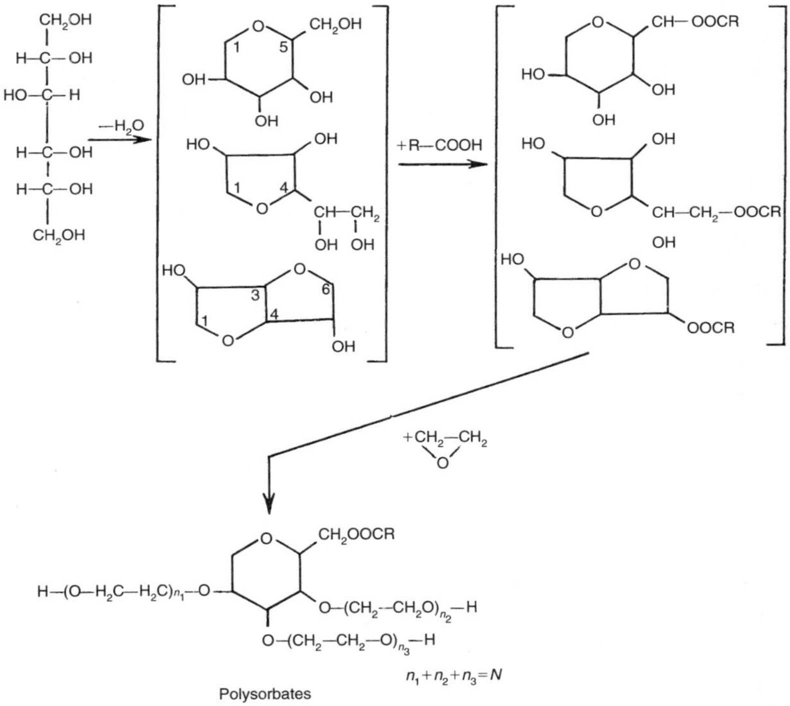

Figure 2.18
Schéma général d'obtention des surfactifs dérivés du sorbitan.

Surfactifs à liaison éther : formule générale ROR'
De nombreux surfactifs commerciaux appartiennent à ce groupe. Ils ne sont pas hydrolysables comme les surfactifs à liaison ester.
■ *Éthers d'alcools aliphatiques et de macrogols :*

$$R—O—CH_2(CH_2—O—CH_2)_n—CH_2OH$$

lipophile   hydrophile

Ils sont obtenus par action de l'oxyde d'éthylène sur un alcool dont le nombre de carbone est généralement compris entre 12 et 18.

■ *Éthers de phénols et de macrogols :*

$$R-\langle\bigcirc\rangle-O-CH_2-(CH_2-O-CH_2)_n-CH_2OH$$

En fait, le noyau aromatique peut être benzénique, naphtacénique ou diphényle et il peut être soit mono-, soit polyalkylé.

Surfactifs à liaison amide

Ce groupe est moins important, on y trouve surtout des amides polyhydroxyéthylés :

$$R-CO-NH-CH_2-(CH_2-O-CH_2)_nCH_2OH$$

Copolymères d'oxydes d'alkylène ou poloxamères

Par exemple, copolymères d'éthylène (partie hydrophile) et d'oxyde de propylène (partie lipophile).

Comparaison des différents types de surfactifs

Les surfactifs anioniques et cationiques présentent les inconvénients suivants :

■ *nombreuses incompatibilités :*

- les anioniques n'agissent qu'en milieu alcalin,
- les cationiques n'agissent qu'en milieu acide,
- les anioniques et les cationiques sont incompatibles entre eux,
- les savons alcalins sont sensibles aux sels dissous et en particulier aux sels de calcium des eaux dures. Ils sont transformés en savons de calcium dont les propriétés sont différentes ;

■ *irritants pour la peau et les muqueuses :* les plus irritants sont les anioniques mais parmi ceux-ci les sels de bases organiques sont mieux tolérés que les autres. Les cationiques présentent des propriétés antiseptiques qui sont mises à profit dans diverses préparations.

Les surfactifs non ioniques ne possèdent pas, d'une façon générale, ces divers inconvénients et sont, de ce fait, beaucoup plus employés. Les dérivés des PEG présentent évidemment les incompatibilités signalées pour les PEG.

Balance hydrophile-lipophile (HLB[1])

En dehors de la classification chimique des surfactifs, différents modes de classification rendant compte de leur degré de lipophilie ou d'hydrophilie ont été proposés. Actuellement, la classification selon le « HLB » semble la plus universellement utilisée. Elle permet, dans une certaine mesure, de prévoir le domaine d'utilisation de chaque surfactif.

---

[1] Le sigle HLB, qui correspond à l'expression anglo-saxonne *Hydrophile Lipophile-Balance*, est maintenant universellement adopté.

Définition

La balance hydrophile–lipophile d'un surfactif ou HLB est un système de classification des surfactifs mis au point par Griffin. La valeur du HLB d'un surfactif est une fonction directe de l'importance de la partie hydrophile dans sa molécule. Elle est élevée lorsque la fraction hydrophile est prédominante. Elle est faible si la molécule est plus lipophile qu'hydrophile (tableau 2.4).

Tableau 2.4
HLB de quelques suractifs

Trioléate de sorbitan (span 85)	1,8
Monostéarate de glycérol	3,8
Monostéarate de sorbitan (span 60)	4,7
Monolaurate de sorbitan (span 20)	8,6
Monostéarate de macrogol 400	11,6
Oléate de triéthanolamine	12
Polysorbate 80	14,9
Polysorbate 60	15
Polysorbate 20	16,7
Oléate de sodium	18
Laurylsulfate de sodium	40

La figure 2.19 permet de situer les surfactifs par rapport aux autres substances chimiques. Les surfactifs ont un PM > 200 et un HLB compris entre 1 et 50 (chiffres approximatifs). Les substances dont le PM est < 200 ont des molécules trop petites pour qu'il y ait deux pôles hydrophile et lipophile bien séparés. Les substances de HLB inférieur à 1 ou supérieur à 50 sont soit trop solubles dans les huiles, soit trop solubles dans l'eau, pour avoir des propriétés surfactives.

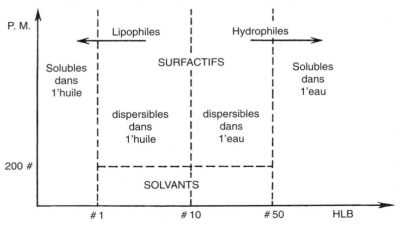

Figure 2.19
Détermination du HLB d'un surfactif.

À l'aide de formules

Les plus simples sont :

- 1) HLB = $E/5$.

(E = pourcentage en poids d'oxyde d'éthylène dans la molécule.)
Cette formule est utilisable pour les éthers et esters de PEG.

- 2) HLB = 20 (1 − (S/A)).

(S = indice de saponification du surfactif ; A = indice d'acide de l'acide combiné dans le surfactif.)
Cette formule est utilisable pour les divers esters de polyols.

Expérimentalement

Le principe repose sur deux points de base :

- *le HLB est une grandeur additive :*

Exemple : le HLB d'un mélange contenant 70 % de stéarate de glycérol (HLB = 3,8) et 30 % de laurylsulfate (HLB = 40) est égal à (3,8 × 0,70) + (40 × 0,3) = 14,6.
Cette additivité permet avec deux surfactifs seulement de préparer toute une gamme de mélanges de HLB différents ;

- *selon Griffin,* une huile ne donne une émulsion laiteuse, fluide et stable qu'avec un émulsionnant ou un mélange d'émulsionnants de HLB bien déterminé. On appelle cette valeur *HLB critique* ou *HLB optimal* de l'huile considérée.

Pour déterminer le HLB d'un nouveau surfactif, il suffit de faire une série d'émulsions avec de l'eau, une huile de HLB critique connu et un mélange d'un surfactif de HLB connu et du nouveau surfactif en proportions variables. Une des émulsions obtenues est plus fluide et plus stable que les autres, c'est celle pour laquelle le HLB du mélange de surfactifs est égal au HLB critique de l'huile. Connaissant les proportions des deux surfactifs dans cette émulsion, on en déduit le HLB du nouveau surfactif.

Remarque. Cette méthode de détermination du HLB d'un surfactif ne marche que pour certaines séries chimiques et dans certaines zones de concentration.

Intérêt du HLB

Sa connaissance facilite le choix d'un surfactif au moment de l'emploi. Très approximativement, en effet, on peut admettre les domaines d'utilisation suivants selon le HLB :

- émulsionnants *H/L* 3 à 6 ;
- mouillants   7 à 9 ;
- antimoussants   < 8 (surtout 1,5 à 3) ;
- émulsionnants *L/H* 8 à 18 ;
- détergents   13 à 15 ;
- solubilisants   15 à 18.

En dehors de l'intérêt des surfactifs en pharmacie galénique, il est important de noter leurs effets thérapeutiques possibles :

- certains d'entre eux sont utilisés comme antiseptiques en application sur la peau, les tissus et les muqueuses et comme désinfectants pour le matériel chirurgical. Il s'agit surtout des surfactifs cationiques qui mouillent bien les surfaces tissulaires et ont de plus des propriétés détergentes, kératolytiques et émulsionnantes ;

■ introduits dans un médicament, ils peuvent modifier la vitesse de pénétration des principes actifs à travers la peau et les muqueuses et par là influencer la vitesse et la durée de l'effet thérapeutique ainsi que la toxicité. Cela est vrai pour différentes formes pharmaceutiques : collyres, pommades, suppositoires, comprimés, etc. Dans certains cas, ils peuvent augmenter l'efficacité d'un médicament, mais l'effet inverse est aussi possible d'où des précautions à prendre dans leur utilisation.

Conservateurs, colorants et aromatisants

Des additifs divers entrent dans la composition des médicaments soit pour en améliorer la conservation (conservateurs antimicrobiens et antioxydants), soit pour en rendre l'administration plus agréable ou pour réduire les risques de confusions (aromatisants et colorants). La plupart d'entre eux appartiennent au domaine alimentaire. Jusqu'à une période récente, la pharmacopée se contentait de fixer des limites à leur usage en publiant des listes de substances autorisées en tenant compte de la voie d'administration. Les additifs autorisés pour l'alimentation ne sont pas directement utilisables en pharmacie du fait des quantités absorbées qui sont en général d'un ordre de grandeur tout à fait différent et aussi parce que le mode d'administration n'est pas forcément la voie orale.

La réglementation de leur utilisation dans la fabrication des médicaments est actuellement en pleine évolution ; elle va dans le même sens que celle des autres excipients : *leur introduction dans la composition d'un médicament doit être justifiée cas par cas.*

Cela est actuellement précisé pour les antioxydants et pour les conservateurs antimicrobiens qui sont utilisés pour augmenter la durée de vie des médicaments, en retardant l'oxydation des principes actifs et des excipients pour les premiers et en réduisant la prolifération microbienne pour les seconds. Ces substances, par certaines de leurs fonctions chimiques, ont des propriétés agressives vis-à-vis des cellules vivantes et ne sont donc pas sans risques. C'est pourquoi leur addition doit :

■ être justifiée quant à leur utilité et leur efficacité ;

■ être contrôlable dans le produit fini ;

■ être indiquée sur l'étiquetage ;

■ être d'une innocuité démontrée.

Au cours du développement pharmaceutique, le fabricant doit prouver la compatibilité physique et chimique du conservateur avec les autres constituants du médicament et surtout la nécessité de son introduction dans la formule. La prévention d'un changement de couleur au cours de la conservation, par exemple, ne peut être un motif suffisant. La concentration, elle aussi, doit être justifiée du double point de vue de l'efficacité et de la sécurité. Tout choix doit être orienté par des données bibliographiques résultant d'études scientifiques ou de l'expérience. Le nom du conservateur et sa concentration doivent figurer sur l'étiquette.

Antioxydants

On ne doit pas avoir recours à des antioxydants sans avoir prouvé que leur emploi ne peut être évité, même en améliorant les conditions de fabrication, par exemple en opérant sous gaz inerte, en conservant le produit à l'abri de la lumière ou en évitant certaines impuretés qui accélèrent l'oxydation.

L'efficacité d'un antioxydant varie avec son mécanisme d'action, la nature des autres constituants du médicament, sa concentration et le moment de son addition en cours de fabrication. Elle doit être démontrée en mesurant l'extension de la dégradation dans des conditions normales, avec et sans antioxydant. De plus, il est important de contrôler que l'antioxydant ajouté remplit son rôle protecteur pendant toute la durée de vie prévue pour le médicament.

Conservateurs antimicrobiens

On peut ajouter des conservateurs antimicrobiens dans le cas des préparations pharmaceutiques qui n'ont pas, elles-mêmes, des propriétés antimicrobiennes suffisantes pour se protéger de la prolifération de micro-organismes qui, dans des conditions normales de conservation et d'emploi, pourraient conduire à un danger pour le patient ou à un risque d'altération de la préparation.

Les préparations à plus grand risque de contamination sont celles qui comportent une phase aqueuse telles que les solutions, suspensions et émulsions destinées à la voie orale ou à être appliquées sur la peau et les muqueuses.

L'efficacité d'un conservateur antimicrobien peut être accru ou diminué par les autres constituants d'un médicament ainsi que par le récipient et son mode de fermeture. Son contrôle doit donc être effectué sur le produit fini et, si possible, dans son récipient définitif.

La pharmacopée décrit un « essai de l'efficacité de la conservation antimicrobienne » qui consiste à introduire un *inoculum* de germes appropriés dans la préparation maintenue à une température déterminée, à faire des prélèvements d'échantillons à intervalles de temps donnés et à y dénombrer les micro-organismes présents.

Les conditions de conservation (emballages et température) qui ont une influence sur la prolifération microbienne, doivent être précisées.

Cas des *médicaments stériles multidoses* : la stabilité du conservateur dans des conditions simulées d'emploi doit être démontrée. Au besoin, il faut vérifier son efficacité après conservation en récipient entamé et ceci à différents stades de la durée de vie du médicament. Ceci concerne en particulier les préparations injectables et les collyres multidoses.

Lorsqu'il y a incompatibilité entre les conservateurs antimicrobiens et le produit, et que celui-ci n'a pas lui-même un pouvoir antimicrobien suffisant, il faut renoncer au récipient multidose.

Colorants

Les disparités entre les législations concernant les matières pouvant être ajoutées aux médicaments subsistent toujours entre les États membres de la Communauté européenne dont la dernière directive à ce sujet date de 1977. Pour cette catégorie d'excipients, on en est toujours au régime de la liste limitative, celle des colorants autorisés pour les denrées alimentaires, déjà donnée dans la directive du 23 octobre 1962, en tenant compte des modifications ultérieures. Un certain nombre de colorants utilisables font l'objet d'une monographie dans la pharmacopée (voir les suppressions de l'arrêté du 5 juin 2000).

Aromatisants

Les arômes sont, dans le domaine pharmaceutique, des produits ou des substances destinés à être introduits dans certains médicaments pour en masquer ou en améliorer la saveur ou l'odeur, à l'exception des substances ayant exclusivement une saveur sucrée, acide ou salée. Les arômes peuvent être additionnés de solvants, de supports, de colorants, de conservateurs ou d'additifs divers autorisés par l'autorité européenne. Ils sont au minimum de qualité alimentaire.

Ils sont classés de la manière suivante :

- substances aromatisantes, chimiquement définies. Ex. : lévomenthol extrait de *Mentha arvensis* ;
- substances aromatisantes identiques aux substances aromatisantes, obtenues par voie chimique. Ex. : menthol, vanilline ;
- substances aromatisantes artificielles, n'existant pas à l'état naturel. Ex. : éthylvanilline ;
- préparations aromatisantes, de composition complexe, obtenues à partir de produits naturels ;
- arômes de transformation, obtenus par chauffage de substances, pas nécessairement aromatisantes.

Le terme « arôme » peut couvrir un mélange de ces diverses catégories.

Quelques arômes sont inscrits à la pharmacopée. Exemples : menthol ou vanilline.

Matériaux de conditionnement

Le conditionnement ou emballage d'un médicament se compose de différents éléments dont les principaux rôles sont les suivants :

- **rôle de protection.** Le conditionnement doit assurer la conservation du médicament jusqu'au moment de l'utilisation. L'élément essentiel de cette protection est évidemment le récipient qui se trouve en contact direct avec le médicament, mais l'emballage extérieur et les éléments de bouchage et de calage interviennent aussi ;
- **rôle fonctionnel.** Il doit être conçu pour faciliter l'emploi du médicament. Il peut intervenir aussi dans son efficacité et augmenter la sécurité de son utilisation ;
- **rôle d'identification et d'information.** Il comporte pour cela un étiquetage et des notices avec mode d'emploi, précautions à prendre, numéro de lot de fabrication, etc.

Les problèmes posés par le conditionnement en pharmacie sont extrêmement divers. Dans ce chapitre, ne sont étudiés que les facteurs qui interviennent dans le choix des matériaux de conditionnement et essentiellement de ceux qui sont en contact direct avec le médicament.

Le verre est le matériau de conditionnement le plus utilisé, mais il n'est pas sans inconvénients et, de plus en plus, on a recours à des produits nouveaux mis à la disposition du pharmacien par la grande industrie. Parmi ceux-ci, il y a surtout les matières plastiques et les élastomères.

D'une manière générale, les propriétés essentielles demandées à un matériau de conditionnement sont les suivantes :

■ posséder une résistance physique suffisante tout en étant aussi léger et aussi peu encombrant que possible ;

■ être imperméable aux constituants du médicament ;

■ isoler le médicament des facteurs extérieurs qui pourraient nuire à sa conservation (air, humidité, lumière) ;

■ être inerte vis-à-vis du contenu : les échanges (dissolution ou réactions chimiques) entre contenant et contenu doivent être aussi faibles que possible ;

■ être, qualité primordiale, d'une innocuité absolue.

Dans les pages qui suivent, il n'est pas du tout question de passer en revue toutes les matières utilisables pour le conditionnement en pharmacie. Seuls sont étudiés les principaux matériaux couramment employés, ce qui suffit à donner une idée des problèmes posés par le choix du conditionnement en pharmacie. L'examen des propriétés physiques et chimiques de chacun d'eux permet d'apprécier leurs avantages et leurs inconvénients et de déterminer les limites de leurs domaines d'application.

Il est à noter, avant d'aborder l'étude des différents matériaux de conditionnement, qu'un certain nombre d'entre eux servent aussi à préparer des accessoires ou objets divers qui intéressent le pharmacien en particulier le petit matériel médico-chirurgical : seringues, sondes, accessoires pour perfusion, etc., et aussi biberons, tétines, etc.

Compositions et propriétés

Verre

C'est, en pharmacie, le premier matériau de conditionnement du fait de ses propriétés particulières (dureté, transparence, stabilité, inertie chimique, nettoyage et propreté facile à contrôler, etc.) et malgré ses défauts (fragilité, densité, encombrement[2]...).

Rappels sur la composition, la structure et les propriétés du verre
Composition chimique. Formule générale du verre ordinaire :

$$(SiO_2)_m \qquad (Na_2O)_n \quad (CaO)_p$$

élément vitrifiant   fondant   stabilisant

Dans les différentes qualités de verres, ces trois composants principaux peuvent être remplacés partiellement ou additionnés d'éléments divers qui leur confèrent des propriétés particulières :

■ *ex.* : B_2O_3 remplaçant partiellement SiO_2 diminue le coefficient de dilatation et donne un verre moins fragile aux variations de température et plus neutre ;

■ *ex.* : la présence de K_2O augmente l'éclat du verre.

---

[2]Actuellement, des techniques industrielles nouvelles permettent la fabrication de flacons étirés ou moulés dits « allégés ».

Certains de ces éléments secondaires peuvent conférer une certaine toxicité aux produits qui se trouvent au contact du verre :

■ *Ex.* : As$_2$O$_3$ utilisé comme affinant ou comme décolorant, PbO qui confère son éclat et sa sonorité au cristal...

Structure. Les rayons X ont permis de montrer que le verre a une structure semi-organisée. Il est formé de tétraèdres de SiO$_4$ reliés les uns aux autres par les atomes d'oxygène mis en commun, ce qui fait ressembler le tout à un réseau cristallin. Mais, alors que dans un produit cristallisé les distances et les angles des liaisons sont constants, dans le verre, les distances entre Si et O ne sont pas partout identiques, pas plus que les angles que font les liaisons. Le verre peut passer de l'état amorphe semi-organisé à l'état cristallin véritable mais il y a alors dévitrification.

Dans le verre, il y a d'une part un réseau formé par les atomes Si et O (les atomes Si pouvant être partiellement remplacés par B ou P) et d'autre part les ions Na, K ou Ca des fondants et stabilisants qui viennent se loger dans les espaces libres avec apparition des liaisons ioniques, moins fortes que les liaisons homéopolaires, entre les éléments Si et O du réseau.

Propriétés :

■ *Propriétés physiques* : fragilité et transparence.

• *Fragilité :* vis-à-vis des chocs et vis-à-vis des variations de température. La fragilité aux variations de température s'explique par un coefficient de dilatation élevé et une faible conductibilité thermique : un échauffement localisé provoque la dilatation d'une partie seulement de la masse d'où les tensions qui provoquent la cassure. Cette fragilité à la chaleur est d'autant plus grande que le verre est épais. Pour les récipients destinés à subir des changements de température, on utilise donc soit des verres très minces, se mettant très vite en équilibre de température, soit des verres peu dilatables (borosilicates).

• *Transparence :* la transparence aux rayons visibles est, en général, un avantage dans le conditionnement pharmaceutique :

– elle permet d'apprécier la limpidité des solutions, c'est pourquoi on recommande très fortement l'emploi du verre incolore pour les ampoules de préparations injectables ;

– elle permet aussi d'observer les changements d'aspect du médicament, changements qui sont des preuves d'altérations ;

– en revanche, dans certains cas, on a intérêt à protéger le contenant contre les effets de la lumière qui favorise certains processus chimiques de dégradation.

■ *Propriétés chimiques* : altérations chimiques des verres ; les verres étant des silicates minéraux, les produits organiques sont pratiquement sans action sur eux (avantage sur de nombreuses matières plastiques).

En revanche, ils sont attaqués par les réactifs minéraux tels que *l'eau*, les *acides* et les *bases*.

• *L'eau* dissout complètement les silicates alcalins (Na, K) et c'est pourquoi il est nécessaire d'ajouter des alcalinoterreux, mais malgré cela, il y aura toujours des échanges chimiques entre l'eau et le verre.

Nous avons vu que les cations Na$^+$, K$^+$, Ca^{++}... étaient dans un état de mobilité relativement grande dans le réseau de silice. Cette mobilité explique la possibilité de leur passage dans les solutions aqueuses qui se trouvent au contact du verre.

Dans un verre courant (silicocalcosodique), il y a alors passage de faibles quantités de bases solubles (soude et chaux) dans l'eau, avec formation d'un film de silice hydratée (acide silicique) insoluble qui tapisse la surface. L'alcalinisation de l'eau est faible, mais elle peut être suffisante pour déclencher ou favoriser certaines réactions chimiques des produits en solution :
- précipitation des bases faibles à partir de leur sel (sulfate de strychnine) ;
- isomérisation en composés racémiques moins actifs ;
- saponification des esters (atropine, cocaïne) ;
- oxydation des substances phénoliques avec formation de produits inactifs plus ou moins colorés (morphine, adrénaline).

L'attaque du verre est d'autant plus profonde et les réactions chimiques plus importantes que la préparation est portée à haute température. C'est ce qui se produit au cours de la stérilisation par la chaleur des préparations injectables.

Il est à noter que certaines solutions salines sont plus agressives que l'eau distillée : la solution de citrate trisodique en particulier est considérée comme particulièrement agressive et certains l'ont proposée pour l'essai des verres. Les solutions de phosphates sont aussi plus agressives que l'eau.

• *Les acides* attaquent les verres en hydrolysant les liaisons oxygène-métal mais l'attaque n'est pas profonde car il se forme ici encore une pellicule de silice hydratée insoluble.

• *Les bases alcalines* ont une action plus énergique car elles dissolvent la silice elle-même ; elles détruisent les liaisons Si—O qui forment le réseau semi-organisé du verre.

En résumé : avec l'eau et les acides, il y a seulement échange des cations entre le verre et l'eau mais les liaisons homéopolaires Si—O ne sont pas touchées, tandis qu'avec les bases, ces dernières sont attaquées et le verre est lentement et totalement détruit.

De plus, autre phénomène, en même temps que certains éléments se dissolvent dans les solutions aqueuses, il se forme parfois à la surface du verre, une pellicule très fragile qui se détache et se brise en très fines paillettes insolubles. Cette formation de paillettes est très accélérée par le traitement à l'autoclave en cours de stérilisation des solutions injectables. Il s'agit de paillettes d'une épaisseur de l'ordre de 20 μm environ.

Emplois des verres en pharmacie
Pour les bouteilles et flacons non destinés aux préparations parentérales, on utilise en général du verre courant, c'est-à-dire silicocalcosodique, auquel on ajoute une faible quantité d'alumine pour augmenter encore la résistance chimique et physique.

Pour les flacons et ampoules pour préparations parentérales, on est beaucoup plus exigeant : on doit utiliser des verres à haute résistance hydrolytique qui ne cèdent ni éléments solubles ni éléments insolubles. Pour ces récipients on a donc recours :

■ soit aux *verres borosilicatés* qui cèdent très peu de bases au cours de la stérilisation : ce sont des verres neutres dans la masse, appelés verres de qualité I ;

■ soit à des *verres ordinaires, traités en surface.* Pour cela, les flacons de verre subissent intérieurement un traitement spécial, généralement par le sulfate d'ammonium qui transforme les ions alcalins proches de la surface en sulfates solubles qui sont éliminés ensuite par lavage à l'eau. Il reste alors, à la surface du verre, une couche de silice qui n'a plus d'ions alcalins à échanger avec les solutions : ce sont les verres de qualité II.

Il est évident qu'il y a une grande différence entre les deux qualités :

■ les verres *neutres dans la masse*, type *verres borosilicatés* peuvent subir des traitements, même agressifs. Ils restent de toute façon neutres puisque toute la masse du verre est neutre ;

■ les verres *traités en surface* sont à la merci d'un traitement agressif tel qu'un lavage avec des produits alcalins à chaud, qui peut altérer la couche superficielle neutralisée, ce qui pose des problèmes pour leur réemploi.

La prise en compte du relargage dans les solutions aqueuses, à partir des récipients de verre pharmaceutique, de faibles quantités d'aluminium, qui peut se révéler toxique au cours d'utilisation de préparations parentérales au long cours, est à l'origine récemment de commercialisation par l'industrie verrière de qualités de verre I appauvri en aluminium.

Matières plastiques

Le verre pouvait être considéré comme composé de macromolécules de silicates, de même les matières plastiques ont une structure macromoléculaire mais de nature organique et non minérale. Ce sont des *hauts polymères* formés de longues chaînes d'un même motif ou *monomère*. Ces chaînes linéaires ou en partie ramifiées sont plus ou moins fortement liées entre elles par des liaisons transversales.

Par diffraction des rayons X, il a été démontré que dans de nombreuses matières plastiques, il y a à la fois des domaines amorphes et des domaines cristallins (donc structure semi-organisée comme dans le verre mais d'un type différent).

On y distingue deux types de liaisons :

■ entre les différents atomes d'une même chaîne, surtout des *liaisons de covalence* très difficiles à rompre ;

■ entre les chaînes plus ou moins parallèles, des *liaisons secondaires* plus fragiles : liaisons hydrogène, liaisons polaires et forces de Van der Waals.

C'est à ces deux types de liaisons que sont dues les propriétés mécaniques essentielles des matières plastiques : la plasticité et l'élasticité dont l'importance relative va permettre de différencier les matières plastiques des élastomères.

La *plasticité* est l'aptitude d'une masse solide aux déformations permanentes. Elle est due aux possibilités de glissement des macromolécules parallèles les unes sur les autres. En général, la plasticité augmente avec la température, ce qui permet alors le moulage à chaud. Lorsque la plasticité est insuffisante même à chaud, on peut avoir recours à l'addition de plastifiants qui agissent en écartant les macromolécules donc en diminuant les liaisons secondaires. En fait, seules sont plastiques les matières *thermoplastiques* et à chaud seulement.

L'*élasticité* est l'aptitude d'une matière solide aux déformations réversibles. Les matières plastiques proprement dites sont peu élastiques : leur étirement ne provoque qu'un allongement très réduit. En revanche pour les élastomères (caoutchoucs naturels ou synthétiques), c'est l'élasticité qui prédomine ; ils reprennent leur longueur initiale après étirement.

Fabrication des matières plastiques
Dans la fabrication des objets en matière plastique on peut distinguer trois stades :

■ la préparation du haut polymère qui conduit à un produit à apparence de « résine » ;

■ le mélange de la « résine » et des adjuvants qui conduit à une poudre homogène ou « poudre à mouler » ;

■ le moulage qui conduit à la forme désirée pour l'utilisation : récipients, feuilles, tubes... Cette dernière phase est réalisée chez le « transformateur ».

Préparation du haut polymère. À partir du monomère on réalise une polycondensation ou une polymérisation.

Il est dit qu'il y a *polycondensation* lorsque la formation des chaînes résulte de réactions chimiques classiques. Les différents motifs de la chaîne sont alors reliés par des fonctions esters si dans le monomère il y a OH et COOH, des fonctions amides si dans le monomère il y a COOH et NH_2 ou des fonctions anhydrides si les monomères sont des diacides.

Ces réactions se font en général en présence de catalyseurs.

Il est dit qu'il y a *polymérisation* lorsque le monomère possède des doubles ou triples liaisons. Ces liaisons insaturées s'ouvrent sous l'influence d'un catalyseur approprié et les liaisons ainsi activées servent à lier les molécules les unes aux autres.

Exemple : polyéthylène

$$CH_2{=}CH_2 \rightarrow CH_2{-}CH_2 \rightarrow$$

$$\rightarrow \begin{array}{c} CH_2 \\ / \ \ \backslash \end{array} \begin{array}{c} CH_2 \\ / \ \ \backslash \end{array} \begin{array}{c} CH_2 \\ / \ \ \backslash \end{array}$$
$$CH_2 \quad CH_2 \quad CH_2$$

Si la molécule de monomère possède plusieurs doubles liaisons, les chaînes peuvent se ramifier plus facilement.

Mélange de la « résine » et des adjuvants. Les adjuvants peuvent être très nombreux et très divers :

■ plastifiants pour augmenter la plasticité ;

■ stabilisants pour retarder ou supprimer le vieillissement ;

■ charges : substances inertes destinées soit à diminuer le prix de revient, soit à apporter des propriétés nouvelles ;

■ colorants soit solubles dans la masse, soit insolubles dans la masse (pigments), etc.

Les mélanges sont réalisés dans des mélangeurs de différents types :

■ soit des mélangeurs malaxeurs (types pétrins par exemple) ;

■ soit des mélangeurs à cylindres.

On obtient ainsi la « poudre à mouler ».

Moulage. Ici, il faut différencier les matières thermoplastiques et les matières thermodurcissables.

Les hauts polymères *thermoplastiques* deviennent suffisamment fluides par chauffage pour être moulés à chaud. Cette opération se fait selon différentes techniques dont voici quelques-unes :

- moulage par injection : les matières plastiques ramollies par la chaleur sont coulées à chaud dans des moules ;
- moulage par extrusion ou boudinage : par pression, la matière plastique ramollie par chauffage passe à travers un orifice de forme déterminée ;
- moulage par calandrage : la matière plastique ramollie passe de force entre deux ou plusieurs cylindres parallèles convenablement écartés.

Il existe encore d'autres procédés, mais il n'est pas question de les examiner tous. L'important est de savoir que les matières thermoplastiques peuvent être mises sous la forme désirée après avoir été suffisamment ramollies par chauffage.

Les hauts polymères *thermodurcissables* eux ne se ramollissent pas par chauffage. Une fois la condensation faite, il est difficile sinon impossible de déformer le haut polymère obtenu. On s'arrange donc pour que la polycondensation s'achève dans le moule. La polycondensation se fait en général sous l'action combinée et simultanée de la chaleur et de la pression dans le moule lui-même.

Principales matières plastiques utilisées dans le conditionnement

Matières thermoplastiques

Polyéthylènes. Les polyéthylènes, très utilisés dans l'emballage, sont des polymères de l'éthylène $CH_2=CH_2$. Leurs propriétés varient avec le degré de cristallinité, la masse moléculaire et la ramification, donc avec le procédé de fabrication.

On distingue en particulier les polyéthylènes « basse densité » et les polyéthylènes « haute densité ».

Les polyéthylènes dits « basse densité » ou « haute pression » nécessitent pour leur fabrication des températures de 150 à 250 °C et des pressions de 1200 à 1500 bars, en présence de traces d'oxygène ou d'initiateurs générateurs de radicaux libres comme catalyseurs. La masse moléculaire des polyéthylènes B D varie de 10 000 à 30 000 d environ et la densité de 0,91 à 0,92.

Les procédés Ziegler ou Phillips permettent la polymérisation à des pressions beaucoup plus basses et conduisent à des polyéthylènes « haute densité » ou « basse pression » de qualités différentes (tableau 2.5).

- Procédé Ziegler : 10 à 40 bars en présence de trialkylaluminium et tétrachlorure de titane.
- Procédé Phillips : 35 à 40 bars en présence d'oxyde de chrome sur silice activée.

Le polyéthylène « basse densité » est un solide insipide et inodore. En feuilles minces, il est incolore, transparent et souple. Sous forte épaisseur, il est blanchâtre, translucide, flexible et résistant au choc. Il est sensible à la température à partir de 80 °C.

Le polyéthylène « haute densité » de masse moléculaire plus élevée (50 000 à 100 000 d ou même davantage) est plus dense, il est plus blanchâtre, plus opaque et moins souple pour une même épaisseur. Il a une bonne tenue à la température jusqu'à 115 °C environ.

Tableau 2.5
Propriétés des polyéthylènes basse et haute densités

	B. D.	H. D. Ziegler	H. D. Phillips
Chaîne	Ramifiée	peu ramifié	peu ramifiée
Densité	0,92–0,93	0,94–0,85	0,96–0,97
Cristallinité %	65–75	85	95
Rigidité relative	1–2	3	4
T° de ramollissement	104–120°	123°	127°
Résistance mécanique		Va en augmentant	
Allongement %		Va en décroissant	

Les polyéthylènes d'une façon générale sont imputrescibles. Ils résistent aux acides minéraux ou organiques (sauf aux acides oxydants concentrés) et aux bases fortes. Les récipients en polyéthylène peuvent contenir de l'alcool qui s'y conserve bien ; on note cependant une légère diffusion. L'éther et l'acétone diffusent rapidement. Ils résistent au fluor mais pas au chlore. Le brome et l'iode sont absorbés. Les polyéthylènes « basse densité » résistent mal aux huiles et aux hydrocarbures, donc aussi aux essences riches en hydrocarbures.

Les polyéthylènes sont assez perméables aux gaz et aux odeurs, en particulier à l'oxygène et au gaz carbonique, et relativement peu perméables à la vapeur d'eau.

D'une façon générale, l'imperméabilité aux gaz et à la vapeur d'eau et la résistance aux huiles, graisses et hydrocarbures croissent avec la densité.

Le polyéthylène basse pression est donc moins perméable et plus résistant, mais il est moins souple et moins transparent que le polyéthylène haute pression.

Le polyéthylène peut subir des phénomènes de vieillissement sous l'action de l'oxygène et des ultraviolets. Cette action peut être combattue par addition de pigments (ex. : noir de carbone) ou de stabilisants.

Emplois : le polyéthylène est la matière plastique la plus utilisée dans l'emballage. Il peut être mis en forme par les procédés les plus variés (injection, extrusion, compression, laminage...). Pour augmenter la gamme des possibilités, il est possible de mélanger les polyéthylènes « basse densité » et « haute densité ». On en fait : des flacons à parois souples (flacons poudreurs, pulvérisateurs, compte-gouttes...), des récipients rigides (bonbonnes...), des tubes pour comprimés et poudres, des tubes pour pommades, des moules-emballages pour suppositoires, des seringues et des ampoules auto-injectables, des sacs, des sachets...

Enfin, le polyéthylène rentre avec l'aluminium, le papier et d'autres matières plastiques, dans la composition de nombreux complexes thermosoudables. L'impression est réalisable mais après traitement préalable de la surface.

Les objets en polyéthylène se détruisent assez difficilement, ils sont imputrescibles. Ils brûlent en donnant une odeur de bougie mais assez mal car ils fondent et se mettent ainsi en masses assez denses. Le polyéthylène peut être associé à d'autres polymères.

Polypropylène. Parmi les polyoléfines, le polypropylène est aussi utilisé mais à une échelle beaucoup plus réduite. Ses propriétés sont voisines mais il résiste mieux aux huiles et aux graisses. Il est moins perméable à la vapeur d'eau et aux gaz. Surtout, il résiste mieux à la température (PF150 °C environ). Il permet donc la confection d'articles stérilisables à la chaleur humide sous pression (121 °C). On peut en faire des films et des contenants rigides. C'est la matière plastique la plus utilisée pour les seringues. Il existe des copolymères d'éthylène et de propylène et des mélanges de polyéthylène et de polypropylène, ce qui augmente la gamme des possibilités des polyoléfines utilisées dans les articles de conditionnement.

Polyoléfines. Sous ce titre, figure à la pharmacopée une monographie qui s'applique à tous les matériaux en polyoléfine à usage médico-pharmaceutique, à l'exclusion des matériaux réservés à des usages particuliers faisant déjà l'objet d'un texte dans la pharmacopée. Cette monographie commence par la définition suivante : « Les polyoléfines sont obtenues par polymérisation de l'éthylène ou du propylène ou par copolymérisation de ces derniers avec, au maximum 20 pour cent d'homologues supérieurs (C_4 à C_{10}), d'acides carboxyliques ou d'esters. ». Une liste d'additifs utilisables est donnée avec des limites et des méthodes d'identification. Le dioxyde de titane peut être utilisé comme opacifiant pour exercer un effet protecteur vis-à-vis de la lumière.

Polychlorure de vinyle ou PVC. Il est obtenu par polymérisation du chlorure de vinyle $CH_2{=}CHCl$ par la chaleur en présence de catalyseurs. La polymérisation est contrôlée pour avoir un poids moléculaire convenable.

La résine ainsi obtenue se présente en poudre blanche de densité de 1,37 à 1,40. Le PVC pur est inodore et sans saveur. C'est une matière rigide qui se travaille comme un métal léger (canalisations).

Il résiste aux acides concentrés, aux bases, aux alcools, aux graisses, aux huiles et à de nombreux solvants organiques mais il gonfle au contact des hydrocarbures aromatiques et il est dissous par les esters et les cétones. Il est peu perméable aux gaz et aux arômes. Il est peu perméable à la vapeur d'eau mais cependant un peu plus que le polyéthylène.

Du fait de sa rigidité, l'utilisation du PVC pur est assez limitée dans le conditionnement. En revanche, additionné de plastifiants, il donne une matière plus souple qui convient pour de nombreux usages.

Les objets de conditionnement dits en poly (chlorure de vinyle) sont en fait des mélanges extrêmement complexes contenant une proportion d'adjuvants qui peut atteindre facilement 50 % de leur composition : plastifiants, stabilisants, lubrifiants… Leurs propriétés physiques et mécaniques ainsi que leur tenue chimique varient évidemment avec la nature et les proportions de ces adjuvants.

Du point de vue toxicologique, le monomère est cancérigène mais le PVC lui-même ne présente aucun danger. Il n'en est pas de même des plastifiants et lubrifiants qui peuvent lui être ajoutés. Pour l'usage pharmaceutique, il est essentiel d'avoir recours à des adjuvants non toxiques. C'est là un gros inconvénient du PVC.

Emplois : industriellement c'est la matière plastique la plus importante mais, dans le domaine de l'emballage, elle vient après le polyéthylène. Le PVC permet d'obtenir tous les types d'emballages rigides ou souples selon qu'il est utilisé seul ou avec plastifiant.

La plus grande partie de la production sert à faire des tuyaux, des canalisations diverses, des revêtements de sols, des cuves rigides…

Dans le conditionnement, il est employé en feuilles sous forme de tubes, sachets, boîtes, flacons... On en fait de grosses ampoules ou poches pour solutions injectables et des tubes souples pour perfusion. Pour ce matériel, il faut être particulièrement exigeant sur l'innocuité des plastifiants utilisés.

Le PVC peut être présenté en différentes teintes translucides ou opaques. Il peut aussi être filé et donner des tissus résistants aux produits chimiques.

La destruction des objets en PVC pose des problèmes complexes du fait que par incinération il donne des quantités considérables d'acide chlorhydrique. Une bouteille de 35 g donne de 10 à 121 d'HCl gazeux.

D'autres résines vinyliques sont couramment utilisées. Parmi celles-ci on peut citer le *polychlorure de vinylidène* qui est obtenu par polymérisation du dichloréthylène $CH_2\!=\!CCl_2$. Il est utilisé surtout sous forme de films et de complexes. Les films transparents et inodores sont particulièrement peu perméables aux gaz et à la vapeur d'eau.

Polystyrène. Matière plastique obtenue par polymérisation du styrène : $C_6H_5\!=\!CHCH_2$.

Le polystyrène n'est pas toxique. Il est incolore, inodore et sans saveur. Il se colore facilement. C'est une matière rigide assez dure qui a l'apparence du verre mais bien plus légère. Il se moule très facilement par injection ou thermoformage. Il résiste bien aux acides, aux bases, aux alcools et aux huiles, en revanche il ne peut servir pour contenir des hydrocarbures, des essences et de nombreux solvants organiques.

Il est très bon marché, d'où son utilisation dans le conditionnement sous forme de boîtes, flacons ou tubes rigides. Il a cependant un double inconvénient, sa fragilité et sa résistance limitée à la chaleur ; il n'est stable qu'au-dessous de 70 à 80 °C. Il n'est pas stérilisable à la chaleur.

Pour pallier ces inconvénients, on a recours actuellement à des copolymères du polystyrène connus commercialement sous les noms de polystyrènes-choc et polystyrènes-chaleur (associé au polyéthylène BP, il permet par exemple de faire des récipients transparents et peu fragiles).

Les *poly (acrylonitrile-butadiène-styrène)* ou ABS constituent une famille de matériaux aux propriétés très diverses en fonction des proportions des trois constituants, et intéressantes pour le matériel médico-chirurgical.

Le polystyrène expansé ou mousse de polystyrène rigide est très utilisé pour l'isolement contre le chaud, le froid, le bruit et l'humidité dans les locaux d'habitation et industriels. Pour protéger des chocs, il sert beaucoup dans l'emballage des objets fragiles.

Polyamides. Ce sont des matières thermoplastiques bien que résultant d'une polycondensation, celle-ci se faisant en chaînes linéaires.

C'est une famille très importante par la diversité des polymères et la variété de leurs applications.

Les polyamides résultent de la polycondensation :

- soit d'un diacide avec une diamine (nylon)

$$—NH—(CH2—) nNH—CO—(CH2—) mCO—$$

- soit d'un acide aminé, exemple : le polyundécanamide ou rilsan

$$—NH—(CH2—) 10CO—$$

■ soit d'un lactame, exemple : le polycaprolactame

$$-NH-(CH2-)\ 5CO-$$

Il existe, de plus, des copolymères très variés. Les polyamides ont de bonnes propriétés mécaniques et une bonne résistance thermique. Ils ne sont pas toxiques et sont imperméables aux odeurs et aux gaz. Ils permettent le conditionnement sous vide.

Polymères divers. Comme polymères utilisés pour leurs propriétés particulières, on peut citer :

■ Le poly (téréphtalate d'éthylène) ou PET

$$[-O-(CH2)\ 2-O-OC-C6H4-CO]\ n-$$

qui est utilisé pour sa résistance et sa transparence en films d'emballage et en fils. Il est également empoyés notamment pour la fabrication de flacons utilisables pour les formes liquides non destinées aux voies parentérales.

■ Le poly (tétrafluoréthylène) ou PTFE

$$[-CF2-CF2]\ n-$$

qui est utilisé seul ou copolymérisé avec d'autres polymères fluorés pour sa résistance chimique et thermique, en particulier pour le conditionnement du sang et pour les cathéters.

■ Le polycarbonate

$$H-[O-C6H4-C\ (CH3)\ 2-C6H4-O-CO-]\ nOH$$

qui se caractérise par une très bonne transparence et par sa résistance aux chocs et à la chaleur. On en fait des seringues, flacons à plasma, biberons, canules, etc.

■ Les polyacétals polymères ou copolymères du formol

$$[-CH2-O]\ n-$$

matériaux rigides qui sont utilisés en particulier pour les valves et les corps de récipients pressurisés.

■ Le poly (méthacrylate de méthyle) ou PMMA rigide et insipide, est utilisé dans l'emballage alimentaire et pour les lentilles de contact en particulier.

Dérivés cellulosiques. La cellulose est formée de chaînes de molécules de glucose. Sur chaque molécule de glucose, il reste 3 OH libres qui assurent des liens assez forts entre les chaînes linéaires. C'est pourquoi la cellulose à l'état naturel ne possède pour ainsi dire pas de plasticité, d'où les divers traitements qui vont conduire à des matières plastiques très utilisées.

$$-\left[\ CH_2-\underset{\underset{COOCH_3}{|}}{\overset{\overset{CH_3}{|}}{C}}-\ \right]_n$$

Les films de *cellulose régénérée* sont surtout connus sous le nom déposé de cellophane (alcali cellulose → xanthate de cellulose → cellulose régénérée). Ces films transparents ont une épaisseur qui va de 2/100 à 16/100 mm, densité : 1,5.

Elle n'est pas thermoplastique ; sous l'action de la chaleur elle perd progressivement son humidité et devient fragile et cassante à 140 °C, mais elle peut retrouver sa souplesse en se réhydratant en atmosphère humide. Elle est très peu perméable aux gaz, aux vapeurs d'essences et à tous les liquides insolubles dans l'eau. En revanche, elle absorbe facilement l'eau et se laisse traverser facilement par la vapeur d'eau et les vapeurs et gaz solubles dans l'eau.

Les films de cellulose peuvent être colorés et imprimés. Ils peuvent se souder entre eux par pression à 130 °C. Ils ne contiennent pas de produits toxiques. Ils sont très utilisés dans l'alimentation et le conditionnement pharmaceutique pour l'emballage, le suremballage et le fardelage.

La nitrocellulose est utilisée sous forme de vernis pour papiers et cartons. Plastifiée par addition de camphre, elle donne le celluloïd.

L'acétate de cellulose est très utilisé sous forme de films transparents depuis l'épaisseur de 2/100 mm. Il s'agit surtout du diacétate en feuilles obtenu par le procédé du film qui consiste à dissoudre la résine et ses plastifiants dans un solvant qui est généralement l'acétone. L'espèce de collodion ainsi formé est coulée sur une bande métallique sans fin sur laquelle il se répand en couche mince. Après évaporation du solvant, le film est détaché et séché.

Les pellicules d'acétate de cellulose se collent très facilement grâce à leur solubilité dans des solvants tels que l'acétone. Elles sont aussi perméables que la cellophane à la vapeur d'eau (tableau 2.6). Elles résistent au chauffage jusqu'à 175 °C ensuite elles charbonnent. Elles gonflent en présence d'eau.

Tableau 2.6
Perméabilité à la vapeur d'eau en g/m^2/jour

	Épaisseur en mm	Échantillon	
		Plat	Plié
Aluminium	25/1000	0,3	0,11
Acétate de cellulose	23/1000	1000	
Polyéthylène	75/1000	10	18
Rilsan	20/1000	36	46-65
Chlorure de polyvinyle	150/1000	5	
Complexes :			
Aluminium	25/1000	0	1,1
+ ac. cellulose	25/1000		
Aluminium	25/1000		
+ ac. cellulose	25/1000		0
+ polyéthylène	35/1000		

Le polymère lui-même n'est pas toxique, mais il peut contenir des adjuvants qui le sont. Seuls certains ignifugeants et plastifiants sont autorisés pour l'alimentation. Les films perméables à l'humidité et à l'oxygène sont très utilisés dans l'alimentation et en pharmacie. Les feuilles peuvent être thermoformées.

À côté de l'acétate, on utilise maintenant aussi l'*acétobutyrate de cellulose* et le *propionate de cellulose*.

Silicones. Dans le conditionnement, les silicones sont utilisés pour le bouchage (voir plus loin les élastomères) et comme revêtements de surface, traitement des papiers et surtout hydrofugation de la verrerie.

Le siliconage des récipients de verre est fréquemment utilisé pour faciliter les prélèvements de solutions injectables sans perte de produit.

Matières thermodurcissables
Ce sont des résines dures, infusibles et insolubles. Leur structure est celle d'un réseau tridimensionnel très serré dans lequel il n'y a pas possibilité de glissement des molécules les unes sur les autres.

Dans cette catégorie, on a les phénoplastes et les aminoplastes.

■ *Phénoplastes :* obtenus par polycondensation des phénols et des aldéhydes. Exemple : la bakélite est un polycondensat de formol et de phénol.

■ *Aminoplastes :* obtenus par polycondensation d'aldéhydes et d'amines. Les plus importants sont les résines urée-formol et les résines mélamine-formol.

Ces différentes résines se présentent en général sous forme de poudre à mouler contenant une certaine proportion de charges diverses qui diminuent la fragilité des produits moulés. Les objets obtenus se caractérisent par leur insolubilité et leur infusibilité (ils charbonnent vers 300 °C).

Ils servent surtout d'accessoire d'emballage pour le bouchage. Ils sont aussi utilisés en revêtement et entrent dans la composition de certaines colles et adhésifs. Ils sont dénués de toxicité.

■ *Polyesters :* ils résultent de l'action de diacides sur des polyalcools et sont généralement copolymérisés avec un monomère qui est le plus souvent le styrène en présence d'un catalyseur comme le peroxyde de benzoyle. Dans le conditionnement, ils sont surtout utilisés comme revêtements protecteurs du fait de leur bonne résistance chimique et mécanique.

■ *Polyuréthannes :* ils résultent de l'action de diisocyanates sur des polyalcools. Ils servent à faire des vernis, revêtements et colles. Les mousses servent au calage.

Élastomères

Ils comprennent :

■ le caoutchouc naturel ;

■ les caoutchoucs synthétiques ;

■ les caoutchoucs de silicones.

Tous doivent subir dans leur préparation une vulcanisation qui a pour but de diminuer leur plasticité et d'augmenter leur élasticité. Dans le cas des caoutchoucs naturels et synthétiques, l'agent de vulcanisation est le *soufre* qui crée des ponts entre les chaînes qui ne peuvent plus ainsi glisser les unes sur les autres.

À tous ces corps peuvent être ajoutés des adjuvants divers : charges, colorants…

Caoutchouc naturel

Retiré du latex de certaines espèces végétales (hévéas, ficus, euphorbes...).
C'est un haut polymère de l'isoprène (isomère *cis*).

$$-CH_2-C=CH-CH_2-|CH_2-C=CH-CH_2-$$
$$\qquad\quad | \qquad\qquad\qquad | $$
$$\qquad\quad CH_3 \qquad\qquad\quad CH_3$$

Il n'est pas possible d'avoir un caoutchouc naturel pur. Il contient toujours des impuretés (eau, acides gras, protéines...) qu'il est difficile d'éliminer sans enlever simultanément les anti-oxydants naturels.

■ Propriétés physiques et chimiques. $d = 0,92$, translucide, soluble dans CS_2 et C_6H_6. Il gonfle dans un grand nombre de solvants organiques et en particulier les hydrocarbures.

La présence de doubles liaisons dans la molécule donne lieu à diverses réactions chimiques : additions, substitutions, isomérisations, polymérisations...

■ Adjuvants ajoutés au caoutchouc naturel :

• *plastifiants* : pour faciliter le malaxage de la gomme naturelle : surtout des acides gras et des mercaptans ;

• *charges :*

– soit pour augmenter la résistance à la rupture, au déchirement et à l'abrasion (noir de carbone, kaolin, carbonate de Mg...),

– soit pour augmenter la dureté et le poids ($BaSO_4$, craie, talc...) ;

• *accélérateurs de vulcanisation* pour diminuer les doses de vulcanisant (soufre) et abréger la vulcanisation :

– accélérateurs minéraux : litharge...,

– accélérateurs organiques : amines, thiazoles, sels de thioacides... ;

• *antioxygène* : pour réduire l'action de l'oxygène de l'air qui provoque à la longue soit un durcissement, soit le poissage du caoutchouc.

Les antioxygènes utilisés sont soit des phénols, soit des amines.

Caoutchoucs synthétiques

Ils sont en général plus résistants au vieillissement et plus imperméables aux gaz et à la vapeur d'eau. Ils résistent mieux aux solvants et leur composition est plus constante. Parmi les plus courants on peut citer :

■ *Le caoutchouc butyl* est le plus utilisé pour le bouchage. C'est un polymère de l'isobutylène.

$$CH_3$$
$$\quad \backslash$$
$$\qquad C=CH_2 \rightarrow \cdots -CH_2-C-CH_2-C- \cdots$$
$$\quad /$$
$$CH_3$$

L'absence de doubles liaisons explique sa résistance au vieillissement. Dans la pratique, on réalise des copolymères d'isobutylène avec une faible proportion d'isoprène (2 %) qui apporte les doubles liaisons qui facilitent la vulcanisation ultérieure. De toutes façons, il faut ajouter des accélérateurs et des activateurs de vulcanisation qui peuvent être des sources de décharges à partir des éléments de bouchage.

■ *Le caoutchouc chlorobutyl* est un copolymère d'isobutylène et de chloroisoprène en faible proportion. Il est plus stable que le précédent et résiste mieux aux solvants.

■ *Le caoutchouc nitrile* est un copolymère de butadiène et de nitrites acryliques. Il résiste particulièrement aux huiles et aux essences.

$$CH_2 = CH - CH = CH_2$$

Butadiène

$$CH_2 = C - C = CH_2$$

avec CH_3 sur le deuxième carbone et Cl sur le troisième carbone

Chloroisoprène

La gamme des caoutchoucs synthétiques est extrêmement grande du fait des différentes possibilités d'association des monomères et adjuvants variés.

L'analyse et le contrôle des caoutchoucs présentent de grandes difficultés. Les composants sont nombreux et très divers. De plus, il se produit au cours de la vulcanisation des réactions très complexes, ce qui fait que dans l'objet en élastomère on ne peut retrouver la plupart des constituants d'origine.

Caoutchoucs de silicones
Ce sont surtout des polymères du diméthylsiloxane. Leurs avantages sont leur stabilité à la chaleur et au froid, leur résistance à l'ozone et leur hydrophobie. Comme inconvénients, on peut citer leur perméabilité aux gaz et à la vapeur d'eau et leur résistance limitée aux solvants.

Emplois en pharmacie : surtout accessoires d'emballage et objets divers : bouchons de flacons, joints de fermeture, tétines et capes pour biberons (fabrication réglementée), tubes et raccords des appareillages pour transfusion sanguine, sondes, préservatifs...

Métaux
Le métal le plus utilisé dans l'emballage est :

Aluminium
Il est particulièrement intéressant pour sa légèreté, sa malléabilité et sa résistance chimique du fait qu'il se forme rapidement en surface une couche protectrice d'alumine (l'aluminium utilisé est l'aluminium à 99,5 %).

Les emballages d'aluminium ne sont pas sujets aux phénomènes électrochimiques comme les emballages en fer blanc. L'aluminium a de plus l'avantage de donner des sels incolores et inoffensifs, il ne donne pas non plus de goût aux produits. On peut maintenir à son contact la plupart des denrées alimentaires et des médicaments. Cependant, la couche d'alumine a un caractère amphotère et peut être dissoute soit par des acides, soit par des alcalis. Les jus de fruits, par exemple, l'attaquent.

La résistance chimique de l'aluminium peut être augmentée par un traitement de surface :

■ on peut renforcer la couche d'oxyde d'aluminium par traitement électrolytique : par le procédé d'oxydation anodique ;

■ on peut aussi immerger l'aluminium dans des solutions salines qui forment une couche protectrice de sels complexes d'aluminium : chromates, phosphates ou fluorures. La formation de ces sels complexes, comme l'oxydation anodique, peut d'autre part servir de base d'accrochage pour des peintures ou vernis éventuels.

En effet, les traitements physiques ou chimiques ne sont pas toujours suffisants contre les produits agressifs, notamment contre les préparations contenant des acides organiques. On a alors recours à des peintures ou vernis à base, par exemple, de polyépoxydes.

Deux résines conviennent particulièrement au revêtement de l'aluminium : le *polyéthylène* et le *rilsan*. Ceux-ci ne sont pas utilisés sous forme de vernis, car ils sont peu solubles dans les solvants organiques mais sous forme de poudres qui sont projetées à chaud sur la surface d'aluminium.

L'aluminium est très utilisé en feuilles dont les qualités sont les suivantes : 1) légèreté ; 2) résistance relativement satisfaisante à l'oxydation ; 3) étanchéité aux odeurs et aux gaz (mais microtrous toujours à craindre) ; 4) opacité à la lumière et UV ; 5) pouvoir réfléchissant qui protège de la chaleur.

Les autres métaux sont peu utilisés :

Étain

Il a aussi de gros avantages : inaltérabilité à l'air, malléabilité et innocuité (à condition d'employer de l'étain fin à 97 %).

Il est utilisé en *feuilles* mais qui sont presque partout remplacées par les feuilles d'aluminium moins chères.

Dans l'industrie alimentaire, il est évidemment très employé dans le fer blanc pour son rôle protecteur du fer.

Plomb

Il est de moins en moins utilisé pour les tubes de pommades.

Acier inoxydable

Les différentes qualités d'acier inoxydable sont très utilisées pour les cuves de stockage, réservoirs et matériel de fabrication pour leur résistance chimique.

Revêtements et complexes

Les différents matériaux de conditionnement peuvent être associés sous forme de revêtements ou de complexes, ce qui permet d'augmenter considérablement la gamme des possibilités offertes par les matériaux utilisés séparément.

■ **Les revêtements** complètent les propriétés d'un matériau rigide qui joue surtout le rôle de support. On y a recours :

• à l'intérieur d'un récipient pour éviter le contact entre le matériau support et le contenu. Exemple : tubes d'aluminium vernis intérieurement ;

- à l'intérieur ou à l'extérieur du récipient pour protéger des agents extérieurs. Exemple : vernis hydrofuge sur carton pour rendre le conditionnement imperméable à l'humidité.

C'est une solution économique pour utiliser un matériau peu coûteux.

Les matériaux de revêtement sont pour la plupart ceux qui ont déjà été étudiés :

- *silicates vitrifiables :* émail sur supports tels que poteries et métaux ;
- *matières plastiques naturelles ou synthétiques* appliquées sous forme de vernis ou de peintures ;
- *vernis :* solutions colloïdales de résines naturelles ou synthétiques dans des solvants volatils ;
- *peintures :* vernis additionnés de pigments en suspension (pigments = poudres fines colorées insolubles). Certaines matières plastiques peuvent être appliquées directement sur le support (ex. : polyéthylène sur aluminium) ;
- *silicones :* sur papiers ;
- la *paraffine* est utilisée comme revêtement externe des emballages de papier et de carton pour les rendre hydrofuges, de même pour les bouchons de liège.

■ **Les complexes** sont des associations de plusieurs films ou pellicules de natures différentes, chaque film complétant ou compensant les propriétés ou les inconvénients des autres.

Dans un complexe aluminium-polyéthylène, l'aluminium apporte ses propriétés mécaniques et son opacité tandis que le polyéthylène en plus de sa résistance chimique permet l'autosoudage du complexe. L'ensemble est beaucoup plus étanche que chacun des films pris séparément, l'aluminium pouvant présenter des microtrous (*cf.* tableau 2.6).

Il existe une très grande variété de complexes utilisés en pharmacie pour le conditionnement unitaire des médicaments et de divers accessoires.

Essais des matériaux de conditionnement

Il en existe un très grand nombre et il n'est pas possible d'énumérer tous ceux qui s'appliquent à des cas particuliers.

Identification

Dans le cas des matières plastiques et des élastomères, l'identification des constituants, le dosage de certains d'entre eux et la recherche des impuretés posent des problèmes extrêmement complexes.

Les éléments minéraux peuvent être identifiés et dosés après calcination. Certains adjuvants organiques peuvent être extraits avec de l'eau pure, acide ou alcaline ou des solvants organiques tels que l'hexane, le benzène, le chloroforme ou l'acétone. Les substances extraites peuvent être identifiées par spectrographie ultraviolette ou infrarouge ou par une méthode chromatographique sur couche mince ou en phase gazeuse. Le spectre infrarouge peut permettre l'identification du polymère lui-même. Les essais concernant les colorants sont donnés dans la monographie *Colorants des matériaux en matières plastiques ou en élastomères à usage pharmaceutique et médico-chirurgical.*

Essais mécaniques

Ces essais peuvent être appliqués, soit aux matériaux eux-mêmes, soit aux récipients terminés. À titre d'exemple, on peut citer :

- essais de traction et d'allongement ;
- essais de résistance au déchirement ;
- essais de résistance à l'éclatement ;
- essais de résistance aux chocs ;
- essais de résistance à l'écrasement ;
- essais de dureté, etc.

Un essai plus spécifiquement pharmaceutique est l'*essai de piqûre* pour les fermetures des récipients pour préparations injectables.

Essais de transparence

Dans certains cas, une transparence suffisante est recherchée pour pouvoir contrôler la limpidité et la bonne conservation du contenu.

Dans d'autres cas, le conditionnement doit protéger le médicament contre les rayonnements néfastes.

La perméabilité aux divers rayonnements est donnée par le spectre d'absorption d'un échantillon du matériau étudié.

Essais de perméabilité

La perméabilité aux gaz (ou vapeurs) d'une paroi en matière plastique est un phénomène physicochimique assez complexe. Elle comporte une absorption des molécules de gaz (par affinité chimique ou solubilité) puis une diffusion dans la paroi et enfin une désorption sur l'autre face.

L'absorption se ferait dans les vides du réseau macromoléculaire. La diffusion s'expliquerait par déplacement des vides sous l'effet de l'agitation thermique du réseau. La perméabilité est accrue dans les zones amorphes et réduite dans les zones cristallines.

Les facteurs qui influencent la perméabilité sont donc :

- la nature du gaz ;
- les caractéristiques de la matière plastique (organisation du réseau macromoléculaire, degré de cristallinité, similitude chimique avec le gaz, nature des additifs, etc.) ;
- la température : l'élévation de la température diminue la cristallinité et augmente l'agitation thermique.

Il faut ajouter la possibilité d'existence de microtrous dans les films minces, en particulier dans les zones de pliage.

On peut distinguer les essais de perméabilité :

- *à la vapeur d'eau :* le principe de l'essai consiste à mettre un produit avide d'eau, du gel de silice, du chlorure de calcium anhydre ou de l'anhydride phosphorique par exemple, dans le récipient à étudier. Celui-ci est placé en atmosphère humide. L'augmentation de poids mesurée périodiquement donne la perméabilité à la vapeur d'eau par unité de temps. Dans le cas des films, on a recours à une capsule d'aluminium de dimensions bien déterminées dans laquelle on met du chlorure de calcium anhydre. Sur cette capsule est placée le film à étudier, l'étanchéité étant assurée par un joint de cire (figure 2.20). Le tout est maintenu à 25 °C dans une humidité relative de 90 %. La perméabilité est exprimée en g/m^2/24 h (*cf.* tableau 2.6).

- *aux gaz* (O_2, air, CO_2...) à l'aide de manomètres ;
- *aux principes volatils* (solvants, essences...) par détermination de la perte de poids en fonction du temps des récipients dans lesquels ont été placées des substances volatiles ;
- *aux liquides* par perte de poids après avoir fait subir au contenant et son contenu des variations de pression.

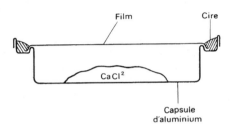

Figure 2.20
Essai de perméabilité des films : méthode gravimétrique.

Essais de résistance chimique

Les récipients et les bouchons doivent être chimiquement inertes, il ne doit donc pas y avoir d'échange entre un contenant et son contenu. Le récipient ne doit rien céder au contenu ni, non plus, rien absorber de celui-ci.

Les essais de résistance chimique peuvent être faits soit avec de l'eau, soit avec les divers liquides qui doivent être placés dans le récipient :

- *l'eau* (essais de résistance hydrolytique). Le matériau ou le récipient à étudier est mis en contact avec de l'eau à une température donnée et pendant un temps déterminé. Après ce traitement, l'eau est analysée par des moyens appropriés afin d'identifier les substances qui sont éventuellement passées en solution (voir plus loin les essais de résistance hydrolytique des récipients pour préparations injectables de la Pharmacopée française) ;
- *liquides divers.* Les liquides sont choisis pour cet essai selon la destination des récipients (alcool à différents titres, solvants organiques, huiles, essences, solutions salines, acides et alcalines...). Après un temps de contact déterminé, on vérifie qu'aucun élément du récipient n'est passé en solution, que la surface du récipient n'a pas été modifiée (examen à l'œil ou au microscope) et que les parois du récipient n'ont pas absorbé de liquide (gonflement mesurable).

Essais d'innocuité

Ces essais sont dans le cas des matières plastiques *les plus importants* étant donnée la très grande variété d'adjuvants qui peuvent entrer dans leur composition.

La pharmacopée décrit un essai de tolérance locale par implantation chez le lapin et un mode d'étude de la cytotoxicité des matériaux sur culture de cellules fibroblastiques.

Essais de conservation

(essais climatiques et essais de vieillissement accéléré)
Pour ces essais on fait subir aux matériaux de conditionnement des variations de température, de pression, d'éclairage et d'humidité pendant des temps plus ou moins longs. Après ces différents traitements, on vérifie que les qualités d'origine se sont bien conservées par les essais physiques, chimiques et physiologiques déjà énumérés.

Les articles de conditionnement pour produits stériles doivent évidemment conserver leurs propriétés d'origine après le traitement stérilisant : chaleur, rayonnement ou gaz.

L'ensemble des essais décrits permet de caractériser les différents matériaux de conditionnement et oriente au moment de l'emploi le choix du pharmacien galéniste.

Lors d'une mise au point de médicament nouveau, il y a évidemment un essai qui s'impose, *c'est celui de la bonne conservation des principes actifs dans le conditionnement choisi.* C'est d'après les résultats de cet essai qu'est fixée la date limite d'utilisation du médicament.

Dans sa 3ᵉ édition, la Pharmacopée européenne consacre une partie des méthodes générales aux *Matériaux* et aux *Récipients.*

Matériaux utilisés pour la fabrication des récipients

La Pharmacopée donne une série de monographies :

■ monographies de matériaux pour récipients destinés à contenir le sang humain et les produits du sang, aux préparations pour administration parentérale, aux préparations ophtalmiques, aux préparations pour l'alimentation parentérale, aux solutions aqueuses pour perfusion intraveineuse, etc. ;

■ et aussi des monographies plus ou moins générales : polyoléfines, huile de silicone utilisée comme lubrifiant, silicone-élastomère utilisée comme lubrifiant, caoutchoucs pour fermetures et additifs pour plastiques.

Récipients

Le récipient pour usage pharmaceutique est un dispositif qui contient ou qui est destiné à contenir un produit et qui est, ou peut être, en contact direct avec celui-ci. La fermeture fait partie du récipient.

Définitions

Le récipient est conçu pour permettre le prélèvement du contenu de façon appropriée à l'emploi auquel il est destiné. Le récipient protège le contenu de l'environnement à des degrés variables selon la nature du produit et les risques auxquels il est exposé, tout en limitant la perte des composants. Le récipient n'exerce sur le contenu aucune action physique ou chimique susceptible d'altérer sa qualité au-delà des limites tolérées par les prescriptions officielles.

■ *Récipient unidose.* Un récipient unidose est un récipient qui contient une quantité de préparation destinée à être utilisée une seule fois en totalité ou partiellement.

■ *Récipient multidose.* Un récipient multidose contient une quantité suffisante de la préparation pour au moins 2 doses de la préparation.

■ *Récipient bien fermé.* Un récipient bien fermé protège son contenu de la contamination par des matières étrangères solides et liquides, et de la perte du contenu dans des conditions normales de manutention, de conservation et de transport.

■ *Récipient étanche.* Un récipient étanche est imperméable aux solides, aux liquides et aux gaz, dans des conditions ordinaires de manutention, de conservation et de transport. Si le récipient est destiné à être ouvert plus d'une fois, il doit être conçu de façon à recouvrer son étanchéité chaque fois qu'il est refermé.

■ *Récipient scellé.* Un récipient scellé est un récipient fermé par fusion du matériau du récipient.

■ *Récipient à fermeture inviolable.* Un récipient à fermeture inviolable est un récipient fermé muni d'un dispositif spécial qui révèle irrévocablement qu'il a été ouvert.

■ *Récipient avec dispositif de sécurité enfant.* Un récipient muni d'un dispositif qui empêche toute ouverture fortuite par un enfant.

Récipients en verre pour usage pharmaceutique

Cette partie ne concerne que les récipients en verre destinés à entrer en contact direct avec les préparations pharmaceutiques.

La stabilité chimique des récipients de verre pour usage pharmaceutique est exprimée par la résistance hydrolytique. On entend par résistance hydrolytique celle offerte par le verre à la cession de substances minérales solubles dans l'eau, dans des conditions déterminées de contact entre la surface intérieure du récipient ou la poudre de verre et l'eau. Cette résistance est évaluée par le titrage de l'alcalinité de la solution.

Selon leur résistance hydrolytique, les récipients de verre sont classés comme suit :

■ verre de type I :

  • verre neutre, dont la résistance hydrolytique élevée est due à la composition chimique de la masse,

  • Il existe pour les flacons et non pour les ampoules des variétés de type I « à bas taux d'aluminium » ;

■ verre de type II : habituellement du verre calco-sodique dont la résistance hydrolytique élevée résulte d'un traitement de surface approprié ;

■ verre de type III : habituellement du verre calco-sodique de résistance hydrolytique moyenne ;

■ verre de type IV: habituellement du verre calco-sodique de faible résistance hydrolytique.

Les indications suivantes, imprimées en caractères italiques, sont des recommandations générales relatives au type de récipient de verre pouvant être utilisé pour différents types de préparations pharmaceutiques. Le fabricant d'un produit pharmaceutique s'engage à garantir la compatibilité entre le récipient de verre et la substance qu'il contient.

Les récipients de verre du type I conviennent pour des préparations pour usage parentéral et non parentéral, pour le sang humain et pour les produits du sang.

Les récipients de verre du type II conviennent en général pour des préparations aqueuses acides et neutres pour usage parentéral.

Les récipients de verre du type III conviennent pour les préparations en véhicule non aqueux pour usage parentéral, pour les poudres pour usage parentéral et pour des préparations pour usage non parentéral.

Les récipients de verre du type IV conviennent généralement pour des préparations solides et certaines préparations liquides ou semi-solides, pour usage non parentéral. Il est toujours possible d'utiliser des récipients d'une résistance hydrolytique supérieure à celle recommandée pour une préparation donnée.

Les récipients de verre, coloré ou non, peuvent être utilisés pour des préparations pour usage non parentéral. Les récipients de verre incolore sont habituellement utilisés pour les préparations pour usage parentéral, sauf dans le cas des préparations sensibles à la lumière où ils peuvent être de verre coloré. Il est recommandé que tous les récipients de verre pour les préparations liquides et pour les poudres pour usage parentéral permettent l'examen visuel du contenu.

Les récipients de verre peuvent être soumis à divers traitements de leur surface interne pour améliorer la résistance hydrolytique, conférer des propriétés d'hydrophobies, etc. La surface externe peut également être traitée par exemple pour accroître le glissement et la résistance aux rayures. Le traitement externe est tel qu'il ne contamine pas la surface interne du récipient.

À l'exception des récipients de verre du type I, les récipients de verre pour préparations pharmaceutiques ne doivent pas être réutilisés. Les récipients destinés à contenir le sang humain et les produits du sang ne doivent pas être réutilisés.

Les récipients de verre pour usage pharmaceutique satisfont à l'essai ou aux essais appropriés de résistance hydrolytique. Lorsque des récipients de verre comportent des éléments faits d'un matériau autre que le verre, les essais s'appliquent uniquement à la partie de verre.

Pour définir la qualité d'un récipient de verre en fonction de l'usage prévu, trois essais de résistance hydrolytique sont décrits :

■ *Essai de résistance hydrolytique de surface.*

Pour cet essai la pharmacopée donne les volumes de liquide (eau) nécessaires à l'essai (tableau 2.7).

Tableau 2.7

Volume de remplissage (mL)	Volume du liquide d'essai à titrer (mL)	Nombre de titrages
Jusqu'à 3	25,0	1
Supérieur à 3 et jusqu'à 30	50,0	2
Supérieur à 30 et jusqu'à 100	100,0	2
Supérieur à 100	100,0	3

On entend par *volume de remplissage*, le volume d'eau dans les récipients qui est nécessaire pour faire l'essai. Pour les flacons, ce volume est de 90 % de leur capacité à ras bord. Pour les ampoules, on les remplit jusqu'à l'épaulement.

Pour cet essai comme pour les suivants, on utilise de l'*eau exempte de dioxyde de carbone* (eau R).

Mode opératoire : les récipients sont lavés avec de l'eau R puis remplis au volume de remplissage. Les flacons sont recouverts d'un cristallisoir, les cartouches et seringues préremplies sont fermées avec un matériau ne provoquant pas d'interférences, et les ampoules scellées. Ils sont placés dans un autoclave maintenu à 121 °C pendant 1 heure. La montée de la température de 100 à 121 °C doit se faire en 20 minutes et le retour de 121 à 100 °C en 40 minutes. Le contenu de tous les récipients est mélangé dans une fiole en verre neutre. La quantité prescrite pour l'essai (tableau 2.8) est mesurée avec précision puis versée dans une nouvelle fiole de verre neutre. Le dosage est effectué en présence de rouge de méthyle par HCl 0,01 M. On fait un titrage témoin avec de l'eau R. Les valeurs mesurées ne doivent pas dépasser les limites indiquées dans le tableau 2.8.

Tableau 2.8
Valeurs limites de la résistance hydrolytique du verre

Volume de remplissage du récipient en mL	Volume en mL de HCl 0,01 M pour 100 mL de liquide d'essai	
	verre type I	verre type III
Jusqu'à 1	2,0	20,0
Supérieur à 1 jusqu'à 2	1,8	17,6
– à 2 jusqu'à 5	1,3	13,2
– à 5 jusqu'à 10	1,0	10,2
– à 10 jusqu'à 20	0,80	8,1
– à 20 jusqu'à 50	0,60	6,1
– à 50 jusqu'à 100	0,50	4,8
– à 100 jusqu'à 200	0,40	3,8
– à 200 jusqu'à 500	0,30	2,9
– à 500	0,20	2,2

■ *Essai sur poudre de verre pour la détermination de la résistance hydrolytique.*

Les récipients à essayer (trois au minimum) sont pulvérisés à l'aide d'un mortier et d'un marteau. Mortiers et pilons sont décrits avec précision dans la pharmacopée.

La poudre obtenue est tamisée à travers des tamis en acier inoxydable de maille de 710 μm, puis à travers de 425 μm et 300 μm. On conserve finalement la poudre de verre qui passe à travers le tamis de 420 μm et qui est retenue par le tamis de 300 μm. On la débarrasse de particules métalliques avec un aimant et on la lave à l'acétone.

20 g de cette poudre sont placés dans une fiole de verre neutre avec 100 mL d'eau récemment distillée. Cette fiole recouverte d'un cristallisoir est portée ensuite à l'autoclave à 121 °C pendant 30 min (même mode opératoire que pour l'essai de surface).

Après refroidissement, le titrage de l'alcalinité est réalisé sur 50 mL du liquide en présence de rouge de méthyle avec HCl 0,01 *M*. On fait un dosage témoin et les résultats sont exprimés en mL de HCl 0,01 *M* pour 10 g de poudre de verre.

■ *Méthode de surface sur récipient traité pour la détermination de la résistance hydrolytique.*

Les récipients sont traités pendant 10 min par une solution à 4 % d'acide fluorhydrique, ce qui élimine la couche de verre neutralisée dans le cas du verre II. Après ce traitement, les récipients sont lavés à l'eau purifiée et subissent à nouveau l'essai de résistance hydrolytique décrit plus haut.

Dans le cas du verre I, les valeurs trouvées sont à peu près les mêmes avant et après traitement par HF.

Dans le cas du verre II, les valeurs trouvées après traitement par HF sont plus élevées et se rapprochent des valeurs du verre de type III (*cf.* tableau 2.8).

Limites. Les valeurs maximales caractéristiques des verres de type I ne sont pas supérieures à 2,0 mL, celles des verres de types II ou III ne sont pas supérieures à 17,0 mL et celles des verres de type IV ne sont pas supérieures à 30,0 mL d'*acide chlorhydrique 0,01 M.*

■ Autre essai : *Transmission de la lumière pour les récipients de verre coloré protégeant de la lumière.*

Cet essai est effectué sur des fragments de récipients brisés, à l'aide d'un spectrophotomètre. La transmittance est mesurée dans la région spectrale de 290 à 450 nm.

Récipients et fermetures en matière plastique pour usage pharmaceutique

■ *Polymères.* Les polymères les plus souvent utilisés sont : le polyéthylène (avec et sans additifs), le polypropylène, le poly (chlorure de vinyle), le poly (téréphtalate d'éthylène) et le poly (éthylène-acétate de vinyle).

■ *Additifs.* La nature des additifs et leur quantité sont fonction du type de polymère utilisé, du procédé de transformation de celui-ci en récipient et de l'usage auquel ce récipient est destiné. Ces additifs peuvent être des antioxygènes, des stabilisants, des plastifiants, des lubrifiants, des colorants et des renforçateurs mécaniques. Les agents antistatiques et les agents de démoulage ne peuvent être utilisés que pour les récipients pour préparations à usage oral ou à usage externe pour lesquels ils sont autorisés. Des additifs acceptables sont indiqués dans la formulation type pour chaque matériau décrit dans la Pharmacopée. D'autres additifs peuvent être utilisés à condition d'avoir été approuvés, dans chaque cas, par l'autorité compétente habilitée à autoriser la mise sur le marché de la préparation en question.

■ *Choix d'un récipient et relation client-fournisseur.* Pour choisir un récipient en matière plastique appropriée, il est nécessaire de connaître la formulation complète de ce matériau, y compris tous les produits ajoutés au cours de la fabrication du récipient, afin d'évaluer les risques éventuels. Le récipient en matière plastique sélectionné pour une préparation particulière devrait être constitué de façon que :

• les constituants de la préparation qu'il contient ne soient pas adsorbés à la surface de la matière plastique et ne migrent pas dans ou à travers elle de manière significative ;

• la matière plastique ne libère aucune substance en quantité suffisante pour affecter la stabilité de la préparation ou pour entraîner un risque de toxicité.

À partir du ou des matériaux sélectionnés pour satisfaire à ces critères, des récipients identiques entre eux et constituant « l'échantillon type » sont fabriqués selon des modalités précises, puis mis à l'épreuve sur le plan pratique, dans des conditions reproduisant celles de l'emploi auquel ils sont destinés, y compris la stérilisation éventuelle. Pour vérifier la compatibilité entre récipient et contenu et pour s'assurer qu'il ne se produit pas de changement préjudiciable à la qualité de la préparation, divers essais sont effectués tels que vérification de l'absence de tout changement des caractères physiques, évaluation des pertes ou des gains éventuels par suite de la perméabilité du récipient, recherche de la modification du pH, évaluation des modifications pouvant intervenir sous l'action de la lumière, essais chimiques et, dans les cas appropriés, essais biologiques.

La méthode de fabrication est telle qu'elle assure la reproductibilité de la fabrication ultérieure en vrac et les conditions de fabrication sont choisies pour éliminer toute possibilité de contamination par d'autres matières plastiques ou leurs sous-produits. Le fabricant du produit doit s'assurer que le récipient est, en tous points, conforme à « l'échantillon type ».

Il est important, pour que les résultats de l'essai effectué sur « l'échantillon type » restent valables, que :

■ aucun changement ne soit apporté à la composition du matériau telle qu'elle a été définie pour « l'échantillon type » ;

■ aucun changement n'intervienne dans les conditions de fabrication telles qu'elles ont été définies pour « l'échantillon type ». En particulier, il faut éviter toute modification de la température à laquelle est soumise la matière plastique au cours de sa transformation ou au cours de toute opération ultérieure telle que la stérilisation ;

■ les déchets ne soient pas réutilisés.

Le recyclage des chutes de fabrication dont la nature et les proportions sont bien définies peut être autorisé après validation appropriée.

La pharmacopée distingue les récipients stériles pour les solutions aqueuses pour perfusion et pour les produits du sang, les nécessaires pour transfusion du sang et des produits du sang, les seringues stériles et les fermetures pour préparations parentérales.

3 Opérations pharmaceutiques

Dans cette troisième partie sont traitées les opérations pharmaceutiques qui intéressent plusieurs des formes pharmaceutiques étudiées dans la quatrième et dernière partie. Les opérations qui ont fait l'objet d'une étude détaillée dans un autre enseignement, et qui de plus concernent davantage la préparation des matières premières que la mise en forme galénique, ne sont pas abordées, la distillation par exemple.

Pour chacune des opérations pharmaceutiques qui sont décrites dans cette partie, il existe une gamme de matériel de types divers. Le choix pour l'utilisateur dépend de la nature des produits et des quantités à traiter. Il va de soi que le matériel doit être adapté à l'opération envisagée mais les BPF demandent de le vérifier.

Se reporter à la première partie pour les principes de la **qualification du matériel** et de **la validation des procédés**.

Pour illustrer ce qu'on entend par « validation d'un procédé », voici la démarche à suivre pour valider une opération particulièrement simple.

Soit un mélange de poudres à réaliser en vue de la fabrication par compression directe de comprimés.

La *composition* est la suivante :

- actif A   50 kg ;
- diluant B   300 kg ;
- aromatisant C   15 kg ;
- colorant D   0,050 kg;
- lubrifiant E   10 kg.

On vérifie au préalable que le *mélangeur* X à utiliser a la *qualification* voulue pour ces types de poudres et pour de telles quantités. La *qualification* d'un appareil pour une opération donnée se déduit de la documentation fournie par le fournisseur et peut être confirmée par un essai préalable.

Il s'agit ensuite de *valider le procédé* choisi après quelques essais. Soit, par exemple, le procédé suivant que l'on désire valider avant de passer à la production industrielle :

- 1. tamisage des poudres ;
- 2. introduction et agitation des poudres dans le mélangeur en suivant l'ordre et les durées d'agitation suivants :
  - a) D + 1/3 B, agitation 10 min,
  - b) + A + C + 2/3 B, agitation 5 min,
  - c) + E, agitation 2 min.

La *procédure* est rédigée avec tous les détails nécessaires à la reproductibilité du procédé.

La *validation* du procédé après application de la procédure écrite comporte :

■ la vérification de l' *homogénéité* du mélange, par exemple en faisant trois prélèvements d'échantillons dans le mélangeur arrêté, à trois niveaux différents, au fond en surface et à mi-hauteur, en dosant le principe actif dans chacun des neuf prélèvements et en vérifiant que le traitement ne l'a pas altéré. La taille de chaque échantillon doit être du même ordre de grandeur que celle des comprimés à fabriquer à partir du mélange ;

■ la vérification des autres *caractéristiques* prévues du mélange : caractères organoleptiques, granulométrie, écoulement, densité avant et après tassement, comportement à la compression, etc. ;

■ la vérification de la *reproductibilité* du procédé ; l'opération et les vérifications sont répétées deux autres fois.

Le *résultat de la validation* est considéré comme satisfaisant, si les doses trouvées dans chaque échantillon et les autres caractéristiques mesurées se trouvent toutes dans les limites préalablement établies.

Par la suite, en appliquant rigoureusement la procédure, on aura l'assurance d'obtenir un mélange (conforme aux spécifications) qui sera toujours accepté par le laboratoire de contrôle. En principe, le contrôle final devient donc inutile mais, dans la pratique, on maintient un dosage sur un échantillon prélevé au hasard, en estimant qu'il n'y a plus à refaire de vérification de l'homogénéité.

Un autre exemple de démarche de validation est donné plus loin à propos de la stérilisation (*cf.* p. 193).

Pulvérisation des solides

Le broyage conduit par fragmentation mécanique à une réduction des dimensions individuelles de morceaux solides. Le terme de pulvérisation est utilisé lorsque la fragmentation conduit à une poudre, c'est-à-dire à des particules de dimensions réduites. Dans tous les cas, la fragmentation des solides, qui se traduit par l'apparition de surfaces libres nouvelles, nécessite un apport d'énergie.

Dans l'état actuel de nos connaissances, il n'est pas possible de déterminer avec précision d'après la granulométrie avant et après traitement, et la résistance du produit envisagé, l'énergie nécessaire à un broyage.

Les différentes formules proposées ne donnent pas les mêmes chiffres, selon qu'il s'agit de corps cassants ou de corps élastiques.

Quoi qu'il en soit, avec les appareils de broyage on constate qu'une grande partie de l'énergie est transformée en chaleur d'où un faible rendement et une élévation de température nuisible pour des nombreux produits.

La pulvérisation peut être précédée *d'opérations préliminaires* diverses dont le but est d'amener la matière première sous une forme convenable pour la pulvérisation. Elle est, de plus, suivie d'une opération importante pour l'obtention d'une poudre de granulométrie déterminée : *le tamisage*.

Ce chapitre se limite à la fragmentation mécanique, mais en pharmacie on peut avoir recours à d'autres mécanismes pour l'obtention de poudres : réaction chimique, précipitation, cristallisation, nébulisation, ultrasons…

Le pharmacien a toujours intérêt à demander à son fournisseur des matières premières à la granulométrie désirée pour éviter l'opération de broyage. Dans l'entreprise pharmaceutique, tout broyage pose des problèmes complexes de matériel, de contaminations croisées et de rendement.

Opérations preliminaries

■ **Mondation.** Elle consiste à débarrasser la matière première de toutes les parties inutiles. Exemples : criblage des graines et mondation des amandes.

■ **Division grossière.** Cette opération est nécessaire pour les produits volumineux, car les appareils de pulvérisation proprement dite n'acceptent les fragments solides qu'au-dessous d'une certaine taille. On peut avoir recours :
- au concassage (marteaux, pilons...) ;
- à la rasion (rabots, limes...) ;
- à la section (coupe-racine...).

■ **Dessiccation.** Pour les drogues d'origine végétale ou animale, les différentes opérations précédentes peuvent être suivies d'une dessiccation qui rend plus facile la pulvérisation ultérieure.

Pulvérisation

Il n'est pas question de faire ici une étude de la fragmentation des solides mais simplement d'énumérer les mécanismes et les facteurs qui interviennent dans la pulvérisation avant de décrire brièvement les différents types d'appareils utilisables en pharmacie.

Mécanismes

La division mécanique d'une particule solide peut se faire par différents mécanismes tels que :

■ *compression ;*

■ *percussion ou choc ;*

■ *abrasion ou attrition ;*

■ *cisaillement ;*

■ *arrachement, etc.*

Ceux-ci peuvent être mis en œuvre séparément ou simultanément dans les différents appareils qui sont énumérés plus loin. Pour les substances très dures on a surtout recours à la compression et à la percussion, pour les substances friables à l'abrasion et au cisaillement et pour les substances molles à l'arrachement.

Facteurs intervenant dans le choix d'un appareil de pulverisation

■ *Les propriétés de la substance à pulvériser :*
- dureté, élasticité,plasticité ;
- friabilité ;
- taux d'humidité...

La nature chimique du principe actif et sa sensibilité à la chaleur peuvent aussi intervenir car certains broyeurs provoquent une élévation de température appréciable.

■ *La taille des particules à pulvériser et celle des particules à obtenir* : chaque appareil de broyage a un *rapport de réduction* déterminé. Il n'admet que des fragments de taille inférieure à une certaine dimension et ne peut les réduire qu'à un certain degré de ténuité. *La granulométrie de la poudre obtenue doit être aussi régulière que possible afin d'éviter un nouveau broyage des particules trop grosses.* Les appareils conçus pour la séparation des particules ayant atteint la dimension choisie, au fur et à mesure de leur apparition, sont intéressants à ce point de vue.

■ *La forme des particules à obtenir* : celle-ci peut varier avec le procédé de pulvérisation.

■ *La quantité à traiter* : l'appareil choisi doit assurer un rendement convenable. Le fonctionnement peut être continu ou discontinu.

Étant donné la variété des facteurs qui entrent en jeu, il n'existe *pas d'appareil de broyage universel* capable de résoudre tous les problèmes de pulvérisation.

De plus la pulvérisation pose des problèmes de *sécurité :*

■ des problèmes de bruits : les appareils doivent être placés dans des locaux isolés et éventuellement insonorisés ;

■ des problèmes d'intoxication par dissémination des poussières. Il faut souvent opérer dans des enceintes closes et protéger le personnel. Des mesures sont à prendre pour éviter les contaminations croisées entre composants de médicaments différents.

Il est plus intéressant parfois, de réaliser la pulvérisation au sein d'un liquide plutôt qu'à sec.

Appareils de pulvérisation ou broyage

Il est possible de les diviser en deux groupes :

Appareils de laboratoire

■ *Mortier* : c'est l'instrument le plus utilisé pour les petites quantités : mortiers de formes diverses, couverts ou non, en porcelaine, verre, fer, agate, acier inoxydable…

■ *Porphyres :* pour les poudres très fines (pommades ophtalmiques).

■ *Broyeurs à hélices, broyeurs à couteaux* (genre moulins à cafés électriques ou mixers ménagers) : ces appareils donnent d'excellents résultats et très rapidement, à condition d'opérer par petites quantités et de ne pas s'en servir pour des substances trop fibreuses.

■ *Tamis et cribles* : pour les substances très friables, il suffit souvent pour les pulvériser de les frotter sur un tamis ou un crible : ce procédé est utilisé pour détruire les agglomérats de poudres.

■ *Moulins* (genre moulins à poivre).

Appareils industriels

■ *Meules* (genre meules de moulin pour céréales) verticales (figure 3.1) ou horizontales (figure 3.2).

■ *Concasseurs à mâchoires* (figure 3.3). Les mouvements sont réglés par un excentrique qui diminue rythmiquement l'espace qui sépare les mâchoires entre lesquelles le produit à broyer doit passer.

■ *Broyeurs à cylindres cannelés ou non* (figures 3.4 et 3.5). La grosseur des particules est réglée par l'écartement des deux cylindres dont les cannelures viennent s'emboîter en tournant. Les substances sont entraînées et écrasées dans l'intervalle qui les sépare. Dans le cas de deux cylindres lisses, l'un d'eux tourne plus vite que l'autre pour qu'il y ait à la fois compression et arrachement.

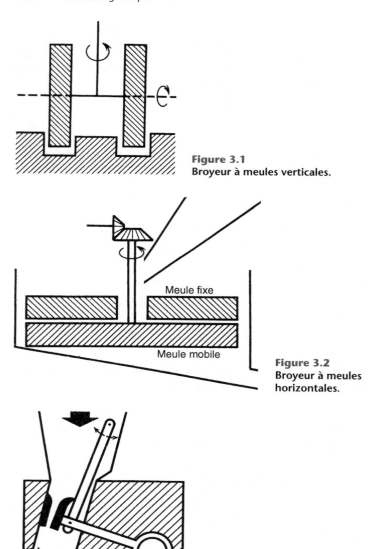

Figure 3.1
Broyeur à meules verticales.

Meule fixe

Meule mobile

Figure 3.2
Broyeur à meules
horizontales.

Figure 3.3
Concasseur à mâchoires.

■ *Broyeurs à dents ou à pointes* (figure 3.6). Le produit à broyer est déchiqueté par passage entre deux plaques métalliques circulaires et parallèles dont l'une est fixe tandis que l'autre tourne à grande vitesse autour de son axe. Les deux plaques sont hérissées de pointes ou de dents disposées en cercles concentriques autour de l'axe de rotation.

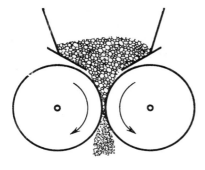

Figure 3.4
Broyeur à cylindres (lisses).

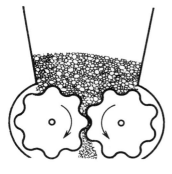

Figure 3.5
Broyeur à cylindres (cannelés).

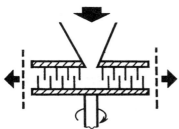

Figure 3.6
Broyeur à pointes.

■ *Broyeurs à marteaux* (figure 3.7). L'axe de rotation porte des bras articulés en métal. Lancés à très grande vitesse, ces marteaux viennent frapper les parois de l'enceinte cylindrique en pulvérisant la substance à broyer.

Dans les deux derniers types de broyeurs (à dents et à marteaux) les parois cylindriques de l'enceinte sont constituées de grilles perforées, dont la dimension des perforations est choisie d'après la ténuité désirée. Dans ces appareils, les particules subissent donc des chocs jusqu'à ce qu'elles soient assez fines pour sortir de l'enceinte de pulvérisation. Dans les deux cas, l'alimentation en produit à broyer ne commence que lorsque les parties tournantes ont atteint leur pleine vitesse. Ces appareils qui marchent en continu sont très utilisés.

■ *Broyeurs ou moulins à boulets* (ou galets) (figure 3.8). Ils sont constitués par des récipients cylindriques ou sphériques, en métal ou en porcelaine (jarres). Le produit à pulvériser est placé à l'intérieur de ces récipients avec un nombre convenable de boules de métal ou de porcelaine. Après fermeture, on fait tourner l'ensemble autour d'un axe horizontal. Les frottements et les chocs entre boulets et parois réalisent une pulvérisation assez semblable à celle du pilon dans le mortier.

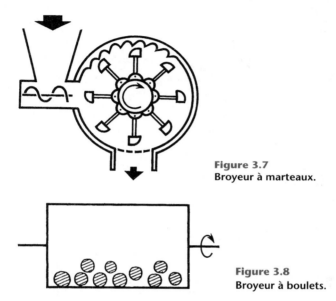

Figure 3.7
Broyeur à marteaux.

Figure 3.8
Broyeur à boulets.

Ces appareils ont l'inconvénient de ne pas marcher en continu. Leur rendement n'est pas élevé, mais ils ont cependant quelques avantages :
- l'opération se faisant en vase clos, il n'y a pas dissémination de poussière dans l'atmosphère ce qui est important pour les substances toxiques ;
- c'est le moyen qui convient le mieux pour certaines textures de produits ;
- ces appareils permettent de réaliser simultanément le broyage et le mélange de plusieurs substances.

■ *Broyeurs planétaires à boulets* (figure 3.9). C'est une variante du procédé précédent. Une force centrifuge importante vient s'ajouter à la simple force de gravité des boulets. Les jarres en porcelaine ou en acier tournent autour d'un axe situé à l'extérieur. Les boulets sont donc appliqués avec une très grande force sur les parois de la jarre. De plus pour qu'il y ait mouvement continuel des boulets dans la jarre, celle-ci tourne sur elle-même grâce à un système de courroies. Les boulets tournent autour de la jarre qui tourne elle-même à très grande vitesse autour de l'axe extérieur.

Ce procédé permet l'obtention de poudres extrêmement fines de l'ordre du micromètre en très peu de temps à partir de produits très durs.

■ *Microniseurs à air comprimé ou broyeurs à jet* (figure 3.10). Dans ces appareils, les particules à pulvériser sont entraînées par un violent courant d'air dans une enceinte conçue de telle sorte que les particules y subissent un grand nombre de chocs. L'enceinte de pulvérisation peut être de formes très différentes d'un constructeur à l'autre mais le principe est toujours le même. Ces appareils ont l'inconvénient d'être très encombrants et de consommer une quantité énorme d'air comprimé, mais ils sont très efficaces et il n'y a pas échauffement de la poudre. Ils sont de plus en plus utilisés dans l'industrie pharmaceutique.

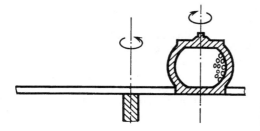

Figure 3.9
Broyeur planétaire à boulets.

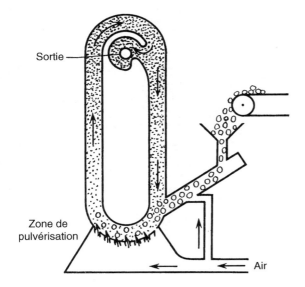

Sortie

Zone de
pulvérisation

Air

Figure 3.10
Microniseur ou
broyeurs à jet.

Tamisage

Après broyage une poudre subit généralement un tamisage pour séparer les particules trop grossières qui doivent subir un nouveau traitement.

On emploie pour cela soit des *tamis* de formes variées, ronds, carrés ou rectangulaires, agités à la main ou mécaniquement et le plus souvent couverts pour éviter la dissémination dans l'atmosphère, soit des *cribles* constitués par des plaques métalliques percées de trous circulaires régulièrement répartis sur toute leur surface.

Contrôle granulométrique des poudres

Une poudre est essentiellement caractérisée par les dimensions de ses particules qui peuvent être contrôlées par différents procédés dont les plus utilisés en pharmacie sont les suivants :

Tamis

Un tamis est formé par un tissage de fils qui laissent libres entre eux des *intervalles carrés* appelés *ouverture* ou *maille*. Pour un contrôle granulométrique, la maille doit être très régulière et aussi peu déformable que possible. Les tamis de contrôle sont en fils de métal fixés à un bord rigide cylindrique.

Classification des tamis (tamis classiques à mailles carrées).

Chaque tamis est actuellement désigné par un numéro qui correspond au côté, exprimé en micromètres, du carré formé par le vide intérieur de chaque maille. La pharmacopée donne une liste de tamis de contrôle avec les limites tolérées pour les ouvertures et pour le diamètre des fils pour chacun d'eux (tableau 3.1).

Tableau 3.1
Tamis de contrôle

Numéros des tamis (dimensions nominales des ouvertures)	Tolérance sur les ouvertures			Diamètre du fil			
	Tolérance maximale sur une ouverture + X	Tolérance sur la moyenne des ouvertures ± Y	Tolérance intermédiaire + Z	Dimensions nominales	recommandées *d*	Dimensions limites admissibles	
						ᵈmax	ᵈmin
11 200	770	350	560	2500	2900	2100	
8000	600	290	430	2000	2300	1700	
5600	470	180	320	1600	1900	1300	
4000	370	130	250	1400	1700	1200	
2800	290	90	190	1120	1700	950	
2000	230	70	150	900	1040	770	
1400	180	50	110	710	3820	600	
1000	140	30	90	560	640	480	
710	112	25	69	450	520	380	
500	89	18	54	315	360	270	
155	72	13	43	224	260	190	
250	58	9,9	34	160	190	130	
180	47	7,6	37	125	150	105	
125	38	5,8	22	90	104	77	
90	32	4,6	18	63	72	54	
63	26	3,7	15	45	52	54	
45	22	3,1	13	32	37	27	
38	–	–	–	30	35	24	

Pour une *analyse granulométrique,* on superpose un certain nombre de tamis de contrôle dont les dimensions des mailles vont en décroissant du tamis supérieur au tamis inférieur. On recouvre le tamis supérieur d'un couvercle après y avoir placé l'échantillon de poudre à étudier.

L'ensemble est agité pendant un certain temps au bout duquel les particules se répartissent sur les différents tamis selon leur granulométrie, les plus grosses restant sur le tamis supérieur, les autres traversant d'autant plus de tamis qu'elles sont plus fines (figure 3.11).

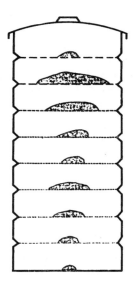

Figure 3.11
Analyse granulométrique.

À la fin de l'opération, la fraction de poudre qui se trouve sur chaque tamis est pesée.

La courbe du poids de poudre en fonction de l'ouverture des mailles donne un renseignement précis sur la répartition des particules en fonction de leur grosseur. Pour une poudre homogène, la courbe aura une forme de cloche très étroite.

Pour mener à bien une analyse granulométrique, il y a un certain nombre de précautions à prendre. En effet, les résultats seraient très facilement reproductibles quelle que soit la façon d'opérer si les particules de poudres étaient parfaitement sphériques.

En réalité, les particules d'une poudre ont des formes très complexes et très diverses et un grand nombre d'entre elles ne traversent un tamis donné que si elles se présentent devant la maille avec une orientation bien déterminée.

Pour avoir des résultats reproductibles il est donc absolument nécessaire d'opérer dans des conditions bien définies.

On peut par exemple, adopter les conditions suivantes :

■ l'appareillage est constitué de sept tamis ronds en acier inoxydable d'un diamètre de 200 mm et d'une hauteur de 50 mm environ avec couvercle et fond récepteur. Cette colonne est fixée sur un dispositif mécanique d'agitation ;

■ chaque tamis est taré. On place 100 g de poudre sur le tamis supérieur et on agite 10 min. Chaque tamis est ensuite pesé ;

■ les résultats sont représentés à la fois :

• sous forme d'un tableau exprimant en pourcentages les masses de poudre sur chaque tamis et sur le fond récepteur,

• —et sous forme de graphique avec, en abcisses, les classes granulométriques et, en ordonnées, les pourcentages mesurés.

Ces résultats doivent être accompagnés des caractéristiques de l'agitation.

La méthode d'analyse granulométrique est la méthode la plus commode, la plus couramment employée pour les poudres qui ne sont pas trop fines.

Expression de la finesse d'une poudre : le degré de division d'une poudre est désigné par le numéro de tamis qui indique la largeur des mailles en micromètres et figure entre parenthèses à la suite du nom de la substance.

Cas particulier des poudres définies par un qualificatif. La pharmacopée donne une définition pour un certain nombre d'adjectifs classiquement utilisés pour caractériser la granulométrie des poudres (tableau 3.2). Les chiffres indiqués pour les poudres grossières, modérément fines, fines et très fines sont ceux de la

Tableau 3.2
Qualification des poudres

Dénomination des poudres	Le résidu sur le tamis n° ... ne dépasse pas 5 %	Il ne passe, à travers le tamis n° ... qu'un maximum de 40 %
P. grossières	1400	355
P. modérément fines	355	180
P. fines	180	125
P. très fines	125	90
P. extrafines	90	La poudre, examinée au microscope, ne présent pas plus de 10 % de particules d'une taille inférieure à 10 μm
P. microfines	La poudre passe en totalité à travers le tamis 90. Dans le cas où le tamisage n'est pas réalisable, l'absence de particules d'une taille égale ou supérieure à 90 μm doit être vérifiée par examen au microscope	Examinée au microscope, la poudre ne présente pas plus de 1 % de particules d'une taille supérieure à 25 μm et pas plus de 10 % des particules d'une taille égale ou supérieure à 10 μm

Pharmacopée européenne *qui ne définit pas pour le moment les poudres extrafines et microfines.*

Microscope

L'examen au microscope permet :
- de calculer le pourcentage des particules de chaque dimension et de faire une courbe de répartition. Les particules sont mesurées à l'aide d'une échelle micrométrique après avoir adopté la façon d'effectuer la mesure (figure 3.12) ;

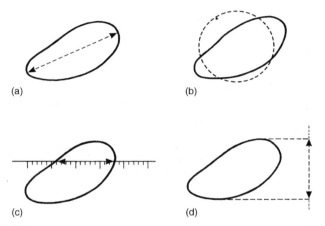

(a)   (b)

(c)   (d)

Figure 3.12
Quatre façons de mesurer la même particule :
(a) plus grande dimension ; (b) surface ; (c) corde sur échelle micrométrique ; (d) longueur projetée sur un axe.

- de compter les particules par unité de poids ou unité de volume dans le cas d'une poudre mise en suspension et examinée dans une cellule du type compte-globules rouges ;
- d'étudier la forme des particules, ce qui peut avoir son importance dans certains cas.

Pour faciliter la lecture, l'image (particules et échelle) peut être projetée sur un écran. Le comptage peut être automatisé.

Le microscope est aussi très utilisé pour étudier la granulométrie de particules en suspension dans un liquide ou dispersées dans une pommade ou des suppositoires.

Compteurs optiques automatiques

Cette catégorie d'appareils permet de compter les particules en suspension dans un liquide ou dans l'air. Le principe repose sur la diffraction ou l'interception de la lumière par les particules dont on peut ainsi déterminer les dimensions. Le recours au laser augmente considérablement la précision de cette méthode utilisable pour les particules de 0,2 à 2000 μm.

Perméabilimètre à air

Il permet de calculer la surface spécifique, exprimée en m^2/g, d'une poudre par mesure du temps d'écoulement d'une certaine quantité d'air à travers une cellule de dimensions déterminées contenant cette poudre. Cet essai est prescrit par la Pharmacopée pour les poudres sèches dont la finesse est inférieure à la plus petite ouverture de maille des tamis.

Détermination de la surface spécifique par adsorption gazeuse

La surface spécifique d'une poudre est déterminée par adsorption physique d'un gaz. La mesure de la quantité de gaz absorbé sous forme d'une couche monomoléculaire se fait par gravimétrie, par volumétrie ou en flux continu selon les prescriptions de la Pharmacopée.

Ce sont là les principales méthodes d'analyse granulométrique utilisées en pharmacie. Il en existe d'autres, telles que la *vitesse de sédimentation* d'une poudre placée dans un liquide de densité plus faible, mais on n'y a recours que dans des cas très particuliers.

Pour les poudres extrêmement fines, la vitesse de sédimentation étant insuffisante, il faut avoir recours à la *centrifugation* ou même à l'*ultra-centrifugation*.

Les méthodes qui ont recours au phénomène d'*adsorption* ne sont utilisées qu'en recherche.

Importance de la granulométrie :

En pharmacie galénique, le degré de division des solides, c'est-à-dire leur granulométrie a souvent une très grande importance. Il intervient par exemple :

■ dans la vitesse de dissolution ;

■ dans l'homogénéité et la stabilité des mélanges de poudres ou de granules ;

■ sur les qualités des comprimés (uniformité de masse, régularité de dosage, dureté, friabilité, délitement…) et des gélules ;

■ sur la stabilité des suspensions liquides ou pateuses (sirops, potions, pommades, suppositoires…) ;

■ sur le pouvoir adsorbant des poudres ;

■ sur le dosage ou répartition volumétrique des poudres (comprimés, capsules…) ;

■ et enfin sur la biodisponibilité des principes actifs peu solubles administrés sous forme solide. La vitesse de dissolution de ces derniers dans l'organisme dépend essentiellement de leur degré de division.

Les appareils de comptage des microparticules (microscope, compteurs optiques) sont aussi utilisés pour le contrôle des solutions injectables.

Mélange. Préparation des mélanges pulvérulents

Le mélange est une opération fondamentale, car elle intervient dans la fabrication de toutes les formes pharmaceutiques. L'objectif est toujours de rendre aussi homogène que possible une association de plusieurs produits qui peuvent être solides, pâteux, liquides ou gazeux.

Le résultat d'un mélange est une préparation qui porte aussi le nom de mélange ; celui-ci doit être homogène, c'est-à-dire que chaque fraction ou dose prélevée au hasard doit contenir tous les constituants dans les mêmes proportions que dans la totalité de la préparation. Pour éviter les confusions, certains appellent l'opération : *mélangeage.*

Selon l'état physique des constituants, le produit obtenu est une solution vraie ou colloïdale, une émulsion, une suspension ou une poudre composée. Les mélanges gazeux ne sont pas traités dans cet ouvrage. Les mélanges liquides ou pâteux conduisant à des solutions ou des dispersions sont étudiés plus loin à propos de la dissolution, des émulsions et des suspensions. Des précisions sont données à propos des formes : pommades, suppositoires, etc. *Ce chapitre est donc consacré uniquement aux mélanges pulvérulents.*

Pour mener à bien une opération de mélange, il faut au préalable préciser un certain nombre de facteurs concernant les produits et le matériel (*cf.* validation d'un procédé de mélange).

Facteurs intervenant dans un mélange de poudres

L'idéal, pour qu'il n'y ait pas tendance à la séparation, est de mélanger des poudres dont les propriétés sont très voisines. Parmi les facteurs qui favorisent la séparation, il y a surtout les différences de tailles et de formes et les différences de densité.

Granulométrie :

■ **Des composants.** C'est le facteur le plus important pour l'obtention d'un mélange homogène. On a intérêt à mélanger des particules de mêmes dimensions et pour cela il est nécessaire de broyer convenablement les matières premières et de les tamiser éventuellement avant d'effectuer le mélange. Certains appareils réalisent simultanément le broyage et le mélange (broyeurs à boulets ou à meules).

■ **La densité.** La densité de chacun des constituants influe aussi sur la stabilité du mélange. Les particules les plus lourdes tendent à descendre au fond des récipients, tandis que les plus légères remontent à la surface.

■ **Les proportions des différents composants.** L'homogénéité rigoureuse d'un mélange de poudre est plus difficile à obtenir si l'un des composants s'y trouve en faible proportion par rapport aux autres. Or, il est de la plus grande importance que le constituant en petite quantité soit parfaitement réparti dans toute la masse. C'est le cas de principes médicamenteux très actifs qu'il est nécessaire de diluer dans une grande quantité de poudre inerte pour en faciliter la mesure de la dose à administrer. Il en est de même pour les colorants introduits, en général en très faibles proportions, dans les mélanges.

Dans les mélanges complexes comportant des constituants en proportions diverses, il faut commencer par mélanger entre eux les principes qui sont en faible proportion puis ajouter progressivement les autres. Les constituants les plus abondants peuvent être ajoutés par fractions (exemple : poudre de digitaline au centième).

Cas particuliers. Les poudres composées sont essentiellement constituées par des solides mais on peut avoir à y incorporer en faibles proportions des produits liquides ou pâteux. Quelques règles qui varient d'un cas à l'autre sont alors à appliquer :

■ les produits à consistance molle sont divisés par trituration à l'aide des autres constituants solides ajoutés progressivement. Lorsque les substances molles ou pâteuses contiennent un liquide volatil (extrait mou par exemple) le mélange final est soumis à une dessiccation ;

■ pour les produits liquides (cas des essences), il faut utiliser des poudres suffisamment absorbantes pour les retenir : *kaolin, amidon, $CaCO_3$, silice colloïdale, etc.*

Il faut aussi ajouter une poudre absorbante dans le cas des solides qui forment des mélanges eutectiques se liquéfiant à la température ordinaire (exemple : camphre et phénol, thymol et phénol, etc.).

Démélange. La séparation des particules peut se faire dans les mélangeurs eux-mêmes car dans certains d'entre eux la trajectoire des particules est fonction de leur taille et de leur densité : c'est le cas des mélangeurs par retournement. Elle peut se faire aussi au moment où le mélange glisse sur un plan incliné lorsqu'on vide le mélangeur ou au cours du transport et du stockage. Sous l'effet de vibrations il se forme des espaces libres dans lesquels se glissent plus facilement les particules les plus denses qui finalement peuvent se retrouver toutes réunies au fond du récipient.

Cette séparation est plus ou moins facilitée par la forme des particules qui glissent plus ou moins les unes sur les autres et par la granulométrie des particules. Pour les poudres très fines, les différences de densité vaincront plus difficilement les forces d'adhérence et de frottement des particules. Il n'y a pratiquement pas de séparation pour les particules inférieures à 40 μm.

Matériel : les mélangeurs

À l'officine, l'appareil le plus utilisé est encore le mortier mais on peut se servir aussi de boîtes ou flacons hermétiquement clos dans lesquels le mélange est obtenu par agitation. Cette dernière technique peut être préférée pour les poudres qui ont tendance à s'agglomérer par trituration et aussi pour les poudres volatiles ou toxiques.

Dans l'industrie, les mélangeurs proprement dits peuvent être classés en deux groupes :

Tambours mélangeurs

Les tambours mélangeurs ou mélangeurs à chute libre ou à retournement sont des enceintes closes dans lesquelles sont introduites les substances à mélanger. Ils tournent sur eux-mêmes pour assurer le mélange. Ils peuvent être de formes très diverses : cylindres (figures 3.13 et 3.14), la turbulence ici pouvant être augmentée par la présence de déflecteurs ; parallélépipèdes ou cubes (figure 3.15) ; mélangeurs en V ou en Y (figure 3.16), etc.

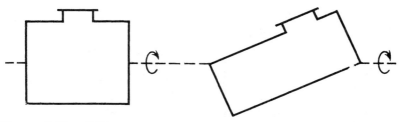

Figures 3.13 et 3.14

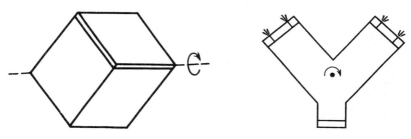

Figure 3.15

Figure 3.16
Tambours mélangeurs.

La plupart de ces appareils tournent autour d'un axe horizontal, mais ils peuvent aussi subir des mouvements plus complexes. Il existe par exemple des mélangeurs très efficaces dont le tambour ou récipient décrit des lemniscates.

Les tambours mélangeurs ont l'avantage d'être hermétiquement clos. Il n'y a aucune dissémination de poudre dans l'atmosphère pendant l'opération. Certains d'entre eux sont conçus de telle sorte qu'on puisse y faire le vide ce qui est intéressant pour les poudres sensibles à l'action de l'oxygène. Ils ne sont pas très efficaces lorsque la séparation est facile pour des raisons de tailles et de densités très différentes comme cela a été dit plus haut.

Mélangeurs malaxeurs

Dans ces mélangeurs, les produits sont malaxés par des bras, des hélices ou des raclettes de formes diverses :

■ mélangeurs planétaires (figure 3.17) ;

■ mélangeurs type pétrin (figure 3.18) : deux bras de forme complexe tournent en sens inverse autour de leurs axes parallèles et horizontaux.

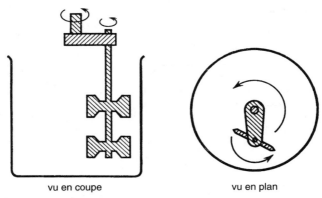

vu en coupe   vu en plan

Figure 3.17
Mélangeur planétaire.

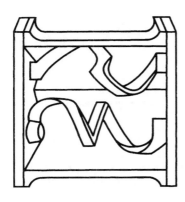

Figure 3.18
Mélangeur type pétrin (vu de haut).

Ces deux types de mélangeurs sont très utilisés en pharmacie pour les poudres et les mélanges pâteux ;

■ *mélangeurs à vis hélicoïdale* (figure 3.19) : l'agitateur est constitué par une vis pleine ou par des rubans hélicoïdaux ;

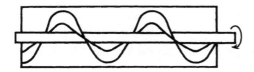

Figure 3.19
Mélangeur à vis hélicoïdale.

■ *mélangeurs à vis hélicoïdale et mouvement planétaire* (figure 3.20) ;

■ *mélangeurs à projection et tourbillonnement* (figure 3.21) : dans un cylindre horizontal tournent à grande vitesse des pales en forme de socs de charrue disposées en spirale sur l'axe du cylindre. En tournant, les socs projettent sans arrêt les poudres de la périphérie vers le centre, c'est un procédé très efficace qui se répand de plus en plus.

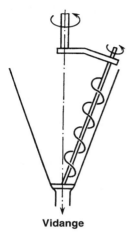

Vidange

Figure 3.20
Mélangeur à vis hélicoïdale et mouvement planétaire.

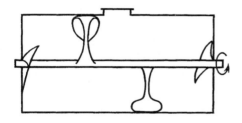

Figure 3.21
Mélangeur à projection et tourbillonnement.

Ce sont là les principaux types de mélangeurs, il en existe de très nombreuses variantes qui conviennent plus ou moins à chaque cas particulier.

Un point important est à noter pour l'emploi des mélangeurs, c'est que pour chaque type, il y a différentes tailles d'appareils et que chaque taille ne convient que pour des quantités bien déterminées de poudres, car un mélangeur ne doit être ni trop plein ni trop peu rempli pour être efficace. Le maximum d'efficacité correspond à une quantité assez précise de poudre.

Contrôle de l'homogénéité

Dans le cas des mélanges de poudres de couleurs différentes, un simple examen visuel donne une idée du degré d'homogénéité. À l'officine, il est classique d'ajouter un colorant comme témoin de l'homogénéité mais cette technique ne garantit que la bonne répartition du colorant et non pas celle des constituants du mélange.

Le contrôle lui-même consiste à prélever des échantillons de même taille à différents niveaux du mélange, à déterminer dans chaque prélèvement les proportions relatives d'un des composants (dosage du principe actif en général). Cela permet au cours d'une mise au point de déterminer les conditions opératoires optimales.

Un mélange absolument homogène n'existe pas. Il n'y a qu'une probabilité pour chaque constituant d'avoir une concentration donnée en tout point du mélange. L'importance de l'écart par rapport à la valeur théorique dépend de la taille de l'échantillon. Dans la pratique, on choisit la dose thérapeutique comme ordre de grandeur.

Conservation des mélanges

Différents facteurs interviennent (*cf. supra*) dans la stabilité d'un mélange. Si malgré un certain nombre de précautions, la conservation de l'homogénéité ne peut être assurée, il est nécessaire de répartir la poudre composée, aussitôt après sa préparation, en doses unitaires : comprimés, cachets, paquets, capsules...

Remarque. Il est fréquent en pharmacie qu'il y ait des incompatibilités entre les poudres à mélanger, par formation de mélanges eutectiques par exemple. Le contact entre les deux constituants peut alors être réduit par addition d'une troisième poudre inerte... D'autres mélanges risquent d'être explosifs, il faut alors éviter tout choc ou trituration pendant le mélange (chlorate de potassium et sucre).

Comme pour le broyage, il faut éviter la dissémination des poudres dans l'atmosphère et veiller à la protection du personnel (intérêt des mélangeurs clos).

Dissolution

La dissolution tient un très grand rôle dans la préparation de nombreuses formes pharmaceutiques et est d'une importance primordiale pour la biodisponibilité des médicaments quelle que soit la voie de pénétration dans l'organisme.

La dissolution consiste à diviser une substance à l'état moléculaire au sein d'un liquide. Le résultat de l'opération est appelé *solution* (phase unique homogène) qui est donc constituée par le *soluté* (ensemble des substances dissoutes) et par le *solvant*.

Lorsque plusieurs molécules restent associées sous forme de micelles de dimensions variant de 0,1 à 0,001 μm, on a une *solution colloïdale*.

On distingue deux sortes de dissolutions : *la dissolution simple ou complète* et *la dissolution extractive ou partielle* qui laisse un résidu ou marc.

Dans ce chapitre, il n'est question que de la dissolution simple dont ne sont traités d'ailleurs que quelques aspects puisque cette opération extrêmement importante en pharmacie galénique est développée dans d'autres cours (physique et chimie analytique). Pour la dissolution extractive qui est utilisée pour l'extraction des principes actifs des drogues végétales et animales, c'est-à-dire surtout au niveau des matières premières, il n'donné que les définitions des procédés.

Facteurs intervenant dans la dissolution

Il faut distinguer les facteurs qui interviennent sur la solubilité et ceux qui modifient la vitesse de dissolution.

Solubilité

Constitution chimique. La solubilité est fonction de la nature chimique du corps à dissoudre et de celle du solvant. On distingue la solubilité par ionisation (dissociation en ions) et la solubilité par polarité (affinités entre groupements fonctionnels du solvant et ceux du corps à dissoudre). Les *substances riches* en groupements *hydrophiles* se dissolvent surtout dans les *solvants polaires* et les *substances hydrophobes* dans les *solvants apolaires*. La notion de constante diélectrique du produit à dissoudre et du solvant est ici très importante[1].

Pour de nombreuses substances, la pharmacopée donne la solubilité dans divers solvants et parfois dans un même solvant à différentes températures.

La *solubilité* ou *coefficient de solubilité* est le nombre de parties en volume du liquide nécessaire pour dissoudre une partie en poids de la substance considérée.

Dans certains cas, la solubilité est seulement indiquée par un terme descriptif dont la signification est la suivante (tableau 3.3) :

Tableau 3.3
Signification des termes descriptifs de la solubilité

Termes descriptifs	Quantités approximatives de solvants en volume pour une partie de substance en poids
Très soluble	Moins d'une partie
Facilement soluble	de 1 à 10 parties
Soluble	de 10 à 30 parties
Assez soluble	de 30 à 100 parties
Peu soluble	de 100 à 1000 parties
Très peu soluble	de 1000 à 10 000 parties
Pratiquement insoluble	plus de 10 000 parties

Température. Sauf indication particulière, les chiffres ou les expressions données par la pharmacopée correspondent à la solubilité à 20 °C.

Dans la plupart des cas, la solubilité d'un solide (ou d'un liquide) dans un liquide augmente avec la température, mais il y a des exceptions (glycérophosphate de Ca, citrate de Ca, méthylcellulose, phosphates...). L'élévation de température est évidemment contre-indiquée pour les produits volatils ou thermolabiles ($NaHCO_3$).

pH. Dans le cas de la solubilité par ionisation, le pH du milieu est très important (alcaloïdes, phénols, substances amphotères...).

Polymorphisme. À une température donnée, c'est la forme cristalline la moins stable qui est la plus soluble. Un produit est plus soluble à l'état amorphe qu'à l'état cristallisé.

Substances additives. Les substances ajoutées à un solvant peuvent modifier la solubilité de certains produits.

---

[1] Pour mécanismes de la dissolution voir *Chimie Analytique*, collection « Abrégé de pharmacie », Tome I, de M. Guernet et M. Hamon, Masson.

Les uns favorisent la dissolution et ceci par des mécanismes divers :
Exemples : le salicylate de sodium, le citrate de sodium et le benzoate de sodium facilitent la dissolution de la caféine. Les cyclodextrines permettent de solubiliser des substances hydrophobes par inclusion. (La « solubilisation » dans l'eau des substances hydrophobes par les surfactifs n'est pas une véritable dissolution, elle conduit à des pseudo-solutions, les solutions micellaires ; cf. p. 163).

D'autres conduisent par un phénomène inverse au relargage :
Exemples :

■ diminution de la solubilité, déjà très faible, d'une essence dans l'eau par addition d'un sel et application de ce phénomène au dosage des essences dans les eaux distillées aromatiques ;

■ diminution de la solubilité de l'éther dans l'eau en présence de sucre (sirop d'éther).

L'augmentation de la solubilité peut être réalisée par mélange de solvants. Dans le collodion par exemple la nitrocellulose est dissoute dans un mélange d'éther et d'alcool.

Vitesse de dissolution

Le cas le plus complexe est celui des produits cristallisés, plus organisés que les produits amorphes. On distingue dans ce cas d'une part une réaction de désorganisation à l'interface solide–liquide (assimilable à une réaction chimique) et d'autre part une diffusion des molécules ou ions de la surface du solide vers le sein de la solution. La vitesse de dissolution dépend du phénomène le plus lent.

La vitesse de dissolution peut être donnée par la formule de Noyes et Whitney (1897) :

$$\frac{dc}{dt} = KS\,(C_s - C_t)$$

■ S = surface de contact solide liquide ;
■ C_s = concentration à saturation du produit à dissoudre ;
■ C_t = concentration de la solution à l'instant t.

Quant à K c'est une constante qui dépend de la réaction de surface et de la vitesse de diffusion, donc d'une grande variété de facteurs comprenant la température, la viscosité et le degré d'agitation.

Il existe des formules plus complexes qui tiennent compte des phénomènes qui se passent à l'interface. Selon la loi de diffusion de Fick, par exemple, K serait égal à D/hV où V est le volume du liquide, D le coefficient de diffusion qui est lui-même proportionnel à la température et inversement proportionnel à la viscosité et h l'épaisseur de la couche de diffusion qui est fonction de l'agitation.

D'après ces formules, les principaux facteurs intervenant dans la vitesse de dissolution sont :

■ la surface de contact solide–liquide : la vitesse de dissolution croît avec le degré de division ;

- la viscosité qui diminue la vitesse de dissolution en réduisant la diffusion ;
- l'agitation qui accélère la dissolution en renouvelant le liquide à l'interface.

Dans la pratique, il est aussi très courant d'avoir recours à une élévation momentanée de la température pour accélérer la dissolution, C_s augmentant en général avec la température.

Différents types d'agitateurs

Sans agitation, la concentration au voisinage du corps à dissoudre se rapproche progressivement de la concentration de saturation. C tend vers C_t donc la vitesse de dissolution diminue.

Pour faciliter la dissolution, on a recours à des mélangeurs ou agitateurs de différents types dont certains ont été décrits pour le mélange des poudres (mortiers, mélangeurs–malaxeurs). La dissolution peut aussi être réalisée dans des récipients clos, énergiquement agités.

Comme agitateurs plus précisément destinés à la dissolution, on peut citer :

- les *agitateurs à hélices* (figure 3.22) ;
- les *agitateurs électromagnétiques* (figure 3.23) : les vibrations verticales au rythme de la période du courant électrique utilisé créent des mouvements du liquide qui varient avec la forme de la plaque vibrante ;
- les *agitateurs à palettes* (figure 3.24) ; les palettes ou ancres épousent la forme du fond du récipient ;
- les *turbines diverses* (figure 3.25) à aubes radiales plates ou incurvées.

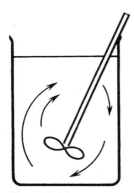

Figure 3.22
Agitateur à hélice.

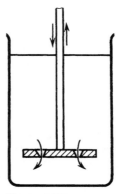

Figure 3.23
Agitateur électromagnétique.

À ces autres types principaux peuvent être ajoutés les *agitateurs à ultrasons* capables de réaliser une agitation intense dans toute la masse du solvant.

La plupart de ces instruments sont conçus pour créer une turbulence aussi importante que possible afin que toutes les particules du corps à dissoudre restent en suspension au sein du liquide jusqu'à la dissolution complète.

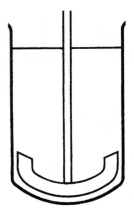

Figure 3.24
Agitateur à palette.

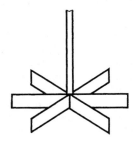

Figure 3.25
Turbine.

L'orientation de l'axe de l'agitateur et sa position dans la cuve sont à bien préciser si on veut que toute la masse soit agitée et qu'il ne reste pas de dépôts de produit dans les angles. La présence de déflecteurs fixes peut être nécessaire pour que toute la masse liquide–corps à dissoudre ne tourne en même temps que l'agitateur.

Le type, la forme et la dimension de l'agitateur sont choisis selon les cas en fonction :

■ des quantités à traiter : quantité de solvant et quantité de corps à dissoudre ;

■ du degré de division du corps à dissoudre ;

■ de la viscosité de l'ensemble ;

■ de la différence de densité entre le corps à dissoudre et le solvant.

Dans le cas de la dissolution de poudres très légères, il faut que l'agitation soit telle qu'il se forme un cyclone qui attire au sein du liquide les particules qui resteraient sans cela à la surface. Le cyclone en revanche est à éviter si l'inclusion d'air dans la masse, présente des inconvénients.

Pour permettre le chauffage, les mélanges sont souvent réalisés dans des cuves à doubles parois entre lesquelles peut circuler un fluide chaud, eau ou vapeur d'eau. L'intervention de la chaleur est d'autant plus nécessaire que la concentration de la solution est voisine de la saturation à froid. La dissolution peut se faire à ébullition ce qui assure en même temps une agitation importante.

Dissolution extractive

La Pharmacopée française donne à propos des « tisanes » les définitions suivantes :

■ La *macération* consiste à maintenir en contact la drogue avec de l'eau potable à température ambiante pendant une durée de 30 min à 4 heures.

■ La *digestion* consiste à maintenir en contact la drogue avec de l'eau potable à une température inférieure à celle de l'ébullition, mais supérieure à la température ambiante pendant une durée de 1 à 15 heures (par ex. : digestion à 60 °C).

■ La *décoction* consiste à maintenir la drogue avec de l'eau potable à l'ébullition pendant une durée de 15 min à 30 min.

■ L'*infusion* consiste à verser sur la drogue de l'eau potable bouillante et à laisser refroidir.

Ces techniques sont utilisables pour la fabrication des extraits et teintures, quoique le procédé d'extraction le plus recommandé pour ceux-ci soit la lixiviation.

■ La *lixiviation* ou *percolation* consiste à faire traverser lentement, de haut en bas et à froid, la drogue pulvérisée par un solvant. Le solvant est le plus souvent l'alcool éthylique à un titre choisi en fonction de la solubilité des substances à extraire.

■ Les *teintures* sont des préparations alcooliques qui résultent d'un traitement extractif exercé par l'alcool éthylique sur des drogues ou des mélanges de drogues.

■ Les *extraits* sont des préparations obtenues en concentrant jusqu'à un degré déterminé les solutions résultant d'un traitement extractif exercé sur des drogues végétales sèches, par un solvant approprié.

La principale propriété d'une dissolution extractive est d'être sélective. Le solvant et la température choisis doivent permettre la dissolution des principes actifs, sans altérer ceux-ci et sans dissoudre, dans la mesure du possible, les substances inertes.

La dissolution est suivie d'une *filtration* qui doit retenir les impuretés en suspension (*cf.* chapitre suivant).

Le *contrôle* de la dissolution peut se faire soit par simple examen visuel, soit par dosage des principes dissous.

Filtration

La filtration est une opération qui a énormément évolué dans les dernières décennies du fait des progrès techniques et des découvertes de très nombreux matériaux filtrants. On peut dire par exemple que l'aviation ne serait pas ce qu'elle est sans la création de l'étonnante diversité de filtres adaptés aux fluides qui lui sont nécessaires et que l'aérospatiale, quant à elle, n'aurait même pas pu exister sans les progrès de la filtration. Il en est de même dans le domaine de la recherche et de la production pharmaceutique. Des fabricants de dimensions internationales mettent actuellement à notre disposition des gammes de filtres capables de résoudre tous nos problèmes de purification de fluides.

La filtration du fait de ses différents aspects est traitée dans plusieurs parties de cet Abrégé.

Dans le présent chapitre, après des généralités, n'est traitée que la filtration des liquides.

Des aspects particuliers de la filtration sont développés à propos de la purification de l'eau (*cf.* p. 49), des préparations stériles (*cf.* p. 207) et de la filtration de l'air des zones à atmosphère contrôlée (*cf.* p. 224).

Définitions

La *filtration* est une opération qui a pour but de séparer les contaminants particulaires d'un liquide ou d'un gaz à l'aide d'un milieu filtrant poreux. Le fluide filtré s'appelle *filtrat*.

Un *filtre* se compose d'un *milieu filtrant poreux* et d'un support ou *carter* qui, avec l'ensemble de l'appareillage annexe, permet la réalisation de l'opération.

Du point de vue technique, on distingue la *filtration frontale*, la plus courante, dans laquelle l'ensemble du fluide traverse le milieu filtrant (*cf.* exemple figure 3.26) et la *filtration tangentielle* dans laquelle le fluide passe sur une face du milieu filtrant qui ne se laisse traverser que par une partie du fluide (exemple de l'osmose inverse, *cf.* p. 47).

En fonction des dimensions des particules à séparer, on distingue aussi :

- la *filtration clarifiante* qui retient les particules visibles de plus de 450 μm environ ;
- la *microfiltration* qui arrêtent les particules de 0,01 à 10 μm ;
- l'*ultrafiltration* qui séparent les particules de 0,001 à 0,01 μm ;
- l'*osmose inverse* séparant des particules de 0,001 à 0,0001 μm.

Ces méthodes sont utilisées pour la purification de l'eau. On y a recours aussi pour la séparation de particules de tailles différentes en suspension ou même en solution dans un liquide : des colloïdes, des macromolécules, des micro-organismes, des virus, des molécules organiques complexes et même des ions dans le cas de l'osmose inverse (*cf.* p. 47).

Dans le cas où l'objectif est l'élimination de tous les micro-organismes présents dans un fluide, on parle de *filtration stérilisante*.

Mécanismes de rétention

La rétention peut se faire par deux mécanismes principaux : le criblage et l'adsorption.

- *Le criblage* ou tamisage est un phénomène mécanique : le filtre retient les particules dont la taille est supérieure à celles des pores du réseau. L'accumulation des particules solides provoque, si elles sont nombreuses, un *colmatage* qui ralentit progressivement le débit et peut même arrêter complètement l'écoulement du filtrat. Pour conserver un rendement convenable, il faut prévoir une surface filtrante suffisamment importante (en accordéon par exemple) ou avoir recours à des préfiltres ou à des adjuvants de filtration.

- *L'adsorption* est un phénomène physique qui consiste à retenir, à l'intérieur des canaux du réseau poreux, des particules de taille inférieure au diamètre des pores. Des forces électrostatiques peuvent intervenir dans le cas des particules ionisées d'où l'importance de connaître la charge du réseau poreux. L'adsorption peut être influencée par le débit. Une variation de pression peut provoquer une désorption. Il peut aussi y avoir compétition entre particules adsorbables.

- *L' effet d'inertie* concerne les particules qui quittent le flux de liquide et sont retenues dans les recoins de la substance poreuse. Ce mécanisme est lui aussi influencé par le débit.

Du fait que les phénomènes qui interviennent dans la filtration sont assez complexes, il est nécessaire dans chaque cas de contrôler l'efficacité du procédé, c'est-à-dire vérifier que les particules en suspension sont bien retenues par le filtre mais pas les principes en solution. Ces derniers (principes actifs, colorants, conservateurs…) ne doivent pas être adsorbés par la substance filtrante.

Les *filtres en profondeur* ont une épaisseur supérieure au millimètre. Ils sont obtenus par compactage de matériaux fibreux ou pulvérulents. Les impuretés et les micro-organismes sont arrêtés en grande partie dans la masse, du fait de la tortuosité des canaux. La rétention est due à des phénomènes divers dont l'adsorption. Ils retiennent donc des particules plus petites que le seuil de rétention annoncé.

Les *filtres écrans* ont une très faible épaisseur et ne retiennent les particules que par criblage. Dans la pratique, on a recours aux *filtres membranes* d'une épaisseur de l'ordre de 100 à 150 μm qui retiennent les particules essentiellement par criblage mais très peu par adsorption. Ces filtres sont caractérisés par une grande porosité (70 à 80 %).

Caractéristiques des filtres

Une installation de filtration est définie essentiellement par la porosité du filtre et par le débit assuré dans des conditions déterminées.

Porosité

La porosité est le rapport entre le volume total des vides et le volume apparent du réseau. Dans le cas d'un filtre, elle est définie par le diamètre moyen des pores (tableau 3.4).

Tableau 3.4
Diamètre des pores dans le cas des filtres en verre fritté

N° de porosité (Ph. eur.)	Diamètre maximum des pores en μm	N° de porosité (France)
1,6	inférieur à 1,6	–
–	1–2,5	–
4	1,6–4	–
–	4–6	5
10	4–10	–
16	10–16	4
40	16–40	3
–	40–50	–
100	40–100	2
–	100–120	–
160	100–160	1
–	150–200	0
–	200–500	00

Elle peut être déterminée de différentes façons.

La méthode la plus classique est celle de *Beckhold* : le filtre à étudier est placé sur une enceinte hermétiquement close dans laquelle on peut faire varier la pression par arrivée progressive d'air comprimé. Au départ, à la pression ordinaire, le filtre est humecté avec un liquide tel que l'eau, l'éther ou le tétrachlorure de carbone de façon à imprégner toute son épaisseur. La pression de gaz est ensuite progressivement augmentée jusqu'à ce qu'elle arrive à vaincre les forces de capillarité qui retiennent le liquide dans les canaux du filtre. On note d'une part, la pression nécessaire pour faire apparaître les premières bulles (*point de bulle*) et d'autre part, la pression au moment où des bulles apparaissent sur toute la surface filtrante. De la première valeur de la pression, on déduit le diamètre des plus larges pores qui constituent les points faibles du réseau et conditionnent sa sélectivité. La seconde donne la valeur moyenne de la porosité dont va dépendre le débit. Les deux valeurs doivent être évidemment aussi rapprochées que possible.

Le diamètre *d* des pores est relié à la pression *p* par la formule :

$$d = K \frac{4\alpha}{P}$$

- *K* = constante dépendant des conditions de l'expérience ;
- α = tension superficielle du liquide à la température de l'expérience.

Pour les *membranes d'esters de cellulose*, le diamètre des pores peut être déduit de la pression nécessaire pour y faire pénétrer du mercure dans des conditions déterminées.

La porosité d'un filtre peut encore être déterminée par des essais de rétention de poudres de granulométrie connue.

Débit

Théoriquement il peut être déterminé par la formule de Poiseuille :

$$V = N \cdot \frac{dP \times r^4}{8 \times \eta \times L}$$

- *V* = débit en mL par mm ;
- *N* = nombre de canaux proportionnel à la surface filtrante ;
- d*P* = différence de pression entre les deux faces du filtre ;
- *r* = rayon moyen des canaux ;
- η = viscosité du liquide ;
- *L* = résistance du filtre exprimée par la longueur des tubes capillaires (épaisseur du filtre).

Dans la pratique, du fait que le réseau poreux n'est pas constitué de tubes cylindriques parallèles (les canaux de la substance filtrante sont en général très ramifiés), on détermine tout simplement le débit d'une installation de filtration en mesurant le temps que met un volume donné de liquide pour traverser le filtre.

On vérifie ainsi que le *débit croît* avec le diamètre et le nombre des pores, donc avec la surface du filtre, et avec la différence de pression entre les deux faces du filtre et qu'il *décroît* avec l'épaisseur du filtre, la viscosité du liquide et au fur et à mesure du dépôt des particules qui colmatent progressivement les pores du filtre.

Il est à noter que le débit intervient dans l'efficacité de la filtration, tout particulièrement dans le cas de la rétention par adsorption ou par inertie.

Substances filtrantes

Les principales substances qui servent à faire des filtres rigides, souples ou pulvérulents sont les suivantes.

Fibres de cellulose

Les fibres de cellulose peuvent, par enchevêtrement, former un feutrage plus ou moins serré de présentations très diverses : fibres de coton, tissus de coton, plaques, disques et papiers filtrants de toutes formes et épaisseurs, choisis en fonction de la nature ou de la quantité des produits à filtrer. Ces fibres sont retirées soit directement du coton, c'est la forme la plus pure, soit par traitement de tissus végétaux, soit par traitement de déchets de textiles.

Ils peuvent être utilisés secs ou imprégnés d'eau :

■ *à l'état sec*, les filtres de fibres de cellulose sont utilisables pour la filtration clarifiante des liquides polaires et apolaires ;

■ *en milieu humide*, les fibres fixent de l'eau, elles gonflent et s'opposent au passage des liquides apolaires. Donc après humidification, ces filtres ne permettent que la filtration des solvants polaires (exemple : séparation de globules d'huile ou d'essence en suspension dans l'eau par filtration sur papier filtre humide).

Les filtres de cellulose sont stérilisables par la vapeur d'eau.

Substances adsorbantes agglomérées

Jusqu'à une date récente, le matériau adsorbant le plus utilisé en pharmacie était l'amiante ou asbeste, silicate de magnésium qui, à l'état naturel, se présente en fibres. Associées aux fibres de cellulose, on en faisait des plaques filtrantes très efficaces. *Actuellement, l'amiante n'est plus utilisée car ses fibres, dans certaines conditions, peuvent être cancérigènes.*

Comme produits de remplacement, on utilise maintenant des associations diverses de fibres de celluloses, de fibres de verre, de poudres de kieselguhr… auxquelles sont ajoutées, pour réaliser des réseaux cohérents, une résine synthétique (mélamine ou acrylique par exemple).

Ce sont des « filtres en profondeur » qui se présentent en plaques ou en cartouches, ces dernières étant des filtres pliés en accordéon dans un manchon cylindrique. En principe, ils ne cèdent pas de fibres mais il y a intérêt cependant à placer un filtre écran en aval. Il est recommandé, avant de filtrer une solution, de rincer ces filtres avec du solvant pur.

Filtres de matières plastiques

Les matières plastiques filables et tissables sont utilisées pour la confection de filtres : polyamides, polyuréthannes, polyesters… Les tissus obtenus sont très résistants et cèdent peu de fibres par entraînement. Ils peuvent convenir pour certaines filtrations clarifiantes. Quelques-uns d'entre eux sont stérilisables.

Membranes organiques

Il s'agit essentiellement des membranes d'esters de cellulose qui prennent actuellement une place très importante dans le domaine de la filtration, du fait que ces filtres peuvent avoir des pores de diamètre assez bien défini et ceci jusqu'au centième de micromètre.

Ces filtres sont très poreux. Ils peuvent assurer un débit très élevé puisque les pores peuvent occuper près de 80 % du volume total du filtre.

Ils sont stérilisables par la chaleur humide à 120 °C.

Pour ces différentes raisons, ils sont très utilisés pour la filtration stérilisante comme pour la filtration clarifiante.

Ces membranes sont assez minces, assez fragiles et nécessitent un support rigide pour la filtration. Elles ne conviennent pas pour les liquides organiques.

Bougies

Ce sont des filtres rigides dont deux types sont surtout très connus :

■ *les bougies type Chamberland*, en porcelaine dégourdie, sont constituées plus précisément par une matière céramique poreuse préparée par coulée, dans un moule de plâtre, d'un mélange de kaolin, d'eau et de matières organiques. Le tout subit une calcination ;

■ *les filtres Berkefeld* (Allemagne) et *Mandler* (États-Unis) sont constitués par une masse poreuse de silice obtenue par mélange d'eau, d'amiante, de matières organiques et de terre d'infusoires puis calcination.

Dans les deux cas, les matières organiques sont éliminées au cours de la calcination et il reste une matière poreuse rigide.

Ces filtres de forme cylindrique sont utilisés pour la filtration clarifiante ou stérilisante. Ils sont stérilisables à la vapeur d'eau ou à la chaleur sèche.

Verre fritté

Il est employé en filtration du fait de son inertie chimique. Il s'agit d'un réseau rigide poreux de charge électrique négative, constitué par soudure entre elles de particules de verre dont le calibre conditionne la porosité.

On part d'un verre neutre qui est d'abord pulvérisé. La poudre de verre est calibrée par tamisage ou, pour les plus fines, par entraînement dans un courant d'eau et décantation. Si on veut des particules de verre sphériques, les poudres sont entraînées par un courant d'air comprimé dans des flammes.

Les poudres calibrées sont ensuite tassées dans des moules en acier inoxydable, puis portés dans un four à température légèrement inférieure à la température de fusion du verre de telle sorte que, par fusion partielle, les particules se soudent les unes aux autres en laissant des espaces de dimensions déterminées.

Poudres filtrantes

Les filtres précédents fibreux ou rigides peuvent être surmontés par une couche poreuse de poudre qui facilite le dépôt des impuretés, et qui évite le colmatage des filtres et retient par adsorption des impuretés diverses.

Parmi ces adjuvants de filtration qui sont très nombreux, on peut citer : la poudre de charbon, le kaolin, les fibres de verre, la pulpe de papier, la terre d'infusoires…

Ces poudres peuvent être ajoutées dans le liquide avant de le verser sur le filtre. Dans ces conditions, la surface filtrante est constituée par la couche supérieure du dépôt qui est sans cesse renouvelée. Le colmatage est ainsi évité. Le filtre rigide ne sert que de support pour la poudre qui constitue la substance filtrante. La ténuité des poudres employées a une grande importance puisque c'est elle qui conditionne la porosité.

L'inconvénient des poudres de filtration est leur pouvoir adsorbant souvent considérable. Elles peuvent retenir une partie importante des principes dissous.

Matériel de filtration

La filtration stérilisante nécessite des précautions spéciales explicitées à propos des méthodes de stérilisation.

Les filtres peuvent être de formes très diverses : membranes, feuilles plissées ou non, plaques, cartouches, manches, bougies, etc., et il existe en gros deux types de montages :

Filtration sous pression

La pression peut être due tout simplement à la hauteur de liquide qui surmonte le filtre (filtration classique sur papier dans un entonnoir) mais pour accélérer la filtration, il est possible de faire arriver le liquide sous pression en utilisant des filtres constitués d'une membrane, ou pour augmenter la surface de filtration, d'une membrane disposée sur un support cylindrique appelé cartouche (figure 3.26).

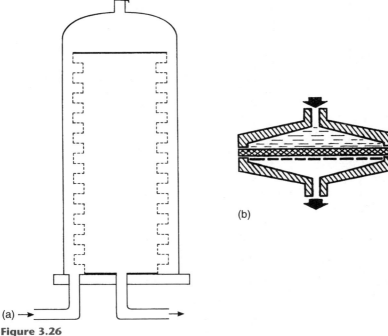

Figure 3.26
Filtration sous pression.
(a) filtre cartouche ; (b) filtre membrane.

Industriellement, le recours aux *filtres-presses* permet le traitement des grands volumes de liquides. Dans les filtres-presses, la surface de filtration est considérablement augmentée pour un encombrement très faible. Ils sont constitués (figures 3.27 et 3.28) par juxtaposition de plateaux et de cadres alternés. Les plateaux sont pleins et leur surface, souvent couverte de rainures, sert de support aux filtres. Les cadres laissent des espaces libres de telle sorte que dans un filtre-presse, on a la succession suivante : un plateau, un filtre, un espace vide, un filtre, un plateau...

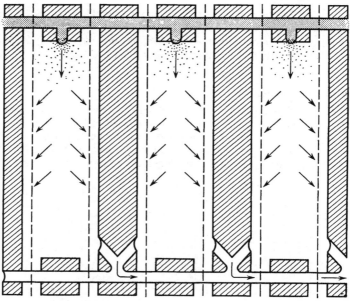

Figure 3.27
Filtre-presse (coupe).

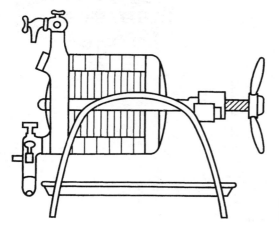

Figure 3.28
Filtre-presse.

Le liquide à filtrer arrive à l'intérieur d'un cadre, traverse les filtres et s'écoule après filtration le long des rainures des plateaux. Des canalisations (formées par la juxtaposition de trous qui se trouvent dans la partie périphérique des plateaux et des cadres) permettent l'arrivée du liquide à filtrer sous pression dans les espaces vides des cadres puis l'écoulement du liquide filtré.

L'arrivée sur le marché de *filtres-cartouches* très performants amène une réduction de l'utilisation des *filtres-presses,* plus encombrants et difficiles à maintenir étanches.

Un autre procédé pour accélérer la filtration peut être la centrifugation. Dans ce cas, on se sert de centrifugeuses ou essoreuses dont les parois extérieures sont formées de substance filtrante (figure 3.29).

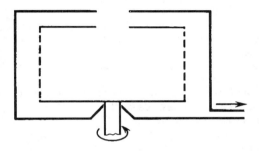

Figure 3.29
Essoreuse.

Filtration par aspiration (ou succion)

À l'échelle du laboratoire, on utilise des entonnoirs de porcelaine (buchners) ou encore des creusets filtrants constitués par une plaque de verre fritté scellée aux parois d'un entonnoir de verre (schotts). Les uns et les autres sont montés sur des fioles de kitasato branchées sur une source de vide.

Contrôle de la filtration

Les contrôles qui peuvent être effectués avant, pendant ou après une opération de filtration sont les suivants :

Avant la filtration (essais d'intégrité)

■ *Point de bulle* (p. 143).

■ *Test de diffusion :* une pression constante inférieure à celle du point de bulle (80 % du point de bulle) est exercée sur un filtre mouillé. Le débit de gaz du côté aval du filtre est mesuré par l'intermédiaire d'un volume d'eau déplacé. Cet essai permet de détecter les points faibles des filtres (au niveau des plis ou des soudures des cartouches) ou des défauts de montage.

Il existe des appareils qui, par des méthodes électroniques, réalisent automatiquement ces deux *essais d'intégrité*, particulièrement importants pour la filtration stérilisante (*cf.* p. 209).

Pendant la filtration

■ Mesure du debit.

■ Mesure de la pression en amont et en aval du filtre. Ce contrôle permet d'apprécier la perte de charge de l'installation et l'évolution du colmatage. Une brusque variation est en général le signe d'une altération du filtre, fissure ou déchirure.

Après la filtration

■ Vérification du point de bulle.

■ Absence de particules en suspension par examen optique, microscope, compteur électronique...

■ Non-adsorption par le filtre des principes dissous (dosages).

■ Recherche des impuretés solubles pouvant être apportées par les filtres.

Assurance de qualité des filtres

Les fabricants de filtres fournissent en général les carters et le matériel annexe, mais seuls les filtres posent des problèmes particuliers de relation client–fournisseur du fait qu'ils sont amovibles et de durée limitée.

Dans la période de mise au point, le choix des milieux filtrants ne peut se faire qu'avec la collaboration étroite des deux parties.

Le fabricant oriente les choix en fonction des caractéristiques de ses filtres et du type de liquide à filtrer. Il peut faire certains tests de faisabilité pour lesquels il a l'équipement nécessaire mais la validation du procédé de filtration ne peut se faire que chez le client dans les conditions réelles de production du médicament. C'est au client qu'il revient de démontrer l'efficacité du procédé et la compatibilité du matériel de filtration avec le produit.

Une fois la validation faite par le client, le fournisseur doit s'engager :

■ à livrer des filtres de qualité toujours identique à celles des filtres qui ont été utilisés pour la mise au point de la fabrication du médicament en vue de la demande d'AMM ;

■ et à prévenir son client en cas de variations des conditions de fabrication et de contrôle de ses filtres.

Il va de soi que le fabricant de filtres doit disposer d'un système d'assurance de la qualité tout à fait fiable pour s'engager sur la reproductibilité des lots. Le client doit avoir la possibilité de faire des audits chez son fournisseur pour le vérifier.

Pour assurer une traçabilité rigoureuse, le fabricant travaille par lots et inscrit le numéro de lot sur les unités de conditionnement des filtres. Dans les dossiers de lot des médicaments doivent figurer les numéros des filtres utilisés.

En production, le maintien de la qualité des filtres et de l'étanchéité de l'installation est assuré par les contrôles effectués avant, pendant et après chaque opération de filtration (*cf. supra*).

Autres techniques de séparation des solides et des liquides

À côté de la filtration, il y a d'autres techniques qui ont aussi pour but la séparation des phases solides et liquides. Elles peuvent précéder la filtration qu'elles rendent plus facile.

Ce sont brièvement :

■ *l'expression* dans le cas où la quantité de liquide à séparer est relativement faible et imprègne une masse importante de résidu solide ou marc (différents types de presses à vis ou hydrauliques) ;

■ *la décantation* lorsqu'une différence de densité suffisante permet de séparer facilement les deux phases. Elle peut être très longue ;

■ *la centrifugation* réalise la même opération dans des conditions beaucoup plus rapides. Il existe des centrifugeuses et ultra-centrifugeuses pour les cas de différences de densités minimes. La centrifugation peut être préférée à la filtration lorsque les particules colmatent très rapidement les filtres ;

■ *la clarification* est une opération qui consiste à modifier la texture d'un précipité pour en faciliter la séparation. Par chauffage, par exemple, certains précipités trop fins se rassemblent. La clarification peut encore se faire par entraînement des très fines particules dans un précipité plus abondant : coagulation de protéines par la chaleur, traitement à la pâte de papier, au charbon, etc.

Dispersions

À la différence de la dissolution qui aboutit à une seule phase, la dispersion ou division en fines particules d'un produit dans un liquide ou un gaz dans lequel il est insoluble, conduit à une préparation biphasique :

■ une *émulsion* : dispersion d'un liquide dans un autre liquide ;

■ une *suspension* : dispersion d'un solide dans un liquide ;

■ une *mousse* : dispersion d'un gaz dans un liquide ;

■ un *aérosol* : dispersion d'un solide ou d'un liquide dans un gaz.

Les trois premiers types de dispersion ainsi que les dispersions ou solutions micellaires sont étudiés dans ce chapitre. Les aérosols sont traités plus loin, dans le chapitre des formes administrées par les voies aériennes.

Pour tous les *phénomènes de surface* qui interviennent dans la préparation et la stabilité des dispersions, il est conseillé de se reporter aux ouvrages de Physique.

Il existe des émulsions et des suspensions pour toutes les voies d'administration. Les mousses et les aérosols ne concernent que les applications sur la peau et sur les muqueuses.

Émulsions

Une émulsion est formée par un système de deux liquides non miscibles dont l'un est finement divisé en gouttelettes dans l'autre.

La phase dispersée est encore appelée phase interne ou discontinue.

La phase dispersante est aussi appelée phase externe ou continue.

Actuellement selon la Pharmacopée française :

■ les émulsions dans lesquelles la phase dispersée est lipophile *(L)*, huile végétale ou minérale par exemple, et la phase dispersante hydrophile *(H)*, eau par exemple, sont dites de type aqueux *L/H* (anciennement *H/E* : huile dans eau) ;

■ les émulsions dans lesquelles la phase dispersée est hydrophile et la phase dispersante lipophile sont dites de type huileux *H/L* (anciennement *E/H* : eau dans huile) ;

■ il existe aussi des émulsions dites multiples, par exemple *H/L/H* (anciennement *E/H/E* : eau dans huile dans eau).

Stabilité des émulsions

C'est le principal problème posé par les émulsions.

Une émulsion se rompt :

■ soit par *coalescence* des globules de liquide dispersé et séparation complète des phases ;

■ soit par *crémage* ou *sédimentation,* c'est-à-dire par rassemblement de tous les globules à la surface ou au fond du liquide dispersant selon que le liquide dispersé est plus léger ou plus lourd que le liquide dispersant ;

■ soit par *coalescence* et *crémage* ou *sédimentation* à la fois.

S'il y a seulement crémage ou sédimentation, l'homogénéité est facilement rétablie par simple agitation.

S'il y a coalescence, il y a rupture complète et irréversible de l'émulsion.

La vitesse de crémage ou de sédimentation est donnée par la loi de Stokes :

$$V = \frac{2r^2 \, g(D_1 - D_2)}{9\eta}$$

De l'étude de cette formule, on déduit qu'une émulsion est d'autant plus stable que :

■ le rayon *r* des globules est plus faible, d'où l'intérêt de faire des émulsions aussi fines que possible ;

■ la différence de densité $D_1 - D_2$ entre les deux liquides est faible. L'idéal est d'avoir des liquides de même densité mais en réalité cela est tout à fait exceptionnel :

■ la viscosité η de la phase dispersante est élevée d'où l'intérêt d'ajouter à la phase dispersante des produits qui augmentent sa viscosité.

L'importance de *g* est mise à profit dans les essais de stabilité où le crémage et la sédimentation sont accélérés par centrifugation.

Le phénomène de coalescence dépend de la tension interfaciale entre les deux phases liquides. La tension interfaciale entre deux liquides tend à rendre la surface de séparation aussi petite que possible. En faisant une émulsion, on augmente la surface de séparation de façon considérable et ceci d'autant plus que les gouttelettes dispersées sont très fines. On accroît ainsi l'énergie libre du système donc son instabilité.

Pour éviter la séparation des phases, on peut ajouter des *surfactifs* qui diminuent la tension interfaciale.

Dans la définition d'une émulsion, il n'a été question que de deux constituants : l'huile et l'eau mais, en fait, pour avoir une stabilité suffisante, il faut ajouter un troisième élément, l'émulsionnant.

Un émulsionnant ou émulsifiant peut agir sur la stabilité d'une émulsion de trois façons :

■ soit en diminuant la tension interfaciale, c'est le cas des surfactifs dont les molécules viennent former un film à l'interface, une extrémité de chaque molécule se plaçant dans l'eau et l'autre dans l'huile ;

■ soit en augmentant la viscosité de la préparation : cas des gommes par exemple ;

■ soit aussi en agissant à la fois sur la tension interfaciale et sur la viscosité : c'est ce qui se produit lorsqu'on met un surfactif non ionique en gros excès dans une émulsion *L/H*. Une partie agit à l'interface et l'autre augmente la viscosité de la phase aqueuse dispersante.

Principaux émulsionnants utilisés en pharmacie

Surfactifs anioniques, cationiques et non ioniques

Ce sont surtout ces derniers qui sont les plus utilisés (*cf.* p. 83).

Les surfactifs sont employés dans les émulsions soit seuls, soit en mélange pour ajuster le HLB.

Rappelons que les surfactifs stabilisent et en même temps orientent le sens des émulsions. D'une façon générale, la phase dispersante continue est celle pour laquelle l'émulsionnant a le plus d'affinité.

Actuellement se développe l'usage des copolymères ramifiés d'oxydes d'alkylènes (poloxamères).

Ces copolymères, aux éléments alternativement lipophiles et hydrophiles, se placent à l'interface des deux phases pour donner des émulsions particulièrement stables.

Gommes

La *gomme arabique* a été très utilisée comme émulsionnant *L/H*. Les émulsions obtenues supportent des pH de 2 à 10 mais sont détruites en milieu trop alcalin. La gomme arabique est incompatible avec différentes substances dont l'alcool fort et les savons alcalins (ions Ca et Mg).

On considère généralement qu'une partie de gomme est nécessaire pour émulsionner quatre parties d'huile fixe, deux parties d'huile essentielle ou une partie d'oléorésine.

La *gomme adragante* est utilisée en association avec la gomme arabique plutôt que seule.

Les autres gommes citées dans la première partie du cours peuvent aussi servir d'émulsionnants.

Dérivés de la cellulose

Méthyl et carboxyméthyl cellulose sodique : les mucilages à 2 % de CMCNa ou d'un mélange de MC et CMCNa peuvent remplacer avantageusement la gomme arabique comme agent émulsionnant *L/H* ou agent de suspension.

Protéines

La *gélatine* : son pouvoir émulsionnant *L/H* est dû à la viscosité de ses solutions qui varie d'ailleurs d'une qualité de gélatine à l'autre. On l'emploie à la concentration de 0,5 % environ. Plus concentrée, la solution se solidifie à froid.

Comme autres protéines on peut citer :

■ la *caséine du lait* ;
■ les *protéines d'amande* : le lait d'amande a été très utilisé dans les potions émulsionnées. Son pouvoir émulsionnant peut être renforcé par la gomme arabique ou adragante (ex. : looch blanc).

Alginates, pectines, gélose, carbomères, carragaheen, dextrines

Tous ces produits donnent des solutions colloïdales douées d'une certaine viscosité d'où leur emploi comme agents de suspensions, épaississants et stabilisants des émulsions du type *L/H*. Ils sont souvent associés à d'autres émulsionnants.

Facilement altérables en solution, on doit leur ajouter des conservateurs pour éviter les moisissures et cultures microbiennes.

Saponines
Elles agissent en abaissant la tension superficielle de l'eau. Les teintures de Quillaya et de Salsepareille ont été assez utilisées mais, du fait de leur toxicité, uniquement pour l'usage externe.

Stérols
Le cholestérol rentre dans les préparations destinées à la voie cutanée comme émulsionnant H/L. Il en est de même pour les alcools de la graisse de laine ou de la graisse de laine (lanoléine) elle-même.

Lécithines
La lécithine du jaune d'œuf ou celle de graines de soja sert à préparer des émulsions *L/H largement employées dans les émulsions à visée nutritionnelle.* Le jaune d'œuf est lui-même une émulsion concentrée de triglycérides dans l'eau et peut être employé directement comme émulsionnant (mayonnaise et aussi lavements nutritifs).

Solides finement divisés
Les solides pulvérulents insolubles dans les deux phases peuvent agir comme émulsionnants : les uns hydrophiles (bentonite et trisilicate de magnésium) dans les émulsions *L/H*, les autres hydrophobes (noir animal et graphite) dans les émulsions *H/L*.

Formulation des émulsions
Dans une émulsion pharmaceutique, aux trois éléments de base (huile, eau et émulsionnant) viennent s'ajouter des constituants divers : principes actifs, épaississants, aromatisants, colorants, conservateurs... Dans chaque cas, les trois constituants de base doivent être choisis avec beaucoup de soin pour avoir une émulsion aux caractéristiques bien déterminées. Pour les émulsions fluides, on peut choisir le surfactif pour se placer au HLB critique. Pour les émulsions fermes, on compte surtout sur la viscosité pour assurer la stabilité.

Pour ce qui est des proportions, c'est souvent par tâtonnements qu'on arrive à une formule stable et de consistance adaptée à l'utilisation.

Pour des études systématiques on peut avoir recours aux *diagrammes ternaires* : avec une huile, de l'eau et un surfactif (ou un mélange de surfactifs de HLB donné), on fait des mélanges en proportions diverses. On note les caractères des mélanges obtenus et les résultats sont portés sur un triangle équilatéral dont chaque point de la surface correspond à des proportions bien définies des trois constituants. En général, on n'obtient des émulsions que pour certaines proportions, c'est-à-dire pour les mélanges correspondant à une certaine région du triangle, la zone des émulsions fines et stables étant assez réduite (figures 3.30 et 3.31).

Matériel et préparation des émulsions
Les émulsions sont préparées par mélange intime des deux phases dans lesquelles on a dissous au préalable les autres constituants : principes actifs, aromatisants, colorants, etc. et aussi les émulsionnants.

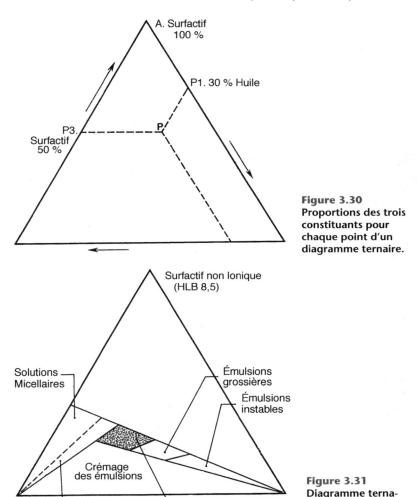

Figure 3.30
Proportions des trois constituants pour chaque point d'un diagramme ternaire.

Figure 3.31
Diagramme ternaire : zones des émulsions.

L'opération est réalisée dans les mélangeurs ou agitateurs classiques déjà décrits :

■ pour les petites quantités *le mortier* convient en général ;

■ pour des opérations plus importantes on utilise :

• des *agitateurs à hélice, à palette* ou *à turbine*, des *agitateurs électromagnétiques* ou *à ultrasons* pour les émulsions fluides. L'agitation doit être suffisamment intense pour avoir des globules aussi fins que possible,

• des *mélangeurs malaxeurs* pour les émulsions épaisses. On doit éviter dans ce cas l'introduction de bulles d'air qui resteraient ensuite dans la préparation.

Au cours de l'agitation, chaque globule placé dans un champ de vitesse, caractérisé par un gradient de vitesse, prend progressivement une forme d'ellipsoïde de plus en plus étirée jusqu'à rupture en plus petits globules. Dans ce phénomène d'étirement interviennent des forces mécaniques (agitateur), des forces de cohésion interne qui s'opposent à la déformation des globules et la tension interfaciale qui s'oppose à l'augmentation de surface.

L'ordre d'addition des phases peut varier : dans certains cas, c'est la phase dispersée qui est ajoutée progressivement sous agitation à la phase dispersante ; dans d'autres cas, c'est l'inverse et il y a alors, à un certain stade, inversion de phase. Parfois, l'émulsion se faisant très facilement, les deux phases peuvent être introduites ensemble dans le mélangeur.

Un point très important est la *température :* les deux phases doivent être à la même température au moment de leur introduction dans le mélangeur. Très souvent, le mélange se fait à une température plus élevée que la température ordinaire (50 à 80 °C), car la dispersion se fait ainsi beaucoup mieux. L'émulsion terminée, il faut maintenir l'agitation jusqu'au retour à la température ordinaire.

Pour être parfaitement maître de la température, on utilise des mélangeurs à doubles parois : circulation de fluide chaud pendant la dispersion puis de fluide froid pour accélérer le refroidissement.

Souvent les agitateurs ou mélangeurs suffisent pour avoir une bonne émulsion mais dans certains cas, ces appareils ne donnent que des dispersions grossières assez irrégulières : un examen au microscope montre la présence de grosses gouttelettes de différentes tailles. Il faut alors faire passer l'émulsion dans un *homogénéisateur* qui va réduire et homogénéiser la taille des globules.

L'homogénéisation peut être réalisée à l'aide de deux principaux types d'appareils :

■ *les broyeurs ou moulins colloïdaux*, encore appelés homogénéisateurs rotatifs, qui comportent un stator et un rotor tournant à très grande vitesse. L'émulsion grossière arrive par le haut et, sous l'action combinée de la pesanteur et de la force centrifuge, est entraînée entre le rotor et le stator dont l'écartement très réduit a été réglé au préalable (figure 3.32). Les globules sont ainsi étirés et réduits en globules très fins et très réguliers. Pour éviter l'échauffement qui peut être très important, ces appareils doivent être munis d'un système de refroidissement ;

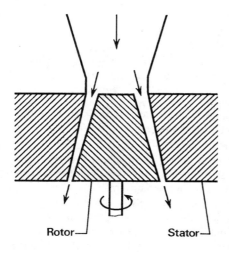

Rotor⏌   Stator⏌

Figure 3.32
Moulin colloïdal.

■ *les homogénéisateurs à haute pression ou à filières* dans lesquels l'émulsion grossière, sous l'action d'un piston, doit passer de force à travers des filières ou tout autre système de laminage qui réduit et homogénéise la taille des globules (figure 3.33).

Il existe aussi des *homogénéisateurs à ultrasons*.

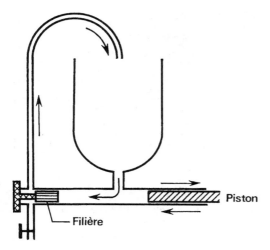

Piston

Filière

Figure 3.33
Homogénéisateur à filière.

Propriétés des émulsions

Viscosité

Quand la phase continue est en grand excès, la viscosité de l'émulsion se rapproche de la viscosité de cette phase. Quand la proportion de la phase interne croît, la viscosité augmente progressivement jusqu'à consistance d'une crème épaisse. Théoriquement, si tous les globules étaient sphériques et de même taille, le volume maximum occupé par la phase dispersée serait de 74 %. En réalité, les globules peuvent être de différentes tailles et peuvent être de plus se déformer mutuellement. Il existe ainsi des émulsions avec 95 % et même 99 % de phase dispersée.

Pour modifier la viscosité d'une émulsion on peut agir soit sur la proportion de phase interne, soit sur la viscosité de la phase continue, soit sur le HLB de l'émulsionnant, mais il est évident que ces modifications peuvent changer considérablement la stabilité de l'émulsion. Il est à noter que l'homogénéisation d'une émulsion augmente sa viscosité.

Dispersibilité ou dilution d'une émulsion

C'est une propriété importante pour l'emploi : une émulsion est dispersible (ou peut être diluée) dans la phase continue.

Exemples : le lait qui est une émulsion *L/H* peut être dilué avec de l'eau ; une pommade *L/H* peut être enlevée par lavage à l'eau.

Taille des globules et aspect de l'émulsion

Dans une émulsion (ceci est vrai aussi pour les suspensions) la taille des particules dispersées est théoriquement comprise entre 0,10 et 50 μm (en dessous de 0,1 μm il s'agit d'une microémulsion).

Dans le cas de liquides incolores, on a les aspects suivants (tableau 3.5) selon la taille des globules. Les globules d'une émulsion doivent être d'une taille sensiblement identique.

Tableau 3.5
Aspect des émulsions selon la taille des globules

Taille des globules	Apparence macroscopique
> 5 μm	Émulsions grossières ± stables
5 à 1 μm	Émulsions moyennes laiteuses blanches
1 μm à 0,1 μm	Émulsions fines à reflets bleutés
	Émulsions légèrement translucides
< 0,1 μm	Microémulsions translucides
	Solutions micellaires

Essais des émulsions

Détermination du type de l'émulsion

■ *Méthode par dilution :* une émulsion L/H peut être diluée avec de l'eau mais pas avec une huile. C'est l'inverse pour une émulsion H/L.

■ *Méthode des colorants :* on ajoute à l'émulsion un colorant liposoluble en poudre (du soudan III par exemple) :
  • si l'émulsion est du type H/L la coloration se propage dans l'émulsion ;
  • si l'émulsion est du type L/H, elle ne s'étend pas.

On a des phénomènes inverses avec un colorant hydrosoluble (érythrosine ou bleu de méthylène).

La viscosité peut freiner la diffusion et d'autre part les colorants (électrolytes colloïdaux) peuvent inverser les phases donc fausser les résultats.

■ *Examen au microscope :* après coloration de l'une des phases avec un colorant.

■ *Mesure de la conductivité électrique.* C'est la méthode préconisée par la pharmacopée. La conductivité électrique d'une émulsion est celle de la phase continue :
  • les émulsions L/H sont conductrices de l'électricité ;
  • les émulsions H/L sont des isolants électriques.

Contrôle de l'homogénéité

Il peut se faire par examen au microscope. À l'aide d'une échelle micrométrique, on mesure le diamètre des globules. On peut tracer une courbe de distribution en fonction de la taille. La pharmacopée recommande d'utiliser un cytomètre et d'examiner au moins 300 globules.

Mesure de la viscosité ou étude rhéologique

Pour l'étude de la viscosité des émulsions pharmaceutiques les appareils les plus utilisés sont : les *viscosimètres à écoulement par un capillaire* et les *viscosimètres à mobile tournant* (figure 3.34). Les rhéogrammes obtenus permettent de classer les émulsions, en fonction de leur comportement rhéologique, en diverses

..e, fluide pseudoplastique, fluide dilatant... et aussi de
..opriétés telles que la thixotropie.
..épaisses ce n'est pas la viscosité mais la dureté qui est
..énétromètres (*cf.* p. 370).

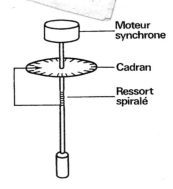

Moteur
synchrone

Cadran

Ressort
spiralé

Figure 3.34
Viscosimètre à mobile tournant.

Stabilité

La stabilité d'une émulsion peut être appréciée dans une éprouvette graduée par l'observation à intervalles réguliers de la sédimentation, du crémage, de la coalescence et de la séparation des phases.

Pour une étude comparative, on obtient des résultats beaucoup plus rapidement en soumettant les émulsions à une centrifugation.

Le contrôle de la stabilité est complété par des essais de conservation à l'étuve à différentes températures. On peut aussi faire subir des cycles de température de − 10 °C à + 25 °C.

Détermination du pH

La valeur du pH est souvent importante pour la conservation et pour les incompatibilités. Cette détermination se fait avec des réactifs colorés ou des pH-mètres soit directement sur l'émulsion, soit après agitation avec de l'eau distillée.

On peut avoir intérêt à ajouter des substances tampons pour éviter des variations de pH qui modifieraient les qualités de l'émulsion.

Suspensions

Une suspension est un système à deux phases constitué par de fines particules solides dispersées dans un liquide dans lequel elles sont insolubles :

■ une phase liquide, continue, dispersante ;
■ une phase solide, discontinue, dispersée.

De nombreux problèmes et propriétés des suspensions sont identiques à ceux des émulsions. Ce type de dispersion est donc étudié plus rapidement bien qu'aussi souvent rencontré dans les formes pharmaceutiques. Ne sont développés ici que les points propres aux suspensions et plus particulièrement aux suspensions à phase liquide aqueuse.

Préparation des suspensions

Deux possibilités :

Par voie chimique

La division se fait par précipitation du solide en fines particules au sein d'un liquide. Toutes les réactions de précipitation de la chimie sont utilisables mais, pour avoir des particules de finesse et de forme cristalline déterminées, il faut opérer dans des conditions rigoureusement définies de concentration, d'agitation et de température.

Par voie physique

À l'officine, une suspension peut être réalisée dans un *mortier.*

Dans le cas le plus général, on a recours :

■ *soit au microbroyage en milieu liquide* à l'aide de broyeurs à boulets ou à billes de verre dans lesquels sont mis ensemble le produit solide à disperser, le liquide de suspension et les billes ou boulets.

Pour mener à bien une telle opération, il faut tenir compte de plusieurs facteurs : dimensions des jarres, diamètre des billes, quantité de billes, quantité de produit solide, quantité de liquide, densité des différents éléments, vitesse de rotation et durée de l'opération.

Dans chaque cas, il faut déterminer tous ces paramètres avec précision pour avoir une ténuité déterminée, toujours identique d'une fabrication à l'autre ;

■ *soit au microbroyage à sec.* Les appareils les plus utilisés dans ce cas sont les microniseurs à air comprimé déjà décrits à propos de la pulvérisation. La taille des particules serait moins régulière par ce procédé qui de plus peut conduire à des poudres fortement électrisées, ce qui complique les manipulations ultérieures. Le microbroyage à sec est préféré pour les poudres à mettre en suspension au moment de l'emploi.

Pour assurer la stabilité des suspensions, on ajoute aux deux constituants principaux des *surfactifs*, des *agents de viscosité* qui augmentent la viscosité de la phase dispersante : gommes, dérivés de la cellulose et, éventuellement, aussi des *substances tampons* pour éviter les variations de pH et des *conservateurs* : antiseptiques, antifongiques, etc.

Comme agents de viscosité, on choisit de préférence des agents de viscosité pseudoplastiques tels que des gommes ou des dérivés de la cellulose (CMC et MC) dont la viscosité diminue avec l'agitation et redevient forte dès l'arrêt de l'agitation, ce qui freine la sédimentation. Les agents de thixotropie (bentonites, cellulose microcristalline...) sont particulièrement intéressants : leur viscosité diminue par agitation mais ne reprend que très lentement sa valeur de départ après agitation, ce qui facilite le prélèvement avec une cuillère ou une seringue. Ils peuvent être associés aux agents pseudoplastiques.

Propriétés des suspensions

■ **Viscosité** : elle est fonction de la viscosité de la phase continue et de la concentration en phase dispersée.

■ **Dispersibilité** : une suspension peut être diluée dans la phase dispersante.

■ **Taille des particules** : en principe inférieure à 50 μm.

La gamme d'aspects selon la taille des particules est la même que pour les émulsions.

Conditions de stabilité

Il peut y avoir rupture de la suspension :

■ **Par modification des cristaux** dans le cas particulier des suspensions cristallines.

La croissance des cristaux dépend de leur solubilité dans le liquide dispersant. En principe, les particules sont insolubles mais en fait il n'y a pas d'insolubilité absolue et une légère solubilité favorise la croissance des gros cristaux aux dépens des plus petits qui disparaissent progressivement. Le phénomène est d'autant plus lent que la solubilité est faible. La viscosité de la phase continue ralentit aussi la transformation.

Dans le cas de suspensions de cristaux, il faut craindre aussi les changements de formes cristallines qui peuvent se produire dans certains liquides ou sous l'influence d'impuretés.

Lorsqu'on ne peut éviter ces inconvénients, il reste la possibilité de préparer la suspension au moment de l'emploi : il est alors délivré au malade une poudre ou un granulé auquel il suffit d'ajouter sous agitation une quantité donnée de liquide, de l'eau en général.

■ **Par sédimentation ou remontée à la surface** par suite de la différence de densité des deux phases (phénomène comparable à la sédimentation et au crémage des émulsions).

Il est à noter que dans les suspensions pharmaceutiques on peut admettre qu'une certaine sédimentation se produise à la longue. Le point important est que le précipité ne se prenne pas en masse et qu'une rapide agitation, au moment de l'emploi, rétablisse facilement l'homogénéité de la suspension.

Ceci dépend de la *structure du sédiment* qui peut se former avec ou sans floculation (figure 3.35) :

■ *sédiment défloculé*. Les particules précipitent séparément du fait des forces de répulsion qui les éloignent les unes des autres. Elles se déposent au fond du récipient en chassant le liquide interstitiel. Il se crée alors des liaisons interparticulaires. Le sédiment est peu volumineux et compact et il est très difficile de le remettre en suspension. C'est la prise en gâteau ou *caking*. Le liquide surnageant reste longtemps opalescent du fait de la sédimentation très lente des plus fines particules ;

■ *sédiment floculé*. Les particules se lient entre elles sous forme de flocons dans lesquels est emprisonnée une certaine quantité de liquide. Chaque flocon précipite à une vitesse qui dépend de sa taille et de sa porosité. Le sédiment formé par l'accumulation de flocons est très volumineux, poreux et facile à disperser. De plus le liquide surnageant est limpide car les plus fines particules sont intégrées dans les flocons.

Dans ces différents phénomènes interviennent la mouillabilité des particules, la viscosité de la suspension, l'énergie de surface (diminuée par les surfactifs) et surtout les forces d'interactions particulaires dans lesquelles on peut distinguer des forces d'attraction du type Van der Walls et des forces de répulsion qui dépendent de la charge des particules.

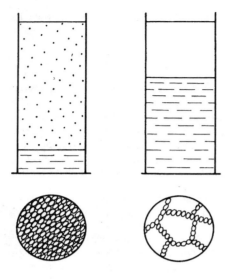

Figure 3.35
Sédiment défloculé et sédiment
floculé (sédimentation et aspect
du sédiment au microscope).

Il est bon de rappeler ici (voir cours de physique) que toute particule chargée est entourée d'un certain nombre d'ions de charge opposée qui viennent se coller sur sa périphérie[2]. Ces ions ne neutralisent que partiellement la charge de la particule. Tout autour, il y a une couche diffuse d'ions associés, agités de mouvements browniens, qui achève de neutraliser la particule. La différence de potentiel entre la surface de la particule, recouverte d'ions opposés et solidement fixés, et le point de neutralité est le *potentiel électrocinétique zéta* (figure 3.36).

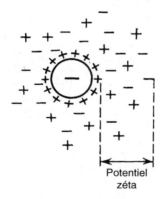

Potentiel
zéta

Figure 3.36
Potentiel zéta.

Si le potentiel zéta est élevé (en valeur absolue, le potentiel zéta peut être positif ou négatif suivant la nature de la charge à la surface de la particule), les particules se repoussent. Les forces de répulsion prédominent. Il n'y a pas de floculat mais la situation peut être modifiée par addition d'ions de charge opposée à celle

---

[2]Ceci est vrai aussi pour les émulsions bien que ce phénomène n'ait pas été cité à leur propos.

des particules qui vont neutraliser le potentiel zéta. Il se produit une inversion des forces et les particules peuvent donner des floculats (coagulation). Si on ajoute une trop grande quantité d'ions de charge opposée, les particules vont acquérir une charge opposée à celle qu'elles avaient au départ et le précipité redevient défloculé. On a intérêt à connaître le potentiel zéta pour déterminer sans tâtonnement la quantité optimale d'ions à ajouter pour avoir un sédiment floculé.

Dans la formulation d'une suspension, il est à noter que les *surfactifs ioniques* agissent sur le potentiel zéta dans un sens favorable ou défavorable selon les cas. D'autres agents de suspension peuvent intervenir sur la structure du floculat : les *surfactifs non ioniques* agissent par encombrement sur la structure de la couche d'ions associés et les *agents de viscosité* (polymères hydrophiles) peuvent jouer un rôle défloculant en englobant les particules d'une gangue hydrophile.

Essais des suspensions

■ Homogénéité.
■ Viscosité (*cf.* essais des émulsions).
■ Stabilité.
■ pH.

Solutions micellaires

L'examen d'un diagramme ternaire obtenu avec des mélanges d'eau, d'huile et de surfactif (*cf.* figure 3.31) montre que pour certaines proportions de ces trois éléments on a des « solutions micellaires ». Ce sont des « solutions » limpides, thermodynamiquement stables et isotropes. Dans cette zone du diagramme, les proportions d'eau sont importantes et les concentrations en huile assez faibles. Grâce à la présence du surfactif, l'huile est « solubilisée » dans l'eau.

Cette solubilisation s'explique par la formation de micelles de surfactif dans l'eau. Lorsqu'on prépare des solutions de concentrations croissantes d'un surfactif à prédominance hydrophile, donc de HLB élevé, les molécules de surfactifs dispersées dans l'eau pour les fortes dilutions se rassemblent en micelles à partir d'une certaine concentration appelée *concentration micellaire critique* ou CMC. On peut s'en rendre compte par les changements de certaines propriétés physiques de la solution qui se produisent en franchissant cette concentration.

Il semble qu'il y a deux possibilités de structure pour ces micelles : lamellaire et sphérique. Il est aussi possible que leur forme change avec la concentration. Les micelles peuvent être formées par un plus ou moins grand nombre de molécules (figure 3.37). Leur taille est variable et dépend de divers facteurs : nature du surfactif, concentration, température, sels présents... Ces solutions seraient des systèmes dynamiques, les micelles étant l'objet de réarrangements continuels.

La solubilisation des produits hydrophobes s'explique par l'insertion de leurs molécules dans les micelles de surfactifs (figure 3.38). Celle-ci peut se faire de différentes façons. Pour les hydrocarbures, elle serait profonde (*A*), pour les alcools et acides gras moins profonde (*B et C*) ; pour d'autres elle se ferait en surface (*D*) comme cela a été observé pour le phtalate de méthyle. Dans le cas des surfactifs à chaînes de PEG elle se ferait uniquement dans les chaînes d'oxyde d'éthylène (*E*).

Cette théorie ne permet pas d'expliquer tous les phénomènes de solubilisation par les surfactifs car il a été observé des solubilisations au-dessous de la CMC.

Quoi qu'il en soit, la solubilisation par les surfactifs est déjà très utilisée en pharmacie. Sont ainsi réalisées des « solutions aqueuses » d'iode, d'antiseptiques phénoliques, d'hormones stéroïdiques, de vitamines liposolubles, d'antibiotiques, de sulfamides, de barbituriques, d'huiles, d'essences...

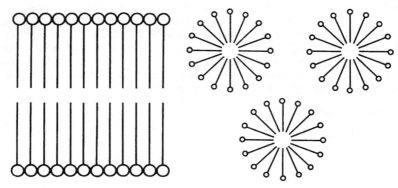

Figure 3.37
Forme des micelles.

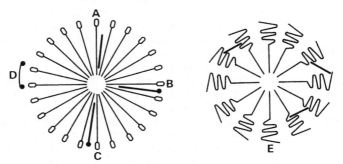

Figure 3.38
Insertion dans les micelles.

Mousses

Voir formes pour applications cutanées, p. 356.

Aérosols

Voir voies aériennes, p. 342.

Dessiccation ou séchage

La dessiccation ou séchage a pour but d'éliminer par vaporisation un corps liquide volatil contenu dans un autre corps non volatil. En pharmacie, le liquide volatil est généralement l'eau et le corps à sécher solide. Cette opération intervient à de nombreux niveaux soit pour transformer un produit liquide ou pâteux en produit solide, soit pour éliminer l'eau, facteur d'instabilité.

L'eau à éliminer peut se trouver dans différents états qui sont schématiquement :

■ *l'eau de constitution* ou *eau de cristallisation* liée chimiquement à la molécule et souvent difficile à enlever sans dénaturer le produit ;

■ *l'eau d'adsorption :* une substance placée dans une atmosphère à humidité relative déterminée acquiert une humidité en équilibre avec cette humidité atmosphérique. L'humidité d'équilibre étant fonction de l'humidité relative de l'air ambiant, on peut tracer à température constante une courbe dite « isotherme d'adsorption » caractéristique de la substance. Chaque produit à sécher a donc son type de courbe qui permet de fixer les conditions de séchage optimales ;

■ *l'eau libre* imprégnant les substances à sécher.

Selon les conditions opératoires, le séchage enlève l'eau libre et plus ou moins d'eau adsorbée. On ne cherche généralement pas à éliminer l'eau de constitution.

Au cours du séchage, il y a passage de l'eau de l'état liquide à l'état gazeux (lyophilisation exceptée) et la *vitesse de séchage* dépend de deux facteurs principaux :

■ la vitesse d'évaporation de l'eau au niveau de la surface du solide ;

■ la vitesse de migration de l'eau à l'intérieur du solide vers l'extérieur. Elle dépend encore :

• de l'humidité relative de l'air ambiant,

• du renouvellement de l'air à la surface du solide,

• de la surface du solide qui doit être aussi grande que possible, d'où l'intérêt de sa division avant séchage,

• de la pression : plus elle est basse et plus on peut opérer à basse température,

• de la quantité de calories fournies en cours de la dessiccation du fait que l'évaporation de l'eau absorbe des calories.

Dans les procédés que nous étudions les calories sont fournies par *convection* d'un fluide gazeux, par *conduction* au contact d'une surface chauffée ou par *rayonnement*, infrarouge ou hyperfréquence.

En pharmacie galénique, le choix du procédé de dessiccation dépend de la matière à traiter, c'est-à-dire de la texture du produit, de la sensibilité du principe actif à la chaleur et à l'oxygène de l'air et enfin du degré de dessiccation à réaliser dont va souvent dépendre la durée de conservation.

Dans ce chapitre, la lyophilisation est particulièrement commentée car c'est la méthode de dessiccation la plus complexe et la plus délicate, mais beaucoup de précisions données à son propos s'appliquent aux autres procédés.

Air chaud

Ce procédé d'application très générale est utilisé en particulier pour les poudres et les granulés.

On distingue deux catégories principales de séchoirs à air chaud :

■ **séchoirs discontinus** qui reçoivent une charge complète de produit à dessécher :

• *les étuves à température constante* dans lesquelles les produits sont répartis sur des plateaux entre lesquels circule de l'air chaud,

• *les séchoirs à lit fluidisé* de plus en plus employés pour les poudres et les granulés (figure 3.39). Le granulé ou la poudre se trouve dans un récipient dont le fond perforé est traversé de bas en haut par de l'air chaud. Ce courant d'air provoque un brassage de la masse humide jusqu'à dessiccation complète. Ce mode de séchage est plus rapide ;

■ **séchoirs continus** (ou séchoirs à contre-courant ou séchoirs-tunnels). La substance humide arrive de façon continue à une extrémité du séchoir et en sort sèche à l'autre extrémité. L'air chaud circule en sens inverse.

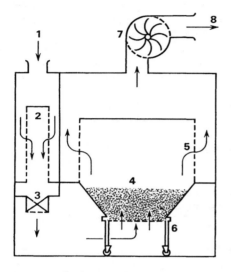

Figure 3.39
Séchoir à lit fluidisé.
1. entrée d'air ; 2. premier filtre ;
3. réchauffeur d'air ; 4. récipient à matière ; 5. toile filtrante ; 6. dispositif d'agitation ; 7. ventilateur ;
8. sortie d'air.

La traversée du tunnel s'effectue soit sur des wagonnets porteurs de plateaux, soit sur une bande sans fin.

Les séchoirs continus peuvent aussi être constitués par un cylindre incliné qui tourne autour de son axe. La matière à sécher est introduite à la partie supérieure. Le brassage au cours de l'acheminement vers l'autre extrémité peut être augmenté par la présence de plaques hélicoïdales. L'air chaud circule ici encore en sens inverse de la matière à sécher (figure 3.40).

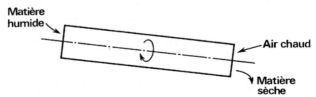

Figure 3.40
Séchoir continu à cylindre incliné.

L'avantage de ces divers séchoirs, en plus de celui de marcher en continu, réside dans le fait que la dessiccation s'y fait progressivement. En se rapprochant de la sortie, le produit rencontre de l'air de plus en plus sec qui élimine les dernières traces d'humidité les plus difficiles à enlever, alors qu'à l'entrée, il s'est trouvé au contact d'air déjà chargé d'humidité donc incapable de réaliser en surface une dessiccation trop brutale avec formation d'une croûte sèche peu perméable.

Infrarouge

Les longueurs d'onde les plus efficaces sont de 10 000 et 12 000 Å. Ici, ce sont les effets calorifiques du rayonnement infrarouge qui sont utilisés. Ces rayons ont l'avantage de chauffer la masse en profondeur, l'énergie calorifique se produisant au sein de la matière. On a toutefois intérêt à répartir en couche mince les produits à sécher.

Les lampes utilisées sont des lampes à filament de tungstène avec cuivrage intérieur de la moitié supérieure de l'ampoule de façon à ce que le rayonnement soit orienté dans une seule direction. Elles sont placées à 30 cm environ du produit à dessécher. Le séchage peut se faire sur des plateaux ou dans un tunnel sur une bande sans fin (figure 3.41).

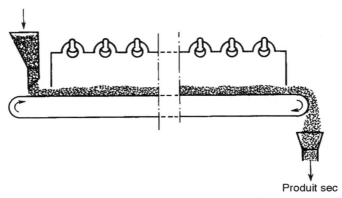

Produit sec

Figure 3.41
Séchoir tunnel à rayon *IR*.

Micro-ondes

Le produit à sécher est placé dans un champ électrique alternatif de fréquence élevée de l'ordre de 2500 MHz. Les calories sont produites au sein de la matière à sécher, car l'énergie calorifique est provoquée par le mouvement des molécules polarisées.

Le procédé est très sélectif du fait que les calories ne se produisent que dans les corps à constante diélectrique élevée : le récipient et l'air ambiant restent froids, tandis que l'eau chauffe facilement. La substance qui contient cette eau cesse de s'échauffer lorsque celle-ci est éliminée.

Ce procédé est rapide, il a donné de bons résultats pour le séchage des granulés. Les installations sont peu encombrantes mais coûteuses.

Sous vide

La dessiccation des produits pouvant s'altérer à la chaleur et au contact de l'air se fait en général sous vide. L'abaissement de la pression permet d'opérer à plus basse température. Dans certains cas, l'association chaleur et vide est nécessaire pour rompre les liaisons eau–substrat.

Les appareils de séchage sous vide fonctionnent en discontinu mais ils peuvent être statiques ou rotatifs.

■ L'appareil statique le plus courant est *l'armoire à vide* dans laquelle sont placés des plateaux superposés contenant le produit à sécher sous faible épaisseur. Le chauffage se fait par les étagères qui supportent les plateaux. Ces étagères sont constituées par des tubes ou des plaques dans lesquels circulent un fluide chaud ou des résistances électriques (figure 3.42). On peut aussi avoir recours aux infrarouges.

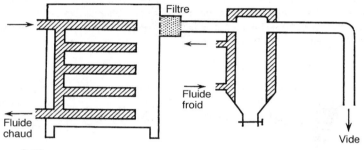

Figure 3.42
Armoire de séchage sous vide.

Les armoires sont en relation d'une part avec une pompe à vide, d'autre part avec un condenseur qui élimine la vapeur d'eau du circuit.

En fin d'opération, lorsque les quantités d'eau qui restent à éliminer sont très faibles, on peut déconnecter le condenseur et retirer les dernières traces d'eau directement avec la pompe à vide.

Ce procédé est très utilisé en pharmacie pour les produits pulvérulents. Il est aussi applicable aux produits pâteux étalés en couches minces sur les plateaux.

Les dimensions de l'armoire, le chauffage, le débit de la pompe à vide et le pouvoir d'absorption du condenseur sont à fixer en fonction du produit à traiter et de la quantité d'eau à éliminer.

■ *Les appareils de séchage rotatif* sont constitués soit par des cylindres fixes munis de pales rotatives qui soulèvent le produit pulvérulent pendant la dessiccation, soit par des cylindres rotatifs, l'axe de rotation n'étant pas forcément l'axe du cylindre (figure 3.43).

Dans les deux cas, le chauffage se fait par circulation d'un fluide chaud dans les doubles parois de l'enceinte de séchage. Celle-ci est en relation avec un condenseur et une pompe à vide.

L'avantage des appareils rotatifs est que la poudre est sans cesse remuée dans le vide pendant la dessiccation. En pharmacie, ils sont cependant moins utilisés que les armoires à vide.

Il est à noter que la lyophilisation, qui est vue plus loin, est aussi une dessiccation sous vide mais d'un type particulier puisque le produit à sécher est au préalable congelé.

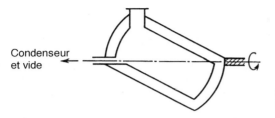

Condenseur et vide

Figure 3.43
Séchoir rotatif sous vide.

Séchage en présence de déshydratants

Le séchage en présence de déshydratants est effectué en général sous vide et à la température ordinaire. La différence essentielle avec le procédé précédent est que la vapeur d'eau est captée non pas par un condenseur mais par un produit chimique avide d'eau : *un déshydratant*.

Les déshydratants diminuent la tension de vapeur d'eau dans l'enceinte de dessiccation et accélèrent donc le séchage. De nombreux produits sont utilisables comme déshydratants, le tableau 3.6 en donne quelques exemples avec, pour chacun d'eux, la quantité d'eau qui peut rester en leur présence dans l'air environnant. Un examen de ce tableau montre que P_2O_5 est le meilleur déshydratant, il prive l'atmosphère presque complètement d'humidité. Les plus employés pour la dessiccation sont P_2O_5 et H_2SO_4 pur. Les autres sont surtout utilisés pour éviter une rehydratation des produits conservés dans une enceinte close ou un récipient de conditionnement. Parmi ces derniers, il y a tout particulièrement le silicagel ou gel de silice hydraté qui se présente comme un granulé additionné d'un sel de cobalt qui est bleu anhydre et rouge hydraté. Lorsque ce déshydratant devient rose, il peut être régénéré par simple chauffage à 120–130 °C.

Tableau 3.6
Déshydratants (d'après J. Kiger)

	Eau résiduelle en mg par litre d'eau
$CaCl_2$	1,5
Soude caustique	0,8
H_2SO_4 à 95 %	0,3
Silicagel	0,03
Potasse caustique	0,014
$CaSO_4$	0,005
H_2SO_4 pur	0,003
Baryte anhydre	0,000 7
P_2O_5	0,000 02

De toute façon, il est à préciser que la capacité d'absorption de tous ces déshydratants est très limitée. Ils ne peuvent donc servir qu'à parfaire une dessiccation ou à déshydrater une substance peu riche en eau et ne sont utilisés qu'à l'échelle du laboratoire.

Séchage sur cylindres

Ce procédé permet le séchage direct des liquides, c'est-à-dire leur concentration à sec.

Les séchoirs à cylindres sont constitués par un ou plusieurs cylindres chauffés intérieurement. Le liquide à dessécher est répandu sur la surface cylindrique en rotation. L'eau s'évapore et il reste une pellicule de matière sèche qui est détachée à l'aide d'un couteau ou racloir puis pulvérisée.

Le montage le plus classique est celui à *deux cylindres* (figure 3.44). L'écartement est réglé pour permettre le passage d'un film de liquide d'épaisseur convenable (1 à 1,5 mm pour le lait). Les couteaux doivent être placés aussi haut que possible pour avoir une durée de séchage suffisante.

Ce procédé a de nombreuses utilisations industrielles, pour la fabrication du lait sec en particulier. Ce lait se présente en paillettes et, par addition d'eau, ne reprend pas son aspect d'origine. On l'utilise dans l'industrie alimentaire surtout en biscuiterie.

Il existe des *séchoirs à cylindres sous vide* pour dessécher des préparations enzymatiques ou contenant des hormones.

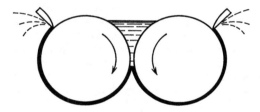

Figure 3.44
Séchoir à cylindres.

Séchage par dispersion ou nébulisation

L'expression courante de séchage par atomisation est impropre.

La solution ou suspension à sécher est dispersées en fines gouttelettes dans un courant d'air très chaud qui les transforme instantanément en petits grains de poudre.

Dans ce procédé, la surface de contact entre la matière et l'air chaud est considérablement multipliée. En effet, on obtient assez facilement des gouttelettes d'un diamètre de l'ordre de 100 µm dont la surface représente environ 70 m² par litre de liquide. Ces gouttelettes dès leur formation se déplacent à la vitesse de 100 m/s. L'air étant à 150–200 °C, la dessiccation est réalisée en une fraction de seconde.

Un examen au microscope montre que les globules poreux obtenus sont de taille à peine inférieure à celle des gouttelettes qui leur ont donné naissance. Quelquefois il se forme une croûte sèche qui éclate ensuite. La forme des particules d'un nébulisat varie avec les conditions opératoires.

Par ce procédé on peut sécher des liquides contenant des principes assez sensibles à l'action de la température. Ils résistent à la température élevée de la nébulisation du fait de sa très courte durée (fraction de seconde). Même les phénomènes d'oxydation sont peu importants. Cependant, dans certains cas particulier, pour éviter toute altération par oxydation, la nébulisation peut être réalisée dans un courant de gaz inerte.

Appareils

Un séchoir par dispersion comprend surtout un système de dispersion et une chambre ou enceinte de séchage avec circulation d'air chaud éventuellement aussi un système de séparation de la poudre et du courant d'air.

Système dispersif
Il en existe de plusieurs types dont voici quelques-uns :
■ *systèmes rotatifs ou rotors de dispersion* (figures 3.45 et 3.46). — Ils sont très rapides : 5000 à 20 000 tr/min.

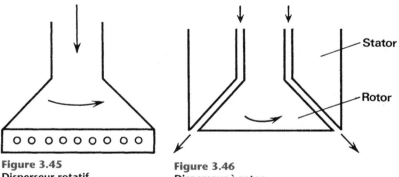

Figure 3.45
Disperseur rotatif.

Figure 3.46
Disperseur à rotor.

Ces disperseurs ont l'avantage d'être très polyvalents, ils peuvent convenir pour des liquides visqueux et même assez hétérogènes ;
■ *système à gicleur* (figure 3.47). Le liquide passe sous pression à travers un orifice très étroit. Moins polyvalent ;
■ *Pulvérisateur à air sous pression* (figure 3.48). Un jet d'air entraîne le liquide à dessécher. Ce système assez polyvalent peut être combiné avec le système rotatif ;
■ *dispersion sur disque.* Le liquide arrive en filet et tombe sur un disque placé au centre de l'enceinte et tournant à très grande vitesse.

Donc des systèmes très divers, convenant plus ou moins bien selon les cas pour une pulvérisation convenable.

Chambres de séchage
Elles sont de formes très diverses mais sont toute conçues de telle sorte que les particules y fassent le plus long trajet possible. Celles-ci ne doivent pas arriver au contact des parois avant d'être parfaitement sèches.

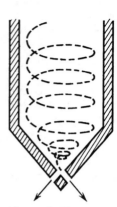

Figure 3.47
Disperseur à gicleur.

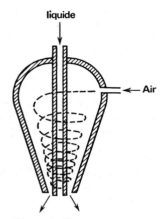

Figure 3.48
Disperseur à air sous pression.

La figure 3.49 représente un appareil à chambre cylindro-conique. Le système de dispersion est placé à la partie supérieure. La poudre sèche se rassemble dans la partie conique et est entraînée vers l'extérieur par une vis sans fin. Une fraction de la poudre peut suivre le courant d'air d'où l'adjonction possible d'un séparateur. Dans certains cas, toute la poudre est entraînée par le courant d'air et est alors recueillie en totalité dans le séparateur.

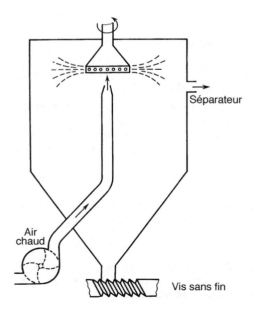

Figure 3.49
Séchoir par dispersion à chambre cylindro-conique.

Le séparateur peut être un « cyclone », c'est-à-dire un appareil de centrifugation à bol fixe utilisé habituellement pour le dépoussiérage des gaz.

Les dernières traces de poudres peuvent être arrêtées dans des filtres à manches.

Pour ce qui est du circuit de l'air chaud, on distingue les appareils à équicourant ou co-courant (l'air chaud et les particules suivent les mêmes trajets) et les appareils à contre-courant.

Influence du mode opératoire sur la qualité de la poudre

- **Système de dispersion.** Plus la taille des gouttelettes est réduite et plus la poudre est fine. La taille des particules diminue par exemple avec la vitesse du rotor dans un système rotatif du fait du laminage plus poussé du liquide.

- **Concentration du liquide.** Plus le liquide admis dans l'appareil est dilué et plus le volume spécifique apparent de la poudre obtenue est élevé.

- **La tension superficielle** du liquide influe sur la taille des gouttelettes donc sur celles des particules de poudre. L'addition d'un surfactif permet d'obtenir une poudre plus fine.

- **Température de l'air** (ou du gaz chaud utilisé). Elle est en général de l'ordre de 150 à 200 °C. Il est sous-entendu que le résidu sec ne fond pas à cette température, sinon il viendrait se coller sur les parois. On peut opérer à une température inférieure si le point de fusion du résidu est assez bas.

Applications

Le séchage par dispersion s'applique à des produits très divers. Il permet l'obtention de poudres de très bonne présentation, de volume spécifique apparent très élevé et facile à remettre en solution ou suspension.

Malgré la température élevée, il convient pour de nombreux produits assez sensibles à la chaleur et à l'oxydation : il ne les préserve cependant pas aussi bien que la lyophilisation mais il est souvent préférable car moins onéreux.

En pharmacie, en plus des laits pour nourrissons qui sont presque tous desséchés par nébulisation, on a recours à la nébulisation pour les extraits secs, pour certaines poudres d'organes, certaines poudres enzymatiques, pour l'obtention de poudres destinées à la compression directe, etc.

La conservation des nébulisats est bonne à condition de les maintenir à l'abri de l'humidité dans des récipients bien hermétiques.

Dans l'alimentation, on prépare par nébulisation diverses poudres solubles : lait et ses dérivés, café, thé, aromes, etc.

Lyophilisation ou cryodessiccation

La lyophilisation est une technique de dessiccation par sublimation de la glace de solutions, de suspensions, de tissus animaux ou végétaux, etc. préalablement solidifiés par congélation.

Les conditions du procédé : basse température, pression réduite, absence de phase liquide intermédiaire éliminent en grande partie les facteurs d'altération et de dénaturation intervenant à des degrés divers dans les autres méthodes de dessiccation.

Le produit sec obtenu, de texture poreuse, friable, possède un caractère « lyophile », une avidité pour l'eau en particulier, qui permet une reconstitution rapide et intégrale de la solution ou de la pseudosolution initiale. La lyophilisation est utilisée comme moyen de stabilisation et de conservation de corps ou de mélanges fragiles, de préparations aseptiques, de produits biologiques, etc.

Principe

La lyophilisation est une « dessiccation par sublimation », c'est-à-dire que par ce procédé, l'eau du produit à dessécher préalablement transformée en glace est vaporisée directement sans passage intermédiaire par l'état liquide[3].

Dans les procédés étudiés jusqu'ici, la dessiccation se faisait par passage de la phase liquide à la phase vapeur en ayant recours soit à la chaleur, soit au vide, soit à la chaleur et au vide (*cf.* diagramme des trois états de l'eau, figure 3.50).

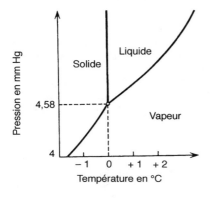

Figure 3.50
Diagramme des trois états de l'eau.

Dans la lyophilisation l'eau est dans un premier temps congelée puis dans un deuxième temps la vapeur d'eau est éliminée au fur et à mesure de sa formation à partir de la glace.

Le phénomène peut être schématisé de la façon suivante :

Soit deux enceintes *A* et *B* (figure 3.51) reliées par une large tubulure. L'enceinte *A* est refroidie à une température T_A de telle sorte que le produit à dessécher soit congelé. *B* est amené à une température T_B encore plus basse.

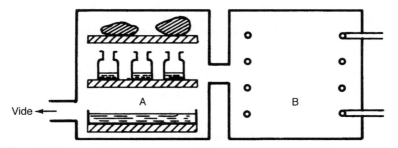

Figure 3.51
Représentation schématique d'un lyophilisateur.

---

[3]Actuellement, la lyophilisation est aussi utilisée pour l'élimination de solvants autres que l'eau.

Sur ce schéma sont représentés trois types de produits à lyophiliser (organes végétaux ou animaux et solutions en flacons et en vrac) qui ne sont évidemment jamais traités ensemble.

Du fait que $T_B < T_A$, la tension de vapeur en B est inférieure à la tension de vapeur en A : $P_B < P_A$. Cette différence de tension de vapeur entre les deux enceintes est le moteur de la lyophilisation. Elle provoque le déplacement de vapeur de A vers B où elle se transforme en glace. Ceci jusqu'à ce que toute la glace de A se retrouve en B en ne laissant qu'un résidu sec en A. L'ensemble peut être mis sous vide ce qui facilite le déplacement de la vapeur.

En A, il y a sublimation de la glace, phénomène qui est accéléré par l'élimination de la vapeur au fur et à mesure de sa formation : c'est l'*enceinte de sublimation* ou *évaporateur*. En B, il y a condensation de la vapeur en glace : c'est le *condenseur* qui joue simplement le rôle de piège à vapeur. Mais, comme nous le verrons ultérieurement, il y a d'autres moyens d'éliminer la vapeur. Un point important à noter est le fait que l'évaporation en A provoque un refroidissement d'où ralentissement de la sublimation. Dans la pratique, il faut donc fournir à A suffisamment de calories pour maintenir la sublimation à un rythme convenable mais pas trop pour ne pas décongeler le produit (le passage de l'état de glace à l'état de vapeur nécessite 650 calories par gramme). *Le réglage du chauffage doit être tel qu'il y ait un équilibre entre les calories fournies par la source de chaleur et les calories absorbées par la sublimation : le produit en A doit rester à l'état congelé.*

Après la disparition des derniers cristaux de glace, il reste des molécules d'eau fixées par adsorption sur le produit poreux. À ce moment, peut commencer la *désorption* de ces traces d'eau à une température plus élevée mais compatible avec la stabilité du produit. Cet arrachage des molécules adsorbées, souvent appelé *dessiccation secondaire*, se fait à la pression la plus basse possible.

Les avantages de la lyophilisation découlent des conditions de vide et de froid qui sont appliquées au produit à dessécher :

■ le premier temps est une congélation qu'on tend à rendre aussi rapide que possible afin de modifier au minimum la structure du produit qui est ainsi *stabilisé*. À partir de ce moment, aucune croissance bactériologique ou réaction enzymatique n'est plus possible, ni au cours de la lyophilisation parce que le produit se trouve à basse température, ni au cours de la conservation ultérieure parce qu'il est complètement déshydraté ;

■ dans le deuxième temps, la sublimation de la glace se fait progressivement dans la masse du produit en y laissant des espaces libres. Il se crée ainsi une infinité de canaux par lesquels la vapeur d'eau s'échappe du centre du produit vers l'extérieur et il ne reste finalement qu'un *résidu sec de structure poreuse* qui occupe sensiblement le même volume que la substance initiale. Ce résidu est facilement pulvérisable et peut se mettre instantanément en solution ou en suspension au moment de l'emploi (produit lyophile).

Par lyophilisation on réalise donc une dessiccation à basse température et à l'abri de l'action oxydante de l'air donc en évitant au maximum toutes les actions dénaturantes que peuvent subir les substances fragiles. De plus, ce mode de dessiccation a l'avantage, lorsqu'on part de liquides, de se faire sans bouillonnement, projections ou moussage.

Réalisation technique

Congélation

Elle doit être à la fois précoce et rapide. Il faut « figer » le produit. Une congélation lente dans le cas des produits biologiques peut présenter le double inconvénient d'altérer les tissus et de dénaturer les protéines.

En effet, si la congélation est lente, il se forme peu de centres de cristallisation et, par conséquent, des gros cristaux qui risquent de déchirer les parois cellulaires. En revanche, si la congélation est brusque, il se forme une infinité de petits cristaux.

La dénaturation des protéines s'explique de la manière suivante : dans les tissus végétaux ou animaux il n'y a pas d'eau pure mais des solutions salines. Si on refroidit lentement une solution à 1 % de NaCl par exemple, on a la succession de phénomènes suivants :

■ à − 0,5 °C environ apparaissent des cristaux de glace pure dont la proportion augmente, tandis que la phase liquide est constituée par une solution saline de plus en plus concentrée ;

■ à − 6 °C, on a 90 % de glace et 10 % de solution à 10 % de NaCl ;

■ la concentration se poursuit jusqu'à − 21,3 °C. À cette température la solution interstitielle se congèle brutalement sous forme de cristaux de glace et de mélange eutectique NaCl, 2 H_2O.

La zone de température pendant laquelle la concentration saline augmente est dangereuse pour les tissus animaux et végétaux, car les solutions salines provoquent des perturbations importantes chez les colloïdes présents, en particulier chez les protéines qui risquent d'être dénaturées irréversiblement.

Il faut donc franchir cette zone dangereuse très rapidement en congelant presque instantanément à une température inférieure aux différents eutectiques de la préparation.

Pour avoir une congélation rapide il faut que le contact entre le produit et la source de froid soit aussi étroit que possible :

■ **les produits solides** sont divisés et répartis en couches pas trop épaisses sur des plateaux. La congélation peut être assurée par la neige carbonique qui produit un froid − 80 °C ou par l'azote liquide qui donne − 196 °C ;

■ **pour les liquides,** on peut envisager deux cas :

• *flacons de grande capacité :* 250 mL, 500 mL ou 1 L. Le liquide est étalé sur les parois par rotation du flacon pendant la congélation. C'est la congélation « en coquille » utilisée essentiellement pour le plasma :

– *par rotation horizontale lente* (figures 3.52 et 3.53). Les flacons sont couchés sur des cylindres entraîneurs de façon à ce que la partie inférieure soit plongée dans un bain réfrigérant. Le bain peut être un mélange d'alcool et de glace carbonique (−60 °C à − 70 °C). Dans le cas d'une production importante un bain d'alcool ou de saumure est refroidi par une machine frigorifique qui permet d'avoir − 45 °C, température suffisante dans de nombreux cas,

– *par rotation verticale rapide* (figures 3.54 et 3.55). La vitesse doit être suffisante pour que le liquide remonte sur les parois verticales (de l'ordre de 1000 tr/min). La rotation est en général obtenue à l'aide d'un moteur électrique. Le refroidissement est assuré soit par un soufflage d'air froid, soit par aspersion d'alcool froid. Dans ce cas, la réfrigération est plus rapide et,

de plus, il y a possibilité de remplacer le moteur par une turbine entraînée par un jet d'alcool sous pression ;
• *flacons de petite capacité* (types bouteilles d'antibiotiques ou ampoules bouteilles). Les récipients sont placés verticalement dans des boîtes métalliques plates. Pour la congélation, le fond des boîtes est plongé dans un bain d'alcool réfrigéré ou sur un lit de neige carbonique. Si une congélation rapide n'est pas essentielle, elle peut être réalisée dans la chambre de sublimation du lyophilisateur soit par de l'alcool froid circulant dans les parois des plateaux, soit par une circulation d'air très froid dans l'enceinte de l'appareil.

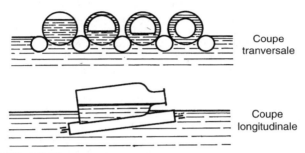

Coupe tranversale

Coupe longitudinale

Figures 3.52 et 3.53
Congélation par rotation horizontale lente.

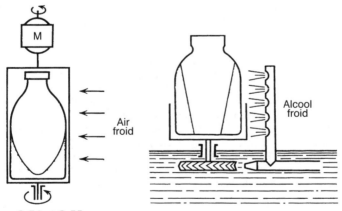

M

Air froid

Alcool froid

Figures 3.54 et 3.55
Congélation par rotation verticale rapide.

Stockage
La discontinuité des opérations de lyophilisation impose dans certains cas le stockage des flacons congelés (plasma ou lait de femme récoltés irrégulièrement). Il se fait dans des chambres froides à une température suffisamment basse pour qu'il n'y ait pas de décongélation et, dans le cas des tissus animaux ou végétaux, pas de croissance des cristaux.

Chauffage du produit à dessécher en cours de sublimation

Il est rappelé qu'il s'agit simplement d'apporter au produit à dessécher suffisamment de calories pour compenser exactement les calories absorbées par la sublimation, en prenant garde surtout de ne pas le décongeler.

On peut chauffer les plateaux soit avec une résistance électrique qui se trouve dans les parois des plateaux, soit à l'aide d'une circulation de fluide chaud grâce à des canalisations se trouvant toujours dans l'épaisseur des plateaux.

Dans tous les cas, quel que soit le moyen de chauffage, il faut prendre grand soin de ne pas surchauffer les parties externes du produit, surtout lorsque l'épaisseur du produit est appréciable. Pour éviter les surchauffes locales, des sondes thermoélectriques sont placées à l'intérieur du produit (dans 1 flacon par plateau par exemple) près de la paroi dans la zone la plus épaisse et la plus proche de la source de chaleur. Là, le risque de surchauffe est d'autant plus grand que la sublimation, qui absorbe les calories, se fait plus difficilement : l'évacuation des vapeurs étant freinée par la masse de produit à traverser.

Pour les produits injectables, la lyophilisation est réalisée dans des flacons ou ampoules de verre dont le fond doit être très plat et l'épaisseur aussi régulière et aussi réduite que possible pour faciliter les échanges thermiques. Ceux-ci se font d'autant plus difficilement que la conductibilité est mauvaise et qu'on se trouve dans un vide poussé. Le mode de transfert par *convection gazeuse* (par les molécules de gaz résiduel) est le plus efficace mais le gaz résiduel ne doit pas gêner le transfert des molécules d'eau vers le piège (*cf.* réglage de la pression).

Le réglage du chauffage est peut-être le point le plus délicat d'une opération de lyophilisation. C'est une deuxième raison pour réduire le plus possible l'épaisseur du produit à lyophiliser.

Conduits

Il s'agit surtout du conduit qui sépare l'enceinte de sublimation de celle du condenseur. Ce conduit doit être aussi large que possible pour assurer une évacuation rapide de la vapeur d'eau. En effet, le volume occupé par 1 g d'eau sous forme de vapeur sous la pression de 0,1 torr est d'environ 10 m^3. Pour une opération portant sur 100 flacons de 350 mL de solution aqueuse, à la pression de 0,1 torr et d'une durée de 20 h, le volume horaire moyen de vapeur passant d'une enceinte à l'autre atteint le chiffre considérable de 17 500 m^3.

Ceci montre qu'il faut éviter dans la mesure du possible tous les obstacles sur le trajet de la vapeur : les conduits mais aussi les goulots trop étroits des flacons et ampoules et l'épaisseur des produits.

Piégeage de la vapeur

La *condensation par le froid* est le moyen habituel d'élimination de la vapeur d'eau du circuit de lyophilisation. Les sources de froid pour amener le condenseur à une température suffisamment basse sont :

■ la *neige carbonique* et les *gaz liquéfiés* qui ne sont utilisés que pour les petites installations. Les gaz liquéfiés sont nécessaires lorsque de très basses températures sont exigées ;

■ les *machines frigorifiques* à compresseurs mécaniques alternatifs ou rotatifs servent dans toutes les installations à haut rendement. Ces appareils refroidissent une saumure ou de l'alcool qui circule ensuite dans le condenseur du lyophilisateur. Le fluide réfrigéré forme un volant de froid intéressant en cas de panne. Dans certains appareils, le fluoroalkane du groupe frigorifique se détend dans le serpentin du condenseur. On évite alors l'emploi d'un fluide réfrigéré intermédiaire.

Un point important est que la *température* du condenseur reste au-dessous d'une certaine valeur qui est fonction du vide. Pour un vide de 0,1 mmHg par exemple, la température du condenseur doit se maintenir au-dessous de -40 °C. Au-dessus, la glace condensée commencerait à se sublimer et ne jouerait plus son rôle de piège à vapeur.

Un autre point important est la *surface* de condensation : elle doit être suffisante pour qu'en fin d'opération la couche de glace déposée ne soit pas trop épaisse pour que les échanges thermiques continuent à se faire entre la vapeur et le condenseur. Il faut cependant noter que la glace dégazée qui se forme sous vide est beaucoup plus conductrice que la glace contenant de l'air obtenue à la pression ordinaire.

Jusqu'ici il n'a été question que de la condensation par le froid pour éliminer la vapeur d'eau, c'est la méthode générale pour des quantités d'eau importantes.

Pour les petites quantités d'eau, on peut avoir recours :

■ soit à des *déshydratants* étalés sur des plateaux à la place du condenseur (ex. : P_2O_5). C'est une technique utilisable à l'échelon du laboratoire ;

■ soit à *la pompe à vide elle-même* dont on se sert quelquefois pour éliminer les dernières traces d'eau en fin de lyophilisation. Il suffit, si l'installation le permet, d'obturer le conduit entre l'évaporateur et le condenseur. La pompe dans ce cas doit être branchée directement sur l'évaporateur. On arrive ainsi à un séchage plus poussé du fait qu'il y a toujours une légère tension de vapeur d'eau dans le condenseur.

Réglage de la pression

Le vide est nécessaire pour avoir une vitesse de sublimation suffisante. Il est à déterminer en fonction de la température. L'ordre de grandeur est 10^{-1} mmHg. La lyophilisation peut utiliser les techniques les plus classiques de production de basses pressions mais surtout les pompes à palettes à un ou mieux deux étages. Les pompes à anneau d'eau sont à éviter. Dans les pompes, il faut avoir recours à des huiles sans tension de vapeur appréciable. Le débit des pompes doit être proportionnel à la puissance de l'appareil à lyophiliser.

Il est à noter que dans chaque cas, il existe une pression optimale car le transfert des calories émises par la surface chauffante vers le plateau et les flacons se fait en grande partie par les molécules de gaz présentes dans ces espaces. Il faut donc qu'il en reste suffisamment pour que la sublimation se fasse correctement. Certaines installations sont donc munies d'un système de régulation de la pression par injection d'un gaz incondensable, par exemple de l'air ou mieux de l'azote ou encore de l'hydrogène ou de l'hélium qui par leur coefficient de conductibilité permettent d'améliorer encore les transferts thermiques.

Appareils de contrôle

Ils sont absolument indispensables pour connaître à tout moment la marche de la lyophilisation. Ils permettent de contrôler le vide et la température aux différents niveaux de l'appareil.

On enregistre la pression dans l'enceinte (tubes à décharge, jauge à ionisation, jauge thermique de Pirani, manomètre à thermocouple).

On enregistre les températures du condenseur, des plateaux et des produits à l'aide de couples thermoélectriques convenablement placés. La figure 3.56

donne un exemple d'enregistrement des températures et des pressions au cours de lyophilisation.

On distingue les principales phases d'une opération complète. Durant les dernières phases, la température augmente et la pression est très réduite ce qui permet une meilleure élimination des dernières traces d'eau. Les risques d'altérations à ce stade sont très réduits.

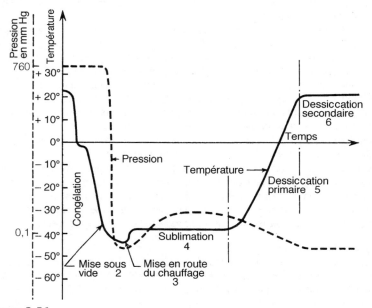

Figure 3.56
Phases opératoires de la lyophilisation.

Différents types d'appareils

Les lyophilisateurs (ou lyophiliseurs) sont très nombreux. Ils peuvent être très différents selon la nature et la quantité du produit à traiter. Voici deux schémas d'appareils classiques (figures 3.57 et 3.58).

■ **Le premier appareil** convient pour la lyophilisation en série dans des flacons type antibiotiques ou des ampoules bouteilles. Il comprend :

• une *armoire à étagères* sur lesquelles sont placées des plaques métalliques percées d'alvéoles à la dimension des flacons. Dans l'épaisseur des étagères se trouvent des résistances électriques et des canalisations pour le fluide réfrigérant ;

• un *condenseur ;*

• un *groupe de pompage ;*

• un *groupe frigorifique ;*

et de plus comme éléments qui ne figurent pas sur le schéma :

• un *équipement électrique de chauffage* pour le chauffage des plateaux et le dégivrage du condenseur ;

• un *programmateur* à commandes électroniques qui assure automatiquement la régulation froid, chaleur et vide ainsi que le déclenchement des mesures de sécurité en cas de panne d'énergie ;

• *des appareils de contrôle de pression et température.*

Lorsque la dessiccation est terminée, le chauffage est arrêté. Le vide est cassé en faisant entrer un gaz inerte et stérile si l'opération a été menée aseptiquement.

■ **Le deuxième appareil** convient pour les flacons et ampoules. On y trouve les principaux éléments du premier appareil mais, ici, la canalisation du condensateur tapisse la paroi même de l'enceinte de sublimation et la congélation des produits se fait à l'extérieur avant l'introduction des plateaux dans l'appareil.

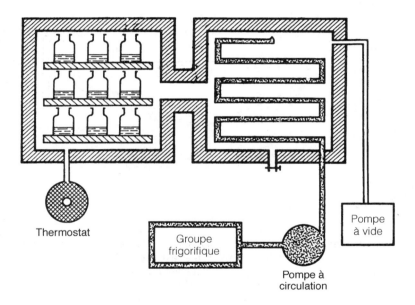

Figure 3.57
Appareil à lyophiliser pour flacons type antibiotique et ampoules bouteilles.

Applications de la lyophilisation

Elles sont très nombreuses et peuvent être classées de la façon suivante :

Conservation des substances médicamenteuses fragiles

Ce procédé convient particulièrement aux produits d'origine biologique dont on réduit ainsi au maximum la dénaturation des protéines dont la préservation peut encore être augmentée par addition avant la lyophilisation de substances telles que des sucres, des protides ou des colloïdes divers qui forment un support protecteur.

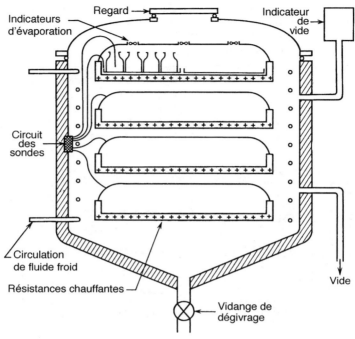

Figure 3.58
Appareil à lyophiliser pour flacons ou ampoules.

■ Produits d'origine humaine. *Le plasma humain* et les produits de fractionne-ment du sang. La lyophilisation est le meilleur procédé de conservation du plasma car il n'y a pas pour le plasma lyophilisé les problèmes de conservation en chambre froide et de transport posés par le plasma congelé.

■ Produits d'origine animale : les *sérums*, la *tuberculine*, de nombreux *antigènes*, des *produits opothérapiques*, des *enzymes*, etc.

■ Produits d'origine végétale : *extraits de plantes médicinales, vitamines, sucs de fruits, antibiotiques,* etc.

Conservation des greffons d'origine humaine ou animale
Il existe des banques de tissus d'origine humaine dans lesquelles on conserve des tissus sous forme lyophilisée : os, fragments de peau, aponévroses, dure-mère, cornée, cartilages, artères, etc.

Conservation de la matière vivante
Pour le moment la conservation d'organismes vivants à l'état lyophilisé est limi-tée au micro-organismes, bactéries et virus.

C'est sous forme lyophilisée qu'on conserve maintenant les *souches bacté-riennes* dans les meilleures conditions. Certains *vaccins* sont lyophilisés (ex. : BCG) ainsi que les ferments lactiques délivrés en poudres.

Applications à la technologie pharmaceutique
La lyophilisation permet de résoudre des problèmes techniques. On y a recours :
■ pour assurer la conservation d'un produit qui serait instable en solution ;
■ pour dessécher sans les faire fondre les produits dont le point de fusion est très bas ;
■ pour avoir un produit poreux facile à remettre en solution ou en suspension ;
■ pour la répartition d'un produit solide en petites doses : il est plus facile de répartir en doses précises un liquide qu'un solide en poudre. La répartition du produit se fait donc en solution dans des petits flacons ou des ampoules et est suivie d'une lyophilisation ;
■ pour faciliter l'obtention de produits pulvérulents stériles : il n'est pratiquement pas possible de stériliser un principe actif solide par la chaleur et les autres procédés de stérilisation ne sont pas sans inconvénients. La lyophilisation menée aseptiquement permet d'avoir une poudre stérile en partant d'une solution stérilisée au préalable soit à l'autoclave, soit par filtration ;
■ enfin, application récente, pour la fabrication des doses unitaires lyophilisées appelées *lyophilisats* (cf. p. 288 et 315).

Applications diverses
■ *Conservation des structures des produits végétaux et animaux.* On peut dessécher par lyophilisation des échantillons d'herbiers ou des champignons pour collections par exemple. Le produit desséché a sensiblement l'aspect du produit initial. On peut lyophiliser aussi des coupes histologiques.
■ Dans *l'alimentation :* cette méthode de conservation convient dans certains cas malgré son prix de revient (ex. : extrait de café lyophilisé).

Contrôle de la dessiccation

Comme toute opération pharmaceutique, la dessiccation, ou séchage, doit être contrôlée. On doit vérifier d'une part que les principes actifs n'ont pas été altérés et d'autre part le taux d'humidité résiduelle dont dépend la bonne conservation du produit desséché.

Parmi les nombreuses méthodes de dosage de l'humidité utilisables, on peut citer les trois méthodes classiques suivantes :
■ **méthode par perte à la dessiccation** ou méthode gravimétrique : pesée du produit avant et après séjour à l'étuve à $103 \pm 2\ °C$;
■ **méthode par entraînement au xylène** ou méthode volumétrique : mesure du volume d'eau entraîné par distillation du xylène en présence du produit ;
■ **méthode de microdosage de l'eau** ou méthode chimique à l'aide du réactif pyridine iodo-sulfureux de Karl Fischer.

Ces méthodes ne dosent pas toutes exactement la même chose. La perte à la dessiccation peut donner par exemple un chiffre qui correspond à une partie de l'eau contenue dans le produit (une fraction restant fixée dans les conditions de l'essai) à laquelle viennent s'ajouter les autres substances volatiles préexistant dans le produit ou provenant d'une dégradation partielle sous l'action de la chaleur.

Ceci montre que lorsqu'on donne un taux d'humidité, il est absolument nécessaire de préciser la méthode utilisée.

Dans le cas de la lyophilisation et de la nébulisation, il peut être important de vérifier que le produit d'origine peut être reconstitué par simple addition d'eau (plasma, lait…).

La validation des procédés de dessiccation est d'autant plus importante que les facteurs à maîtriser sont nombreux et qu'une hétérogénéité de traitement risque de conduire à une hétérogénéité du lot qui rend tout contrôle sur échantillon sans valeur. Il faut veiller en particulier à ce que l'évolution de la température et de la pression soit rigoureusement la même dans toutes les parties de l'enceinte, comme pour la stérilisation (*cf. infra*). Le recours à l'informatique pour le pilotage des opérations suppose évidemment la qualification des logiciels.

Granulation et autres traitements conduisant aux granulés, sphères et « vecteurs »

La granulation a pour but de transformer des particules de poudres cristallisées ou amorphes en agrégats solides plus ou moins résistants et plus ou moins poreux appelés granulés ou grains.

Cette opération est décrite ici, car elle intervient dans la fabrication de plusieurs formes pharmaceutiques. Le granulé constitue un stade intermédiaire très fréquent dans la fabrication des comprimés mais il peut aussi être utilisé directement soit sous formes multidoses, soit réparti en doses unitaires telles que gélules, sachets ou paquets.

Les particules y sont liées par des liaisons interatomiques et intermoléculaires diverses : forces de Van der Waals, liaisons hydrogènes avec la formation de ponts liquides et solides.

Par rapport à un simple mélange de poudres, le granulé présente un certain nombre d'avantages :

- meilleure conservation de l'homogénéité ;
- plus grande densité ;
- facilité d'écoulement supérieure ;
- répartition plus homogène pour les dosages volumétriques ;
- plus grande aptitude à la compression ;
- porosité supérieure facilitant la dissolution…

Ces différentes propriétés sont fonction des adjuvants utilisés et du mode de préparation qui sont donc à choisir en tenant compte du type d'utilisation envisagé. Les granulés peuvent subir un enrobage.

Les perfectionnements dans la présentation des principes actifs ne se limitent plus à la granulation ou à des modifications de formes cristallines en vue d'améliorer leur efficacité thérapeutique. C'est ainsi que sont traités dans ce chapitre la fabrication des *sphères* et celle des *vecteurs micro-* et *nanoparticulaires* dont l'objectif est de conduire les principes actifs jusqu'au lieu d'action.

Granulés

Différents modes de granulation

Granulation par voie humide

- **Procédé classique.** La granulation par voie humide est la plus courante en pharmacie, mais c'est une opération complexe qui comporte plusieurs phases.

• Humidification ou mouillage. La poudre ou mélange pulvérulent à granuler est additionné d'un liquide de mouillage. Ceci est réalisé dans un des mélangeurs–malaxeurs déjà décrits : planétaires, type pétrin, à projection et tourbillonnement, à meules, etc. Les liquides de mouillage peuvent être ajoutés directement dans le mélangeur avec ou sans précautions particulières ou bien avec un système de pulvérisation. Les liquides de mouillage sont généralement composés d'un solvant et d'une substance possédant des propriétés agglutinantes appelée liant. L'ensemble se présente sous forme d'une solution ou d'une pseudosolution.

– *Comme solvants* utilisables on peut citer : l'eau, l'alcool plus ou moins dilué… On choisit un liquide qui ne dissout que légèrement la poudre. En effet, s'il la dissout trop facilement, les granulés après passage ultérieur dans le granulateur s'agglomèrent les uns aux autres pour donner une masse compacte. En revanche, si c'est un trop mauvais solvant, il n'y a pas cohésion suffisante du granulé qui retourne à l'état de poudre après séchage.

Avec un solvant convenable, ce qui forme le ciment entre les particules, c'est la petite fraction dissoute qui se solidifie ou recristallise en croûte à la surface des particules voisines qui se trouvent ainsi soudées les unes aux autres (granulés dits en croûtes).

– *Comme liant,* on utilise des macromolécules qui après évaporation du solvant agglutinent les particules entre elles pour donner des grains. Les principaux liants utilisés sont : la polyvidone (liant de référence), des dérivés de la cellulose comme la méthylcellulose, des amidons sous forme d'empois, la gélatine, des gommes (arabique et adragante), des alginates. La quantité de solvant ou d'agglutinant à ajouter est à rechercher par tâtonnement.

■ Granulation proprement dite. Cette opération s'effectue au moyen de « granulateurs » dont le rôle est de soumettre la masse humidifiée à une pression mécanique qui la fait passer de force à travers une surface perforée.

Dans l'industrie, on a surtout recours à deux types de granulateurs :

• *Granulateurs rotatifs.* La surface perforée constitue soit la paroi cylindrique, soit la partie plane de l'extrémité d'un cylindre à l'intérieur duquel la pression est exercée dans le premier cas par une vis sans fin et dans le second cas par un rotor à pales.

• *Granulateurs oscillant.* (figure 3.59). Des barres métalliques parallèles et animées d'un mouvement de va-et-vient obligent le mélange humide à passer à travers une grille semi-cylindrique dont l'axe est horizontal. Ces granulateurs donnent un granulé plus court et plus poreux que celui qui est obtenu avec les granulateurs rotatifs. Ils sont de plus en plus utilisés.

Dans tous les cas, la qualité du granulé varie avec les caractéristiques des appareils : type, dimensions des perforations, pression exercée, vitesse des rotations ou des oscillations, etc.

• Séchage. Le granulé humide subit un séchage par une des méthodes déjà décrites dans le chapitre précédent. Les appareils les plus utilisés sont les *étuves à plateaux* et les *séchoirs à lits fluidisés.* Ces derniers assurent un séchage plus rapide mais risquent de trop pulvériser le grain si l'opération n'est pas bien réglée.

De toute façon, le séchage doit être mené de façon à avoir un taux d'humidité adapté à l'usage prévu, de l'ordre de quelques pour cent.

• Broyage et tamisage. Pour avoir des grains de dimensions bien déterminées, il est nécessaire d'effectuer un tamisage qui permet en même temps que le tri de séparer les grains qui ont pu se coller entre eux. Ce tamisage peut éventuellement être précédé d'un léger broyage pour réduire et homogénéiser la taille des grains. Différents types de broyeurs sont utilisables. Un granulateur oscillant peut souvent convenir pour réaliser simultanément le broyage et le tamisage.

■ **Granulation en turbine ou mélangeur.** Dans ce procédé, la poudre à granuler est placée soit dans une turbine d'enrobage, soit dans un mélangeur par exemple du type à projection et tourbillonnement. Le liquide de mouillage est ajouté dans des conditions bien déterminées, ce qui permet d'obtenir directement, pour certains mélanges tout au moins, un granulé bien calibré qu'il suffit de sécher et de tamiser.

Dans le cas de la turbine, le séchage peut être réalisé dans l'appareil lui-même avec un courant d'air chaud, ce qui réduit encore le nombre de manipulations.

■ **Granulation par fluidisation.** L'appareil utilisé est un séchoir à lit fluidisé. La poudre à granuler est placée dans le récipient à fond perforé à travers lequel passe un courant d'air qui la maintient sous agitation. Sur la poudre ainsi agitée, on pulvérise lentement un liquide de mouillage convenable. Les particules s'agglomèrent ainsi en grains qui sont ensuite séchés par un courant d'air chaud. L'opération est très rapide et permet d'avoir des grains bien calibrés à condition de régler avec précision les conditions opératoires : débit d'air et de liquide, température, etc. L'enceinte peut être conçue pour travailler en continu.

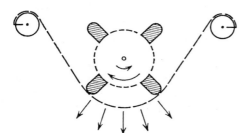

Figure 3.59
Granulateur oscillant.

Granulation par voie sèche

La voie sèche est utilisée lorsque le principe actif ne supporte ni l'humidité, ni la température de séchage ou lorsqu'il est trop soluble dans les liquides de mouillage utilisables. Pour assurer une cohésion convenable entre les particules, il est nécessaire, comme dans la granulation par voie humide, d'ajouter à la poudre à granuler des liants ou agglutinants, mais ici sous forme de poudres sèches. La granulation par voie sèche comporte deux phases : la compression et le broyage–tamisage.

■ Compression. Celle-ci est réalisée à l'aide de presses :

• *presses à comprimer.* Ce sont des machines à comprimer alternatives. On choisit pour cela des machines très puissantes capables de faire de gros comprimés très durs appelés « briquettes ». C'est la technique classique pour la voie sèche ;

• *presses à cylindres*. L'appareil utilisé ou compacteur (figure 3.60) comprend deux cylindres d'acier horizontaux, parallèles, mus par un moteur puissant et tournant en sens inverse. La poudre est amenée par une vis qui l'oblige à passer entre les deux cylindres qui la transforment en une plaque très dure. Le rendement du compactage est supérieur à celui du briquetage.

■ **Broyage–tamisage.** Les briquettes ou les plaques sont concassées et le grain obtenu tamisé. Le broyage est effectué avec les broyeurs déjà vus.

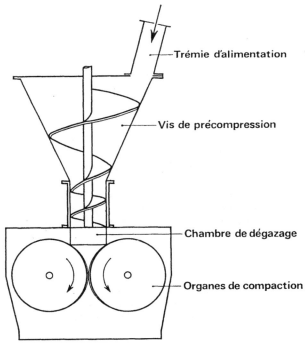

Figure 3.60
Schéma du compacteur.

Procédés divers

Les deux procédés précédents sont les plus couramment utilisés pour la granulation, mais il y en a d'autres parmi lesquels on peut citer :

■ **granulation par frittage.** Cette méthode assez particulière utilise l'eau de cristallisation de certains cristaux pour réaliser l'agglomération.

L'acide citrique, par exemple, contient une molécule d'eau de cristallisation. Si un mélange de poudres à granuler contient de l'acide citrique, il suffit de le porter à une température de 90–105 °C. La molécule d'eau est alors libérée et joue à la surface des particules le rôle d'un solvant qui assure leur agglomération ;

■ **granulation par nébulisation.** La poudre à granuler est mise en suspension et traitée ensuite dans un séchoir par dispersion ;

■ **granulation par extrusion.** Le principe est celui d'une presse à filer. Le fil obtenu à partir d'une poudre humide est fractionné et les fragments obtenus, arrondis par sphéronisation en sphères et séchés.

Ces exemples montrent qu'en fait les techniques possibles de fabrication des granulés sont très nombreuses. C'est un domaine dans lequel de grands progrès ont été réalisés ces dernières années. Le choix d'un procédé de granulation dépend de nombreux facteurs dont la destination du granulé et les propriétés du principe actif, en particulier sa sensibilité à l'humidité et à la chaleur, facteurs dont il est tenu compte pour la *validation* du procédé. La tendance actuelle est de réduire le nombre des phases de la granulation pour économiser la main-d'œuvre.

Propriétés et contrôle des granulés

Les propriétés à exiger d'un granulé dépendent de son utilisation. La plupart des essais décrits ci-dessous ne sont effectués que dans les périodes de recherche et développement. Ils n'ont pas à être répétés en routine si le procédé de granulation a été correctement *validé.*

Granulométrie

Les différentes techniques de l'analyse granulométrique sont utilisables, mais le plus souvent on a recours au tamis. Dans la majorité des cas, les particules doivent être de dimensions homogènes mais dans celui des grains pour comprimés, une certaine proportion de « fines » peut être souhaitable pour améliorer l'écoulement.

La forme des particules est importante car elle a une influence sur la plupart des autres propriétés du granulé. Elle peut être appréciée à l'œil nu ou à l'aide d'un système optique approprié. Elle peut être selon les cas plus ou moins régulière, arrondie ou allongée.

Densité apparente et volume apparent

Pour un granulé comme une poudre, il faut distinguer :

■ *la densité vraie* qui correspond au volume occupé par le solide à l'exclusion de toute porosité. Ce volume réel est égal au volume total ou apparent du granulé moins celui des pores intragranulaires et intergranulaires :

Densité = (Masse; Volume apparent + Volume des pores intragranulaires et
intergranulaires)

■ *la densité granulaire* qui correspond au volume du solide, vides intragranulaires compris :

Densité granulaire = (Masse; Volume apparent − Volume des pores
intragranulaires)

■ *la densité apparente* qui correspond au volume apparent du granulé :

Densité apparente = (Masse; Volume apparent)

La mesure du volume apparent se fait à l'aide d'un voluménomètre ou tout simplement dans une éprouvette graduée, avant et après tassement. Cette détermination est importante pour la répartition volumétrique des grains. L'essai est décrit à la Pharmacopée européenne sous le titre *Masse volumique vrac et masse volumique après tassement.*

Porosité (figure 3.61)
Elle peut être définie comme le pourcentage des espaces vides d'une poudre ou d'un granulé :

$$\text{Porosité} = (\text{Volume des pores} \times 10; \text{Volume apparent})$$

Elle peut être déterminée à l'aide d'un porosimètre à mercure. La pénétration du mercure dans les pores est fonction des dimensions de ceux-ci et de la pression exercée. L'essai est décrit à la Pharmacopée européenne sous le titre *Porosité et distribution de la taille des pores des solides par porosimétrie au mercure.*
Sa valeur influence la vitesse de désagrégation dans l'eau.

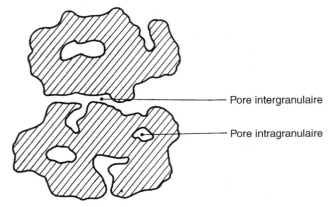
Pore intergranulaire
Pore intragranulaire

Figure 3.61
Pores inter- et intragranulaires.

Surface spécifique
C'est la surface totale d'une poudre par unité de masse :

$$\text{Surface spécifique} = (\text{Surface totale};\text{Masse}) = m^{2/g}$$

Dans un granulé poreux, elle comprend la surface externe des grains plus celle des pores. Pour sa mesure, on a recours à l'adsorption d'un gaz neutre (azote, argon…). On détermine la quantité de gaz nécessaire pour avoir une couche monomoléculaire continue sur les particules. L'essai est décrit à la Pharmacopée européenne sous le titre *Surface spécifique par adsorption gazeuse.* Sa valeur influence la vitesse de dissolution.

Friabilité
Les grains doivent être suffisamment résistants pour ne pas retourner à l'état de poudre au cours des manipulations et transports. La friabilité peut être déterminée par agitation pendant un temps donné dans une enceinte close suivie d'un nouveau contrôle de la granulométrie par tamisage. C'est la méthode la plus utilisée.

Elle est décrite à la Pharmacopée européenne qui propose également une méthode avec un appareil à air fluidisé.

Fluidité

La facilité d'écoulement d'un granulé est importante pour leur répartition volumétrique surtout lorsque celle-ci doit être rapide. Elle conditionne l'uniformité de masse des comprimés et des gélules. Pour cette détermination il existe différents procédés simples et rapides.

Exemples :

■ vitesse d'écoulement d'une quantité donnée de grain dans un entonnoir. La pharmacopée décrit cet *essai d'écoulement* et donne les dimensions de l'entonnoir à utiliser ;

■ écoulement du grain sur la section horizontale d'un cylindre et mesure de la hauteur du tas conique formé (figure 3.62). Plus la fluidité est grande et moins le tas est élevé. La méthode est également décrite à la Pharmacopée européenne.

De nombreux facteurs interviennent dans la fluidité d'un grain : forme, dimensions, densité, humidité, électricité statique… La vitesse d'écoulement peut être améliorée par addition d'un lubrifiant d'écoulement en poudre fine qui se répartit sur la surface externe du grain et diminue ainsi les frictions.

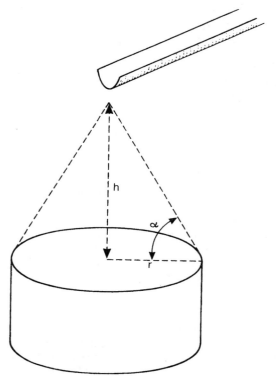

Figure 3.62
Mesure de la fluidité
d'un grain $t\,g\alpha = \dfrac{h}{r}$.

Humidité

L'humidité résiduelle d'un granulé influence un certain nombre de ses propriétés et la conservation du principe actif. Les méthodes classiques de dosage de l'eau sont utilisables mais pour une détermination rapide, il existe des balances à humidité conçues de telle sorte que le séchage se fasse sur le plateau par infrarouge par exemple.

Mouillabilité, désagrégation, dissolution

Le comportement dans l'eau des granulés est important car il conditionne leur efficacité. Dans l'eau ou dans un suc digestif, ils doivent se désagréger et libérer rapidement le principe actif.

Aptitude à la compression

Pour ce qui est des granulés destinés à la fabrication des comprimés, leurs qualités sont appréciées d'après les propriétés des comprimés obtenus : dureté, désagrégation, poids, etc.

Sphères

Selon la Pharmacopée française, les sphères sont des préparations solides dont le diamètre ne dépasse pas 2,8 mm. Elles peuvent présenter des structures variables :

■ *matricielle :* sphères pleines où les substances actives sont réparties dans toute la masse ;

■ *réservoir :* sphères creuses à l'intérieur desquelles se trouvent les substances actives ;

■ *mixte :* les substances actives sont réparties à l'intérieur et dans l'enveloppe des sphères.

On distingue selon le diamètre, les minisphères (de 2,8 à 1,0 mm), les microsphères (de 1,0 mm à 1,0 μm) et les nanosphères (moins de 0,1 μm).

Ces conventions sont uniquement françaises. Elles ne figurent pas à la Pharmacopée européenne.

Les modes d'obtention sont divers. Certaines sphères sont obtenues par des procédés déjà cités pour la granulation : turbine, lit d'air fluidisé ou extrusion suivie d'une sphéronisation. D'autres résultent de la division d'un liquide en gouttelettes, à l'aide d'une buse, puis solidification. Toutes ces sphères peuvent être enrobées d'un film polymérique par enrobage en turbine ou en lit d'air fluidisé. On peut enfin avoir recours à des procédés tels que : séparation de phases, polymérisation et réactions interfaciales qui conduisent directement à des sphères enrobées par un film. La figure 3.63 montre les phases successives du procédé dit de « microencapsulation ».

Les sphères sont utilisées dans différentes formes pharmaceutiques telles que : comprimés, gélules, sachets et poudres pour préparations injectables. La libération des principes actifs dans l'organisme est fonction de la structure et de la composition de la sphère et de son enveloppe.

Vecteurs micro- et nanoparticulaires

Une voie importante de la recherche en pharmacie galénique est celle de la vectorisation des principes actifs.

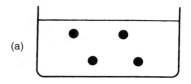

(a)

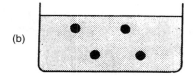

(b)

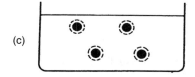

(c)

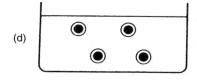

(d)

Figure 3.63
Différentes phases de la « microencapsulation » par coacervation : (a) dispersion ; (b) insolubilisation ou coacervation ; (c) adsorption ; (d) consolidation de l'enrobage.

Selon F. Puisieux, la *vectorisation* peut être considérée comme une opération visant à moduler et, si possible, à maîtriser totalement la distribution d'un principe actif dans l'organisme en l'associant à un système approprié appelé *vecteur* de la substance considérée.

Le principe général de la vectorisation consiste à rendre la distribution de la substance dans l'organisme aussi indépendante que possible des propriétés du principe actif et à la soumettre aux propriétés d'un vecteur convenablement choisi, en fonction de la cible à atteindre.

Actuellement sont à l'étude des vecteurs de 1re, 2e et 3e générations.

Vecteurs de première génération

Dans ce groupe, figurent les microsphères qui contiennent une substance antitumorale et qui, introduites par voie intra-artérielle, à proximité de la tumeur, libèrent progressivement leur contenu (taille environ : 200 μm).

Vecteurs de deuxième génération

Ceux-ci sont de taille colloïdale (moins de 1 μm) et peuvent atteindre la cible. Dans ce groupe figurent des nanosphères (50 à 1000 nm), ainsi que des nanoémulsions (200 à 300 nm) et des *liposomes* (50 à 3500 nm).

Les *liposomes* sont des vésicules sphériques (figure 3.64) dont la paroi est constituée par une double couche de molécules d'un phospholipide, de lécithine par exemple. Le centre est rempli d'eau ou de solution aqueuse. Les liposomes peuvent véhiculer des substances hydrophiles dans la cavité et des substances lipophiles au niveau des chaînes lipophiles à la périphérie. La paroi des liposomes a une structure proche des membranes biologiques.

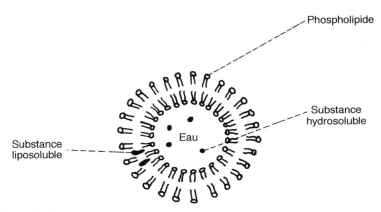

Figure 3.64
Liposome.

Vecteurs de troisième génération

La recherche s'oriente actuellement vers des vecteurs capables de reconnaître leur cible. À ce groupe appartiennent des nanosphères, des nanoémulsions et des liposomes pilotés par exemple par un anticorps monoclonal.

Les objectifs de ces recherches très prometteuses, qui vont ouvrir un nouveau chapitre de la pharmacie galénique, sont :

■ la protection de la molécule active entre le site d'administration et la cible ;

■ l'amélioration du franchissement des barrières physiologiques de certaines molecules ;

■ l'accroissement de la spécificité des vecteurs pour la cible visée.

Stérilisation

« La stérilité est l'absence de micro-organismes viables. »

En pharmacie on stérilise toutes les préparations injectables, les collyres, le matériel chirurgical, les pansements, les fils à ligature et le matériel à injection, sans compter des préparations très diverses telles que des médicaments à appliquer sur des blessures et des brûlures ou des préparations pour lesquelles la conservation ne peut se faire qu'en l'absence de micro-organismes. On stérilise aussi le matériel utilisé pour le conditionnement aseptique.

Tous les produits présentés comme stériles doivent répondre à l'essai de stérilité de la pharmacopée mais la réalisation d'essais ne suffit pas à garantir la stérilité d'un produit : l'assurance de la stérilité passe également par l'application de procédés de production convenablement validés.

La stérilisation fait l'objet d'un important développement dans les BPF au niveau du chapitre 5.1.1 : *Fabrication des médicaments stériles.*

Avant d'aborder une méthode de stérilisation, il faut prouver qu'elle convient au produit et s'orienter de préférence vers les moyens qui permettent de réaliser la stérilisation à l'intérieur du conditionnement étanche définitif.

La destruction des micro-organismes peut résulter de différents mécanismes ; pour les bactéries et les champignons microscopiques : l'hydrolyse et la dénaturation protéique (principaux mécanismes de la destruction par la chaleur humide sous pression), l'oxydation (dans le cas des rayonnements, de l'acide peracétique et du gaz plasma), l'alkylation (dans la cas de la stérilisation par les gaz). Dans les cas où la destruction par ces procédés n'est pas possible, il faut éliminer les micro-organismes par filtration stérilisante.

Un cas particulier existe : celui des « agents de transmission non conventionnels » (ATNC), nom donné aux protéines de type « prions » qui ne sont destructibles que par la chaleur humide sous pression que selon des conditions rigoureuses exposées ci-dessous.

Quoi qu'il en soit lorsqu'elle est réalisable, la *stérilisation par la chaleur* est la méthode de choix.

Comme autres agents de stérilisation pouvant agir à travers les parois d'un conditionnement qui leur sont perméables, il y a aussi les *rayonnements* et les *gaz* mais, pour les médicaments, ceux-ci ne sont envisageables qu'en second lieu. Ils ne sont utilisés qu'exceptionnellement du fait des risques à maîtriser.

La *filtration stérilisante* est utilisable pour les fluides (solutions et gaz) mais elle n'est jamais applicable aux médicaments conditionnés eux-mêmes. Ce n'est donc qu'un outil du *conditionnement aseptique.*

Étant donné que l'efficacité de tout procédé de stérilisation dépend du degré initial de contamination microbienne, il faut partir de matières premières aussi peu contaminées que possible, travailler en zone d'atmosphère contrôlée et souvent associer plusieurs moyens de stérilisation.

Du fait du risque important d'hétérogénéité des traitements stérilisants, la *validation des procédés* est ici d'une nécessité absolue. Une démarche de validation est décrite à propos de la stérilisation par la chaleur.

Dans le cas des produits biologiques d'origine animale ou humaine, il faut actuellement démontrer, dans le cadre de la validation, que le procédé utilisé permet d'éliminer les contaminants viraux potentiels.

Lorsqu'un procédé de stérilisation terminale en récipient étanche est totalement validé, il peut être admis de recourir à la *libération paramétrique*, c'est-à-dire de se fonder pour la libération d'un lot sur les données de production plutôt que sur les résultats d'un essai de stérilité sur échantillon.

Stérilisation par la chaleur

Pour aborder ce problème, il est absolument nécessaire d'avoir quelques notions de la sensibilité des micro-organismes à la chaleur.

Sensibilité des micro-organismes à la chaleur

La sensibilité des micro-organismes à un traitement thermique donné est fonction :

■ de l'espèce microbienne et de la forme sous laquelle elle se trouve : végétative ou sporulée ;
ı de la durée du traitement ;
ı du nombre de germes présents avant traitement ;
de la temperature;
du milieu dans lequel se trouvent les germes.

spèce microbienne

ous les micro-organismes n'ont pas la même sensibilité à la chaleur. La stérili-ation par la chaleur correspond à une absorption de quanta d'énergie (pho-ons) par les micro-organismes. Un micro-organisme est d'autant plus sensible ı'il n'exige qu'un nombre faible de photons pour être tué.

Pour apprécier l'efficacité d'une méthode de stérilisation, on peut donc pren-e comme micro-organisme une espèce particulièrement résistante à la chaleur. est ainsi que dans l'industrie alimentaire où des recherches particulièrement ussées ont été faites, on a choisi d'abord comme critère une certaine souche *Clostridium botulinum* dont les spores sont considérées comme étant les ger-es pathogènes les plus résistants à la chaleur. Dans la pratique, on préfère aintenant utiliser comme références des spores de germes non pathogènes : r exemple de *Bacillus stearothermophilus* pour la chaleur humide et de *Bacillus s otilis* pour la chaleur sèche.

Pour une espèce donnée, les spores sont plus résistantes que les formes végé-t ives. La plupart des bactéries sont détruites, sous leur forme végétative, à une t npérature de + 52 à + 60 °C en des temps de l'ordre de 5 à 60 min en milieu aqueux. Il faut des températures bien supérieures pour détruire les spores comme nous le verrons plus loin.

Durée et nombre de germes

Lorsqu'on soumet une suspension de micro-organismes à un traitement thermi-que, il n'y a pas altération progressive des germes vivants par la chaleur. Dans des conditions données, il y a destruction d'une partie des germes présents, tan-dis que les autres ont conservé toutes leurs propriétés de reproduction. On observe ainsi que le nombre de survies varie en sens inverse de la durée du trai-tement et selon une relation logarithmique. C'est une courbe exponentielle qui théoriquement tend vers zéro sans jamais l'atteindre :

$$\log \frac{N}{N_0} = kt$$

■ N_0 : nombre de germe initial ;
■ N : nombre de germe au temps t.

Si, par exemple, on part d'une suspension contenant 10^{+4} spores/mL et si D^4 représente la durée de chauffage à une température donnée qui entraîne dans les conditions de l'expérience une réduction de 90 % de la population microbienne, on peut établir le tableau suivant (tableau 3.7) :

Tableau 3.7
Nombre de survies en fonction de la durée du chauffage

Durée de chauffage	Nombre de survies
0 D	10^4
1 D	10^3
2 D	10^2
3 D	10^1
4 D	10^0
5 D	10^{-1}
6 D	10^{-2}

Les chiffres négatifs ne veulent pas dire qu'il reste des fractions de spores en survie. Il faut les considérer comme des probabilités de survie. Ainsi pour la durée de traitement 6 D, 10^{-2} survies veut dire par exemple que si avant le traitement on avait un grand nombre d'ampoules contenant chacun 10^{+4} spores, après le traitement il y a approximativement 99 ampoules stériles pour 1 ampoule non stérile contenant un germe vivant.

Ceci conduit à deux conclusions.

Première conclusion : *le risque de survie après un traitement thermique donné est d'autant plus faible qu'il y avait moins de germes au départ.*

Ce qu'il faut en retenir, c'est qu'avant la stérilisation, le nombre de germes doit être le plus petit possible pour augmenter les chances de stérilité parfaite après stérilisation (cette notion très importante est d'ailleurs vraie pour tous les procédés de stérilisation).

On diminue le nombre de germes initiaux :

- en employant du matériel et de la verrerie très propres ;

- en utilisant, dans le cas des solutions aqueuses, de l'eau fraîchement distillée (de telle sorte que les germes apportés par l'atmosphère n'aient pas le temps de s'y multiplier) ;

---

[4]La *valeur D* représente la valeur d'un paramètre (durée ou dose absorbée) de stérilisation nécessaire pour réduire jusqu'à 10 % de son nombre initial le nombre de micro-organismes viables : elle n'a de signification que dans des conditions expérimentales bien définies. En ce qui concerne la stérilisation par la vapeur saturée ou par la chaleur sèche, la valeur D est exprimée en minutes ; la température est souvent indiquée en indice inférieur, par exemple D_{121}, D_{170}. En ce qui concerne la stérilisation par irradiation, la valeur D est exprimée par la dose absorbée (les suffixes indiquent le système logarithmique utilisé, par exemple D_{10}. En ce qui concerne la stérilisation par gaz, la valeur D est exprimée en minutes.

Pour ce qui est de la chaleur humide, D_{121} est inférieure à 10 s pour les bactéries non sporulées, entre 10 s et 1 min pour les spores de bactéries courantes mais peut atteindre pour certaines d'entre-elles 1 à 3 min (ex. : *Bacillus stéarothermophilus*).

■ en utilisant des matières premières aussi pures que possible et dans un état parfait de conservation ;

■ en travaillant en atmosphère aussi pauvre en germes que possible.

Deuxième conclusion : *il n'est théoriquement pas possible d'atteindre la stérilité absolue.* La courbe est logarithmique et tend asymptotiquement vers zéro, ce qui fait que logiquement on ne devrait jamais parler de stérilité absolue mais de produits pratiquement stériles, d'où la notion de marge de sécurité. En principe, l'« état stérile » est défini par l'absence de micro-organismes vivants. En fait, seule une approche statistique permet de conclure qu'un lot est stérile si la probabilité d'avoir une unité non stérile est suffisamment faible. Dans la pratique, on estime actuellement que les procédés et les précautions doivent être tels que le NAS soit inférieur à 10^{-6} (c'est-à-dire une probabilité d'une unité non stérile sur un million d'unités).

Le *niveau d'assurance de stérilité* (NAS) d'un procédé de stérilisation indique le degré d'assurance avec lequel une population d'articles est rendue stérile par le procédé considéré.

Température
Quand on étudie expérimentalement le temps nécessaire à la destruction des spores d'une espèce microbienne donnée en fonction de la température, on obtient une courbe logarithmique qui, avec des coordonnées semi-logarithmiques, donne une droite (figure 3.65).

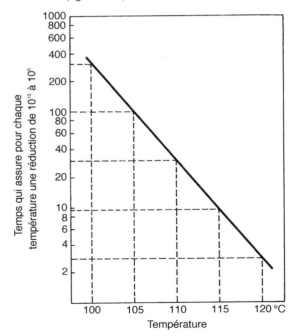

Figure 3.65
Destruction des spores de *Cl. botulinium* par la chaleur (tampon phosphate *pH* 7).

Sur cette courbe on voit que s'il faut moins de 3 min à 120 °C pour détruire des spores de *Cl. botulinum*, il faut 9 min à 115 °C, 30 min à 110 °C et plus de 4 h à

100 °C pour avoir le même effet. La pente de la courbe varie d'une espèce microbienne à l'autre.

Il y a quelques années, on considérait que 15 min à 121 °C donnait une bonne sécurité. *C'est un ordre de grandeur à retenir.*

La vitesse de pénétration varie avec de nombreux facteurs et en particulier avec les caractéristiques de l'installation, le volume des récipients, la viscosité du contenu et éventuellement avec l'agitation subie par les produits au cours de la stérilisation.

Pour les opérations de stérilisation à grande échelle, on a intérêt, pour ne pas soumettre les médicaments à un traitement thermique excessif, à tracer la courbe de l'évolution de la température à l'intérieur des récipients en fonction du temps. C'est ce qu'on appelle le « cycle de stérilisation » ou « barème de stérilisation ». Un exemple de cycle de stérilisation est donnée page 206. On distingue dans un tel cycle, une partie ascendante, un plateau correspondant au maintien à la température choisie, puis une partie descendante correspondant à la période de refroidissement. Cette courbe permet de déterminer la valeur stérilisatrice du traitement thermique expérimenté en ne tenant pas compte uniquement de la période correspondant au plateau mais aussi de celles de la montée et de la descente de la température.

Le rapport d'efficacité entre un traitement d'une minute à la température T enregistrée dans un récipient et un traitement de même durée à la température de référence T' est donné par la formule :

$$L = \frac{T - T'}{10^2}$$

- L = taux de létalité ;
- T = température enregistrée ;
- T' = température de reference ;
- z = élévation de température qui réduit au dixième la valeur D_T (c'est comme $D_{T'}$ une caractéristique de chaque micro-organisme) (figure 3.65).

La « valeur stérilisatrice » à la température T désignée par F_T traduit l'efficacité d'un traitement thermique pour un germe de valeur D_T connue. Elle peut être calculée d'après le nombre de germes vivants avant et après le traitement :

$$F_T = D_T \times \log \frac{N}{N_0}$$

Mais l'emploi de cette formule nécessite des dénombrements de colonies. Dans la pratique courante, on déduit F_T du cycle de stérilisation ; c'est la somme des taux de létalité calculés pour chaque minute du traitement thermique :

$$F_T = \Delta_t \sum L$$

F_T s'exprime en minutes.

Pour le calcul de L, on part de l'hypothèse que les germes présents ont la résistance thermique d'un germe de référence, le *Bacillus stéarothermophilus* pour lequel z est voisin de 10 °C.

Lorsque la température de référence T' est de 121 °C et z de 10 °C, la valeur stérilisatrice est désignée par F_0.

Lors de la validation d'un procédé de stérilisation, la valeur $F_0 = 8$ (8 min à 121 °C) est considérée comme un minimum acceptable. Elle provoque une réduction d'un facteur 10^8 pour des spores très résistants ($D_{121} = 1$ min) et d'un facteur 10^{16} pour des spores de résistance moyenne ($D_{121} = 30$ s) telles que celles du *Clostidium botulinum*.

Le tableau 3.8 donne quelques valeurs de L et les temps nécessaires à chaque température pour avoir une valeur stérilisatrice équivalente à celle de $F_0 = 8$.

Tableau 3.8
Valeurs de L pour le calcul de F_0

Température en °C	Valeurs de L	Temps en min pour $F_0 = 8$
100	0,007	1142
101	0,010	800
102	0,012	666
103	0,015	523
104	0,019	421
105	0,025	320
106	0,031	258
107	0,039	205
108	0,050	160
109	0,063	126
110	0,079	101
111	0,1	80
112	0,125	64
113	0,158	50
114	0,199	40
115	0,251	32
116	0,316	25
117	0,398	20
118	0,501	16
119	0,63	12,5
120	0,794	10
121	1	8

(Suite)

Tableau 3.8 *(Suite)*

Température en °C	Valeurs de L	Temps en min pour $F_0 = 8$
122	1,258	6,3
123	1,584	5
124	1,99	4
125	2,511	3,2
126	3,162	2,5
127	3,981	2
128	5,011	1,6
129	6,309	1,2
130	7,943	1

Ce mode de calcul est utilisé pour la stérilisation à température élevée (méthode dite de surdestruction). À température plus basse, il faut avoir recours à l'évaluation du nombre et de la thermorésistance des germes susceptibles d'être présents (figure 3.66).

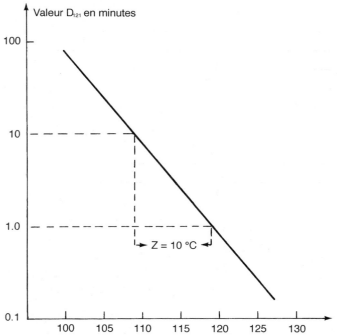

Figure 3.66
Courbe de résistance thermique.

Nature du milieu

La nature des éléments présents dans le milieu à stériliser a une grande influence sur la sensibilité des germes à détruire. Il faut donc en tenir compte dans le choix d'un traitement thermique.

■ *Humidité.* En milieu sec les germes sont beaucoup plus difficiles à détruire qu'en milieu humide.

En atmosphère sèche, on peut considérer qu'un chauffage à 170 °C pendant au moins 1 h est nécessaire pour que tous les germes bactériens soient détruits (ou $\geq$ 30 min à 180 °C ou $\geq$ 2 h à 160 °C).

Le mécanisme de destruction serait différent en chaleur sèche et en chaleur humide : en chaleur sèche, il s'agirait surtout d'oxydation et en chaleur humide de coagulation des protéines.

■ *Autres principes présents dans le milieu.* Certains principes actifs possèdent un pouvoir bactéricide qui ne se manifeste pas à froid mais apparaît au cours d'une élévation de température. Il en est ainsi par exemple avec le carbonate acide de sodium et le salicylate de sodium. L'efficacité de la stérilisation par la chaleur est dans ce cas augmentée. Le pH intervient aussi. La destruction des micro-organismes est plus aisée en milieu acide ou alcalin.

L'obtention d'une stérilité rigoureuse est d'autant plus importante que le médicament constitue un milieu qui favorise le développement des micro-organismes. Il en est ainsi des produits biologiques qui malheureusement sont particulièrement sensibles à la chaleur.

Procédés de stérilisation par la chaleur

Chaleur sèche

Les fours ou étuves à air chaud, fours Pasteur ou stérilisateurs Poupinel, sont chauffés habituellement à l'électricité et convenablement calorifugés pour assurer une température constante. Ils sont pourvus d'un indicateur ou mieux d'un enregistreur de température.

Du fait de la faible conductibilité thermique de l'air, la répartition homogène de la température ne peut se faire que par convection d'où la nécessité de la dispersion des éléments chauffants et de la présence d'un ventilateur dans l'enceinte. L'appareil ne doit pas être trop chargé, car il faut ménager des espaces pour la circulation de l'air.

L'air circulant doit être au préalable filtré sur filtre HEPA (*cf.* p. 214) et doit maintenir une surpression suffisante pour éviter toute entrée d'air non stérile.

Pour la durée du traitement thermique, il faut tenir compte du délai d'établissement de l'équilibre de température. Ce délai est fonction des obstacles que rencontre la chaleur pour atteindre les objets. Il est plus long lorsque ceux-ci sont en emballages étanches.

Les fours à deux portes sont préférables pour éviter les confusions entre matériel à stériliser et matériel stérilisé du fait que l'une est utilisée pour l'entrée et l'autre pour la sortie et qu'elles ne peuvent être ouvertes simultanément. Les emballages étanches ne sont pas nécessaires si la sortie du matériel se fait dans une enceinte stérile.

Les fours tunnels permettent la stérilisation en continu des récipients en verre pour le conditionnement aseptique des médicaments. La sortie après refroidissement se fait alors en enceinte stérile.

La stérilisation par la chaleur sèche, à une température de l'ordre de 180 °C, est réservée aux objets de résistance thermique suffisante, donc essentiellement au matériel métallique et aux récipients en verre. Dans la pratique, on chauffe à des températures de 250 à 350 °C pour dépyrogéner simultanément ce matériel, s'il est destiné aux préparations injectables. Dans ce cas la validation doit comporter l'utilisation d'endotoxines.

L'efficacité des fours à chaleur sèche n'est pas aussi rigoureuse que celle des autoclaves à chaleur humide qui les remplacent progressivement dans de nombreux domaines.

Il est à noter que la chaleur sèche est inactive sur les ATNC, et par conséquent les fours Poupinel son proscrits à l'hôpital.

Chaleur humide sous pression

Le principe de fonctionnement est la production de vapeur d'eau par chauffage sous pression, de manière à obtenir une vapeur saturante. C'est en effet cette vapeur d'eau qui constitue le gaz stérilisant. La stérilisation est effectuée dans des autoclaves.

■ *Autoclaves.* L'autoclave le plus simple (figure 3.67) se compose d'une enceinte cylindrique de cuivre ou d'acier inoxydable munie d'un couvercle massif fixé par des boulons. L'étanchéité est assurée par un joint en caoutchouc épais.

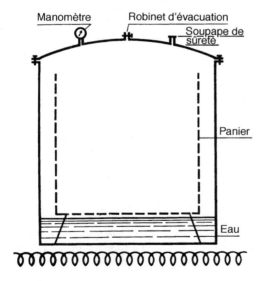

Figure 3.67
Schéma d'un autoclave très simple.

Le couvercle comporte une *soupape de sûreté* pour éviter d'atteindre des surpressions dangereuses, un *robinet d'évacuation ou d'échappement* de l'air ou de la vapeur et un *manomètre*. À l'intérieur se trouve un *panier métallique* dans lequel sont placés les objets à stériliser. Le niveau de l'eau ne doit pas atteindre le fond du panier mais être suffisant pour que la stérilisation se fasse en vapeur saturante.

Le chauffage se fait à l'électricité ou avec de la vapeur surchauffée. Leur résistance à la pression est périodiquement contrôlée par le service des Mines.

En général, le manomètre est gradué en excès d'atmosphères sur la pression normale. Au moment de la fermeture du robinet d'échappement le manomètre est au zéro ce qui correspond à + 100 °C. Ensuite, on a approximativement les correspondances suivantes, dans les conditions de l'obtention de vapeur d'eau saturante :

- 0,5 bar + 110 °C ;
- 1 bar   + 121 °C ;
- 2 bars   + 134 °C ;
- 3 bars   + 144 °C.

Les conditions de référence pour la préparation des médicaments stériles sont pour la pharmacopée : 15 minutes à 121 °C.

S'il s'agit de matériel (dispositifs médicaux, objets de conditionnement) résistants à la chaleur, la stérilisation est plutôt conduite à 134 °C pendant 10 minutes.

En cas de risque de présence d'ATNC, ce qui peut être le cas à l'hôpital, les recommandations en vigueur sont de 18 minutes à 121°C ; cette méthode est à ce jour la seule utilisable.

Pour l'utilisation certaines précautions sont à prendre :

- la purge d'air est importante car l'air est mauvais conducteur de la chaleur et sa présence retarde l'homogénéisation des températures. De plus, si elle est mal faite, il peut persister des poches d'air où la stérilisation ne se fait pas en milieu humide et risque donc d'être inefficace ;
- en fin d'opération, il ne faut pas ouvrir le robinet d'échappement avant le retour du manomètre au zéro (100 °C) sinon la dépression brutale provoque l'ébullition des liquides et l'éclatement des ampoules et flacons. Si on attend trop, il se produit une condensation sur les objets stérilisés.

Un inconvénient de l'autoclave est que toutes ses parties ne subissent pas exactement le même cycle de température. On réduit partiellement ce défaut en laissant des espaces libres entre les objets à stériliser pour que la vapeur circule facilement.

Les *autoclaves actuels* comportent souvent des aménagements qui en assurent l'efficacité :

- Ils sont en général horizontaux et à ouverture latérale pour permettre un chargement et un déchargement par chariots à plateaux.
- La fermeture des portes est réalisée par un volant qui actionne des barres radiales et comporte un dispositif de sécurité pour empêcher l'ouverture tant que l'appareil est sous pression.
- Ils possèdent souvent deux portes pour une meilleure organisation du travail et une plus grande sécurité.
- Ils sont munis d'un dispositif de vide pour l'élimination de l'air. La vapeur d'eau fournie par un générateur extérieur est introduite dans l'autoclave après filtration. Le cycle de vide et d'introduction de vapeur peut être répété deux fois pour bien éliminer l'air. Ceci est très important pour le linge à stériliser et pour les objets dont l'emballage gêne la circulation de la vapeur d'eau.
- L'homogénéisation rapide de la température peut être accélérée par la présence d'un ventilateur à l'intérieur de l'autoclave. L'objectif est d'avoir des écarts limités à 0,5 °C entre les différentes parties de l'autoclave.
- La température de stérilisation est maintenue constante par réglage de la vanne d'arrivée de vapeur.

• Le traitement terminé, l'arrivée de vapeur est coupée mais le refroidissement peut être lent du fait de l'inertie thermique de la charge des grands autoclaves. Pour réduire l'attente et pour que les médicaments ne subissent pas une action trop prolongée de la température (cas des solutions de glucose), le refroidissement peut être accéléré soit par aspersion de gouttelettes d'eau grâce à des rampes placées dans l'autoclave, soit par un courant d'air froid. Dans ce dernier cas le refroidissement est moins violent et les produits sortent secs.

• Certains appareils comportent un système de contre-pression d'air comprimé pour éviter l'éclatement des récipients lors du refroidissement accéléré. Un tel dispositif est indispensable pour la stérilisation des récipients à parois souples.

• Certains sont munis d'une enveloppe chauffante recevant de la vapeur, ce qui permet au départ : une mise en température plus rapide, tout en réduisant la condensation, et après la stérilisation un séchage sous vide. Ceci est intéressant pour la stérilisation : des vêtements, linge, pansements... Le vide est coupé par entrée d'air stérile.

• Les appareils les plus perfectionnés sont équipés d'un système de programmation qui assure la succession automatique de toutes les opérations.

• Tous les autoclaves industriels sont munis d'un enregistreur de pression et surtout de température dont le graphique donne la preuve pour chaque lot de stérilisation que le cycle s'est déroulé selon le programme prévu. Les diagrammes sont conservés dans les dossiers des lots.

• Des aménagements particuliers, permettent la stérilisation par des mélanges de vapeur d'eau et d'air comprimé ou par immersion complète dans l'eau mais toujours sous pression.

Contrôles en cours de stérilisation

Dans l'autoclave, la température et la pression doivent être mesurées indépendamment avec une précision supérieure à ± 2 °C et à ± 10 kPa (0,1 bar) respectivement ; de préférence, elles doivent être mesurées dans la partie la plus froide de l'autoclave qui se situe en général près du tube de purge. La température doit de préférence être également mesurée dans deux récipients ou plus, situés en différents endroits de l'autoclave, de façon que les températures mesurées représentent autant que possible les valeurs extrêmes de tous les récipients du lot.

Dans la mesure du possible, il faut donc enregistrer le cycle de température à l'aide de sondes (couples thermo-électriques ou thermistances) convenablement placées afin d'avoir l'assurance que chaque unité de la charge a subi au minimum le traitement prévu.

En l'absence de possibilité d'enregistrement de la température, on peut avoir recours à des *tubes témoins* qui sont des petits tubes de verres scellés renfermant un produit chimique en poudre avec une trace de colorant. Lorsque le tube se trouve à une température supérieure au point de fusion du produit, celui-ci fond et se colore par dissolution du colorant.

Par ce procédé, on sait que la température voulue a été atteinte mais sans aucune indication de durée. Pour pallier cet inconvénient, on a mis au point des sparadraps ou rubans adhésifs qui sont collés sur les objets à stériliser et dont la couleur varie avec la température et avec la durée du chauffage. Tous ces procédés ne sont plus guère utilisés que pour vérifier que chaque chariot ou panier a bien subi le traitement de stérilisation.

Autres contrôles : le bon fonctionnement et la fiabilité des dispositifs de purge, d'évacuation de l'air résiduel, de ventilation, de refroidissement... doivent être vérifiés régulièrement.

L'efficacité du traitement peut être contrôlée par inactivation dans quelques unités de germes thermorésistants, de *B. stearothermophilus* par exemple, mais il faut bien noter que ces indicateurs biologiques ne doivent être considérés que comme des moyens supplémentaires de contrôle de la stérilisation.

■ *Stérilisateur à la vapeur sous pression en continu.* L'inconvénient de l'autoclave est de marcher de façon discontinue du fait que cet appareil est hermétiquement clos pendant la stérilisation.

Pour les fabrications industrielles importantes, on peut utiliser des appareils qui stérilisent dans la vapeur d'eau sous pression en continu. Il en existe de différents types dans l'industrie alimentaire pour le traitement des conserves et certains d'entre eux peuvent être adaptés à la stérilisation des solutions injectables de grand volume. C'est le cas par exemple d'un stérilisateur à joints hydrauliques (figure 3.68) qui est utilisé pour des flacons de solutions pour perfusions.

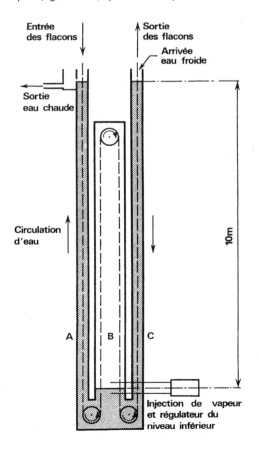

Figure 3.68
Stérilisateur en continu.
A. colonne de réchauffage des flacons ; B. chambre de stérilisation (vapeur à 121 °C) ; C. colonne de refroidissement des flacons.

Il fonctionne de la façon suivante :

• Deux colonnes d'eau maintiennent sous pression la partie inférieure de l'appareil dans laquelle est injectée de la vapeur sous pression. La température de la vapeur d'eau à cet endroit est fonction de la hauteur des colonnes d'eau : 10 m donnent une pression de 1 bar soit 121 °C. La surface de séparation entre la vapeur et l'eau est maintenue constante par un système régulateur à flotteur qui commande l'arrivée de vapeur. Dans la partie supérieure un trop-plein assure un niveau constant dans les colonnes d'eau.

Les flacons à stériliser arrivent en continu dans les alvéoles d'une chaîne qui pénètre en A dans la première colonne d'eau, suit un trajet de durée déterminée dans la zone B où se trouve la vapeur et remonte dans la seconde colonne C.

Une circulation d'eau se fait à contre-courant : arrivée en C d'eau à la température ordinaire et sortie en A à 85 °C environ. Dans la colonne A, les flacons sont donc chauffés progressivement, ils sont stérilisés par un séjour de 20 à 30 min dans la vapeur à 121 °C en B et sont refroidis au cours de leur remontée dans la colonne C.

Cet appareil est évidemment très encombrant et ne peut convenir que pour des fabrications importantes de solutions pour perfusions.

Ses avantages sur l'autoclave sont les suivants : les flacons rentrent dans le stérilisateur au fur et à mesure de leur remplissage. L'attente qui favoriserait la formation de substances pyrogènes est donc réduite au minimum.

• Tous les flacons subissent exactement le même régime de stérilisation. Ce qui n'est pas le cas, nous l'avons vu, pour l'autoclave. Dans le stérilisateur continu, le seul risque de surchauffe serait dû à un ralentissement ou un arrêt momentané de la chaîne.

Des installations beaucoup plus complexes, avec colonnes à pression d'air, permettent la stérilisation des récipients à parois souples.

La figure 3.69 donne un exemple de courbes de température enregistrées à l'intérieur et à l'extérieur des flacons. L'évolution à l'intérieur permet d'établir la valeur stérilisatrice du traitement.

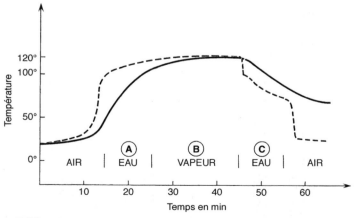

Figure 3.69
Stérilisateur en continu.
Courbes des températures à l'intérieur (—) et à l'extérieur (- - -) des flacons.

Validation d'un procédé de stérilisation par la chaleur. La validation d'un procédé de stérilisation consiste à démontrer que celui-ci permet d'atteindre l'état stérile désiré sans altérer le produit. Dans le cas de la stérilisation par la chaleur, on commence par choisir un cycle de stérilisation en fonction de la stabilité thermique du produit et éventuellement de sa contamination microbienne initiale. Ce cycle de stérilisation correspond à une valeur stérilisatrice qui doit donner une marge de sécurité suffisante.

La validation consiste alors à étudier avec des sondes convenablement réparties (une dizaine en général pour chaque cycle) :
- *la distribution* de la chaleur dans l'appareil à vide et à pleine charge pour que l'étude soit transposable à des charges intermédiaires de même nature ;
- *la pénétration* de la chaleur dans les unités constituant la charge et en particulier dans la partie la plus défavorable mise en évidence par l'étude de distribution. Les procédés de stérilisation doivent être établis de manière à obtenir une homogénéité aussi bonne que possible de l'opération et avoir l'assurance que toutes les unités de la charge ont été soumises aux conditions requises (valeur stérilisatrice choisie) ;
- *la reproductibilité* du procédé en répétant plusieurs fois les études de distribution et pénétration ainsi que la bonne conservation des produits.

En routine, il y a à vérifier que les paramètres du cycle de stérilisation établis au cours de la validation sont régulièrement reproduits. L'enregistrement du cycle de stérilisation doit être joint au dossier du lot de fabrication du médicament. Il constitue la preuve que toutes les unités du lot ont subi le traitement de stérilisation prévu.

Stérilisation par filtration

Ce mode de stérilisation est applicable aux fluides : liquides monophasiques et gaz. Pour les solutions, la filtration stérilisante n'est appliquée qu'à celles qui ne supportent pas l'action de la chaleur. Son usage ne cesse de se multiplier du fait de la découverte de principes actifs de plus en plus fragiles.

Filtres stérilisants

La filtration stérilisante n'est qu'un cas particulier de la filtration déjà étudiée.

Pour la filtration stérilisante on utilise soit des *filtres en profondeurs* : plaques, cartouches et bougies filtrantes, soit des *filtres membranes*.

Dans le cas des *filtres en profondeur*, les micro-organismes peuvent être arrêtés soit par criblage, soit par adsorption ou attraction électrostatique. La nature, la viscosité et le débit du liquide interviennent dans les phénomènes de rétention. Ils sont stérilisables. Certains retiendraient de plus des substances pyrogènes, ce qui en fait un intérêt supplémentaire.

Mais les procédés les plus largement utilisés ont recours aux filtres écrans, avec les *membranes filtrantes* qui sont en général très fines, les phénomènes d'adsorption interviennent peu. Elles sont le plus souvent en ester de cellulose. Elles sont stérilisables à l'autoclave à 121 °C. Les pores doivent être au plus de 0,20 à 0,22 micromètre.

Le contrôle des filtres stérilisants comporte l'étude de la porosité et du débit. L'efficacité de la filtration peut être confirmée avec une suspension de micro-organismes vivants de petite taille. Le micro-organisme de référence est une souche de *Pseudomonas diminuta*, petit bâtonnet de diamètre moyen de 0,3 μm. Le filtrat ne doit pas donner de développements microbiens dans un milieu de culture approprié. La compatibilité de la solution avec les constituants du filtre doit être vérifiée. Les filtres ne retiennent pas tous les virus et les mycoplasmes. Il convient donc d'accroître l'efficacité de la filtration par un traitement ultérieur à la chaleur, à une température compatible avec la stabilité des principes actifs.

Des essais sont actuellement conduits pour utiliser des porosités inférieures (0,10 voire 0,05 micromètre), mais les applications sont difficiles du fait du débit de filtration très faible.

Conduite de la filtration stérilisante

Il y a une différence importante entre la stérilisation par filtration et la stérilisation des médicaments par la chaleur. Cette dernière se fait après répartition de la préparation dans son récipient définitif qui est hermétiquement clos et dont la manipulation ne demande aucune précaution particulière après stérilisation du fait qu'aucune contamination n'est plus possible avant l'ouverture au moment de l'emploi.

Dans le cas de la filtration stérilisante, la solution après traversée du filtre doit être recueillie et répartie aseptiquement. Ceci entraîne un certain nombre de précautions à suivre rigoureusement :

■ tout le matériel de filtration et de répartition doit être stérilisé au préalable par des moyens appropriés ;

■ il faut partir d'une solution aussi pauvre en germes que possible. Au cours des études de validation, il faut fixer le maximum acceptable de contamination ou « biocharge » avant la filtration stérilisante. Il est conseillé pour cela de stériliser séparément les constituants de la préparation, de préparer la solution elle-même aseptiquement, d'ajouter par mesure de sécurité supplémentaire un bactériostatique et de faire une préfiltration ;

■ il faut assurer un débit régulier : éviter toute surpression et ne pas prolonger la filtration ;

■ des précautions doivent être prises pour s'assurer que les propriétés stérilisantes du filtre sont maintenues durant son utilisation ;

■ les filtres rigides réutilisables doivent être contrôlés périodiquement car leur porosité peut évoluer.

La figure 3.70 peut être donnée à titre d'exemple d'installation de filtration stérilisante. La filtration sous pression d'un gaz inerte est de beaucoup préférable à un montage de filtration sous vide car en cas d'étanchéité défectueuse, il y aurait alors risque de contamination. Il faut cependant éviter les surpressions excessives. Il y a intérêt à placer un filtre clarifiant et un préfiltre avant le filtre stérilisant non seulement pour réduire la biocharge mais aussi pour éviter que ce dernier soit rapidement colmaté par des particules en suspension. Les filtres en profondeur ont le défaut de céder des fibres ou particules au filtrat, il faut donc les faire suivre d'un autre filtre dit « antivoltigeur » pour les arrêter (filtre de verre fritté ou membrane d'esters de cellulose par exemple).

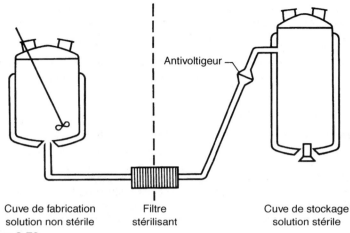

Antivoltigeur —

| Cuve de fabrication | Filtre | Cuve de stockage |
| solution non stérile | stérilisant | solution stérile |

Figure 3.70
Installation de filtration stérilisante.

Validation d'une filtration stérilisante

Dans ce cas particulier, tout ce qui a déjà été dit pour le contrôle de la filtration des liquides et l'assurance de la qualité des filtres en général s'applique évidemment (*cf.* p. 149 à 150).

La *qualification* des filtres stérilisants est plus complexe. Elle comprend des :
- tests de rétention microbienne ;
- tests biologiques : innocuité et relargage de pyrogènes et d'endotoxines microbiennes ;
- tests chimiques : dosage des substances extractibles ;
- tests physiques : intégrité et tenue aux conditions opératoires.

La *validation* d'un procédé de filtration stérilisante comprend de plus la validation des procédés de stérilisation des différents constituants de l'installation de filtration : support, élément filtrant, canalisations, etc. La validation des conditions opératoires elles-mêmes peut être réalisée à l'aide d'un milieu de culture approprié, stérilisé au préalable, puis réparti dans les mêmes conditions que le produit à examiner. Le milieu est mis ensuite à incuber, puis examiné afin de déceler une contamination éventuelle.

La filtration comporte plus de risques que les autres méthodes de stérilisation et une seconde filtration sur filtre antimicrobien stérile, immédiatement avant le remplissage peut être à conseiller. Celle-ci doit être effectuée aussi près que possible du point de remplissage des ampoules ou flacons.

Contrôles en cours de filtration stérilisante. L'intégrité des filtres stérilisés doit être contrôlée avant usage et être confirmée immédiatement après usage par une méthode appropriée telle que les tests de point de bulle, de diffusion ou de maintien de pression (*cf.* p. 149).

Au cours de la validation du procédé de stérilisation, ont été fixées la durée de la filtration et la différence de pression entre l'entrée et la sortie du filtre. En cours de production ces deux valeurs doivent être enregistrées et tous les écarts par rapport aux limites préalablement fixées doivent être examinés. Les résultats de ces contrôles doivent figurer dans le dossier de lot et il en est tenu compte pour son acceptation ou son refus.

Les liquides et les gaz qui pénètrent dans les enceintes stériles sont stérilisés par filtration. La filtration de l'air est étudiée ultérieurement à propos du conditionnement aseptique *cf.* p. 214).

Stérilisation par les rayonnements

Rayons ultraviolets (rayonnement électromagnétique)

Le pouvoir microbicide de ce rayonnement est très élevé. Malheureusement, il est surtout important pour les courtes longueurs d'ondes qui présentent l'inconvénient d'être absorbée par la matière. Au-dessus de 3000 Å, les rayons UV sont pénétrants mais ne sont pas microbicides. Entre 2000 et 3000 Å, ils sont microbicides mais ne traversent que l'eau pure. Au-delà de 2000 Å, leur action microbicide devient considérable mais ils sont arrêtés par une mince couche d'eau.

En pharmacie, ce mode de stérilisation ne peut être appliqué aux préparations en ampoules ou flacons car les rayons UV ne peuvent franchir les parois de verre ; il n'est utilisé que pour la stérilisation de l'atmosphère des enceintes stériles et aussi pour maintenir la stérilité de l'eau distillée conservée dans des cuves de stockage.

Pour la stérilisation de l'air, il est à noter que les lampes à ultraviolet n'agissent qu'en rayonnement direct. Il ne doit y avoir aucun obstacle entre les lampes et les germes à détruire. Autre inconvénient, ils peuvent provoquer des accidents oculaires très graves. Les opérateurs doivent porter des lunettes protectrices.

Ce procédé tend à être abandonné du fait des difficultés de sa mise en œuvre pour obtenir une efficacité maximale.

Rayonnements β et γ

La stérilisation par les rayonnements ionisants est utilisée pour le matériel médico-chirurgical c'est-à-dire les seringues, aiguilles, nécessaires à perfusion, sondes, appareils pour dialyse sanguine… et pour les articles de pansement et de suture. Il s'agit d'articles à usage unique, c'est-à-dire dont le réemploi est interdit. La stérilisation doit être effectuée dans l'emballage étanche définitif.

Pour la radiostérilisation, on se sert de deux types de sources :

■ **les radioéléments** qui émettent des **photons** γ (rayonnement électromagnétique). Il s'agit surtout du cobalt 60 qui émet un rayonnement presque uniquement γ, de 1,27 MeV d'énergie, très bactéricide, et très pénétrant, ce qui rend son emploi assez dangereux ;

■ **les accélérateurs d'électrons émetteurs de rayonnement** β (rayonnement corpusculaire) qui permettent d'obtenir un rayonnement électronique très puissant à des prix intéressants. Avec les grandes intensités, une stérilisation s'effectue en une fraction de seconde. Ce rayonnement est cependant moins pénétrant que celui du cobalt 60.

L'énergie cédée au milieu par un rayonnement est exprimée en grays ou rads.

Ce mode de stérilisation ne peut être réalisé au sein des laboratoires pharmaceutiques qui doivent obligatoirement avoir recours à des centres spécialisés soumis à des dispositions législatives et réglementaires particulières.

La sensibilité des germes aux rayonnements est assez variable. Chacun d'eux nécessite un nombre de quanta d'énergie différent. Une dose donnée tue une certaine proportion de germes présents d'où une courbe exponentielle pour le nombre de survies en fonction de la dose.

Il est demandé que le laboratoire pharmaceutique fasse un contrôle quantitatif et qualitatif de la contamination avant l'irradiation. L'identification des micro-organismes contaminants a pour but de s'assurer qu'ils appartiennent à des espèces sensibles aux rayonnements envisagés. Avant la stérilisation, les articles doivent être conditionnés dans des emballages étanches de manière à rester stériles jusqu'au moment de l'emploi. Ainsi conditionnés, ils sont regroupés dans des « unités de conditionnement » qui sont généralement des cartons de dimensions telles que chaque élément du contenu reçoive la dose minimale de rayonnement déterminée au cours d'essais préliminaires. Chaque carton comporte des *dosimètres*, appareils de mesure physicochimique de la dose absorbée. On utilise en général des films dosimétriques qui se colorent plus ou moins en fonction de la dose de rayonnement reçue. De plus, chaque carton comporte un « indicateur d'irradiation » qui prouve son passage dans le stérilisateur : par exemple un morceau de PVC contenant un peu d'hélianthine. Sous l'effet du rayonnement, le PVC libère un peu d'acide chlorhydrique qui fait virer l'hélianthine au rouge.

Le lot de stérilisation est constitué par l'ensemble des unités de conditionnement irradiées successivement sans interruption, dans la même installation, durant un temps défini qui ne doit pas dépasser 24 heures.

Le choix de la dose de rayonnements ionisants dépend de la contamination initiale, de la radiosensibilité des germes et de la marge de sécurité recherchée. Pour les articles fabriqués selon les règles normales de travail et d'hygiène, donc peu contaminés, une dose minimale de 25 kGy, uniformément répartie, donne en général une marge de sécurité satisfaisante. Il est bien entendu que le pharmacien doit vérifier qu'à la dose choisie, les articles ne subissent aucune altération physique ou chimique incompatible avec leur usage… Pour la fabrication des articles et pour leur emballage, il faut avoir uniquement recours à des matériaux qui supportent les doses de rayonnements ionisants envisagées pour la stérilisation. Les verres courants et certaines matières plastiques se colorent par irradiation. Les polymères peuvent subir, en fonction de leur nature et de la dose reçue, soit une dégradation chimique, soit une réticulation qui modifie leurs propriétés physiques.

L'efficacité du procédé doit être confirmée sur chaque lot à l'aide *d'indicateurs biologiques* qui sont soit des articles volontairement contaminés, soit des supports constitués d'un matériau aussi semblable que possible à celui de l'article à stériliser ou de son emballage. La contamination est faite avec un nombre déterminé de spores bactériennes desséchées, de radiosensibilité connue (*Bacillus pumilus*).

L'étiquetage des articles radiostérilisés doit comporter la dose minimale de rayonnements ionisants absorbée.

De nombreux médicaments et certains articles de conditionnement sont sensibles aux radiations de sorte que cette méthode n'est acceptable que si l'absence d'effets nuisibles a été démontrée expérimentalement. Elles ont l'inconvénient d'être la cause de nombreuses réactions chimiques, donc d'altération des principes actifs et des excipients. Cette action s'exerce tout particulièrement sur l'eau qui est décomposée en radicaux — H et — OH. Le milieu oxydo-réducteur créé fait que les produits en solution peuvent être altérés aussi bien par oxydation que par réduction sans qu'on puisse prévoir la suite des réactions souvent complexes. En présence d'oxygène, il y a par exemple formation d'eau oxygénée. L'alcool est transformé en acétaldéhyde et glycol...

Stérilisation par gaz

Ce mode de stérilisation est applicable au matériel dans des conditions déterminées de température, de durée, d'humidité et de concentration.

Il n'existe pas de gaz stérilisant idéal qui ait une activité intense et rapide contre les micro-organismes et qui ne soit dépourvu de toxicité pour l'homme.

Trois gaz sont actuellement utilisés mais leur emploi est limité par leur toxicité.

■ **Le formol** est très efficace en milieu humide mais du fait qu'il est assez réactif, il n'est utilisé que pour la stérilisation du matériel et des enceintes stériles.

On l'emploie sous forme de paraformaldéhyde solide qu'on transforme en formol par chauffage à 56 °C environ dans l'enceinte où se trouve le matériel à stériliser. Il faut compter 1 à 3 g/m^3 en atmosphère très humide et laisser en contact plusieurs heures, toute une nuit par exemple, puis l'éliminer par ventilation avec de l'air stérile car il est irritant et toxique pour le personnel.

C'est un gaz peu pénétrant donc uniquement un désinfectant de surface. Il est très utilisé pour la stérilisation du matériel et des locaux.

Il est possible de l'utiliser en aérosol obtenu par pulvérisation d'une solution concentrée. Il est alors moins diffusible et agit par contact.

Des précautions particulières doivent être prises du fait de ses effets cancérigènes.

■ **L' acide péracétique** est parfois utilisé à la place de l'oxyde d'éhylène. C'est un liquide incolore à la température ordinaire. On ne le rencontre pas à l'état pur mais sous forme d'un mélange en équilibre de quatre constituants :

$$CH_3\!-\!COOOH + H_2O \rightarrow CH_3COOII + H_2O_2$$

La solution concentrée (35 %) a une forte odeur piquante. Elle est lacrymogène et attaque la peau et les muqueuses.

L'acide péracétique est un agent d'oxydation très puissant. Ses propriétés antimicrobiennes s'expliquent par une action sur la paroi cellulaire et les constituants cytoplasmiques. Son efficacité est due à la libération d'oxygène sous forme atomique. L'effet stérilisant dépend de l'hygrométrie. Il est maximum pour 80 % d'humidité relative.

Comme le formol, il est très peu pénétrant mais son action stérilisante est plus puissante.

Son utilisation est adaptée à la stérilisation des « bulles » ou isolateurs d'isotechnie utilisés pour les fabrications stériles et pour les contrôles microbiologiques (*cf.* p. 216).

Une méthode classique consiste à chauffer à 40–47 °C une solution à 3,5 % d'acide péracétique et à faire passer à la surface de cette solution de l'air qui circule ensuite dans l'enceinte à stériliser.

En plus de sa grande toxicité, l'acide péracétique présente l'inconvénient majeur de provoquer la corrosion des métaux. Tout le matériel doit être en verre ou en matière plastique.

■ **L' oxyde d'éthylène** est utilisé pour le matériel médico-chirurgical qui ne supporte pas la stérilisation à l'autoclave (PVC, polyéthylène, certains caoutchoucs...). Comme les rayonnements ionisants, il présente l'avantage de pouvoir être utilisé pour des articles placés dans leur emballage définitif. Son intérêt principal par rapport aux rayonnements est de pouvoir être employé dans les établissements pharmaceutiques et dans les hôpitaux. Malheureusement, la manipulation de ce gaz n'est pas sans danger et ne peut être effectuée que par un personnel entraîné et expérimenté.

L'oxyde d'éthylène ou oxyrane est un gaz dont le point de congélation est de − 111 °3 ; le point d'ébullition : + 10°7 ; la densité : 1,52. Il est très soluble dans l'eau et les solvants organiques courants. Il forme avec de nombreux gaz des mélanges explosifs, en particulier avec l'air : les mélanges contenant de 3 à 83 % d'oxyde d'éthylène dans l'air sont explosifs.

C'est un réactif d'alkylation et c'est par ce mécanisme que l'oxyde d'éthylène agit sur les micro-organismes, les fonctions SH réagissant les premières. Avec l'eau, l'oxyde d'éthylène donne de l'éthylène-glycol.

Comme tous les agents de stérilisation, l'oxyde d'éthylène mal manipulé peut conduire à une stérilisation insuffisante. Son efficacité dépend en effet de plusieurs facteurs : nombre et nature des germes à détruire, concentration en gaz, température et durée du traitement, humidité et aussi nature des articles et des emballages. La démonstration de la maîtrise de tous ces facteurs est nécessaire pour la *validation* du procédé. Les enregistrements pendant toute la durée du cycle de stérilisation comprennent : la pression, la température, l'humidité et la concentration en gaz. Ils font partie du dossier de lot.

Après stérilisation, la facilité d'élimination de l'oxyde d'éthylène dépend de la nature des articles : libération rapide à partir des gazes et cotons, un peu plus lente à partir du polyéthylène et assez longue pour les PVC, silicones, caoutchoucs... La désorption à la température ordinaire peut durer 8 à 15 jours et même beaucoup plus. Dans certains cas, il faut avoir recours à l'action conjuguée de la chaleur et du vide pour bien éliminer l'oxyde d'éthylène résiduel.

En plus des dangers d'explosions, l'oxyde d'éthylène présente quelques graves inconvénients. La concentration maximale tolérée dans l'air est de 1 pour 10 000 en séjour prolongé. Le matériel manipulé aussitôt après la stérilisation peut provoquer des dermites. Il peut donner des produits toxiques avec certains constituants des articles traités. Les ions chlore en particulier donnent avec l'oxyde d'éthylène de l'éthylène chlorhydrine. Enfin et surtout des traces infimes d'oxyde d'éthylène dans le matériel destiné à être mis au contact des tissus peuvent être extrêmement dangereuses par suite des modifications hémolytiques importantes qu'elles provoquent.

Le contrôle de la stérilisation à l'oxyde d'éthylène du matériel médico-chirurgical (seringues, nécessaires à perfusion, sondes, cathéters, etc.) comporte un essai de stérilité, une confirmation de l'efficacité du procédé avec comme indicateur biologique des spores de *Bacillus stearothermophilus* ou mieux *B. subtilis* et un dosage de l'oxyde d'éthylène résiduel. La teneur en oxyde d'éthylène ne doit pas dépasser 2 ppm.

La stérilisation par l'oxyde d'éthylène est citée pour les préparations injectables. Elle est applicable, avec de très sérieuses précautions, à certains produits pulvérulents mais ne peut être conseillée.

Le gaz plasma est du peroxyde d'hydrogène activé en milieu humide par un champ électrique, est utilisé dans des autoclaves pour la stérilisation de matériels. Il pourrait constituer une bonne alternative à l'oxyde d'éthylène.

Aucun des procédés décrits ci-dessus n'est actif sur les ATNC (le gaz plasma pourrait l'être, il doit être validé pour cet usage) ; seule la vapeur d'eau sous pression (121 °C, 18 min. est utilisable).

Remarque. Les antiseptiques en solution sont très utilisés pour la désinfection (stérilisation à l'air libre, donc non définitive) du matériel : sublimé, oxycyanure de mercure, composés organiques de mercure, ammoniums quaternaires, eau de javel, iode, formol, solutions de peroxyde d'hydrogène, etc.

Pour les médicaments eux-mêmes, l'addition d'antiseptiques est très réglementée. On peut en ajouter aux préparations injectables mais à des doses si faibles qu'ils ne sont plus que bactériostatiques. On s'en sert lorsque le mode de stérilisation ne donne pas de garanties suffisantes : stérilisation par la chaleur à 100 °C et au-dessous ou stérilisation par filtration et conditionnement aseptique par exemple.

L'addition d'agents bactériostatiques est interdite pour certaines voies d'administration des préparations injectables. Elle préconisée pour les préparations stériles présentées en multidoses.

Conditionnement aseptique, enceintes stériles

Les produits qui ne peuvent pas être stérilisés dans leur conditionnement définitif nécessitent des précautions particulières de fabrication. Ils sont préparés dans des enceintes où règne une asepsie aussi rigoureuse que possible. Ces enceintes font partie des « zones d'atmosphère contrôlée » des BPF (*cf.* p. 218).

Ces enceintes sont de dimensions très diverses, il peut s'agir d'une vitrine, de l'entourage d'une machine ou encore d'une salle entière de fabrication. Les difficultés pour maintenir un niveau élevé d'asepsie croissent évidemment avec la taille et la complexité de l'installation. Il y a d'autre part une grande différence entre ce que nous appelons les « vitrines, caissons ou postes de travail stériles » dans lesquels toutes les manipulations sont commandées de l'extérieur et les « salles ou blocs stériles » dans lesquelles les manipulateurs doivent pénétrer. Dans ce dernier cas, les problèmes du conditionnement de l'air se compliquent du fait qu'il faut tenir compte du confort du personnel à l'intérieur de l'enceinte. Il est évident que l'asepsie ne peut alors être que très relative.

Dès maintenant, il est un point à souligner, c'est la diversité des exigences dans le degré d'asepsie à réaliser selon les fabrications. On est moins exigeant, par exemple, pour la répartition d'un médicament solide qui ne constitue pas un milieu favorable à la multiplication des micro-organismes que pour celle d'une solution de produits biologiques. La complexité de l'installation est fonction du degré de rigueur dans l'asepsie à réaliser mais de toutes façons des contrôles microbiologiques systématiques, en cours de fabrication et sur les produits finis, doivent prouver l'efficacité du procédé.

Filtration stérilisante de l'air

L'air est susceptible de transporter toutes les espèces de micro-organismes mais certaines d'entre elles seulement ont une résistance suffisante pour s'y maintenir un temps prolongé. On peut considérer que dans l'atmosphère il y a une flore saprophyte de base, en général non pathogène, et une flore accidentelle de germes qui peuvent être pathogènes. Les espèces de base sont d'autant plus gênantes pour l'obtention d'atmosphères stériles que certaines d'entre elles peuvent exister sous forme de spores particulièrement résistantes. Les germes pathogènes heureusement ne se trouvent qu'à proximité des êtres vivants et ne peuvent survivre longtemps dans l'air. Parmi ces derniers, on a identifié des streptocoques, des staphylocoques, des *Escherichia*, des bacilles tuberculeux. La taille des plus petites bactéries est de l'ordre de 0,5 à 1 μm mais il y a aussi les virus encore plus petits.

La plupart des germes sont transportés par des supports divers :

■ des *poussières* d'origines très diverses dont certaines facilitent la conservation des micro-organismes et même leur multiplication. Les dimensions de ces poussières sont de l'ordre de 10 à 100 μm et leur sédimentation est assez rapide ;

■ des *gouttelettes* provenant surtout des muqueuses nasales et pharyngées et dont le diamètre varie de 10 μm à 1 ou 2 mm. Ces gouttelettes projetées dans l'atmosphère subissent une évolution qui dépend du degré hygrométrique et de la température de l'air. Les plus grosses se sédimentent rapidement mais les autres en atmosphère sèche se transforment en petit noyaux secs de 1 à 3 μm qui ne se déposent que très lentement et peuvent être entraînés à des distances très grandes.

La teneur de l'air en micro-organismes est très variable. Du fait d'un rassemblement plus dense d'individus, l'air des villes est beaucoup plus pollué que celui des campagnes. Les micro-organismes se multiplient plus vite en atmosphère très humide ; ils sont plus facilement disséminés s'il y a des mouvements d'air. Ce sont des faits dont il y a à tenir compte pour la stérilisation de l'air.

L'élimination des micro-organismes en suspension dans l'air se fait essentiellement par filtration à l'aide de filtres stérilisants précédés de *préfiltres* qui assurent le dépoussiérage et arrêtent de cette façon une forte proportion de micro-organismes. Ces préfiltres évitent de plus le colmatage rapide des filtres stérilisants. Pour la préfiltration, on a recours aux procédés les plus classiques de dépoussiérage de l'air (filtres secs ou humides).

Les filtres stérilisants peuvent être en papier, cellulose, membrane de cellulose, laine de verre… Dans les canalisations d'arrivée d'air, ils sont toujours placés en aval des appareils de conditionnement de l'air, c'est-à-dire des appareils de dépoussiérage et de réglage de l'humidité et de la température indispensables dans les enceintes stériles.

Par mesure de sécurité supplémentaire, des tubes à UV germicides peuvent être placés dans les gaines d'entrée d'air après les filtres stérilisants.

Avec les enceintes à flux d'air laminaire, l'emploi des filtres dits « absolus » ou « HEPA » (haute efficacité pour les particules de l'air) s'est répandu (figure 3.71).

Ce sont généralement des filtres de fibres de verre en plaques pliées en accordéon pour augmenter leur surface et maintenues dans des cadres de bois ou de métal. Ces filtres doivent être rigoureusement contrôlés. Le test DOP (dioctylphtalate), par exemple, est utilisé pour cela : les particules de fumée de DOP obtenues dans des conditions déterminées ont un diamètre de 0,3 μm environ. Les filtres absolus les plus courants doivent avoir une efficacité supérieure à 99,97 % pour les particules de 0,3 μm de diamètre mais certains, pour des besoins particuliers, atteignent 99,99 % et même 99,999 %.

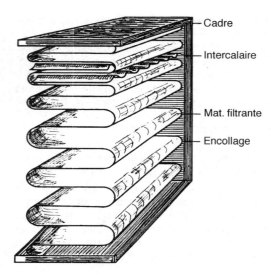

Cadre

Intercalaire

Mat. filtrante

Encollage

Figure 3.71
Filtre « Absolu » ou HEPA.

Enceintes stériles

On peut de façon schématique distinguer les enceintes classiques et les enceintes à flux d'air laminaire bien qu'il y ait de plus en plus d'installations qui tiennent des 2 types avec toutes les possibilités intermédiaires.

Enceintes stériles classiques

Dans celles-ci, plus anciennes, les mouvements de l'air sont difficilement contrôlés. On y distingue les isolateurs en isotechnie et les salles stériles :

■ *les isolateurs en isotechnie* peuvent être de formes diverses : ils sont habituellement de taille réduite. Ils sont clos et l'opérateur se trouve à l'extérieur. Les opérations y sont réalisées soit à l'aide de gants étanches fixés à la paroi (boîtes à gants), soit à l'aide d'un demi-scaphandre, soit par un mécanisme dont les commandes sont à l'extérieur. Les isolateurs en isotechnie doivent comporter des parois transparentes pour suivre ce qui se passe à l'intérieur, un ou plusieurs sas et des arrivées de fluides filtrés. Ils peuvent être à parois rigides ou souples gonflables et transparentes appelées *bulles* (figure 3.72). Une installation peut comprendre une succession d'isolateurs avec des systèmes de transferts de l'un à l'autre, de telle sorte que les différents stades de la fabrication peuvent être réalisés sans risques de contamination microbiologique. Le recours à cette méthode dite *isotechnie* réduit au minimum les interventions humaines directes. Tout risque de fuite doit être rigoureusement surveillé ;

■ *salles ou blocs stériles.* Dans ce cas, l'installation est plus complexe, les manipulateurs se trouvent à l'intérieur et constituent une source de contamination importante.

La figure 3.73 peut être considérée comme une installation type de bloc stérile ; il s'agit d'une enceinte à deux étages pour manipulation en asepsie rigoureuse : un poste à flux d'air laminaire ou un isolateur (4) à l'intérieur d'une salle stérile (3). Il y a de plus deux sas, l'un pour le personnel et l'autre pour le matériel (2).

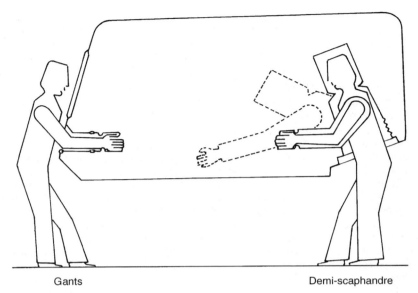

Gants   Demi-scaphandre

Figure 3.72
Bulle ou isolateur.

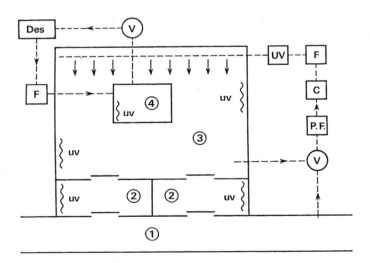

Figure 3.73
Schéma d'enceinte stérile.
4 : flux d'air laminaire ou isolateur ; 2 : sas ; V : ventilateur ; P.F. : pré-filtre ; UV :
ultraviolet ; 3 : bloc stérile ; 1 : couloir ; F : filtre stérilisant ; C : climatiseur ; DES :
déshumidificateur.

Des lampes à UV sont placées à tous les niveaux par précaution supplémentaire. Les portes coulissantes sont recommandées pour éviter les mouvements d'air mais elles présentent des recoins qui ne facilitent pas l'entretien. Deux circuits de ventilation assurent le renouvellement en air stérile et conditionné dans les deux enceintes :

■ un 1er *circuit pour la salle* : prise d'air à l'extérieur avec recyclage partiel, préfiltre, climatiseur, ventilateur, filtre bactériologique et lampe UV ;

■ un 2e *circuit pour* le poste à flux d'air laminaire ou l'isolateur : ventilateur, déshydratant et filtre stérilisant.

Les ventilateurs sont réglés de telle sorte que la pression va en décroissant quand on passe de la vitrine (4) à la salle (3), de la salle (3) aux sas (2) ou des sas (2) à l'extérieur (1). Ceci pour que tous les mouvements d'air se fassent dans le sens d'une enceinte moins contaminée vers une enceinte plus contaminée, en cas de non-étanchéité. Les différences de pression (1 à 2 mm d'eau) sont vérifiées de façon continue à tous les niveaux à l'aide de manomètre et, de préférence, enregistrées. Les enregistrements font partie du dossier de lot.

Le *gros matériel* est stérilisé sur place avec l'enceinte elle-même à l'aide de formol ou d'acide péracétique entre les heures de travail du personnel.

Le *petit matériel* (récipients, ampoules et flacons) est stérilisé à l'extérieur par l'un des procédés déjà étudiés. Comme ce petit matériel stérile se trouve dans des enveloppes dont l'extérieur n'est pas stérile, il doit faire un séjour de durée convenable dans un sas. Celui-ci peut être constitué par un stérilisateur à deux portes, l'une ouvrant vers l'extérieur pour le chargement et l'autre vers l'intérieur de l'enceinte pour le déchargement après stérilisation. Dans certains cas des lampes UV suffisent.

Il en est de même pour les *matières premières solides*. Les *liquides* peuvent être introduits de deux façons : ou bien ils sont stérilisés à l'extérieur dans des récipients étanches avant de passer par le sas du matériel ou bien ils pénètrent dans l'enceinte par des canalisations qui comportent un système de filtration stérilisante.

Les gaz, nécessaires pour certaines fabrications, sont aussi stérilisés par filtration en pénétrant dans l'enceinte.

Le *personnel* rentre par un sas particulier dans lequel il se change complètement et revêt des vêtements stériles : combinaison, masque, gants et bottes. Le port des lunettes est indispensable pour la protection contre les UV.

Remarque. Il existe des salles stériles dans lesquelles le manipulateur entre revêtu d'un scaphandre étanche tout en restant en relation avec l'air extérieur à l'aide d'un tube souple. La situation est alors la même que dans une vitrine ou une bulle : il n'y a pas de risque de contamination par le manipulateur qui peut, de plus, travailler en atmosphère déshydratée. En dehors du conditionnement aseptique, ce procédé est utilisé pour la manipulation de produits à risque élevé pour le personnel.

Enceintes stériles à flux d'air laminaire

Ces enceintes sont traversées par un flux d'air qui se déplace à une vitesse uniforme le long de lignes parallèles avec le minimum de tourbillons.

Les enceintes stériles à flux d'air laminaire comportent deux faces opposées poreuses dont l'une, pour l'entrée de l'air, est constituée par des filtres stérilisants juxtaposés. Elles sont appelées « salles blanches » du fait que toutes les particules en suspension dans l'air sont éliminées par filtration et par effet piston du déplacement de la totalité de l'air de l'enceinte d'une face à l'autre.

Leur conception a pour origine les recherches aérospatiales et l'électronique, domaines dans lesquels le problème du dépoussiérage de l'atmosphère a une importance considérable. En 1960 au Cap Kennedy, une seule poussière dans une vanne à oxygène liquide d'une fusée a suffi à provoquer une explosion. En 1961, un engin spatial soviétique aurait manqué son objectif à cause d'une micropoussière. En électronique, dans les ordinateurs modernes, il ne doit pas y avoir la moindre particule au niveau des têtes de lecture magnétiques.

Pour l'élimination de ces poussières (de l'ordre du μm), on a d'abord pensé aux enceintes stériles classiques de l'industrie pharmaceutique mais le dépoussiérage sans contrôle rigoureux des mouvements d'air s'est montré absolument insuffisant. De là, les recherches qui ont conduit au flux d'air laminaire et aux salles blanches qui voient leurs applications s'étendre maintenant aux blocs opératoires, en particulier pour les grandes opérations de transplantation d'organes.

L'industrie pharmaceutique s'est équipée à son tour en installations à flux d'air laminaire pour les fabrications aseptiques.

■ Salles blanches stériles. Elles sont de trois types :
- *Enceintes à flux vertical* (figure 3.74). L'air arrive par le plafond constitué par des filtres HEPA et s'en va à travers le sol constitué d'un grillage doublé d'une paroi poreuse qui peut être considérée comme un préfiltre si l'air est recyclé. Ce type d'installation est considéré comme le meilleur pour le dépoussiérage et donc aussi pour la stérilisation, ceci parce que l'air va dans le même sens que la sédimentation des particules.

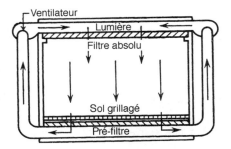

Figure 3.74
Principe d'une enceinte à flux laminaire vertical (avec recyclage).

- *Enceintes à flux horizontal* (figure 3.75). L'air va de « mur à mur », c'est-à-dire d'une paroi verticale en filtre absolu à la paroi opposée. Ce mode d'installation est considéré comme moins satisfaisant du fait que les sources de pollution, c'est-à-dire les surfaces planes sur lesquelles se déposent les poussières sont parallèles au flux d'air. Il nécessite des nettoyages plus fréquents. Cependant il donne de bons résultats si la disposition des postes de travail a été bien étudiée : les opérations les plus délicates doivent être réalisées le plus près possible de la paroi filtrante. L'installation du flux horizontal reviendrait moins cher que le flux vertical.
- *Les enceintes mixtes.* De mur à sol ou de plafond à mur. Dans ce cas les flux d'air en fin de trajet ne sont plus parallèles entre eux. Ces installations de réalisation plus facile sont finalement les plus courantes.

Des enceintes stériles déplaçables fonctionnent selon ce principe. Elles peuvent être déplacées et installées comme une tente au-dessus des machines qui doivent fonctionner en stérile (figure 3.76).

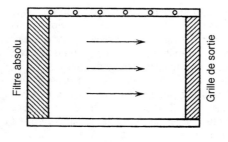

Figure 3.75
Principe d'une enceinte à flux horizontal (recyclage possible mais non représenté).

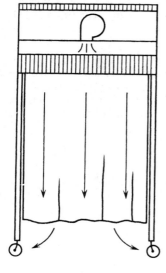

Figure 3.76
Tente à flux d'air laminaire.

Dans toutes les salles blanches l'air doit être convenablement conditionné (température et humidité) comme dans le cas des enceintes stériles classiques.

■ Hottes ou postes de travail blancs stériles. Ils sont de taille réduite et sont réservés à des opérations nécessitant des appareils peu encombrants. Leur réalisation est plus simple que celle des salles blanches et leur prix de revient est moindre (figure 3.77).

Comme pour les salles blanches il en existe de différents types : à flux laminaire horizontal, le plus courant, et aussi vertical.

L'opérateur a simplement à veiller à ne pas se trouver dans le flux d'air en amont des objets manipulés.

Ces postes de travail à flux d'air laminaire sont très utilisés en microbiologie pour les ensemencements et aussi de plus en plus dans les pharmacies hospitalières pour la préparation aseptique des médicaments.

Évolution actuelle. Les installations complètes à flux d'air laminaire coûtant très cher, la tendance est à l'association des deux types d'enceintes : à l'intérieur d'enceintes stériles classiques à flux d'air turbulent (classe B) sont installés des postes à flux d'air laminaire ou unidirectionnel mais uniquement aux endroits qui demandent une protection particulièrement efficace (classe A).

La régularité du flux laminaire peut être contrôlée avec un anémomètre et son efficacité à l'aide d'un compteur de particules dans l'air (interception ou diffusion de la lumière par exemple).

La température et l'humidité relative des enceintes stériles doivent régulées de manière à ce qu'elles ne constituent pas d'atmosphères favorables au développement de micro-organismes.

La *validation des procédés de fabrication aseptique* doit comprendre la simulation du procédé en remplaçant le médicament par un milieu de culture de nature aussi voisine que possible de celle du produit simulé. Cette simulation doit être répétée à intervalles définis et après toute modification importante de l'équipement ou du procédé.

Le taux de contamination doit être inférieur à 0,1 % avec un taux de confiance de 0,95.

Il convient de veiller à ce que ces opérations de validation n'entraînent aucun risque pour les fabrications qui suivront. Il ne doit rester aucune trace de milieu de culture.

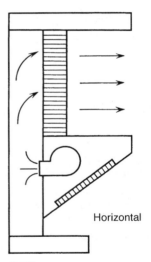

Horizontal

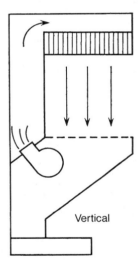

Vertical

Figure 3.77
Hottes à flux d'air laminaire.

Classification des zones d'atmosphère contrôlée

Aux fins de la fabrication de médicaments stériles, quatre classes de zones d'atmosphère contrôlée sont définies par les BPF et les BPP :

■ classe A : les points où sont réalisées des opérations à haut risque, tels que le point de remplissage, les emplacements des bols vibrants de bouchons, les ampoules et flacons ouverts ou les points de raccordements aseptiques. Les postes de travail sous flux d'air laminaire satisfont normalement aux conditions requises pour ce type d'opérations. Les systèmes de flux d'air laminaire doivent délivrer de l'air circulant à une vitesse homogène de 0,45 m/s ± 20 % (valeur guide) au niveau du poste de travail ;

- classe B : dans le cas d'opérations de préparation et de remplissage aseptiques, environnement immédiat d'une zone de travail de classe A ;
- classes C et D : zones à atmosphère contrôlée destinées aux étapes moins critiques de la fabrication des médicaments stériles.

Actuellement, on ne se contente plus pour une fabrication de médicaments de fixer des limites de contamination particulaire ou microbienne de l'environnement en période de repos. On fixe aussi des limites pour les périodes d'activité.

On entend par « au repos », la situation où l'installation avec le matériel de production en place est achevée et opérationnelle, sans que les opérateurs soient à leur poste. On entend par « en activité », la situation où les installations fonctionnent selon le mode opératoire défini et en présence du nombre prévu de personnes.

Le tableau 3.9 ci-dessous classifie, selon les BPF, les différentes zones en fonction des caractéristiques des particules présentes dans l'atmosphère :

Tableau 3.9
Classification des ZAC selon les BPF

Classe	Au repos[b]		En activité	
	Nombre maximal autorisé de particules par m³, de taille égale ou supérieure à :			
	0,5 µm	5 µm	0,5 µm	5 µm
A	3500	0	3500	0
B[a]	3500	0	350 000	2000
C[a]	350 000	2000	3 500 000	20 000
D[a]	3 500 000	20 000	non défini[c]	non défini[c]

[a]Pour atteindre les classes B, C et D, le nombre de renouvellements d'air doit être adapté à la taille de la pièce ainsi qu'aux équipements et effectifs présents dans le local. Le système de traitement d'air doit être muni de filtres appropriés, tels que les filtres HEPA pour les classes A, B et C.
[b]Les indications données concernant le nombre maximum de particules « au repos » correspondent approximativement au US Federal Standard 209 E et aux classifications de l'ISO comme suit : les classes A et B correspondent à la classe 100, M 3.5, ISO 5 ; la classe C, à la classe 10 000, M 5.5, ISO 7 et la classe D, à la classe 100 000, M 6.5, ISO 8.
[c]Pour cette zone, les conditions et les limites fixées dépendent de la nature des opérations réalisées.

Les caractéristiques particulaires indiquées dans le tableau dans la colonne « au repos » doivent être respectées en l'absence du personnel, à l'arrêt de la production après un bref temps d'épuration de 15 à 20 minutes (valeur guide). Les caractéristiques particulaires indiquées dans la colonne « en activité » pour la classe A doivent être maintenues dans l'environnement immédiat du produit lorsque celui-ci ou son récipient ouvert sont en contact direct avec l'environnement. Il est admis qu'il n'est pas toujours possible de démontrer la conformité au niveau de contamination particulaire requis au point de remplissage au cours de celui-ci, en raison de l'émission de particules ou de gouttelettes provenant du produit lui-même.

Les opérations aseptiques doivent être fréquemment surveillées par des méthodes utilisant des boîtes de Pétri, des échantillons volumétriques d'air et des contrôles de surfaces (prélevés au moyen d'écouvillons et de géloses de contact, par exemple). Les méthodes d'échantillonnage utilisées en activité ne doivent pas interférer avec la protection des zones. Les résultats de la surveillance doivent être pris en compte lorsque les dossiers de lot sont examinés en vue de la libération des produits finis. Les surfaces et le personnel doivent être contrôlés après chaque opération critique.

Une surveillance microbiologique supplémentaire est également nécessaire en dehors des phases de production, par exemple après des opérations de validation, de nettoyage ou de désinfection.

Les BPF recommandent pour la surveillance microbiologique des zones d'atmosphère contrôlée « en activité » les limites suivantes (tableau 3.10) :

Tableau 3.10
Limites recommandées de contamination microbiologique[a]

Classe	Échantillon d'air ulc/m³	Boîtes de Pétri (diam. : 90 mm), ufc/4 heures[b]	Géloses de contact (diam. : 55 mm), ufc/plaque	Empreintes de gant (5 doigts) ufc/gant
A	< 1	< 1	< 1	< 1
B	10	5	5	5
C	100	50	25	–
D	200	100	50	–

(a) Il s'agit de valeurs moyennes.
(b) Certaines boîtes de Pétri peuvent être exposées pendant moins de quatre heures. (ufc : unité formant colonie)

Des seuils d'alerte et d'action appropriés doivent être définis pour les résultats de la surveillance particulaire et microbiologique. En cas de dépassement de ces limites, des procédures doivent imposer des mesures correctives.

Remarque. Les vêtements du personnel doivent être adaptés aux fabrications et aux classes de zones de travail. Les BPF et les BPP donnent des conseils précis pour les tenues de protection dans chaque classe A/B, C et D : vestes, pantalons, combinaisons, coiffures ou cagoules, chaussures et couvre-chaussures, gants…

Contrôle de la stérilité

L'essai de stérilité figure dans les *Méthodes biologiques* de la Pharmacopée européenne.

Dès le début il est précisé que « *L'essai s'applique aux substances, préparations et produits qui doivent être stériles. Mais un résultat favorable signifie seulement qu'aucun micro-organisme contaminant n'a pu être décelé dans l'échantillon examiné, dans les conditions de l'essai.* »

Ceci est très important car les risques de mauvaise interprétation des résultats sont très divers :

■ des micro-organismes peuvent être introduits au cours des manipulations ;
■ les milieux de culture choisis peuvent ne pas convenir au développement des micro-organismes présents ;
■ l'échantillon prélevé peut ne pas être représentatif…

d'où toutes les indications complémentaires données tout au long du texte :

Précautions concernant la contamination microbienne en cours d'essai : l'essai doit être réalisé dans de conditions aseptiques, par exemple sous une hotte à flux laminaire de classe A située dans une salle propre de classe B, ou dans un isolateur.

Milieux de culture : la pharmacopée décrit la préparation de plusieurs milieux de culture convenant pour le développement des bactéries aérobies et anaérobies et des levures et moisissures et les conditions d'incubation. Ces milieux de culture doivent être *validés* par des tests de croissance de souches sélectionnées.

Essai de stérilité du produit à examiner : il est réalisé soit par la technique de filtration sur membrane, soit par ensemencement direct du milieu nutritif avec le produit à examiner. Il comprend dans tous les cas des témoins négatifs appropriés constitués de préparations dont la stérilité est établie.

La technique de filtration sur membrane est utilisée à chaque fois que la nature du produit le permet (préparations aqueuses filtrables, préparations alcooliques ou huileuses, préparations solubles dans des solvants qui n'exercent pas d'effets antimicrobiens).

Des précisions particulières sont données pour les différentes formes galéniques : solutions aqueuses, poudres solubles, huiles et solutions huileuses, pommades et crèmes, catguts et fils chirurgicaux.

Pour les préparations parentérales et ophtalmiques et autres préparations obligatoirement stériles, la pharmacopée donne les quantités à prélever dans chaque récipient et les quantités minimales à utiliser dans chaque milieu.

Interprétation des résultats : en fin d'incubation, les milieux ne doivent pas présenter des signes macroscopiques de prolifération microbienne. Si du fait du produit le milieu est trouble et rend l'interprétation difficile, prélever et transférer une fraction dans un autre milieu de culture.

Le produit satisfait à l'essai s'il n'est pas observé de croissance microbienne et si aucune anomalie n'a été constatée au cours de l'essai.

Le texte se termine par des *indications sur l'application de l'essai de stérilité :* « L'objectif de l'essai de stérilité, comme celui de tout essai de la pharmacopée, est d'apporter à un analyste–contrôleur indépendant les moyens de vérifier qu'un produit particulier répond aux exigences de la Pharmacopée européenne. Un fabricant n'est pas tenu d'effectuer l'essai, pas plus qu'il ne lui est interdit d'appliquer des variantes de la méthode spécifiée ou des méthodes alternatives à condition qu'il ait établi que le produit en question, s'il est contrôlé par la méthode officielle, satisferait aux exigences de la Pharmacopée européenne. »

Il est évident que, comme pour tous les contrôles effectués sur échantillons, l'extention des résultats à la qualité globale du lot est fonction de l'homogénéité de celui-ci, des conditions de sa fabrication et de l'efficacité du plan d'échantillonnage adopté.

Pour les préparations stériles, le lot est défini comme « *un ensemble homogène de récipients clos préparés de telle sorte que le risque de contamination soit le même pour chacune des unités composantes* ».

Dans le cas des produits faisant l'objet d'une stérilisation terminale, l'assurance qu'apportent les preuves physiques, biologiquement fondées et enregistrées automatiquement, démontrant que le traitement de stérilisation a été correctement appliqué à l'ensemble du lot, est supérieure à celle qu'apporte l'essai de stérilité. On peut envisager dans ce cas de recourir à la *libération paramétrique* des lots.

La probabilité de détection d'une très faible contamination, même uniformément répartie au sein d'un lot, est très réduite. La pharmacopée propose des quantités minimales d'échantillons à prélever dans différentes situations.

Pour les produits qui ont été stérilisés par la chaleur, il faut envisager de prélever des échantillons provenant de la partie la plus froide de la charge, déterminée en cours de validation.

Dans le cas de la production dans des conditions aseptiques, il est recommandé d'examiner des échantillons prélevés en début et en fin de répartition du lot en unités de conditionnement et après toute intervention significative effectuée au cours de cette répartition.

Contrôle microbiologique d'efficacité : indicateurs biologiques

Le problème de l'homogénéité des lots est relativement simple à résoudre pour des solutions réparties en flacons et ampoules mais il est beaucoup plus difficile lorsqu'il s'agit de produits solides ou d'objets comme les seringues, les nécessaires pour perfusion ou les hémodialyseurs par exemple. Pour les appareils les plus complexes, il est difficile de savoir si toutes les pièces étaient contaminées au départ de la même façon et si elles ont toutes subi le traitement de stérilisation dans des conditions absolument identiques.

Il est alors préférable de contaminer volontairement l'un des objets du lot à stériliser avec un indicateur biologique approprié, c'est-à-dire un micro-organisme particulièrement résistant au mode de stérilisation envisagé. Après la stérilisation, la preuve de l'efficacité du traitement est obtenue en vérifiant que cet objet placé dans un milieu de culture ne donne pas de développement microbien.

Pour tous les moyens de stérilisation de médicament, on peut avoir recours à des indicateurs biologiques mais uniquement comme moyen de contrôle supplémentaire.

4 Formes pharmaceutiques

Problèmes posés par la classification des formes pharmaceutiques

Tout enseignant de pharmacie galénique a rêvé un jour, en abordant son cours, d'une *classification rationnelle des formes pharmaceutiques* :

Le premier critère serait la *voie d'administration*, et le second, l'*aspect physique* : formes solides, liquides, pâteuses ou gazeuses.

À chaque forme physique destinée à une voie donnée, correspondrait une dénomination qui lui serait propre. Cette simplification serait dans la logique à la fois de l'utilisateur et du concepteur de médicament, c'est-à-dire conforme, d'une part à ce que le patient peut comprendre au moment de la prescription et d'autre part à la démarche scientifique du galéniste du fait que la formulation d'un nouveau médicament débute toujours par le choix de la voie d'absorption ou d'application, premier choix qui est suivi de celui du mode d'administration.

De toute évidence, cela ne peut être qu'un rêve pieux car le domaine du médicament est l'un de ceux dans lesquels le technocrate ne peut rayer d'un trait de plume le vocabulaire légué par la tradition et consacré par l'usage courant.

Reconnaissons que notre Pharmacopée française, jusqu'à une époque récente, ne semblait pas obsédée par la rigueur en matière de définitions des formes. Elle a souvent préféré se plier à l'usage plutôt que de se conformer à ses propres définitions. Il en a été ainsi, à titre d'exemples, pour « l'élixir parégorique » qui n'en était pas un, et pour la « teinture d'iode » qui n'est devenue « solution alcoolique d'iode » que très récemment. Il est à noter pour sa défense qu'il ne suffit pas que la pharmacopée propose une définition pour qu'elle passe *ipso facto* dans le langage de tous les jours. Il y a longtemps que le « cachet » d'aspirine n'en est plus un, et pourtant ! Et que faire pour expliquer au consommateur que l'appellation « pilule contraceptive » est impropre si celle-ci est obtenue par compression et n'est pas sphérique ?

La forme « comprimés » constitue une parfaite illustration des usages qui ne peuvent être contrariés et des difficultés d'harmonisation des dénominations. Le nom de « comprimés » pour une forme pharmaceutique est très critiquable car le consommateur n'a que faire de savoir que ces doses unitaires sont obtenues par compression. Ce qui l'intéresse, c'est l'aspect physique et à ce point de vue l'appellation *tablets* des Anglais est bien préférable. Malheureusement, tous les comprimés ne sont pas plats et toutes les tablettes ne sont pas obtenues par compression.

Il a fallu attendre la mise en place de la Commission européenne de pharmacopée pour qu'un gros effort de rationalisation soit entrepris. La confrontation des différentes pharmacopées nationales a fait apparaître qu'elles avaient toutes hérité de traditions différentes et que ce qui était consacré par l'usage dans un pays, n'était plus acceptable à l'échelle européenne. Des consensus ont été obtenus mais tous les manques de cohérence n'ont pu être gommés.

À la Pharmacopée européenne nous avons actuellement :

■ des monographies qui regroupent les formes pharmaceutiques par voie d'administration : préparations parentérales, auriculaires, nasales, ophtalmiques, rectales, vaginales, pour inhalation et pour irrigation ;

■ des monographies par formes pour la voie orale : comprimés, capsules, granulés et liquides pour usage oral ;

■ des monographies pour différentes formes destinées à l'application locale : liquides pour application cutanée, préparations semi-solides pour applications locales, poudres pour applications locales, préparations pharmaceutiques pressurisées, dispositifs transdermiques, mousses pharmaceutiques, tampons médicamenteux et bâtons.

Dans cette quatrième partie, les formes pharmaceutiques, appelées aussi formes médicamenteuses ou formes galéniques, sont classées par voie d'administration mais les chevauchements n'ont pu être évités. La voie orale étant la plus normale et, par conséquent, la plus utilisée est traitée la première. Les problèmes de biodisponibilité sont abordés pour chacune des voies mais sont surtout développés dans le premier chapitre consacré à la voie orale. La dernière est la voie percutanée à propos de laquelle est regroupé tout ce qui concerne les formes semi-solides quelle que soit la voie d'administration.

Ne sont décrites que les formes les plus couramment utilisées. Celles qui tombent en désuétude ne sont que citées et il en va de même pour celles qui sont, peut-être, les formes de l'avenir mais qui ne sont pas encore consacrées par l'usage.

Du fait des dimensions limitées de l'abrégé, ne sont traitées ni les *préparations radiopharmaceutiques* ni les *préparations homéopathiques*.

Contrôle de la répartition dans les préparations présentées en unités de prise

L'objectif est de s'assurer qu'au cours de la fabrication, la répartition du mélange initial en unités de prise a été suffisamment précise.

Dans la plupart des cas, un contrôle des unités par pesée est suffisant mais pour certains médicaments très actifs et en particulier lorsque la teneur en principe actif est inférieure à 2 mg ou si le taux ne dépasse pas 2 %, la pharmacopée demande la vérification, par une méthode analytique appropriée, de la teneur individuelle en principe actif. Il est précisé que l'uniformité de teneur ne s'impose pas pour des préparations de polyvitamines et d'oligoéléments et pour d'autres cas justifiés.

Lorsqu'un essai d'uniformité de teneur est prescrit pour tous les principes actifs présents, celui de l'uniformité de masse n'a plus de raison d'être exigé.

■ *Uniformité de masse*. L'essai consiste à peser individuellement 20 unités prélevées au hasard et à déterminer la masse moyenne *m*. Deux résultats au maximum peuvent s'écarter de plus *e* % de la valeur de *m* et aucun ne doit correspondre à un écart supérieur à 2 *e* %. La limite *e* varie avec la forme pharmaceutique : sa valeur est indiquée dans la monographie correspondante. Plusieurs limites peuvent être données en fonction de la masse moyenne car l'erreur relative possible est plus grande pour les petites unités, d'où une plus grande tolérance pour celles-ci (tableau 4.1).

Tableau 4.1
Essai d'uniformité de masse.

Forme pharmaceutique	m = masse moyenne	e = écarts limites en pourcentage de la masse moyenne
Comprimés non enrobés et comprimés pelliculés	80 mg ou moins Plus de 80 mg et moins de 250 mg 250 mg ou plus	10 7,5 5
Capsules, granulés non enrobés et poudres (en unités de prise)	Moins de 300 mg 300 mg ou plus	10 7,5
Poudres pour usage parentéral (en unidoses)	Plus de 40 mg	10
Suppositoires et ovules	Sans distinction de masse	5
Poudres pour collyre et poudres pour lavage ophtalmique (en unidoses)	Moins de 300 mg 300 mg ou plus	10 7,5

■ *Uniformité de teneur.* Cet essai a pour but de vérifier que dans un échantillon de 10 unités prélevées au hasard, les teneurs individuelles en principe actif se trouvent dans des limites raisonnables par rapport à la teneur moyenne de l'échantillon.

■ *Cas des comprimés, des poudres pour usage parentéral et des suspensions injectables* : l'essai est satisfaisant. Si tous les résultats se trouvent dans les limites de 85 à 115 % de la teneur moyenne.

Si une valeur sort de ces limites mais se trouve entre 75 et 125 %, il faut recommencer sur 20 autres unités. Sur les 30 unités, il ne doit y avoir aucune valeur en dehors des limites de 75 et 125 %.

■ *Cas des capsules, des poudres autres que celles destinées à l'usage parentéral, des granulés, des suppositoires et des ovules* : l'essai est satisfaisant si tous les résultats se trouvent dans les limites de 85 à 115 %. Il est toléré qu'une valeur sorte de ces limites mais en restant entre 75 et 125 %. S'il y en a deux ou trois dans ce cas, il faut prélever 20 autres unités. Sur 30 unités, trois valeurs au plus peuvent sortir des limites de 85 à 115 % mais sans sortir de celles de 75 à 125 %.

■ *Cas des dispositifs transdermiques* : l'essai est satisfaisant si la teneur moyenne des 10 unités est comprise entre 90 et 110 % de la *teneur indiquée sur l'étiquette* et si toutes les teneurs individuelles sont comprises entre 75 et 125 % de la teneur moyenne.

Remarque. À la pharmacopée figurent aussi les deux autres essais de répartition suivants :

■ *Uniformité de masse de la dose délivrée par les récipients multidoses munis d'un dispositif doseur intégré* : 20 doses sont prélevées au hasard. Deux masses individuelles peuvent s'écarter de plus de 10 % de la masse moyenne mais aucune de plus de 20 %.

■ *Essai de masse ou de volume délivrable pour les préparations liquides et semi-solides* conditionnées en récipients dont seulement une partie est utilisée : l'essai consiste simplement à vider le récipient et à vérifier qu'on recueille au moins la valeur, de la masse pour les semi-solides ou du volume pour les liquides, indiquée sur l'étiquette.

Qualité microbiologique des préparations pharmaceutiques

La Pharmacopée ne parlait jusqu'ici de contrôle microbiologique que pour les médicaments qui doivent être stériles. Il allait de soi que tous les autres devaient être aussi peu contaminés que possible et que les précautions nécessaires devaient être prises pour cela. Depuis peu, elle précise que lors de la fabrication, du conditionnement, de la conservation et de la distribution des préparations pharmaceutiques, des mesures appropriées doivent être prises pour assurer la qualité microbiologique du produit.

Les exigences qu'elle propose varient selon les catégories de médicaments.

■ *Préparations obligatoirement stériles ou étiquetées « stériles » :*

Les mesures propres à assurer leur stérilité sont décrites dans le texte *Méthodes de préparations stériles.* L'essai de stérilité est exigé.

■ *Préparations pour application locale ou pour administration par les voies respiratoires et dispositifs transdermiques :*

• germes aérobies viables totaux : au maximum 10^2 bactéries, moisissures et levures par g ou mL ou par dispositif transdermique ;

• entérobactéries et certaines autres bactéries gram-négatives : au maximum 10^1 bactéries par g ou mL, absence pour les dispositifs transdermiques ;

• absence de *Pseudomonas aeruginosa* et de *Staphylococcus aureus*.

■ *Préparations pour l'administration par voie orale ou rectale :*

Germes aérobies viables totaux : au maximum 10^3 bactéries et 10^2 moisissures et levures par g ou mL.

Absence d'*Escherichia coli.*

■ Des exigences particulières sont fixées pour les préparations orales contenant des matières premières d'origine naturelle.

■ Médicaments à base de plantes.

Les exigences de la pharmacopée *varient,* selon qu'il s'agit de plantes dont l'emploi fait intervenir ou non l'eau bouillante.

Les méthodes de dénombrement et de vérification de l'absence de germes sont celles de la pharmacopée.

À part les essais de stérilité qui doivent être faits en routine, les autres contrôles sont du domaine de l'assurance de la qualité et, plus précisément, de la validation des procédés.

Voie orale

Généralités

Absorption des médicaments administrés par voie orale

L'absorption des médicaments est traitée dans d'autres enseignements, en particulier dans les cours de Physiologie et de Pharmacodynamie. Dans le cas de la voie orale, la forme médicamenteuse, les excipients et les conditions de fabrication jouent un rôle important sur la libération du principe actif dans la lumière du tube digestif et sur sa vitesse de pénétration dans l'organisme. C'est la raison pour laquelle un chapitre est consacré à la « biodisponibilité » des principes actifs après l'étude détaillée des différentes formes pharmaceutiques administrées par voie orale. Avant d'aborder la formulation d'un médicament destiné à la voie orale, il faut chercher à préciser l'influence que peuvent avoir sur la biodisponibilité du principe actif les facteurs suivants :

■ les sucs digestifs : volume, pH, enzymes… ;
■ la présence du bol alimentaire ;
■ le ou les niveaux d'absorption ;
■ le mécanisme d'absorption (passive, active) ;
■ les effets de premier passage intestinal et hépatique.

Formes liquides et formes solides

Les formes destinées à la voie orale se subdivisent en formes liquides et en formes solides. Les unes et les autres ont leurs avantages et leurs inconvénients :

■ *les formes liquides* ne posent pas de problèmes de délitement ou de dissolution dans le tube digestif ce qui entraîne une action plus rapide. En revanche, elles ne sont pas protégées en cas de réactivité avec les sucs digestifs. Elles conviennent généralement mieux aux jeunes enfants ;
■ *les émulsions* peuvent présenter des signes de séparation des phases, mais elles doivent être facilement reconstituées par agitation. Les *suspensions* peuvent présenter un sédiment mais celui-ci doit être facilement dispersé par agitation de façon à obtenir une suspension suffisamment stable pour permettre l'administration de la dose voulue ;
■ *les formes solides* supportent mieux une longue conservation du fait de l'absence d'eau. Pour la même raison, le problème des incompatibilités y est plus facilement résolu et les goûts désagréables plus aisément masqués.

Formes unitaires et formes multidoses

Les formes multidoses ou à doses multiples sont les potions, sirops, solutions diverses granulés, poudres… pour lesquels le malade doit mesurer lui-même la dose prescrite par le médecin à l'aide d'un verre, d'une cuillère à café, à dessert ou à soupe, d'un compte-gouttes ou de tout autre instrument de mesure délivré avec le médicament. Les avantages sont le fractionnement facile des doses et la possibilité d'adaptation de la posologie à chaque cas. Le principal inconvénient est le manque de précision. Il peut y avoir des écarts importants dans les prélèvements selon l'opérateur et l'instrument de mesure utilisé.

Pour les médicaments qui ne demandent pas à être administrés à des doses précises, une posologie exprimée en cuillerées à café, à dessert ou à soupe peut suffire. Si une assez grande précision est nécessaire, il est recommandé de délivrer avec le médicament un instrument approprié, généralement en matière plastique, bien calibré. Pour les solutions administrées en petites quantités, la prescription en gouttes est la plus habituelle mais lorsqu'il s'agit de médicaments très actifs, à marge thérapeutique étroite, il est fortement conseillé de remplacer le compte-gouttes par un instrument de mesure plus précis, par exemple par une seringue graduée en nombre de gouttes ou mieux en millilitres. Le poids des gouttes peut en effet varier énormément d'un compte-gouttes à l'autre et avec l'utilisateur. Avec un compte-gouttes normalisé incliné à 45° au lieu d'être tenu verticalement, l'écart avec la dose prescrite est de l'ordre de plus de 30 %. Les écarts peuvent être encore plus considérables avec des compte-gouttes non normalisés. Un essai a été introduit à la Pharmacopée.

Les formes unitaires sont les comprimés, cachets, sachets, capsules, ampoules buvables... La répartition en doses unitaires est réalisée par le pharmacien soit à l'officine, soit à l'échelon industriel. Les avantages sont la grande précision dans le dosage et la facilité d'emploi tout au moins pour les adultes. Les conditionnements unitaires assurent de plus une bonne protection et l'identification de chaque dose jusqu'au moment de l'administration. Les formes unitaires doivent répondre à un essai d'uniformité de masse (ou de volume) et éventuellement à un essai d'uniformité de teneur.

Les formes unitaires fractionnables, telles que les comprimés sécables, rendent possible l'ajustement de la posologie. Pour les fragments, la précision de la dose dépend de la sécabilité plus ou moins aisée.

En France, plus de la moitié des médicaments spécialisés actuellement sur le marché sont destinés à la voie orale et parmi ceux-ci, il y a une grande majorité de formes unitaires solides. La proportion de médicaments présentés en doses unitaires liquides (ampoules buvables) semble diminuer.

Liquides pour usage oral

« Les préparations liquides pour usage oral sont habituellement des solutions, émulsions ou suspensions contenant un ou plusieurs principes actifs dans un véhicule approprié : certains liquides pour administration orale peuvent consister en des principes actifs utilisés tels quels. »

Les liquides pour usage oral sont destinés à être avalés non dilués ou après dilution. Ils peuvent également être préparés avant l'emploi, à partir de préparations liquides concentrées, de poudres ou de granulés destinés à la préparation de liquides pour administration orale, en utilisant un véhicule approprié.

Les liquides pour usage oral peuvent contenir des conservateurs antimicrobiens appropriés, des antioxygènes et d'autres substances auxiliaires telles que des agents de dispersion, de suspension, des substances épaississantes, émulsionnantes, des tampons, des mouillants, des solubilisants, des stabilisants, des aromatisants, des édulcorants et des matières colorantes autorisées.

Les liquides pour usage oral sont conditionnés en récipients multidoses ou unidoses. Ils sont administrés soit en volumes (par exemple 5 mL ou ses multiples), soit en petits volumes (gouttes). Chaque dose d'une préparation multidose est administrée à l'aide d'un dispositif permettant de mesurer la quantité prescrite.

La Pharmacopée européenne classe dans les préparations liquides pour usage oral :

- les solutions, émulsions et suspensions buvables ;
- les poudres et granulés pour solutions ou suspensions buvables ;
- les gouttes buvables ;

■ les poudres pour gouttes buvables ;
■ les sirops ;
■ les poudres et granulés pour sirops.

Répartition des liquides

En fabrication, la répartition des liquides dans des récipients est réalisée :

Par gravité

Sous le réservoir de liquide à répartir est placé un robinet en relation avec une aiguille ou un bec remplisseur qui est introduit dans le récipient à remplir. Le volume versé est déterminé par le temps d'ouverture du robinet. Pour qu'il soit toujours identique, on a recours à une cuve-réservoir à niveau constant. La précision dépend de la vitesse d'ouverture et de fermeture du robinet.

Par le vide

Le bec remplisseur est constitué par deux tubes concentriques dont l'un, en général le tube central, introduit le liquide de façon continue dans le récipient, tandis que l'autre est en relation avec une pompe à vide qui enlève l'excédent. Le réglage du niveau se fait par le degré d'enfoncement du tube d'aspiration (figure 4.1).

La précision dépend de la régularité du volume intérieur des flacons, obligatoirement rigides pour ce mode de remplissage.

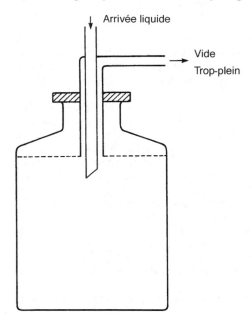

Figure 4.1
Remplissage d'un flacon par le vide.

Par pompe à piston

Il s'agit de seringues ou de pompes à piston dont la course règle le volume introduit dans les récipients. La précision peut être très grande. C'est le procédé le plus utilisé en pharmacie. Il s'applique à toutes les tailles et formes de récipients. Il est décrit pour la répartition des liquides injectables.

Solutions diverses

De très nombreux médicaments sont administrés par voie orale sous forme de simples solutions, le plus souvent par cuillerées ou par gouttes, soit directement, soit après dilution ou mélange dans une boisson ou un aliment. Il n'y a rien de très particulier à dire sur leur préparation.

Pour les gouttes buvables, la Pharmacopée européenne demande de réaliser l'essai de « *dose et uniformité de dose des gouttes orales* ». L'essai consiste à peser la dose habituellement prescrite, mesurée avec le dispositif prévu, sans dépasser la vitesse de 2 gouttes par seconde, et à répéter cette opération neuf fois. Aucun résultat ne doit s'écarter de plus de ± 10 % de la moyenne. Le total des 10 masses ou des 10 volumes ne doit pas s'écarter de plus de ± 15 % de la masse nominale de 10 doses.

Les ampoules de solutions buvables constituent des doses unitaires liquides. Elles ont sur les formes précédentes l'avantage d'une meilleure conservation. Très souvent sont mis en ampoules des liquides altérables à base d'extraits d'organes et de vitamines. Ces produits sont sensibles à l'oxydation et constituent d'excellents milieux de culture en cas de contamination. Si cela est nécessaire, les ampoules buvables peuvent même être remplies sous gaz inerte pour éviter l'action de l'oxygène et stérilisées pour assurer leur bonne conservation. La stérilisation se fait à l'aide de l'un des moyens déjà étudiés et compatibles avec la stabilité des principes actifs : chaleur plus ou moins élevée ou filtration stérilisante et éventuellement addition de conservateurs antimicrobiens.

Les solutions en ampoules posent les mêmes problèmes d'aromatisation et de correction de goût que les autres préparations destinées à la voie orale. Seule la concentration en sucre a moins d'importance du fait qu'il n'y a pas de risque de contamination jusqu'au moment de l'administration.

Les méthodes de répartition en ampoules sont les mêmes que celles qui seront décrites à propos des préparations injectables mais quelques points sont ici à préciser :

■ pour les ampoules buvables, toutes les formes d'ampoules sont utilisables mais l'ampoule à deux pointes est souvent préférée (prélèvement plus facile du liquide) ;

■ le remplissage se fait surtout par la méthode au vide (meilleur rendement et précision en général suffisante).

Par rapport aux autres conditionnements unitaires (petits flacons à bouchon de caoutchouc, sachets en matières plastiques, etc.), l'ampoule buvable présente l'intérêt de réunir les avantages suivants :

■ contact du contenu avec un seul matériau particulièrement inerte : le verre ;

■ parfaite étanchéité aux agents extérieurs ;

■ répartition sur machines industrielles de bon rendement (essentiellement remplissage collectif au vide en ampoules à deux pointes).

Les principaux inconvénients de l'ampoule buvable sont :

■ le prix plus élevé que celui des formes multidoses ;

■ l'ouverture avec risques de légère blessure du manipulateur et de production de fragments de verre plus ou moins visibles.

Pour cette ouverture, il n'y a pas pour le moment de solution idéale. L'utilisateur ne sait pas toujours se servir convenablement de la lime et c'est pour lui faciliter les choses que beaucoup de fabricants ont adopté les ampoules dites « auto-cassables ».

Pour la fabrication de ces dernières, divers procédés sont utilisables :

■ passage sur diamant qui entaille le verre (peu visible) ;

■ usure du verre sur une certaine largeur à l'aide d'une meule, la zone de résistance réduite étant rendue visible par un dépôt d'aluminate ;

■ dépôt d'un anneau émaillé et coloré qui crée des tensions localisées dans le verre ;

■ émaillage en un point ;

■ tension du verre par refroidissement contrôlé d'une partie de l'ampoule (zone invisible mais marquée par un colorant).

Aucune méthode ne donne une régularité de résultat parfaite, car il s'agit toujours d'un compromis difficile à réaliser : une fragilité suffisante et bien localisée pour assurer une cassure facile et nette avec un minimum de débris de verre, mais pas trop importante cependant car il faut que l'ampoule ait une résistance suffisante pour éviter la cassure au cours des opérations sur les lignes de remplissage et de conditionnement et durant les transports.

En France, les ampoules buvables constituent un mode de présentation courant. À l'étranger, cette forme pharmaceutique est en revanche peu utilisée.

Émulsions et suspensions buvales

Émulsions

Elles sont du type L/H et sont préparées selon les méthodes décrites dans les opérations pharmaceutiques, l'agent émulsionnant pouvant être par exemple la gomme arabique, la gomme adragante, la gélose, le carragaheen, la pectine, les lécithines… Comme huiles administrées ainsi, peuvent être citées : l'huile de foie de morue, l'huile de ricin et surtout les paraffines liquides. La concentration en huile est, en général, importante (40 % environ). Certaines sont fluides et sont délivrées en bouteilles, d'autres ont une consistance plus ferme et sont présentées en pots ou flacons à large ouverture. Ces préparations sont aromatisées et édulcorées ce qui rend leur administration plus agréable que celle des huiles prises en nature. Ces préparations sont additionnées en général de conservateurs, des antifongiques et des antioxydants en particulier.

Suspensions

Elles sont utilisées pour la voie orale soit parce que le principe actif ne peut être dissous dans l'eau, soit parce qu'un dérivé insoluble est préféré pour sa saveur moins désagréable.

Une agitation au moment de l'emploi est nécessaire pour homogénéiser le contenu du flacon avant le prélèvement. La suspension doit alors être suffisamment stable pour que toutes les cuillerées prélevées contiennent la même quantité de principe actif (inconvénient des émulsions et suspensions par rapport aux solutions).

Comme agents de suspension peuvent être utilisés des gommes, des alginates, de la méthylcellulose, de la carboxyméthylcellulose sodique, de la bentonite, des agents tensioactifs non ioniques… Ces suspensions sont édulcorées et aromatisées.

De nombreux antibiotiques et sulfamides sont présentés en suspensions destinées aux enfants. Elles sont de plus en plus remplacées par des granulés pour préparations liquides.

Sirops

Les sirops sont des préparations aqueuses sucrées et de consistance visqueuse.

Ils sont généralement préparés avec du saccharose qui, à une concentration voisine de 65 %, leur assure, en prenant un minimum de précautions, une protection antimicrobienne.

Par convention, ce n'est qu'à partir de la concentration de 45 % qu'une solution de saccharose est appelée sirop. De même, il a été admis que le saccharose pouvait être remplacé par du glucose, du fructose, du sucre inverti ou d'autres sucres et que les sirops pouvaient même être obtenus à partir de polyols de saveur sucrée (glycérol, sorbitol, xylitol…), d'édulcorants artificiels et d'épaississants pour atteindre une viscosité voisine de celle du sirop de saccharose.

Les sirops peuvent contenir un ou plusieurs principes actifs et aussi des substances auxiliaires telles que colorants, aromatisants et agents antimicrobiens.

Certains sirops ne contiennent pas de principes actifs, ils sont destinés à être utilisés comme véhicule dans diverses préparations pharmaceutiques et, en particulier, dans les potions.

Le nom et la concentration des édulcorants et des agents antimicrobiens doivent être indiqués sur l'étiquette.

Préparation

■ **Mode opératoire.** Il existe différentes manières d'opérer :

• *Sirops de sucre ou sirop simple.* La dissolution du sucre peut être réalisée à froid ou, plus rapidement, à chaud :

– à 0 °C, 100 g de solution saturée contiennent 64,18 g,

– à 20 °C, 100 g de solution saturée contiennent 67,09 g (2/3),

– à 100 °C, 100 g de solution saturée contiennent 82,97 g. Les proportions utilisées sont les suivantes : *à froid :* 180 g de sucre pour 100 g d'eau. Densité du sirop : 1,32. *à chaud :* 165 g de sucre pour 100 g de véhicule lorsqu'on opère en récipient ouvert, du fait de l'évaporation au cours du chauffage.

– – 180 g de sucre pour 100 g de véhicule lorsqu'on opère en vase clos. Ébullition à + 105 °C et densité à ébullition : 1,26. Après refroidissement la densité est de 1,32.

• *Sirops obtenus par addition du principe actif au sirop de sucre.* Ex. : le sirop de codéine pour lequel la codéine est dissoute dans un peu d'alcool avant d'être mélangée au sirop de sucre.

• *Sirops préparés par dissolution du sucre directement dans une solution de principe actif ou de principes aromatiques* Ex. : dissolution du sucre à froid dans l'eau distillée de fleur d'oranger (sirop de fleur d'oranger), à chaud dans une solution de gomme arabique (sirop de gomme), à chaud en vase clos dans du digesté de baume de Tolu, sirop de Tolu)…

• *Sirops composés.* Ces sirops contiennent plusieurs principes actifs. Leur préparation est plus ou moins complexe selon leur composition. Ex. : sirop d'ipécacuanha composé ou de Desessartz : macération d'ipéca et séné dans du vin blanc, infusion dans eau bouillante de serpolet et coquelicot, addition d'eau de fleur d'oranger et $MgSO_4$ et dissolution du sucre à chaud en récipient couvert.

■ **Matériel.** Les sirops sont fabriqués dans des récipients en acier inoxydable, en général à doubles parois pour le chauffage à la vapeur d'eau sous pression ; un système d'agitation à palette ou à hélice facilite la dissolution.

■ **Clarification.** La plupart des sirops doivent être délivrés limpides. En général, une simple filtration suffit (tissus divers : coton, laine ou fibres synthétiques – papiers filtres ou plaques filtrantes de texture adaptée à la viscosité du sirop et aux quantités à traiter – filtres à manchons et filtres-presses). La clarification, lorsqu'elle est nécessaire, peut être réalisée avec du charbon adsorbant ou du kieselguhr à condition qu'ils n'adsorbent pas les principes actifs et autres éléments importants du sirop (colorants, conservateurs...).

Extraits concentrés pour sirops

La préparation industrielle de ces extraits est inspirée de celle du sirop d'orange amère obtenu à partir des zestes par macération alcoolique, infusion aqueuse puis concentration des solutions extractives. Le problème essentiel est de conserver au cours de la concentration les principes aromatiques caractéristiques de chaque sirop.

Les sirops correspondants sont préparés par mélange d'une partie d'extrait concentré et neuf parties de sirop simple.

Altérations et conservation

L'altération d'un sirop peut être due à une trop faible ou à une trop forte concentration en sucre :

■ s'il est trop concentré (trop cuit), le saccharose cristallise. Il suffit alors d'ajouter la quantité d'eau nécessaire pour ajuster la densité ;

■ s'il est trop dilué : la teneur en sucre est insuffisante d'où prolifération des micro-organismes, levures et moisissures, interversion du sucre sous l'action d'invertine et fermentation alcoolique. Si le sirop supporte l'action de la chaleur, il peut être ramené à la densité voulue par maintien un moment à ébullition.

D'autres types d'altérations sont dûs aux principes particuliers des différents sirops.

Pour la *conservation*, il est conseillé de mettre les sirops en flacons bien bouchés dans des endroits frais. En fait, malgré leur forte concentration en sucre, les sirops se conservent plus ou moins bien.

La présence d'un peu d'alcool dans certains sirops facilite leur conservation mais cette addition est à éviter pour les enfants.

Pour certaines formules, il est nécessaire d'ajouter des conservateurs antimicrobiens mais il est à noter que ces additifs peuvent être la source d'incompatibilités (colorations, précipitation par variation de pH...).

Emplois

Les sirops sont employés surtout pour les enfants. Il existe de nombreux sirops parmi les médicaments spécialisés.

Potions

Préparations aqueuses et sucrées contenant une ou plusieurs substances médicamenteuses et que l'on administre généralement par cuillerées.

Les potions en raison de leur conservation limitée sont généralement délivrées en flacons de 150 mL correspondant à dix cuillerées à soupe. Suivant les conditions de l'administration, le volume des potions peut être modifié, mais en le limitant autant que possible à un nombre de dix ou de vingt cuillerées à soupe (adultes) ou à café (enfants). Les potions ne doivent pas être utilisées plus d'une semaine après leur préparation.

La potion est la forme magistrale liquide par excellence et est réalisée en officine (*Potio* a donné : potion et poison ; *Potare* : potable et potard).

Les formules varient selon les doses et associations médicamenteuses prescrites par le médecin. Le problème de la conservation ne se pose pas pour les potions comme pour les sirops car ces préparations sont administrées dans les quelques jours qui suivent leur fabrication, donc pas de forte concentration en sucre exigée ni nécessité d'une longue mise au point de fabrication.

D'une façon, générale une potion contient :

■ un ou plusieurs principes actifs ;

■ un véhicule : eau, eau distillée aromatique, solution extractive, sirops, etc. ;

■ un édulcorant : le plus souvent le saccharose apporté par le sirop mais aussi possibilité d'emploi d'un autre sucre ou d'un polyol (sorbitol par exemple dans les préparations pour diabétiques) ;

■ colorants et aromatisants souvent apportés par les sirops et véhicules déjà cités.

L'ordre dans lequel les différents constituants sont introduits dans une potion n'est pas indifférent. Il est possible par exemple d'éviter une incompatibilité entre deux constituants en les mélangeant séparément dans deux fractions de sirop ou un autre liquide visqueux avant de réunir le tout.

Sauf les cas de suspensions ou d'émulsions, les potions doivent être délivrées limpides.

Poudres et granulés pour solutions ou suspensions orales

Ces présentations résolvent le problème de l'instabilité des principes actifs en milieu aqueux et aussi celui de l'instabilité des suspensions au cours de la conservation. Au moment de l'emploi, l'utilisateur ajoute une quantité déterminée d'eau et, par agitation, obtient une solution ou une suspension, généralement sucrée, qui se prend par cuillerées.

Ces poudres et granulés peuvent contenir des substances auxiliaires qui facilitent leur dissolution ou leur dispersion.

Essais : les poudres et granulés présentés en doses unitaires doivent répondre à l'*essai d'uniformité* de masse et éventuellement à l'essai d'*uniformité de teneur* (mêmes limites que pour les capsules).

Étiquetage : l'étiquette doit comporter le mode de préparation et les conditions de conservation après reconstitution.

Comprimés

« Les comprimés sont des préparations solides contenant une unité de prise d'un ou plusieurs principes actifs. Ils ont obtenus en agglomérant par compression un volume constant de particules. »

Les comprimés sont destinés, dans la plupart des cas, à être absorbés tels quels par la voie orale, néanmoins certains d'entre eux doivent être préalablement dissous dans l'eau (comprimés dits effervescents, par exemple). D'autres doivent séjourner dans la bouche en vue d'y exercer une action locale ou de permettre l'absorption directe du médicament (comprimés sublinguaux). Certains comprimés peuvent être placés dans une autre cavité naturelle de l'organisme ou encore être introduits sous la peau (comprimés d'implantation). D'autres comprimés sont adaptés à la préparation de solutions injectables ou non.

La monographie *Comprimés* de la Pharmacopée concerne essentiellement les comprimés destinés à la voie orale. Pour les autres, des propriétés particulières peuvent être exigées en fonction de la voie d'administration.

Les comprimés peuvent être délivrés nus ou enrobés.

Cette forme pharmaceutique est assez récente. C'est en 1843 que l'Anglais Brockedon fit breveter la première presse à comprimer et ce n'est qu'en 1875, que les premières machines furent fabriquées aux États-Unis par Remington. Elle a remplacé progressivement la forme pilule.

L'usage des comprimés n'a commencé à se généraliser qu'à la fin du siècle dernier. La première édition de la Pharmacopée qui en fasse mention est celle de 1937. Actuellement, la moitié environ des médicaments est administrée sous cette forme.

L'importance prise par cette forme s'explique par ses *avantages* qui sont les suivants :

■ emploi facile : les comprimés sont d'un volume réduit et leur solidité est suffisante pour subir les manipulations de conditionnement et de transport ;
■ dosage précis par unité de prise ;
■ milieu sec et condensé favorable à une bonne conservation ;
■ forme particulièrement intéressante pour les principes actifs peu solubles ;
■ fabrication industrielle à grande échelle d'où prix de revient peu élevé ;
■ la saveur désagréable des principes actifs, déjà moins perceptible qu'en milieu liquide, peut être complètement masquée par enrobage ;
■ les comprimés à couches multiples permettent de résoudre des problèmes d'incompatibilités (principes actifs dans des couches différentes) ;
■ possibilité de modifier la libération des principes actifs.

Ses *inconvénients*, sont moins nombreux :

■ le comprimé constitue une forme concentrée, ce qui, si le délitement n'est pas rapidement assuré, peut être nuisible pour la muqueuse du tube digestif ;
■ la mise au point est délicate : si le mode de fabrication n'est pas parfaitement étudié, le comprimé risque de ne pas se déliter dans le tube digestif ;
■ les principes liquides et les mélanges déliquescents, sauf s'ils sont en quantités très réduites, ne peuvent être mis en comprimés.

Pour leur étude, les comprimés destinés à la voie orale peuvent être classés en :

■ comprimés non enrobes ;
■ comprimés enrobes ;
■ comprimés spéciaux :
  • effervescents,
  • solubles,

- dispersibles,
- à utiliser dans la cavité buccale,
- gastro-résistants,
- à libération modifiée.

Comprimés non enrobés

« Les comprimés non enrobés comprennent des comprimés à couche unique et des comprimés à couches multiples disposées parallèlement ou concentriquement. »

Fabrication des comprimés

Le principe de la fabrication est très simple mais la réalisation est en fait assez complexe : il ne suffit pas de placer la dose de poudre destinée à faire un comprimé dans la matrice d'une machine et de la comprimer entre deux poinçons. Pour avoir un comprimé, il faut tout d'abord que la poudre à comprimer ou « grain » ait des propriétés physiques et mécaniques très particulières.

Le grain doit d'une part avoir une granulométrie et une fluidité qui assure un remplissage précis et rapide de la chambre de compression et d'autre part être constitué de particules capables de s'agglutiner pour rester liées les unes aux autres après la compression et donner ainsi un comprimé solide non friable. Toutefois, cette propriété d'agglutination ne doit pas être telle que le grain adhère aux poinçons et à la matrice ou que le comprimé se délite mal dans un peu d'eau ou dans le tube digestif.

En fait, peu de principes actifs peuvent être comprimés directement. Parmi ceux qui le sont, peuvent être cités : le chlorure et le bromure de sodium, l'iodure de potassium, le chlorure d'ammonium, l'acide borique, l'hexaméthylènetétramine...

Les phénomènes qui interviennent dans la possibilité d'une compression sont complexes mais de mieux en mieux connus. On sait que la forme cristalline a son importance. Parmi les produits qui se compriment sans adjuvants, beaucoup cristallisent dans le système cubique. La taille des cristaux intervient aussi : le permanganate de potassium n'est directement comprimable que pour une certaine dimension des cristaux.

Dans la pratique, la grande majorité des principes actifs nécessite à la fois la présence d'*adjuvants* et un traitement spécial, la *granulation,* pour l'obtention des deux qualités essentielles des comprimés, qui sont :

- une *cohésion entre les grains suffisante ;*
- et un *délitement facile.*

Sont donc étudiés successivement :

- les adjuvants ;
- la préparation du grain ;
- la compression.

Adjuvants. Ils sont classés en plusieurs catégories apportant chacune au principe actif les qualités qui lui manquent.

- Diluants. Ils jouent un rôle de remplissage lorsque la quantité de principe actif est insuffisante pour faire un comprimé de taille convenable. Ce sont des poudres inertes qui peuvent être choisies dans chaque cas particulier en fonction de leurs propriétés secondaires : solubilité ou non dans l'eau, aptitude à la compression, pouvoir absorbant ou adsorbant, neutralité, acidité ou alcalinité... Ils peuvent être extrêmement divers : amidons, lactose, cellulose, sels minéraux...

■ Liants ou agglutinants. Leur rôle est de lier entre elles les particules qui ne peuvent l'être sous la seule action de la pression. Leur présence permet de former le grain et de réduire la force de compression. Ils sont utilisés soit à l'état sec, soit le plus souvent en solution (ou pseudo-solution) aqueuse ou alcoolique. En solution, les liants sont mieux répartis dans la masse et plus efficaces. Comme liants, on peut citer la plupart des excipients hydrophiles qui donnent des solutions visqueuses : gommes arabique et adragante, méthylcellulose et carboxyméthylcellulose, gélatine, amidons (très utilisés sous forme d'empois mais aussi à l'état sec), PEG 4000 et 6000 en solution alcoolique et surtout en poudre pour la granulation sèche, polyvidone en solution aqueuse ou alcoolique et aussi des solutions de saccharose, de glucose ou de sorbitol.

■ Lubrifiants. Ils sont divisés en deux groupes en fonction de leur action :
- lubrifiants d'écoulement : amélioration de la fluidité du grain donc du remplissage de la chambre de compression ce qui est important pour la régularité de poids (pouvoir glissant) ;
- lubrifiants de compression :
  - diminution de l'adhérence du grain aux poinçons et à la matrice (pouvoir anti-adhérent),
  - réduction des frictions entre les particules pendant la compression, ce qui assure une meilleure transmission de la force de compression dans la masse du grain (pouvoir anti-friction).

À ces trois rôles importants vient s'ajouter un intérêt supplémentaire des lubrifiants : ils donnent un bel aspect, brillant et non poussiéreux, aux comprimés.

Les différents lubrifiants utilisés possèdent ces propriétés à des degrés divers.

En général, le lubrifiant est ajouté au grain juste avant la compression sous forme de poudre très fine qui se répartit à la surface des particules. La quantité de lubrifiant est assez faible : 0,5 à 2 % du grain habituellement.

Presque tous les lubrifiants de compression sont hydrofuges. En excès, ils réduisent la cohésion des comprimés.

Comme lubrifiants qui améliorent la fluidité du grain (glissants), on peut citer : le talc, les amidons, les poudres de silice, l'acide stéarique...

Comme lubrifiants de compression (antiadhérents et anti-frictions), le plus employé est le stéarate de magnésium mais on peut aussi utiliser les stéarates de calcium, de zinc et d'aluminium, l'acide stéarique, des huiles (risque de taches dans les comprimés), etc.

Comme lubrifiants solubles, on emploie les PEG de haut poids moléculaire, le benzoate de sodium, etc.

■ Délitants ou désagrégeants. Leur rôle est d'accélérer la désintégration du comprimé donc la dispersion du principe actif dans l'eau ou les sucs digestifs. Ce sont :
- soit des produits de solubilité différente du principe actif (hydrosolubles si le principe actif est peu soluble dans l'eau et vice versa). Exemples : les produits cités comme diluants ;

- soit des produits gonflant dans l'eau. Ils favorisent la pénétration de l'eau dans le comprimé puis l'écartement des grains. Pour un optimum d'action, ils sont incorporés à sec au grain juste avant la compression (proportion de 2 à 5 %). Ex. : amidons et dérivés comme le carboxyméthylamidon, cellulose et dérivés comme la carboxyméthylcellulose sodique, polyvidone réticulée...

■ Adjuvants divers :

- *mouillants.* Pour compenser les propriétés trop hydrofuges de certains constituants, on peut ajouter des surfactifs comme mouillants. Mais il est à noter qu'ils peuvent avoir l'inconvénient de rendre plus difficile le dosage du principe actif ;
- *substances tampons.* Elles sont ajoutées soit pour protéger les principes actifs contre les variations de pH au cours de la conservation, soit pour réduire leur action irritante au niveau des muqueuses. Ex. : sels de Ca (carbonate, citrate, phosphate, gluconate), citrate de sodium, acides aminés (glycocolle)... ;
- *colorants.* Ils sont ajoutés pour améliorer l'aspect ou pour éviter des confusions entre comprimés différents.

Le colorant est introduit dans le mélange de poudres soit à l'état sec, soit en solution aqueuse ou alcoolique. Sa répartition régulière est un problème délicat ;

- *aromatisants.* Leur rôle est d'atténuer les saveurs désagréables. Pour les comprimés à croquer ou à sucer, l'adjonction d'un édulcorant est souvent nécessaire ;
- *absorbants et adsorbants* pour retenir certains principes volatils.

Le *choix des adjuvants* est un problème assez complexe. Dans chaque catégorie citée ci-dessus les différents adjuvants n'ont pas exactement les mêmes propriétés et il faut les choisir souvent par tâtonnement en tenant compte des incompatibilités possibles, du mode d'administration désiré (comprimés solubles ou non, à sucer, à avaler, à croquer...) et aussi de la méthode de dosage du principe actif (l'excipient ne doit pas trop gêner ce dosage).

Le choix de la proportion d'adjuvants à utiliser demande de nombreux essais et pour chacun de ceux-ci, il est nécessaire de faire des contrôles de dureté, de délitement, de friabilité de conservation, etc. Un excès de l'un d'entre eux a toujours des inconvénients : un peu trop de liant retarde le délitement, trop de lubrifiant rend le comprimé plus friable, etc.

La mise au point d'une formule de comprimé est particulièrement délicate lorsque le poids de principe actif est tel que la marge pour l'addition des adjuvants est faible.

Le choix du moment de la fabrication auquel doit être ajouté chaque adjuvant a aussi son importance ainsi que la manière de faire cette addition.

Dans le cas de la granulation par voie humide, les diluants sont mélangés avec le principe actif, les liants introduits habituellement dans le liquide de mouillage, tandis que les délitants et les lubrifiants qui doivent se répartir à la surface des grains peuvent être ajoutés à ces derniers juste avant la compression.

Dans le cas de la granulation sèche, tout peut être mélangé ensemble sauf le lubrifiant qui peut être ajouté au grain (figure 4.2).

Fabrication du grain (figure 4.2). La granulation est précédée du *mélange* des poudres c'est-à-dire du ou des principes actifs avec une partie des adjuvants. L'opération est réalisée dans des mélangeurs classiques pour poudres : mélangeurs à chute libre surtout ou mélangeurs malaxeurs.

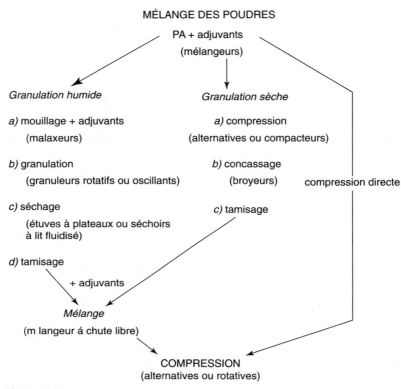

Figure 4.2
Fabrication des comprimés : différentes possibilités.

Dans le cas des comprimés, le but de la granulation est surtout de modifier la texture du mélange pour augmenter sa densité, ceci afin qu'il coule bien dans la matrice et qu'il y ait le moins d'air possible entre les particules. La présence d'air en proportion importante gênerait la compression. Les deux modes de granulation les plus utilisés sont la granulation par voie humide et la granulation par voie sèche déjà décrites.

Pour la voie humide, le liquide de mouillage est le plus souvent l'eau, seule ou additionnée de liant. Cependant l'eau n'est pas sans inconvénients. Elle peut favoriser l'altération des principes actifs et ceci d'autant plus qu'il faut sécher le granulé par la chaleur et que la durée de chauffage est plus longue avec l'eau qu'avec des liquides organiques plus volatils. Après l'eau, le solvant le plus utilisé est l'alcool plus ou moins dilué. L'alcool est aussi préféré lorsque le principe actif est trop soluble dans l'eau, ce qui donne une pâte trop molle et par la suite des comprimés trop durs.

Le mouillage se fait dans des malaxeurs de différents types : malaxeurs type pétrin, mélangeurs planétaires, mélangeurs à vis hélicoïdale et mouvement planétaire, mélangeurs à projection et tourbillonnement…

La granulation elle-même est réalisée dans des granulateurs rotatifs ou oscillants et le séchage dans des étuves à plateaux ou des séchoirs à lit fluidisé déjà décrits.

La granulation par voie sèche n'est utilisée que lorsque le principe actif ne supporte ni l'humidité ni le séchage par la chaleur ou qu'il est trop soluble dans l'eau ou l'alcool. Ce procédé est plus long que le précédent et revient donc plus cher surtout si les briquettes sont faites sur des alternatives.

La fabrication est plus poussiéreuse et l'usure des machines est assez importante au cours de la fabrication des briquettes, le rendement est meilleur avec un compacteur.

Quelle que soit la méthode, le grain obtenu doit être formé de particules de taille et de forme telles que le remplissage ultérieur de la chambre de compression se fasse aussi régulièrement que possible. La présence d'un peu de poudre fine dans le grain peut être intéressante pour un meilleur remplissage et pour réduire au minimum les inclusions d'air.

Avant la compression sont ajoutés les derniers adjuvants (lubrifiant, délitant). Cette dernière addition se fait dans des mélangeurs fermés (tambours mélangeurs).

La granulation est toujours une opération complexe comportant de nombreuses manipulations dont certaines très délicates. La tendance actuelle est à la *compression directe* des mélanges de poudres grâce à des adjuvants spéciaux (des diluants modifiés physiquement pour les rendre aptes à la compression : lactose, amidons modifiés, dérivés de la cellulose…). Tous les constituants doivent alors être de granulométrie bien déterminée et de densités voisines. Dans la pratique, la méthode n'est utilisable que si la proportion de principe actif est assez faible.

Compression. Historiquement, la compression a d'abord été faite sur des machines alternatives puis presqu'exclusivement sur des machines rotatives. Le principe est le même, mais il est plus aisé de le décrire d'abord avec les premières qui sont beaucoup plus simples.

■ **Machines alternatives** (figure 4.3). Les pièces les plus importantes de ces appareils sont les suivantes :
- *la matrice* percée d'un trou cylindrique vertical (cas le plus simple). Cette pièce est fixe ;
- *deux poinçons mobiles :* le poinçon inférieur et le poinçon supérieur dont l'amplitude des déplacements verticaux est parfaitement réglée par un système de disques et de vis ;
- la *trémie* et le *sabot* qui assurent l'alimentation en grain. La trémie est un réservoir en forme d'entonnoir qui peut être soumis à des vibrations et subit un mouvement latéral. Le sabot qui est le prolongement de la trémie amène, entre chaque compression, le grain au-dessus de la chambre de compression.

Les principales phases de la compression sont au nombre de quatre :

■ *distribution du mélange ou alimentation :*
- le poinçon supérieur est relevé,
- le poinçon inférieur est en position basse (position réglée avec précision par un système de vis pour laisser libre un volume déterminé appelé chambre de compression),
- le sabot se trouve au-dessus de la chambre de compression qui est donc remplie de grain par simple écoulement.

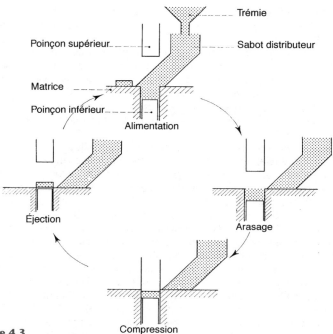

Figure 4.3
Différentes phases de la compression sur machine alternative.

■ *Élimination de l'excès de grain par arasage :*
- les poinçons sont dans la même position,
- le sabot se déplace horizontalement en arasant la poudre au niveau supérieur de la matrice.

■ *Compression proprement dite :*
- le poinçon inférieur ne bouge pas,
- le poinçon supérieur descend brutalement et comprime avec force le grain.

■ *Éjection :*
- le poinçon supérieur se soulève, il revient à sa position initiale,
- le poinçon inférieur s'élève et amène le comprimé au niveau supérieur de la matrice,
- le sabot revient à sa position de départ en déplaçant le comprimé vers une goulotte d'évacuation (non représentée sur le schéma) et remplit simultanément la chambre de compression pour l'opération suivante.

Tous les mouvements des pièces mobiles de la machine sont parfaitement synchronisés par un arbre à cames entraîné par un moteur.

Le *réglage de la masse et de la dureté* des comprimés se fait de la façon suivante :

■ *Masse :* le volume de la chambre de compression est ajusté en réglant par tâtonnement la position basse du poinçon inférieur de façon à avoir un comprimé au poids désiré. Pour un grain donné, c'est donc un volume qu'on ajuste. Par la suite lorsque la machine est en marche, la régularité de poids des comprimés dépend de la texture du grain qui doit s'écouler très régulièrement et très rapidement de façon à remplir la chambre de compression de manière toujours identique. Cela suppose que la densité du grain soit toujours la même du début à la fin de l'opération et que sa fluidité soit suffisante.

■ *Dureté :* la dureté est ajustée par réglage de la course du poinçon supérieur. Plus celui-ci descend et plus le comprimé est dur, mais il y a une limite à ne pas dépasser pour éviter de bloquer la machine.

Les méthodes de contrôle de la masse et de la dureté en cours de fabrication sont étudiées plus loin.

Pour augmenter le rendement des machines alternatives, la matrice peut comporter plusieurs trous verticaux et autant de paires de poinçons. Avec un seul jeu de poinçon, le rendement horaire est de 1500 à 6000 selon les machines. Le rendement est ensuite multiplié par le nombre de jeux de poinçons.

■ **Machines rotatives.** Le système de distribution du grain, c'est-à-dire le sabot, est fixe. Ce qui est mobile, c'est l'ensemble matrices et jeux de poinçons qui se déplace horizontalement.

Un plateau circulaire horizontal ou couronne tournant autour de son axe constitue le support des matrices dont les trous verticaux sont répartis à égale distance du centre. À chaque matrice correspond un jeu de poinçons supérieur et inférieur qui tournent en même temps qu'elle.

Au cours de chaque révolution chaque système matrice–poinçons passe devant différents postes : remplissage par passage sous le sabot, arasage, compression et éjection (figures 4.4 et 4.5).

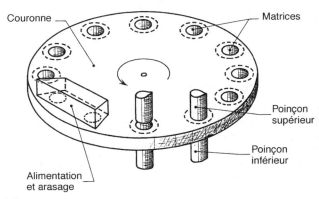

Figure 4.4
Machine à comprimer rotative.

La position des poinçons aux différents postes est réglée au moyen de rampes fixes. La compression est obtenue par passage entre deux galets d'acier qui obligent les poiçons à se rapprocher en exerçant une forte pression sur le grain. L'ajustage de la dureté se fait donc en réglant l'écartement des deux galets.

Contrairement à ce qui se passe sur l'alternative, la compression n'est pas brutale mais progressive et la force de compression s'exerce, non pas sur une seule face mais sur les deux faces du comprimé.

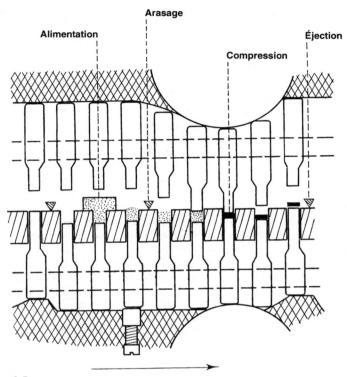

Figure 4.5
Déplacement des poinçons dans une machine rotative.

Le réglage du volume de la chambre de compression (donc du poids) se fait en ajustant la position de la rampe de guidage inférieure à l'endroit où le système matrice–poinçon passe au poste de remplissage.

De plus en plus, ce remplissage se fait en deux temps : dans un premier temps le poinçon inférieur s'abaisse de telle sorte que la chambre de compression accepte un léger excès de grain et, dans un deuxième temps, il remonte à la position qui correspond exactement au poids de grain désiré. L'excédent est alors enlevé par arasage. Ce procédé assure un remplissage plus régulier. Autre amélioration possible : abaissement du poinçon inférieur après l'arasage pour que le poinçon supérieur entre en contact avec le grain au-dessous du niveau de la matrice. La dissémination de poudre est alors moindre.

Le rendement horaire déjà important pour les rotatives les plus simples (20 000 à 50 000) peut être considérablement accru en augmentant le diamètre de la couronne et en multipliant le nombre des postes d'alimentation et de compression.

Avec soixante paires de poinçons, trois alimentations par révolution et dix tours minute, par exemple, on obtient un rendement horaire supérieur à 100 000. Sur certaines machines, il atteint 1 000 000.

Les rotatives sont préférées dès que les fabrications deviennent importantes du fait de leur rendement supérieur. Elles sont plus silencieuses, car la compression est moins brutale.

Les alternatives ne sont plus guère utilisées que pour les petites séries et en formulation. Elles sont moins chères. Leur mécanisme étant plus simple elles sont plus faciles à nettoyer et à régler entre deux fabrications différentes. Leur puissance plus élevée est nécessaire pour certains gros comprimés et pour les comprimés briquettes (puissance totale de 3 à 45 t au lieu de 5 à 10 t pour les rotatives).

Il existe des machines conçues pour réaliser des comprimés à couches multiples, par compressions successives de grains différents. Elles donnent soit des doubles comprimés (un comprimé moyen à l'intérieur d'un autre (figure 4.6), soit des comprimés à couches parallèles.

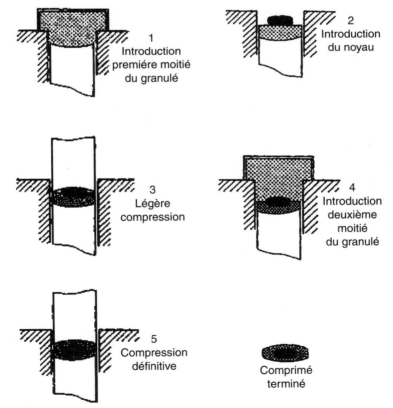

1
Introduction
premiére moitié
du granulé

2
Introduction
du noyau

3
Légère
compression

4
Introduction
deuxième
moitié
du granulé

5
Compression
définitive

Comprimé
terminé

Figure 4.6
Fabrication des doubles comprimés.

Opérations annexes.

■ *Dépoussiérage.* À la sortie des machines alternatives et rotatives, les comprimés sont en général poussiéreux, il faut les débarrasser de la poudre qui les accompagne par passage sur une grille ou une plaque perforée ou encore par aspiration.

■ *Présentation et conditionnement.* Les comprimés obtenus sont de formes très diverses. Ils sont le plus souvent ronds, les matrices étant alors cylindriques et de diamètre variable selon la masse unitaire, mais ils peuvent être ovales, carrés... Selon la forme des poinçons, ils pourront en outre être plats, bombés, avec chanfrein, etc. Les poinçons peuvent être gravés ce qui permet par des inscriptions en relief d'identifier les comprimés. Les comprimés sécables comportent une rainure ou deux rainures en croix (figure 4.7).

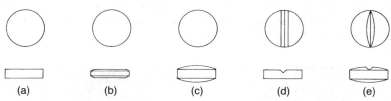

(a)   (b)   (c)   (d)   (e)

Figure 4.7
Comprimés plat (a) avec chanfrein (b), bombé (c) et sécables (d et e).

Pour le conditionnement, on peut utiliser des boîtes, des tubes ou des flacons en verre, en métal ou en matière plastique.

Dans certains cas, il y a intérêt à les protéger de l'humidité (conditionnement étanche et cartouche de déshydratant) ou de la lumière (conditionnement opaque).

Cependant pour les comprimés, la tendance actuelle est au conditionnement unitaire sous bande de matière plastique et ou de complexe d'aluminium. Cette présentation assure la protection individuelle de chaque comprimé et permet son identification jusqu'au moment de l'administration (figure 4.8).

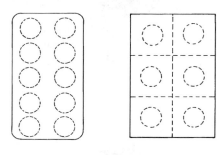

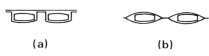

(a)   (b)

Figure 4.8
Conditionnement sous bandes à alvéoles préformés (a) et non préformés (b).

Essais des comprimés

Comme pour toutes les autres formes pharmaceutiques, les contrôles sont à effectuer sur les matières premières, sur les phases intermédiaires en cours de fabrication et sur les produits finis.

Matières premières. En plus du contrôle de l'identité et de la pureté des principes actifs et des adjuvants, il est important pour les comprimés de vérifier que les propriétés physiques et mécaniques des matières premières, en particulier la forme cristalline et la granulométrie des poudres, répondent à certaines exigences établies en fonction des conditions de fabrication choisies et du mode d'action désiré.

En cours de fabrication. Des contrôles sont effectués sur le grain, puis sur les comprimés au cours de la compression. À titre d'exemple, la figure 4.9 donne l'ordre chronologique des opérations d'une fabrication de comprimés par voie humide et la liste des contrôles effectués à chaque stade.

■ Sur le grain. Tous les essais décrits à propos de la granulation sont faisables en période de développement mais en cours de fabrication, on n'envisage que les trois essais suivants :

• vérification de *l'homogénéité* du mélange par dosage du principe actif sur une prise d'essai ;

• dosage de *l'humidité résiduelle* après l'étape de dessiccation de la granulation par voie humide :

– si elle est trop élevée : l'écoulement dans la chambre de compression se fait mal et le comprimé colle à la matrice (grippage) et aux poinçons (collage),

– si elle est trop faible : la cohésion des comprimés est insuffisante, ils sont plus friables et se clivent facilement (décalottage).

L'humidité du grain peut être appréciée par une méthode de mesure précise tout en étant rapide (ex. : séchage par infrarouge sur plateau de balance à fil de torsion). Le taux d'humidité optimum varie d'un cas à l'autre, mais en général son ordre de grandeur est de 3 à 5% ;

• contrôle de la *fluidité du grain*. Celle-ci est essentielle pour le remplissage précis et rapide de la chambre de compression. Pour chaque fabrication, il faut se fixer des limites à ne pas dépasser.

Dans la pratique, si les conditions de la fabrication sont parfaitement maîtrisées (démonstration par les études de validation), ces essais sont inutiles.

■ *Sur les comprimés.* Pour vérifier que la machine ne se dérègle pas en cours de fabrication, il est important de faire des prélèvements périodiques de comprimés. Sur les échantillons, on vérifie que ni la dureté ni la masse ne varient.

• Pour la *dureté*, on utilise l'un des appareils (dynanomètre) qui sont décrits plus loin pour le contrôle de la dureté des comprimés finis.

Si la dureté évolue, il faut effectuer un réglage des poinçons.

• Pour la *masse*, on vérifie le poids moyen d'un échantillon de quelques comprimés, dix par exemple. Cette masse doit rester entre des limites fixées au départ.

Dans le cas des fabrications de lots importants, il y a intérêt à utiliser des *cartes de contrôle*.

Il y a plusieurs manières de concevoir une carte de contrôle.

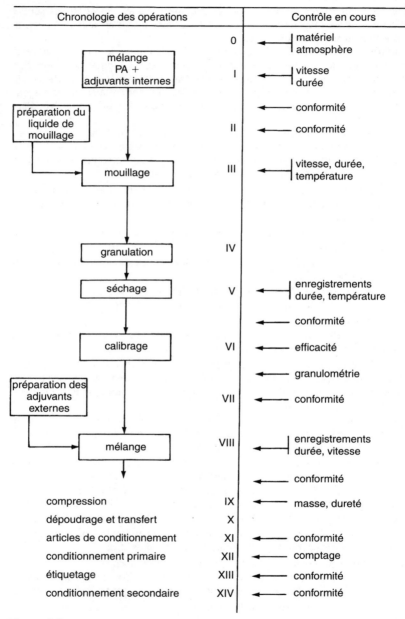

Figure 4.9
Fabrication des comprimés nus par voie humide.

Un exemple est donné par la figure 4.10 :
- en abscisses : les temps de prélèvement, par exemple tous les quarts d'heure,
- en ordonnées : la *masse moyenne* des échantillons.

Parallèlement à l'axe des abscisses sont tracées des droites qui correspondent aux limites supérieures et inférieures tolérées. Pour le calcul des limites, on peut tenir compte de l'écart type déterminé avec un certain nombre de comprimés. Dans la pratique, on fixe deux limites pour la masse moyenne (tirets et points-tirets sur la figure) et l'interprétation se fait de la façon suivante :

- si la masse moyenne de l'échantillon se trouve entre les limites les plus étroites (points-tirets) la fabrication est correcte,
- si la masse moyenne est entre les limites les plus étroites et les limites les plus larges, il faut faire un réglage de la machine mais il n'est pas nécessaire de l'arrêter ni de rejeter les comprimés du quart d'heure précédent,
- si la masse moyenne est en dehors des limites les plus larges (simples tirets) il faut arrêter la machine, rejeter les comprimés du quart d'heure précédent et effectuer un réglage.

Une variation progressive de la masse moyenne peut être due à une évolution dans l'alimentation de la chambre de compression. Une modification de la texture du grain peut être nécessaire pour la corriger.

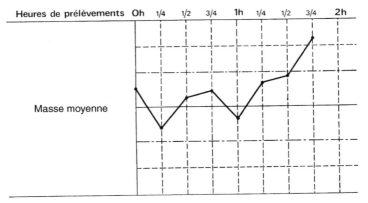

Figure 4.10
Exemple de carte de contrôle d'une machine à comprimer.

Pour un contrôle plus précis, on ne se contente pas de la masse moyenne et on pèse chacune des unités des échantillons prélevés.

Un écart de *masse unitaire* permet de détecter par exemple le déréglage d'un poinçon dans une machine qui en possède plusieurs jeux, ce qui peut passer inaperçu avec un simple examen de la masse moyenne.

La carte de contrôle est intéressante à plusieurs points de vue. Son emploi permet :

- de suivre exactement la marche d'une machine,
- de réduire au minimum le nombre des comprimés défectueux puisque dès qu'un écart s'amorce, une correction de réglage est effectuée,

■ d'augmenter la cadence de production en réduisant les réglages au strict minimum,

■ de diminuer le temps des contrôles ultérieurs car, à la fin d'une fabrication, on dispose grâce aux cartes, d'un certain nombre de données qui complètent l'efficacité du contrôle effectué ultérieurement sur des prélèvements statistiques.

Actuellement, sur les machines perfectionnées, la régularité de la masse des comprimés, à l'aide de mesures de pression, est réalisée sous surveillance électronique. Les mesures de pression sont faites à l'aide de jauges de contrainte placées dans les poinçons et dans la matrice. Une variation dans le remplissage de la chambre de compression, donc de la masse du comprimé, a une répercussion sur les pressions transmises du poinçon supérieur au poinçon inférieur et à la matrice. La masse de chaque comprimé est déduite de la pression électroniquement et enregistrée. Les comprimés déficients sont automatiquement éjectés.

Comprimés terminés. Les essais suivants sont effectués au laboratoire de contrôle sur des échantillons prélevés au hasard sur les lots de comprimés terminés. En général, ces essais sont faits avant le conditionnement des comprimés.

■ *Uniformité de masse.* Cet essai n'est exigé que pour les comprimés non enrobés et, sauf exception autorisée, pour les comprimés pelliculés.

■ *Uniformité de teneur.*

■ *Temps de désagrégation ou de délitement.*

Cet essai se fait sur six comprimés prélevés sur chaque lot de fabrication.

Il existe différents types d'appareils pour cet essai. Celui de la Pharmacopée européenne correspond au schéma de la figure 4.11. Il est constitué par six tubes en verre de 77,5 mm de long et de 21,5 mm de diamètre intérieur. Les tubes sont maintenus verticaux par deux plaques percées de 6 trous. Sous la plaque inférieure se trouve une toile métallique inoxydable. Une tige métallique met le tout en relation avec un système mécanique qui lui assure un mouvement alternatif vertical d'une amplitude de 50 à 60 mm : 30 ± 2 déplacements (montée et descente) par minute. L'ensemble est plongé dans de l'eau à 37 ± 1 °C. Chaque tube est muni d'un disque mobile de matière plastique de densité spécifique comprise entre 1,18 et 1,20.

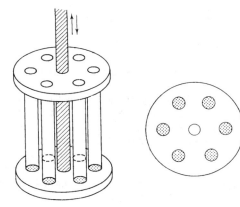

Figure 4.11
Essai de désagrégation des comprimés : appareil de la pharmacopée.

Pour l'essai, on place un comprimé puis un disque dans chaque tube. Au bout de 15 min, il ne doit rester aucun résidu sur les grilles. S'il reste une masse molle, on vérifie que celle-ci ne comporte pas de noyau dur. Si les comprimés ne satisfont pas à l'essai en raison de l'adhérence aux disques, on recommence en omettant de mettre les disques. *La limite de 15 min a été introduite à la pharmacopée pour éviter les abus mais il est évident qu'elle est à étudier pour chaque principe actif en fonction de sa biodisponibilité et de la vitesse d'action désirée.* Cet essai ne s'applique pas aux comprimés destinés à être croqués.

Pour les *comprimés (et les capsules) de grandes dimensions*, la pharmacopée décrit un appareil semblable au précédent mais ne comportant que trois tubes de 33 mm de diamètre.

■ *Vitesse de dissolution.* Pour l'essai de vitesse de dissolution des comprimés, la Pharmacopée propose quatre procédés : l'appareil à palette, l'appareil à panier, l'appareil à piston et la cellule à flux continu.

Pour une nouvelle fabrication, un simple essai de délitement ne suffit pas. Il faut aussi déterminer la vitesse de dissolution des principes actifs. *La désagrégation est une condition généralement nécessaire mais non suffisante pour la libération du principe actif qui ne peut être absorbé qu'une fois dissous.* C'est au cours de la période de recherche et développement que l'on voit si l'essai de dissolution est nécessaire en routine ou si l'essai de désagrégation suffit. Si l'essai de dissolution est adopté, l'essai de désagrégation n'est pas nécessaire. Ceci est développé dans le chapitre sur la biodisponibilité des formes orales.

■ *Contrôle macroscopique.* Par examen visuel, on vérifie l'homogénéité de couleur en surface puis dans la masse du comprimé cassé. La surface du comprimé doit être lisse et brillante (ni collage ni grippage).

■ *Dimensions.* On vérifie l'épaisseur et le diamètre du comprimé à l'aide d'un pied à coulisse, éventuellement pour les comprimés bombés l'épaisseur au centre et sur les bords et le rayon de courbure qui est important pour l'enrobage ultérieur et le conditionnement.

■ *Dureté ou résistance à la rupture.* L'essai consiste à faire subir au comprimé une pression constante jusqu'à écrasement à l'aide d'un appareil constitué de deux machoires se faisant face, l'une se déplaçant vers l'autre qui est fixe. On note au moment de la rupture la force exercée à un newton près. Pour cet essai, il faut noter la position du comprimé par rapport à la direction de l'application de la force selon la forme, la barre de cassure et la gravure, le cas échéant.

■ *Sécabilité.* Cet essai doit être réalisé sur les comprimés comportant un ou deux barres de cassure. Il faut vérifier sur un certain nombre de comprimés que les fractions sont de masses à peu près égales.

■ *Friabilité.* Les comprimés à essayer sont placés dans un appareil qui va leur faire subir des frottements et des chutes pendant un temps déterminé.

Les comprimés sont pesés avant et après ce traitement. La perte de masse doit être minime sinon les comprimés du lot risquent de ne pas pouvoir supporter toutes les manipulations qu'ils auront à subir jusqu'au moment de l'utilisation.

La pharmacopée décrit l'appareil à utiliser pour cet essai (figure 4.12) et les conditions opératoires à observer. La friabilité est exprimée en pourcentage de perte par rapport à la masse initiale.

■ *Essais de conservation.* Les différents essais précédents sont recommencés après conservation des comprimés dans différentes conditions de température, humidité, éclairage, etc. L'étanchéité du conditionnement doit être vérifiée par un moyen approprié.

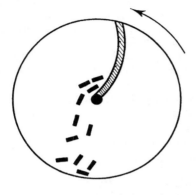

Figure 4.12
Principe de l'essai de friabilité des comprimés.

Comprimés enrobés

Les comprimés de cette catégorie ont leur surface recouverte d'une ou plusieurs couches de mélanges de substances diverses telles que : résines naturelles ou synthétiques, polymères, gommes, charges insolubles inactives, sucres, substances plastifiantes, polyols, cires, matières colorantes autorisées...

Quand l'enrobage est très mince, il est dit *pelliculé.*

Les principales raisons d'enrober des comprimés sont les suivantes :

■ rendre plus agréable l'administration du médicament lorsque celui-ci a une saveur ou une odeur désagréable ;

■ protéger les principes actifs contre la lumière et les agents atmosphériques ;

■ prévenir certaines incompatibilités.

Pour ce qui est de l'identification, la coloration de l'enrobage n'est que l'un des moyens utilisables pour éviter les confusions mais il est à noter qu'elle est moins efficace que la gravure du comprimé ou l'impression sur le conditionnement unitaire. L'impression des dragées est très délicate et assez exceptionnelle.

Procédés d'enrobage

Dans un comprimé enrobé, il y a deux parties :

■ le comprimé nu ou *noyau ;*

■ l'enrobage appelé d'une façon générale la *couverture.*

Le noyau ne doit pas présenter des angles trop aigus et doit être suffisamment bombé pour subir les enrobages classiques. Approximativement, on considère que le rayon de courbure doit être voisin du diamètre du comprimé.

Dragéification. Ce terme doit être réservé à l'enrobage de sucre. La dragéification a été le mode d'enrobage le plus classique et le plus ancien. Il est maintenant remplacé par le pelliculage (enrobage par film). Il est réalisé dans des *turbines* : ce sont des récipients plus ou moins sphériques tournant autour de leur axe qui est incliné à 45° environ (figure 4.13). Ces turbines sont en cuivre ou en acier inoxydable et peuvent être munies de déflecteurs qui facilitent le mouvement des comprimés. Elles sont équipées d'un dispositif permettant d'insuffler par leur ouverture soit de l'air chaud, soit de l'air froid selon les phases de l'opération. Il existe aussi maintenant des turbines dont les parois cylindriques sont en acier perforé laissant passer l'air à travers le lit de dragées (figure 4.14).

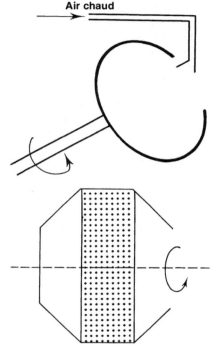

Air chaud

Figure 4.13
Turbine à dragéifier.

Figure 4.14
Turbine à paroi perforée.

C'est une méthode complexe qui comporte plusieurs opérations :

■ *Isolement du noyau : vernissage.* Le but est de protéger le noyau contre l'humidité des liquides de montage. Le vernissage consiste à appliquer sur les noyaux une pellicule de résine ou polymère organique en solution dans un solvant non aqueux volatil. Comme solvant, on utilise l'alcool à 96° mais aussi les alcools méthylique et isopropylique, l'acétone, l'acétate d'éthyle, le chlorure d'éthylène… Les substances résineuses sont la gomme laque, la gomme sandaraque, l'acétate de polyvinyle, le macrogol 20 000…

La pellicule peut être rendue plus imperméable par addition de substances hydrophobes telles que l'huile de ricin, des cires, la paraffine, le beurre de cacao… Il est important de noter que le choix du vernis a une influence sur la vitesse de délitement qu'il a tendance à freiner.

■ *Montage et coloration.* Le montage peut commencer par un « gommage » qui consiste à fixer sur les noyaux une solution adhésive et une poudre de composition spéciale ou « poudre à gommage ».

La solution peut être du sirop de sucre officinal ou bien des solutions de gélatine ou de gomme arabique. Les poudres à gommage sont à base de talc et de gomme arabique additionnés de produits divers. Les formules varient d'un dragéiste à l'autre.

Le but du gommage est surtout de bien faire adhérer les couches ultérieures de montage.

Le montage lui-même ou « grossissage » conduit à la forme et au volume définitifs de la dragée. Il est réalisé en turbine par additions successives de sirop plus ou moins cuit, c'est-à-dire plus ou moins concentré selon les stades du montage : concentré et très chaud au départ (cristaux de sucres plus gros) et plus dilué à la fin pour avoir un grain très fin et très blanc. Le séchage de chaque couche est assuré par un courant d'air chaud. Les derniers stades de montage constituent le « lissage » pour lequel on se sert de sirop plus étendu, le séchage se faisant alors sans air chaud. Le lissage est un art qui n'est parfaitement réalisé que par des dragéistes expérimentés.

Le montage terminé, les dragées sont sorties de la turbine et mises à l'étuve pendant plusieurs heures pour parfaire le séchage.

Pour le montage, il faut compter une trentaine de couches environ et l'opération peut durer plusieurs jours.

La « coloration » des dragées est réalisée à la fin du montage en utilisant du sirop additionné de colorant. La difficulté consiste à obtenir la même coloration d'une fabrication à l'autre tout en obtenant le même poids de couverture.

■ *Lustrage ou polissage.* Le but de cette dernière opération est de donner à la dragée un beau brillant. Le lustrage se fait avec des cires : cire d'abeille, cire de carnauba et aussi cires synthétiques. Elles sont introduites dans la turbine soit en solutions diluées dans un solvant volatil, soit simplement en pains ou copeaux qu'on laisse tourner un certain temps avec les dragées.

Le lustrage se fait souvent dans des turbines tapissées de feutre (figure 4.15).

Le lustrage peut être remplacé par une application de vernis à base de gomme laque ou de gomme sandaraque par exemple.

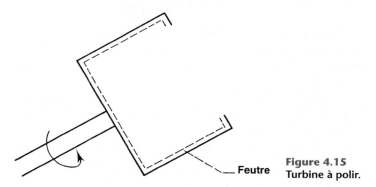

Feutre

Figure 4.15
Turbine à polir.

Enrobage à base de poudres. Les opérations sont sensiblement les mêmes que précédemment mais ici le sucre est remplacé par des poudres insolubles pour le grossissage. On utilise des pâtes fluides à base de produits insolubles en poudres très fines (talc en général, mais aussi carbonate de calcium, amidon…) délayées dans du sirop de sucre ou une solution diluée de gomme arabique. Les additions de pâte fluide dans la turbine alternent avec des saupoudrages, ce qui facilite le séchage et accélère le grossissage. Dans la pratique, ce saupoudrage qui est très délicat, est parfois supprimé. La coloration se fait avec du sirop de sucre additionné de colorant. La couverture ainsi obtenue est moins dure que celle d'une dragée mais plus plastique et résistant mieux à l'humidité et à la chaleur. Elle convient mieux pour les pays chauds. Ce procédé est plus rapide et plus économique que la dragéification.

Les deux procédés classiques d'enrobage qui viennent d'être décrits ont l'inconvénient d'être longs et de nécessiter un personnel très spécialisé. On a cherché à les rendre automatiques et c'est ainsi qu'il existe maintenant des installations de dragéification automatique en turbines ; les différentes opérations se font successivement sans intervention de dragéiste, selon un programme établi au départ : additions successives des liquides d'enrobage et arrivée d'air plus ou moins chaud.

Cependant malgré tous les essais d'amélioration des compositions d'enrobage et d'automatisation, certains inconvénients de ces procédés classiques d'enrobage subsistent : le mouillage avec des solutions ou suspensions aqueuses, le chauffage prolongé qui peut nuire aux principes actifs et la longueur de l'opération. Ces enrobages ont de plus l'inconvénient d'être encombrants et fragiles par manque de plasticité.

Enrobage par film :

■ Les produits filmogènes le plus couramment utilisés sont des dérivés de la cellulose, des macrogols de haut poids moléculaire et des dérivés acryliques, méthacryliques ou vinyliques.

Un choix judicieux du polymère ou de l'association de polymères et d'adjuvants permet d'obtenir des films qui peuvent être, selon le mode d'action désiré, insolubles et plus ou moins perméables ou bien solubles seulement à un pH déterminé.

Pour avoir un film suffisamment fin mais solide et épousant les angles du comprimé sans se rompre, il est souvent nécessaire d'ajouter au polymère un plastifiant (glycérine, phtalate par exemple).

Les produits filmogènes peuvent être appliqués soit en dispersions aqueuses, soit en solution dans des solvants volatils. Les préparations aqueuses présentent les inconvénients, comme la dragéification, d'une évaporation lente et des problèmes posés par l'humidité et le séchage à la chaleur. Avec les solutions dans des solvants volatils, l'enrobage est beaucoup plus rapide, mais il y a alors à résoudre les problèmes de l'émission de vapeurs inflammables ou toxiques pour le personnel. Tout l'équipement électrique doit être antidéflagrant, le local correctement ventilé et les vapeurs aspirées dès leur formation. La tendance actuelle est de développer l'usage des filmogènes en dispersion aqueuse, en particulier, des dérivés de la cellulose.

L'enrobage avec ces matériaux a l'avantage d'être rapide et facilement automatisé, ce qui en réduit le coût.

■ Matériel. L'enrobage par film peut être réalisé en turbine ou en suspension dans l'air.

• *En turbine.* Les turbines classiques sont utilisables. La présence de déflecteurs favorise l'uniformité de la répartition. La distribution du liquide d'enrobage est réalisée par pulvérisation avec des pulvérisateurs soit à air comprimé, soit sans air. Dans ce dernier cas, la pulvérisation est réalisée sous forte pression par l'orifice d'un gicleur. Les deux systèmes sont automatisables mais la pulvérisation sans air est préférée.

• *Par pulvérisation sur comprimés en suspension dans l'air* (figure 4.16).

Les comprimés à enrober sont placés dans une enceinte sphérique ou cylindrique. À la partie inférieure un fort courant d'air chaud soulève les comprimés pendant toute l'opération en même temps qu'est pulvérisée dans l'enceinte la solution d'enrobage. Le solvant s'évaporant instantanément, il reste sur les comprimés une pellicule du produit d'enrobage. Le film obtenu est très fin et ne constitue pas une charge encombrante comme dans le cas de la dragéification. Il est applicable sur les comprimés de toutes formes et même les comprimés gravés qui restent ainsi identifiables. La méthode a cependant des inconvénients importants : le brassage provoque l'usure des comprimés qui doivent être particulièrement résistants, l'installation est coûteuse et encombrante et la fluidisation d'une grande masse de comprimés avec de l'air chaud nécessite une grande consommation d'énergie. Ceci explique que l'enrobage en turbine reste le plus répandu.

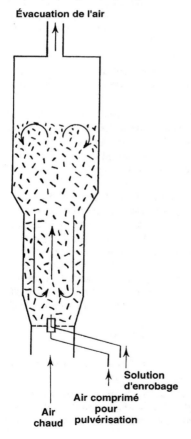

Figure 4.16
Enrobage par pulvérisation des comprimés en lit d'air fluidisé.

Essais des comprimés enrobés

L'essai d'uniformité de masse n'est pas exigé par la pharmacopée pour les comprimés dragéifiés, les variations de poids de la couverture pouvant être très importantes mais, sauf exception, il s'applique aux comprimés pelliculés.

L'essai de désagrégation se fait dans les mêmes conditions que pour les comprimés nus mais la limite pour les comprimés pelliculés est de 30 min et de 60 min pour les comprimés dragéifiés. On peut recommencer éventuellement dans HCl 0,1 N.

Il est important de noter que pour les comprimés qui doivent agir vite ou dont le principe actif est absorbé au niveau de l'estomac ou au début de l'intestin, les durées de 60 et 30 min sont trop importantes et doivent être écourtées en fonction de l'action désirée.

Le contrôle de l'enrobage lui-même peut comporter les mesures de sa dureté et de sa résistance, de sa solubilité ou de sa perméabilité à l'air et à l'eau ainsi qu'une appréciation de la régularité de sa répartition et de l'homogénéité de sa couleur.

L'enrobage est étudié à propos des comprimés parce que c'est à cette forme pharmaceutique qu'il s'applique le plus souvent (plus d'un tiers des comprimés actuellement sur le marché sont enrobés) mais on peut aussi enrober : des capsules, des granulés, des fragments de mucilages, des graines, etc.

Comprimés spéciaux

Comprimés effervescents

Le délitement de ces comprimés est assuré par un dégagement d'anhydride carbonique résultant de l'action d'un acide organique sur un carbonate. Ces comprimés sont destinés à être dissous ou dispersés dans l'eau avant absorption. Cette forme pharmaceutique présente le double avantage d'une administration agréable pour le malade et d'une bonne dispersion avant absorption.

La préparation des comprimés effervescents soulève des difficultés à tous les stades, de la fabrication jusqu'au conditionnement. Toutes les opérations se font dans des locaux climatisés, en atmosphère déshumidifiée.

L'acide le plus utilisé est l'acide citrique mais ça peut être aussi l'acide tartrique ou un autre acide organique solide. Comme carbonate, on utilise surtout le bicarbonate de sodium, mais aussi le bicarbonate de potassium ou de lithium ou un carbonate de calcium ou de magnésium ou encore du carbonate de lysine pour éviter l'apport de sodium.

Pour les autres adjuvants, on choisit de préférence ceux qui sont solubles dans l'eau : un sucre par exemple comme diluant et un macrogol comme lubrifiant de compression et de la silice colloïdale comme lubrifiant d'écoulement. Il rentre en général dans leur composition des édulcorants et aromatisants.

Le point le plus délicat est la granulation pour laquelle il y a plusieurs possibilités dont les plus courantes sont :

■ granulation par voie sèche ;

■ granulation par voie humide avec un liquide de mouillage non aqueux, l'alcool par exemple ;

■ granulation par voie humide avec de l'eau mais en préparant deux granulés, l'un contenant le carbonate et l'autre acide, qui sont mélangés après séchage.

Le conditionnement peut se faire en tubes, flacons ou sous bandes de complexe de matière plastique–aluminium, à condition d'être parfaitement étanches. Il est recommandé de placer dans le système de bouchage des récipients une capsule déshydratante de gel de silice.

L'essai d'*uniformité de masse* est identique à celui des comprimés non enrobés.

L'essai de *désagrégation* consiste ici à mettre un comprimé dans un bécher contenant 200 mL d'eau à 20° ± 5 °C. Il doit se dégager de nombreuses bulles et la désagrégation doit être totale au bout de 5 min. L'opération est effectuée six fois. Cet essai n'a pas la même importance que pour les comprimés à avaler qui ont à se désagréger dans le tube digestif, donc hors de la vue du patient. Dans les comprimés effervescents, le patient est capable d'apprécier la vitesse de désagrégation et la limite de 5 minutes devient superflue, car elle dépasse celle de sa patience.

Comprimés solubles

Ce sont généralement des comprimés non enrobés destinés à être dissous dans de l'eau avant administration. Ils sont formulés avec le maximum d'excipients hydrosolubles.

L'essai de *désagrégation* est le même que celui des comprimés mais dans de l'eau à 15–25 °C. La dissolution se fait en moins de 3 minutes. Il est admis que la solution soit opalescente.

Comprimés dispersibles

Ces comprimés sont destinés à être dispersés dans de l'eau avant administration.

L'essai de *désagrégation* se fait comme pour les comprimés solubles en moins de 3 minutes. Les particules dispersées doivent être assez fines pour passer à travers un tamis de maille maximale de 710 μm.

Comprimés à utiliser dans la cavité buccale

Ces comprimés généralement non enrobés doivent se désagréger ou se dissoudre dans la bouche :

■ les comprimés ou tablettes à sucer ont une action locale (antiseptique, anesthésique…) ;

■ les comprimés sublinguaux doivent être maintenus sous la langue où ils libèrent leur principe actif qui est absorbé par la muqueuse et ne subit pas ainsi l'action des sucs gastro-intestinaux ;

■ et aussi les comprimés à croquer, les comprimés buccaux et les comprimés muco-adhésifs.

Les excipients les plus utilisés sont comme diluant le saccharose et gomme liants la gomme arabique et la comme adragante. Leur délitement ou dissolution doit se faire lentement. Leur administration ne doit pas être accompagnée de boisson. Sauf pour les tablettes à sucer et les comprimés à croquer, un essai approprié permet de démontrer que la libération du ou des principes actifs se fait de manière satisfaisante.

Comprimés gastro-résistants

« Les comprimés gastro-résistants sont des comprimés à libération modifiée destinés à résister à l'action du suc gastrique et à libérer le ou les principes actifs dans le suc intestinal. »

On distingue ceux qui sont obtenus en recouvrant des comprimés d'un revêtement gastro-résistant (comprimés entériques), les plus courants, et ceux qui sont réalisés par compression de granulés (ou particules) ayant déjà subi un enrobage gastro-résistant.

Les premiers doivent répondre à l'essai de désagrégation décrit ci-dessous ; les seconds doivent subir un essai approprié pour démontrer que la libération du ou des principes actifs se fait dans des conditions satisfaisantes (cf. comprimés à libération modifiée.

Les substances d'enrobage sont telles que le comprimé ne se délite que dans l'intestin, en général parce que le principe actif serait détruit sous l'action du suc gastrique. Elles doivent être insolubles dans le suc gastrique, c'est-à-dire en milieu chlorhydrique mais se dissoudre en milieu légèrement acide, neutre ou légèrement alcalin (tableau 4.2).

Tableau 4.2
Évolution du pH dans le tube digestif par méthode télémétrique (capsule de Heidelberg contenant un émetteur pH-sensible)

	pH des sécrétions	pH du contenu
Estomac	1,5–2,5	Jusqu'à 3,5
Pylore		3,5–4,5
Duodénum		5,4–6,2
Jéjunum	8,3	6,2–7,3
Iléon		Alcanité légère
Gros intestin		< 7,5

L'enrobage le plus classique est réalisé avec l'*acétophtalate de cellulose*. Celui-ci est utilisé en solution (à 15 % environ) dans l'acétone, l'alcool éthylique ou isopropylique ou encore l'acétate d'éthyle. Il est de préférence appliqué sur le noyau partiellement enrobé de façon à ce que les angles soient déjà suffisamment arrondis, le film devant être très régulier et de résistance uniforme sur toute sa surface. La solution d'acétophtalate de cellulose dans un solvant organique est en général pulvérisée dans la turbine.

À côté de l'acétophtalate de cellulose, on utilise actuellement de plus en plus le *phtalate d'hypromellose* et des *résines méthacryliques*, polymères comportant aussi des fonctions acides libres.

Pour les enrobages entériques la Pharmacopée prescrit un essai de résistance en milieu acide. La technique est celle de l'essai de désagrégation mais l'eau est remplacée par une solution d'acide chlorhydrique 0,1 N. Sauf exception, au bout de généralement 2 h, aucun des six comprimés ne doit présenter de signes de désagrégation. La solution acide est alors remplacée par une solution tampon aux phosphates à pH 6,8. Un disque est introduit dans chaque tube. Au bout de 60 min tous les comprimés doivent être désagrégés.

Pour les comprimés préparés à partir de granulés ou de particules déjà recouverts d'un enrobage gastro-résistant, c'est un essai de vitesse de dissolution qui permet de vérifier que la libération est satisfaisante.

Pour l'étude d'un nouveau produit d'enrobage on peut utiliser comme noyaux des comprimés de sulfate de baryum. Le délitement dans le tube digestif peut alors être suivi par imagerie.

$$R' = H \text{ ou } CH_3$$

$$-CH_2-\underset{\underset{COOR''}{|}}{\overset{\overset{R'}{|}}{C}}-CH_2-\underset{\underset{COOH}{|}}{\overset{\overset{CH_3}{|}}{C}}-CH_2-$$

$$R'' = CH_3 \text{ ou } C_2H_5$$

Formule des résines méthacryliques

Comprimés à libération modifiée

Les comprimés à libération modifiée sont enrobés ou non. Ils sont préparés avec des substances auxiliaires spéciales ou par des procédés particuliers ou par les deux moyens réunis. Le but est de modifier la vitesse ou le lieu de libération du ou des principes actifs. Un essai approprié doit être mis au point pour apprécier les modifications de libération du principe actif. L'intérêt de ces formes est de réduire le nombre de prises pour les principes actifs à demi-vie biologique très courte.

Dans le cas des comprimés, la libération prolongée peut être obtenue par exemple :

■ par inclusion des particules de principe actif dans un excipient insoluble dans les liquides de l'organisme et formant une espèce de matrice à partir de laquelle le principe actif diffuse lentement, à moins que la libération se fasse par érosion progressive ;

■ en enrobant chaque particule d'un film plus ou moins perméable à base de macromolécules insolubles. La libération se fait alors par dialyse du principe actif à travers le film (*cf.* sphères) ;

■ des particules différemment enrobées peuvent être séparées dans des comprimés à couches multiples.

La mise au point des formes à libération prolongée est extrêmement délicate et nécessite des études biopharmaceutiques approfondies. Pour les comprimés à libération modifiée, l'essai de désagrégation est remplacé par un essai de *vitesse de dissolution* réalisé dans des conditions à préciser dans chaque cas particulier. Ceci est développé dans le chapitre suivant à propos de la biodisponibilité des formes orales.

Capsules

Les capsules sont des préparations solides constituées d'une enveloppe dure ou molle, de forme et de capacité variables, contenant généralement une dose unitaire de principe actif. Les capsules sont le plus souvent destinées à l'administration par voie orale.

L'enveloppe est à base de gélatine ou plus rarement d'autres substances comme l'HPMC. Pour la gélatine, la consistance peut être adaptée par addition, par exemple, de glycérol ou de sorbitol. D'autres excipients tels que des agents tensioactifs, des opacifiants, des conservateurs antimicrobiens, des édulcorants, des colorants autorisés par l'autorité compétente et des aromatisants peuvent également être ajoutés. Les capsules peuvent porter des indications imprimées.

Le contenu des capsules peut être solide, liquide ou de consistance pâteuse. Il est constitué d'un ou plusieurs principes actifs additionnés ou non d'excipients tels que solvants, diluants, lubrifiants et désagrégeants. Le contenu ne doit pas provoquer de détérioration de l'enveloppe. En revanche, celle-ci est profondément altérée par les sucs digestifs ; il en résulte la libération du contenu.

Plusieurs catégories de capsules peuvent être distinguées :
- les capsules à enveloppe dure ou gélules ;
- les capsules à enveloppe molle ;
- les capsules gastrorésistantes ;
- les capsules à libération modifiée ;
- les cachets.

La pharmacopée inclut maintenant dans les capsules, les cachets dont l'enveloppe est à base d'amidon.

La dénomination *capsules* est également utilisée pour des médicaments destinés à un autre usage que la voie orale, par exemple *capsules vaginales, capsules rectales*. De telles capsules peuvent nécessiter une composition, une méthode de fabrication, une présentation adaptées à l'obtention des propriétés particulières recherchées.

Fabrication et remplissage des gélules

L'enveloppe des capsules dures ou gélules se compose de deux cupules cylindriques s'emboîtant très exactement l'une dans l'autre. Les deux demi-cupules sont très minces et parfaitement calibrées (au $1/40^e$ de mm près) et ne peuvent donc être fabriquées que mécaniquement et à une très grande échelle. Des fabricants d'enveloppes spécialisés fournissent aux pharmaciens des capsules vides de huit calibres différents dont la contenance va de 1,40 mL à 0,12 mL (000, 00, 0, 1, 2, 3, 4 et 5).

Fabrication des enveloppes

■ **Composition de l'enveloppe.** C'est le plus souvent de la gélatine pratiquement pure avec une faible teneur en eau (12 à 15 % environ) avec en plus éventuellement un opacifiant (oxyde de titane en général), des colorants et des conservateurs autorisés.

■ **Fabrication proprement dite.** La préparation de la masse gélatineuse ne présente rien de nouveau dans son principe.

Les enveloppes se préparent sur des machines très perfectionnées par moulage.

Les moules sont de forme cylindrique arrondie à l'extrémité inférieure. Ils sont fixés sur des barres (figure 4.17). Chaque machine comporte deux chaînes parallèles de barres, l'une pour les couvercles et l'autre pour les fonds, qui marchent en continu, 24 h/24.

Le cycle de fabrication est le suivant :
- 1er temps : les barres passent au-dessus du bain de gélatine, l'extrémité des moules plongeant dans la masse gélatineuse ;
- 2e temps : les barres recouvertes d'un film de gélatine passent dans des fours-tunnels de séchage réglés à une température de l'ordre de 22 à 27 °C. Au cours de cet acheminement, les barres subissent une rotation horizontale pour assurer une bonne répartition de la gélatine sur les moules ;

- 3ᵉ temps ou finissage : les demi-capsules sont démoulées à l'aide de pinces, ajustées, c'est-à-dire coupées à la longueur voulue, puis emboîtées deux par deux, chacune des deux chaînes parallèles fournissant une demi-capsule.

Le cycle recommence car la fabrication est continue. Le rendement est de l'ordre de 800 000 par jour.

Cette fabrication se fait en atmosphère parfaitement conditionnée : humidité relative : 50 % et température : 21 °C.

■ **Conservation** : les enveloppes doivent être conservées en récipients bien hermétiques à l'abri de l'atmosphère trop sèche ou trop humide. Trop sèches, les enveloppes deviennent cassantes et trop humides, elles se ramollissent et deviennent difficiles à manipuler.

■ **Essai.** Pour le pharmacien, les *enveloppes de gélules en gélatine* sont des matières premières. C'est la raison d'être de la monographie qui a été introduite à la Pharmacopée. Après identification de la gélatine, il y est demandé d'identifier les colorants organiques, par chromatographie, ainsi que les opacifiants éventuels : oxyde de titane et oxydes de fer. La teneur en SO_2 ne doit pas être supérieure à 0,1 %. Des limites sont fixées pour les lubrifiants, pour la perte à la dessiccation, pour les cendres sulfuriques et pour la vitesse de désagrégation.

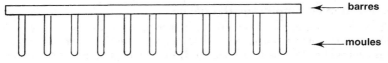

barres

moules

Figure 4.17
Moules pour la fabrication des enveloppes de capsules dures.

Remplissage des capsules

■ **Préparation du mélange :** il s'agit de mélanges de poudres ou de granulés enrobés ou non enrobés.

Il est très important que la poudre ou le granulé à répartir présente une bonne *fluidité* pour assurer un remplissage rapide et régulier. La granulométrie doit être adaptée à chaque appareil de remplissage et à chaque taille de capsule. La grosseur des particules doit être aussi régulière que possible. La fluidité peut être améliorée par addition d'un lubrifiant d'écoulement (talc, stéarate de magnésium ou ou silice par exemple) et par granulation, comme dans le cas des comprimés.

En général, l'ouverture de la capsule dans l'eau se fait rapidement mais on peut avoir intérêt à ajouter aux principes actifs des adjuvants qui facilitent leur dispersion dans le tube digestif, la poudre pouvant se prendre en masse devenant difficilement dispersible.

Comme diluants utilisés, on peut citer des sucres et polyalcools (lactose, mannitol, etc.), des poudres de cellulose, des amidons modifiés, des sels minéraux (phosphates, carbonates, kaolin, etc.)

En cas de remplissage par arasage, il faut ajuster la *densité apparente* de la poudre afin que le volume contenu dans une capsule corresponde exactement au poids de principe actif prévu. On peut y arriver en ajoutant un diluant inerte. Il existe des tables de remplissage qui, d'après le volume de poudre à répartir et le nombre de capsules à remplir, donnent le numéro des enveloppes à utiliser et le volume total que doit occuper la poudre après addition de diluant (figure 4.18).

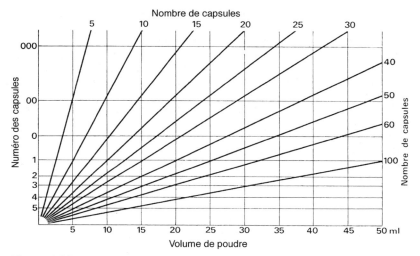

Figure 4.18
Table de remplissage des capsules dures.

■ **Répartition du mélange :**

■ À l'officine on utilise des appareils manuels ou géluliers. Il en existe de nombreux types qui conviennent aussi dans l'industrie au stade de la mise au point. Ils sont plus ou moins automatisés.

En général, ils sont constitués par une plaque perforée, destinée à recevoir les parties inférieures des enveloppes, les bords de celles-ci affleurant exactement au niveau supérieur des plaques. Le remplissage se fait ensuite soit par arasage, soit par compresso-doseur. L'opération de répartition terminée, un système qui varie d'un appareil à l'autre permet de soulever légèrement les demi-capsules pleines. Il suffit d'emboîter alors les demi-capsules supérieures.

■ Dans l'industrie, il est absolument nécessaire de se placer dans des conditions strictes d'humidité et de température, si on veut être assuré d'une grande régularité de fabrication : humidité relative : 45 à 50 % et température : 20 à 22 °C. Ceci à cause des enveloppes elles-mêmes et aussi de la fluidité de la poudre à répartir qui varie avec l'humidité. Il existe plusieurs types de machines industrielles pour le remplissage des capsules. D'une façon générale, elles réalisent successivement les opérations suivantes :

– *alimentation de la machine* en enveloppes vides (trémie) ;

– *ouverture des enveloppes :* les enveloppes arrivent convenablement orientées devant des orifices qui ne laissent passer que la cupule de plus faible diamètre. Celle-ci est séparée de l'autre par aspiration ;

– *remplissage,* on peut citer ici cinq procédés différents de répartition volumétrique des poudres (schématisés figure 4.19) :

1. *compresso-doseur :* le principe est le même que celui qui est utilisé à l'officine pour le remplissage des cachets. C'est le procédé actuellement le plus utilisé,

2. arasage : les demi-cupules inférieures réparties sur des plateaux à alvéoles passent sous un sabot distributeur, 3. *arasage et tassement ou bourrage alternés :*

c'est une amélioration du précédent, l'ajustement du dosage se fait par réglage de la marche des pistons,

4. *vis sans fin* : chaque déplacement d'une vis sans fin, placée à la partie inférieure de la réserve de poudre, entraîne un volume déterminé de celle-ci. Le volume déversé dans la capsule est fonction de l'angle de rotation de la vis. L'addition de diluant n'est pas nécessaire dans ce cas, mais on peut avoir intérêt à ajouter un lubrifiant,

5. *dosage en alvéoles* : le dosage de la poudre peut se faire par arasage et bourrage dans les alvéoles d'un disque qui, en tournant, vient déverser leur contenu dans les demi-capsules. Une variante consiste à remplir les alvéoles par aspiration de la poudre. Le déversement dans les demi-capsules se fait ensuite avec de l'air comprimé, d) fermeture des capsules, e) éjection des capsules pleines hors des alvéoles à l'aide d'un poussoir ou d'air comprimé.

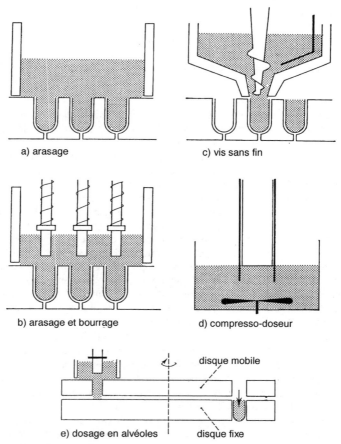

a) arasage

c) vis sans fin

b) arasage et bourrage

d) compresso-doseur

e) dosage en alvéoles   disque mobile   disque fixe

Figure 4.19
Remplissage des capsules.

■ **Opérations annexes.**

• *Nettoyage :* après remplissage, des particules de poudres adhèrent aux parois externes des capsules. Le nettoyage peut se faire soit par aspiration, soit par soufflerie, soit par brossage mécanique ou manuel avec des tissus divers.

• *Scellage :* l'un des inconvénients des capsules est de pouvoir s'ouvrir facilement ; on peut y remédier :

– soit en appliquant une bande de gélatine à la jonction des deux demi-capsules,

– soit en utilisant des capsules dont la forme est légèrement modifiée de façon à réaliser un blocage après emboîtement complet des deux parties (capsule à « verrou »). C'est la méthode presque uniquement utilisée maintenant.

Fabrication des capsules molles

Les capsules à enveloppe molle comportent une enveloppe plus épaisse que celles des capsules à enveloppe dure. L'enveloppe ne comporte qu'une partie et affecte des formes variées. Généralement, les enveloppes sont formées, remplies et fermées au cours d'un même cycle de fabrication et leur composition peut parfois contenir un principe actif. Dans certains cas, des enveloppes peuvent être préfabriquées pour permettre les préparations extemporanées.

Les liquides peuvent être inclus directement ; les solides sont normalement dissous ou dispersés dans une substance auxiliaire appropriée pour obtenir une solution ou une dispersion de consistance plus ou moins pâteuse.

Du fait de la nature des matériaux et des surfaces en contact, il est toléré qu'il se produise une migration partielle d'un élément du contenant dans le contenu et vice versa.

La fabrication comprend la préparation de la masse gélatineuse et la mise en capsule.

Masse gélatineuse

L'édition de 1949 de la Pharmacopée donnait une formule de masse gélatineuse :

■ gélatine 100 parties ;

■ glycérine 50 parties ;

■ eau 125 parties.

La gélatine, la glycérine et l'eau sont bien les principaux composants des enveloppes mais les proportions, entre ces constituants, varient d'une fabrication à l'autre selon le contenu de la capsule, la qualité des matières premières, le mode de fabrication et la consistance désirée. Les éditions suivantes ne fixent donc plus de proportions précises et indiquent, de plus, que les trois composants de base peuvent être remplacés en partie par des substances diverses telles que le sorbitol, la gomme arabique, le saccharose… Les proportions données ci-dessus peuvent être considérées comme des ordres de grandeur.

La gélatine utilisée est la gélatine officinale, dont il faut avant l'utilisation mesurer le pouvoir gélifiant. Il est conseillé, de plus, de faire un contrôle bactériologique.

La glycérine est nécessaire pour l'obtention d'une enveloppe souple. La gélatine seule donnerait des capsules dures et cassantes. La glycérine peut être remplacée partiellement par du sorbitol sous forme de solution concentrée à 70 %. Le sorbitol diminue le caractère un peu trop hygroscopique de la glycérine.

Pour la préparation, la gélatine est mise à gonfler dans l'eau pendant quelques heures. La glycérine est alors ajoutée. Le tout est porté au bain-marie, jusqu'à dissolution et concentration à un degré convenable. Cette préparation, en principe très simple, est en fait très délicate et chaque fabricant opère dans des conditions bien précises, adaptées à ses fabrications.

Aux constituants de base peuvent être ajoutés des *opacifiants* (l'oxyde de titane est le plus utilisé), des *colorants* et des *conservateurs antimicrobiens*.

Mise en capsule

Les principes actifs liquides sont mis en capsule directement. Les solides sont normalement dissous ou dispersés dans un excipient approprié pour obtenir une solution ou une dispersion de consistance plus ou moins pâteuse. Les excipients doivent être tels qu'il y ait un minimum d'interaction avec l'enveloppe.

La fabrication des capsules molles se fait industriellement et presque uniquement par le procédé suivant :

Procédé par injection et soudure simultanées. Il existait, il y a encore quelques années, un procédé ancien dit « procédé par pression » qui consistait à préparer les capsules à partir de deux feuilles de gélatine–glycérine entre lesquelles on plaçait le liquide médicamenteux. Le tout était pressé entre deux plaques métalliques comportant chacune des demi-alvéoles placés exactement deux par deux en vis-à-vis. La pression provoquait la répartition du liquide au niveau des alvéoles dont les feuilles de gélatine prenaient la forme. Celles-ci se soudaient dans les autres régions. Les plaques métalliques étaient de plus conçues de telle sorte que le bord des demi-alvéoles découpait les feuilles de gélatine autour des capsules fermées. Cette technique a été abandonnée, car la répartition du liquide était très mauvaise.

Le principe du procédé par injection et soudure simultanées, actuellement le plus utilisé, est le même mais présente une différence essentielle avec le précédent : le liquide médicamenteux est injecté par doses précises à l'aide d'une pompe volumétrique au moment de la formation de la capsule. De plus, les matrices sont cylindriques, ce qui permet une fabrication en continu.

L'appareil, assez complexe, présente un plan de symétrie comme le montre la figure 4.20.

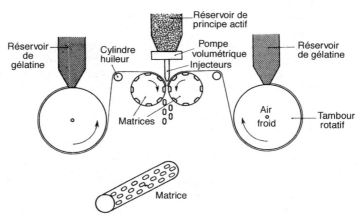

Figure 4.20
Fabrication des capsules molles selon le procédé par injection et soudure simultanées.

Les réservoirs de gélatine tiède déposent sur des tambours rotatifs, refroidis intérieurement par un courant d'air, un film de gélatine qui se solidifie progressivement. Les deux films formés symétriquement passent sur des cylindres huileurs puis entre les deux matrices. Ces matrices sont cylindriques et creusées d'alvéoles en forme de demi-capsules.

Les injecteurs, grâce à une pompe volumétrique, injectent une quantité précise de liquide médicamenteux dans chaque capsule au moment de sa formation. Il y a autant d'injecteurs que d'alvéoles sur une génératrice des cylindres. Le liquide repousse la gélatine dans les alvéoles. La pression exercée par les deux cylindres est telle que la gélatine est soudée et découpée autour de chaque alvéole, les capsules sont ensuite séchées plusieurs jours à l'étuve.

Les avantages de la méthode sont le rendement élevé et la précision qui peut être selon les cas de ± 1 % à ± 5 %. Son inconvénient majeur est la complexité de l'installation et la difficulté des mises au point. Il faut opérer en enceinte parfaitement conditionnée, car la température et l'humidité relative doivent être absolument constantes pour éviter toute variation dans les qualités mécaniques des films de gélatine.

Ce procédé est utilisable pour les solutions et les suspensions non aqueuses.

Procédé à la goutte. Le principe est ici tout à fait différent de celui du procédé précédent. Il ne permet que la fabrication des capsules sphériques, c'est-à-dire des « perles ». Il n'est utilisé que pour la mise en capsule des huiles d'animaux marins dans les pays scandinaves. Le procédé est très original, il consiste à réaliser un double filet d'huile à encapsuler et de masse gélatineuse. Au sein d'une colonne de paraffine, le filet se transforme en perles séparées, parfaitement sphériques.

Capsules spéciales

■ *Capsules gastro-résistantes.* Les capsules gastro-résistantes sont obtenues, soit en enrobant les capsules dures ou molles d'une enveloppe gastro-résistante, soit en remplissant les capsules dures avec des granulés ou des particules déjà recouverts d'un revêtement gastro-résistant.

Les premières doivent répondre à l'essai de désagrégation décrit pour les comprimés gastro-résistants et les secondes à un essai approprié pour apprécier la vitesse de libération.

■ *Capsules à libération modifiée.* Les capsules à libération modifiée sont des capsules dures ou molles dont le contenu et/ou l'enveloppe sont préparés avec des excipients spéciaux ou par des procédés particuliers visant à modifier la vitesse ou le lieu de libération du ou des principes actifs.

Un *essai approprié* est réalisé pour démontrer la libération appropriée du ou des principes actifs.

Il existe aussi des capsules destinées à d'autres voies d'administration, telles que les capsules rectales (*cf.* suppositoire).

Essais des capsules

La Pharmacopée prescrit deux essais généraux :

■ *Uniformité de masse.* On pèse individuellement vingt capsules. On les ouvre et les vide. Dans le cas des capsules molles, on lave les enveloppes avec de l'éther ou un autre solvant volatil. Les enveloppes sont pesées et la masse du contenu est obtenue par différence. Les masses individuelles doivent se trouver dans les limites données.

■ *Uniformité de teneur.*

Temps de désagrégation. La monographie renvoie aux essais correspondants des comprimés. L'essai se fait dans les mêmes conditions que pour les comprimés non enrobés, avec normalement un disque dans chaque tube. La limite pour les capsules dures et molles est de 30 min. L'essai des capsules à enveloppe gastro-résistante est identique et les limites sont les mêmes que pour les comprimés à revêtement gastro-résistant.

Ces essais s'ajoutent à ceux qui sont à effectuer sur toutes les formes pharmaceutiques : caractères organoleptiques, identification des constituants, dosages, conservation…

Vitesse de dissolution : *cf.* comprimés et procédés.

Conditionnement et conservation

Les modes de conditionnement des capsules sont les mêmes que ceux des comprimés : flacons, tubes et bandes plus ou moins souples à alvéoles préformés ou non. Pour les capsules, les conditionnements doivent être particulièrement étanches à l'humidité. D'une façon générale, elles sont à conserver à l'abri de la chaleur et de l'humidité.

Avantages et inconvénients de la forme capsule

La forme capsule molle convient tout particulièrement pour les liquides non aqueux ne réagissant pas avec l'enveloppe de gélatine, surtout s'ils sont de saveur désagréable. Il est à noter que l'enveloppe de gélatine n'est pas traversée par l'oxygène de l'air. La fabrication très délicate est uniquement industrielle.

La forme gélule a remplacé, à l'officine comme dans l'industrie, la forme cachet qui était en quelque sorte une capsule dont l'enveloppe était composée d'amidon.

Par rapport aux comprimés, la capsule dure présente les *inconvénients :*

■ de revenir plus cher que le comprimé non enrobé et même que le comprimé enrobé ;

■ de ne pas être fractionnable ;

■ de se coller plus facilement à la paroi de l'œsophage, ce qui peut entraîner une altération de celui-ci dans le cas d'un principe actif agressif.

Trois facteurs favorisent ce phénomène :

• un principe actif irritant,

• un œsophage dont le peristaltisme est faible,

• l'administration sans eau.

Dans ces conditions, la gélule reste collée à la paroi de l'œsophage et il s'ensuit une douleur sternale et parfois une perforation.

Ce risque existe aussi avec les comprimés mais à un degré moindre. Pour les uns et pour les autres, il est fortement conseillé de les absorber avec de l'eau et en position assise plutôt que couchée.

Cependant un certain nombre d'*avantages* font qu'elle doit être préférée dans certains cas :

■ mise au point de la forme plus simple ;

■ nombre d'adjuvants plus réduit, ce qui facilite les contrôles ;

■ fabrication à sec ;

■ libération en principe plus facile des principes actifs dans le tube digestif (intérêt parfois d'ajouter cependant un désagrégeant) ;
■ pour les enfants, les capsules peuvent être ouvertes et le contenu facilement dispersé dans leur nourriture ;
■ à l'officine, seule la forme gélule est facilement réalisée.

En France, le nombre de médicaments spécialisés présentés en capsules dures est en augmentation mais reste plus faible que celui des comprimés.

Autres formes orales solides

Poudres et granulés

Les poudres et les granulés peuvent être délivrés en récipients multidoses ou sous forme de doses unitaires (paquets, sachets…).

Poudres

Il peut s'agir de poudres simples ou de poudres composées, les principes actifs étant dilués ou non dans une poudre inerte telle que le lactose ou du sucre. Pour l'administration par voie orale, les poudres sont aromatisées pour en rendre l'administration plus agréable (poudre chocolatée pour enfants). Le problème de la correction de goût se pose ici comme pour les potions et sirops. Il existe des poudres effervescentes.

Habituellement, les poudres ne sont pas absorbées directement ; chaque dose est soit dissoute ou mise en suspension dans de l'eau ou une autre boisson, soit divisée dans la nourriture pour les enfants.

Pour leur préparation, il n'y a rien de particulier à ajouter à ce qui a été dit à propos de la pulvérisation et du mélange.

La répartition en récipients multidoses ou en doses unitaires peut se faire soit par pesée, soit volumétriquement. La répartition volumétrique est beaucoup plus rapide et convient en général mieux pour les fabrications industrielles. On a recours à des méthodes de répartition semblables à celles qui ont été décrites pour le remplissage des gélules.

Pour les doses unitaires, le conditionnement se fait surtout dans des paquets ou des sachets, en papier, en matière plastique ou en complexes divers suffisamment étanches pour assurer la bonne conservation du contenu.

Pour les faibles doses de poudres, on a plutôt recours à la répartition en gélules.

Une très grande diversité de principes actifs sont présentés sous forme de poudres : des antibiotiques, des ferments lactiques, des sels purgatifs, des pansements du tube digestif…

Comme essais, la Pharmacopée prescrit :
■ la *granulométrie* par tamisage ou une autre méthode ;
■ l'*uniformité de masse* ;
■ ou, éventuellement l'*uniformité de teneur*.

Granulés

Les granulés sont des préparations constituées de grains solides secs, formant chacun un agrégat de particules de poudres d'une solidité suffisante pour permettre les diverses manipulations.

Ils se présentent sous forme de petits grains de grosseur sensiblement uniforme, de forme irrégulière, plus ou moins poreux selon le mode de fabrication.

Du point de vue physique, ce sont des agrégats de particules de poudres diverses cristallisées ou amorphes : principes actifs, sucres et adjuvants divers.

Ils sont obtenus par l'un des procédés de granulation décrits à propos de cette opération. La formulation doit être adaptée à l'administration par voie orale. Ils doivent être convenablement aromatisés. Dans leur composition entrent des liants pour assurer leur bonne cohésion. Ils doivent être suffisamment poreux et contenir éventuellement des délitants pour pouvoir se disperser ou se dissoudre rapidement dans l'eau.

Les granulés effervescents sont obtenus en général par simple mélange de deux granulés dont l'un contient l'acide organique et l'autre le carbonate.

La pharmacopée définit les « granulés effervescents », les « granulés enrobés », les « granulés gastro-résistants » et les « granulés à libération modifiée ». Les essais de dissolution et de désagrégation sont semblables aux essais des comprimés spéciaux correspondants.

Les granulés sont présentés soit en récipients multidoses (flacons, tubes, boîtes…), soit en doses unitaires (sachets, tubes…). Dans tous les cas, ils doivent être parfaitement protégés de l'humidité mais tout particulièrement les granulés effervescents.

Les granulés peuvent être absorbés après dissolution ou mise en suspension dans de l'eau mais ils peuvent aussi être avalés directement et ceci plus facilement qu'une poudre. C'est une forme assez agréable à prendre convenant particulièrement aux enfants.

On présente ainsi un grand nombre de médicaments qui n'ont pas à être dosés avec grande précision :

■ granulés par exemple contre les troubles de l'estomac et de l'intestin : à base de poudre de charbon ou autres poudres adsorbantes, à base de belladone, de sels d'aluminium, de magnésium, etc. ;

■ granulés de toutes sortes utilisés comme reconstituants à base de sels de calcium, de vitamines…

Les granulés peuvent être enrobés par l'un des procédés décrits à propos de l'enrobage des comprimés et pour les mêmes raisons que celui-ci, l'enrobage peut en particulier avoir pour but de retarder la libération du principe actif dans le tube digestif. Dans ce cas le granulé, ou la poudre, enrobé peut être administré dans des gélules.

Les essais des granulés sont ceux qui ont été décrits dans le chapitre granulation. Pour les granulés en doses unitaires la Pharmacopée prescrit celui de l'*uniformité de masse* et éventuellement de *teneur* comme pour les poudres.

Gommes à mâcher médicamenteuses

Ce sont des préparations solides, présentées en unité de prise, dont l'excipient principal est une gomme, destinées à être mâchées, sans être avalées.

Elles contiennent un ou plusieurs principes actifs dont la libération s'effectue lors de la mastication. Les gommes à mâcher sont destinées, après dissolution ou dispersion du ou des principe(s) actif(s) dans la salive :

■ soit au traitement local des affections buccales ;

■ soit à un traitement systémique après absorption à travers la muqueuse buccale ou gastro-intestinale.

Les gommes à mâcher médicamenteuses sont constituées d'une gomme masticatoire insipide à base d'élastomères naturels ou synthétiques et peuvent contenir d'autres excipients non masticatoires tels que : charges, agents émollients, édulcorants, aromatisants, agents stabilisants et plastifiants, matières colorantes autorisées.

Les gommes à mâcher médicamenteuses sont fabriquées par compression ou par ramollissement ou fusion des excipients élastomères, puis addition successive des autres excipients. Dans ce dernier cas, les gommes à mâcher sont ensuite soumises à des traitements supplémentaires afin d'obtenir la présentation requise. Les gommes à mâcher médicamenteuses peuvent être enrobées, par exemple, s'il est nécessaire de les mettre à l'abri de l'humidité et de la lumière.

La pharmacopée décrit un *essai de libération des principes actifs*, qui consiste à soumettre un morceau de gommes à mâcher à une mastication mécanique réalisée dans une petite chambre cylindrique contenant un volume déterminé de solution tampon. À des intervalles donnés, des prélèvements sont effectués pour les dosages.

La pharmacopée prescrit aussi un essai d'uniformité de teneur et un essai d'uniformité de masse.

Pâtes officinales

Les pâtes officinales sont généralement des saccharolés de consistance semi-molle. Elles sont le plus souvent composées de saccharose et de gomme arabique, dont on prépare une solution aqueuse concentrée qu'on additionne d'un ou de plusieurs principes actifs et éventuellement de substances auxiliaires (telles que colorants, aromatisants…) et que l'on coule dans des moules.

La solution est évaporée à une température ne dépassant pas 60 °C jusqu'à obtention de la consistance convenable. Pour faciliter la conservation de la consistance semi-molle, on peut remplacer tout ou partie du saccharose par du glucose ou du sorbitol. On peut aussi subtituer à la gomme arabique des substances mucilagineuses comme les pectines.

Certaines pâtes sont désignées sous le nom de « pâtes battues ». Le mélange initial est, dans ce cas, agité pendant l'évaporation. Elles doivent leur opacité à l'interposition d'air au cours de l'agitation.

Il existe aussi des pâtes où le saccharose est remplacé par des dérivés hydrogénés du saccharose et des édulcorants de synthèse.

Les pâtes peuvent être recouvertes soit par un mélange de corps gras (mélange de cire d'abeille et d'huile de paraffine fluide par exemple) ou par une huile de paraffine fluide (glaçage), soit par une couche de sucre semoule qui facilite leur conservation (candissage).

Chaque unité pèse généralement entre 1 et 3 g.

Fabrication

Pour la fabrication, on emploie de la gomme arabique : les gommes les plus blanches sont réservées à la confection des pâtes blanches ou incolores, les proportions de gomme et de sucre sont le plus souvent dans le rapport de 5 parties de gomme pour 4 parties de sucre mais ce n'est qu'un ordre de grandeur car, en fait, les proportions exactes pour avoir une consistance convenable varient avec la qualité de la gomme utilisée. Pour faciliter la conservation de la consistance semi-molle, c'est-à-dire pour éviter que les pâtes durcissent trop vite au cours de la conservation, une partie de sucre peut être remplacée par du glucose liquide ou du sorbitol.

La fabrication comporte les opérations suivantes : dissolution de la gomme dans de l'eau tiède, décantation et filtration des impuretés insolubles de la gomme, addition du sucre, évaporation jusqu'à consistance convenable, addition des principes actifs, aromatisants et colorants, répartition dans des moules.

Les moules peuvent être des plaques métalliques. On obtient alors des plaques de pâte qu'il suffit de découper. Le plus souvent, on coule dans des *empreintes d'amidon*. Pour cela on a recours à ce qu'on appelle des « coffrets » qui sont des espèces des tiroirs à bords légèrement relevés et remplis d'amidon. Dans cet amidon des poinçons impriment en creux la forme qu'on veut donner aux pâtes. Les alvéoles ainsi creusés dans l'amidon sont remplis mécaniquement de pâte tiède qui ne mouille pas du tout l'amidon. Les coffrets sont placés à l'étuve à moins de 60 °C pendant 24 à 36 h. Les pâtes sont ensuite séparées de l'amidon par passage sur un tamis mécanique puis brossées.

Pour le *candissage*, les pâtes sont soumises à un jet de vapeur d'eau qui les mouille superficiellement. Elles traversent ensuite du sucre semoule dont elles s'enrobent et sont mouillées à nouveau. Dans ces conditions, le sucre se dissout. Les pâtes sont portées dans un courant d'air chaud puis un courant d'air froid : le sucre cristallise. Cette technique est connue sous le nom de « candissage mécanique ».

Une autre méthode, le « candissage au grain » consiste à mettre les pâtes mouillées par un jet de vapeur d'eau dans une turbine à dragéifier avec du sucre cristallisé de grosseur convenable et à faire tourner le tout.

Le candissage donne un plus bel aspect aux pâtes. De plus, la légère couche de sucre cristallisé permet de les conserver plus longtemps molles. Le produit final est appelé « pâte au candi ».

Emplois et conservation

Les pâtes sont surtout employées comme calmants de la toux et comme antiseptiques pulmonaires.

En atmosphère trop sèche, elles durcissent. En atmosphère trop humide, elles se collent les unes aux autres et des moisissures s'y développent. Il faut les conserver dans des conditionnements étanches.

Lyophilisats

La pharmacopée demande de réserver le terme « lyophilisat » aux préparations pharmaceutiques divisées en doses unitaires puis lyophilisées.

Les formes orales sont connues sous le nom déposé de *Lyocs*. Ceux-ci s'obtiennent par coulée d'une masse pâteuse dans les alvéoles de plaques qui sont ensuite introduites dans un lyophilisateur. Après dessiccation, ils se présentent en unités de la taille d'un comprimé. Leur intérêt est dû à leur porosité et à leur hydrophilie, donc à la facilité de leur dispersion dans l'eau.

Ils s'administrent tels quels par voie sublinguale ou après dissolution dans l'eau.

Essais :
- *humidité résiduelle ;*
- *uniformité de masse.*
- *désagrégation :* la dispersion doit se faire en moins de 5 min dans 200 mL d'eau à 19–20 °C.

Biodisponibilité des formes orales

Généralités et définitions

Il ne suffit pas d'administrer un certain nombre de prises unitaires parfaitement dosées en principe actif pour avoir l'effet thérapeutique désiré. Il faut de plus que la forme pharmaceutique envisagée libère le principe actif pour le mettre à la disposition de l'organisme, et ceci dans des limites de vitesse déterminées. Dans le cas des comprimés, par exemple, il faut qu'il y ait non seulement délitement, mais aussi dissolution du principe actif à un niveau convenable du tube digestif puis absorption.

De cela, on avait depuis longtemps une certaine idée qui s'est précisée assez récemment à la suite de constatations de non-équivalence thérapeutique entre médicaments contenant des doses identiques de principe actif. Il s'agissait surtout de substances peu solubles dans l'eau et administrées sous des formes médicamenteuses solides par voie orale. La vitesse de délitement correspondait bien aux exigences des Pharmacopées mais la dissolution n'était pas assurée dans les mêmes conditions.

Parmi les médicaments pour lesquels des modifications de formulation ont donné des effets thérapeutiques différents, on peut citer : tolbutamide, chloramphénicol, griséofulvine, phénylbutazone, prednisone, sulfisoxazole, tétracycline, oxytétracycline, pénicilline-V, digoxine… C'est ainsi par exemple que plusieurs spécialités à base de chloramphénicol ont été retirées de la vente aux États-Unis du fait d'une efficacité insuffisante.

Il a été constaté que, pour ces divers produits, les changements d'effets étaient dues à des variations dans la taille des particules, la forme physique ou la nature du sel du principe actif, ou bien encore à la nature et à la proportion des excipients, à la qualité de l'enrobage, à l'agglomération des particules dans les comprimés et capsules…

Ceci a conduit à l'emploi de nouvelles expressions dont celles de biodisponibilité et de recherches biopharmaceutiques :

Biodisponibilité : caractéristique d'un médicament administré à un organisme vivant intact, exprimant simultanément la vitesse et l'intensité de mise à disposition de cet organisme du principe actif qu'il renferme.

Le profil de biodisponibilité d'un médicament correspond à l'évolution chronologique du principe actif dans l'organisme receveur étudié, par exemple sa concentration dans le sang en fonction du temps.

Les recherches biopharmaceutiques comprennent les études influençant la biodisponibilité des médicaments chez l'animal et chez l'homme et l'emploi des informations ainsi acquises pour en améliorer l'activité thérapeutique.

D'une manière générale, les objectifs des recherches biopharmaceutiques sont pour chaque médicament d'assurer quantitativement et qualitativement le meilleur effet thérapeutique et d'améliorer la tolérance en éliminant les effets secondaires indésirables. Le galéniste intervient par le choix de la forme pharmaceutique, des excipients et du mode d'administration. *Un point important à souligner est qu'il ne faut pas aborder une étude de biodisponibilité sans une étude pharmacocinétique approfondie préalable du principe actif envisagé.*

Dans le cas le plus complexe qui est celui d'une forme orale solide, l'évolution du principe actif est schématiquement la suivante :

■ *dissolution* dans le tube digestif ;

■ *absorption* : les molécules traversent la paroi du tube digestif et passent dans la circulation entéro-hépatique ;

■ *distribution* dans l'organisme par la circulation générale[1] ;

■ *élimination* : celle-ci peut se faire par *excrétion* en particulier urinaire ou biliaire et par dégradation ou *biotransformation* (figure 4.21).

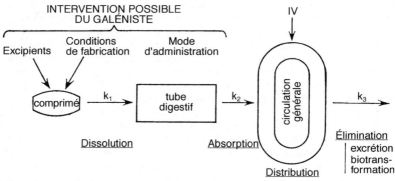

Figure 4.21
Évolution du principe actif dans l'organisme.

C'est là un schéma très simplifié, la réalité pouvant être beaucoup plus complexe : une dégradation peut par exemple se produire dans le foie, avant donc le passage dans la circulation générale ; dans le sang lui-même une partie du principe actif peut se fixer aux protéines de celui-ci et n'être donc plus directement disponible.

La quantité de principe actif à chaque niveau et à chaque instant dépend de la dynamique de ces différentes opérations (dissolution, absorption, élimination…). C'est la *pharmacocinétique* sur laquelle il n'y a pas à revenir ici, si ce n'est pour rappeler que dans l'organisme la plupart des transferts sont d'ordre 1 ($dc/dt = Kc$) et que pour clarifier les choses, on a recours à la notion de *compartiments*. L'organisation de ces compartiments conduit à des *modèles* qui permettent de déterminer la répartition du principe actif à chaque instant dans les différentes parties de l'organisme. Ces modèles peuvent être comparés à des réservoirs reliés par des robinets à débit variable. Il est possible de régler certaines vitesses de transfert pour que la concentration en principe actif se maintienne à un certain niveau dans un compartiment donné. C'est le but des recherches biopharmaceutiques. Très souvent, il s'agit de maintenir la concentration sanguine C à un certain niveau en relation directe avec l'activité thérapeutique (figure 4.22).

---

[1]Par « circulation générale » on entend le sang artériel et le sang veineux exception faite du sang veineux entéro-hépatique dans la période d'absorption du fait que le foie peut intervenir dans la dégradation du principe actif avant sa diffusion dans l'organisme.

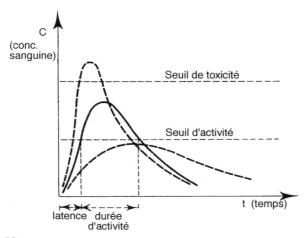

Figure 4.22
Évolution de la concentration sanguine et activité thérapeutique.

Dans la courbe de concentration sanguine après administration orale, on distingue une partie ascendante qui correspond à la première période durant laquelle il y a interférence entre l'absorption et l'élimination et une partie descendante qui correspond à l'élimination (figure 4.23). Cette partie correspond à une réaction d'ordre 1 et donne une droite en coordonnées semi-logarithmiques (figure 4.24) dans les cas les plus simples.

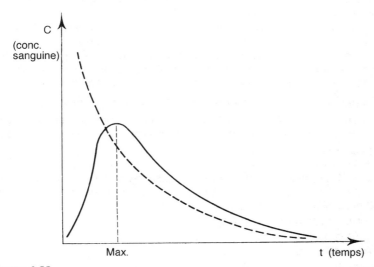

Figure 4.23
Concentration sanguine en fonction du temps.
voie intraveineuse : -------- ; voie orale : ———.

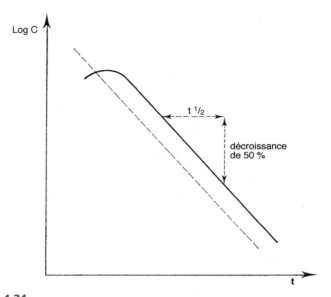

Figure 4.24
Concentration sanguine en fonction du temps (coordonnées semi-logarithmiques).
voie orale : ———— ; voie intraveineuse : --------- ; $s^{1/2}$ = temps de demi-vie biologique.

La biodisponibilité peut être quantitativement appréciée par mesure de la surface sous la courbe. La surface sous la courbe de la voie intraveineuse peut être considérée comme référence.

Ces rappels étant faits, l'étude des facteurs qui peuvent intervenir sur l'évolution de la concentration sanguine d'un principe actif peut être abordée. Il est particulièrement important de bien les connaître pour savoir d'une part sur lesquels d'entre eux le galéniste peut intervenir et d'autre part lesquels d'entre eux peuvent fausser l'interprétation des résultats d'une étude si on n'en tient pas compte.

Facteurs influençant la biodisponibilité des formes orales

Ces facteurs peuvent être classés en facteurs physicochimiques et physiologiques, bien qu'il puisse y avoir de nombreuses interférences entre les uns et les autres.

Facteurs physicochimiques

Ils interviennent surtout au niveau de la forme pharmaceutique. Pour être absorbé, le principe actif doit être dissous et d'après ce qui a été dit sur la dissolution, les facteurs qui interviennent sur la vitesse de dissolution d'un principe actif dépendent de ses caractères physicochimiques :

- surface des particules, donc degré de division ;
- forme crystalline ;
- nature du sel ou hydrate ;
- solubilité en fonction du pH.

À ceux-ci viennent s'ajouter ceux qui dépendent des excipients et du mode de fabrication de la forme pharmaceutique.

Les excipients selon leur nature et les proportions utilisées peuvent modifier d'une part la mouillabilité, donc la surface de contact solide–liquide, et d'autre part la dispersibilité du principe actif.

Pour les comprimés, par exemple, peuvent intervenir le type et le taux des adjuvants (liants, lubrifiants, délitants...) et aussi les conditions de fabrication (type de granulation, degré de compression...) pour les capsules dures, les propriétés des excipients et l'état physique du contenu (granulé ou poudre, densité de remplissage...).

La perméabilité ou la solubilité des enrobages influencent la libération des principes actifs. La solubilité de certains d'entre eux varie avec le pH du milieu.

Il est à noter de plus que la libération du principe actif à partir d'une forme pharmaceutique peut varier avec les conditions de conservation de celle-ci.

Facteurs physiologiques

Le facteur le plus important est le métabolisme du principe actif au niveau du tube digestif et du foie. Il peut être plus ou moins bien absorbé par la muqueuse gastro-intestinale et plus ou moins dégradé en particulier au niveau du foie avant d'atteindre la circulation générale.

Comme autres facteurs, on peut citer :

■ la vitesse de vidange de l'estomac ;
■ la durée du transit intestinal ;
■ la sécrétion biliaire ;
■ le flux des sucs digestifs...

Les sucs gastro-intestinaux et la bile peuvent modifier l'état du principe actif par exemple en le « solubilisant » ou quelquefois en le reprécipitant après dissolution, ceci souvent par variation de pH.

Le bol alimentaire peut intervenir sur la dissolution du principe actif, sur la rupture de l'enrobage, sur le délitement des comprimés et capsules.

Ceci explique que pour une étude complète de biodisponibilité, il faut faire de nombreux essais dans des conditions d'administration diverses : à jeun et aussi avant, pendant et après des repas contenant suffisamment de lipides, de protéines et de fractions solides pour qu'ils restent assez longtemps dans l'estomac.

Ce qu'on mesure en général c'est l'évolution de la concentration sanguine après administration orale dans des conditions déterminées. L'importance des phénomènes qui se produisent dans le tube digestif et le foie est donnée par comparaison avec la courbe obtenue après injection intraveineuse. Malheureusement, de nombreux facteurs qui n'ont rien à voir avec la forme du médicament ou sa vitesse d'absorption peuvent intervenir de façon imprévue.

Exemples :

■ variations de la clairance rénale souvent due à une modification du pH urinaire ;
■ états maladifs qui font qu'une proportion anormale de principe actif se fixe sur les protéines du sang et des tissus, ce qui peut faire croire à une variation anormale dans l'absorption ou l'élimination ;
■ variations dans l'activité enzymatique des organes qui métabolisent le principe actif (effet du premier passage intestinal ou hépatique). Il peut s'agir d'une saturation des systèmes enzymatiques.

Toutes ces variations peuvent modifier le modèle mathématique choisi pour l'interprétation des résultats.

Pour ce qui est des règles de l'absorption au niveau de l'estomac et de l'intestin, elles ne sont que très partiellement élucidées. De nombreuses théories ont été émises, la plus ancienne étant celle d'Overton (1922) : la facilité de passage d'un principe actif est fonction de sa lipophilie. Cette théorie est toujours valable mais n'explique pas tout. En fait, il faut distinguer deux types de pénétration : par diffusion passive ou par transport actif, ce dernier permettant d'expliquer un certain nombre d'anomalies de l'absorption des médicaments. La possibilité de diffusion à travers les pores est aussi à envisager.

Pour les non-électrolytes deux facteurs semblent importants : leur lipophilie et leur poids moléculaire. Pour les électrolytes, le pH est très important, car la pénétration se fait alors essentiellement sous forme non ionisée et en fonction aussi de la lipophilie de cette fraction non ionisée. La forme galénique dans ce cas doit être telle qu'elle libère le principe actif à un niveau du tube digestif où il ne sera pas ionisé.

À noter que tous les médicaments administrés par voie orale n'ont pas à pénétrer dans l'organisme, un certain nombre d'entre eux doivent agir à l'intérieur du tube digestif (pansements gastriques et intestinaux, adsorbants, ferments lactiques, certains antiseptiques et parasiticides...).

Contrôle de la bioéquivalence

Deux médicaments sont dits bioéquivalents lorsqu'ils ont la même biodisponibilité.

La bioéquivalence de deux médicaments contenant la même dose de principe actif et administrés de la même façon ne peut être contrôlée, d'après ce qui vient d'être dit, que sur l'homme.

Les études comparées de biodisponibilité sont très complexes, elles demandent du matériel très onéreux et des équipes de gens qualifiés comprenant, entre autres, des médecins, des pharmaciens, des analystes et des statisticiens, sans compter la nécessité de pouvoir disposer de sujets pour l'expérimentation. Après avis favorable d'un comité d'éthique, on peut avoir recours, pour l'étude de certains médicaments, à des volontaires dont le bon état de santé est rigoureusement contrôlé par des analyses biologiques et des examens médicaux très sérieux et qui sont soumis pendant toute la durée de l'expérimentation à un régime rigoureux pour éviter l'interférence de tout facteur pouvant gêner l'interprétation des résultats. Ces derniers sont obtenus, après administration des médicaments, à comparer à des groupes d'individus semblables, par dosage du principe actif et de ces produits de dégradation dans le sang et l'urine. Les limites de ce type de contrôle, comme de toute étude biopharmaceutique ou pharmacocinétique, sont dues d'une part au fait que les résultats ainsi obtenus sont uniquement statistiques en raison de la variabilité des individus et d'autre part aux difficultés expérimentales bien que, dans ce domaine, les progrès réalisés permettent d'aller toujours plus loin dans l'identification et le dosage des principes actifs et de leurs métabolites dans les différents milieux de l'organisme (chromatographie en phase gazeuse, éléments marqués...).

Tout ceci, qui est parfaitement rationnel et extrêmement logique, n'est qu'exceptionnellement réalisable.

De toute façon, les essais d'équivalence thérapeutique ne sont pas à envisager pour le contrôle de routine des lots de fabrication. Pour ceux-ci, il faut s'efforcer de mettre au point des techniques de contrôle de « disponibilité *in vitro* » et tâcher d'établir des corrélations entre les résultats obtenus et les observations cliniques.

Contrôle de la « disponibilité *in vitro* »

Mesure de la vitesse de dissolution

Les *essais de désagrégation* décrits pour les comprimés font partie de ce contrôle. Très souvent, la biodisponibilité ne dépend pratiquement que de la vitesse de ce phénomène facilement reproduit *in vitro* dans de l'eau ou un suc digestif artificiel. Il n'en est cependant pas toujours ainsi. *Désagrégation ne veut pas dire dissolution* et c'est pourtant bien celle-ci qui est nécessaire pour l'absorption gastro-intestinale. *Ceci prouve la nécessité, dans certains cas, de la détermination de la vitesse de dissolution.*

Le problème de la vitesse de dissolution a été traité d'une façon générale avec les opérations mais celui de sa détermination n'a pas été abordé. En pharmacie galénique, c'est en effet pour le contrôle des formes pharmaceutiques qu'il a son importance essentielle.

Dans un appareil de contrôle de vitesse de dissolution d'une forme orale, il n'est pas question de reproduire les conditions de la dissolution dans l'organisme qui peuvent être extrêmement variables chez un même individu et à plus forte raison d'un individu à l'autre. Il faut cependant éviter de trop s'en éloigner. Dans le tube digestif, les mouvements, par exemple, sont relativement lents ; il faut donc préférer une agitation lente *in vitro* pour augmenter les chances de corrélations *in vivo–in vitro* correctes.

D'une manière générale, on peut dire que ce qui est observé avec tous les appareils utilisables, c'est la vitesse à laquelle le principe actif passe en solution quels que soient les phénomènes de libération à partir de la forme étudiée (comprimés, capsules, suspensions, poudres ou granulés). Selon le schéma établi par Wagner (figure 4.25) la courbe de dissolution obtenue dans un essai est la résultante des phénomènes 1, 2 et 3.

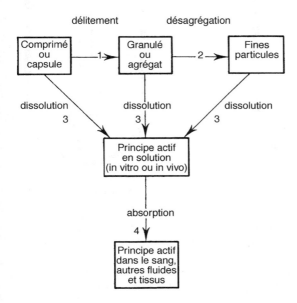

Figure 4.25
Libération des principes actifs des comprimés et capsules selon le schéma de Wagner.

Les facteurs intervenant dans une détermination de vitesse de dissolution peuvent être classés en :

■ facteurs dépendant du médicament (propriétés physicochimiques du principe actif et variantes de la formulation) ;

■ facteurs dépendant de la méthode (nature et volume du solvant, degré, type et uniformité de l'agitation, géométrie du contenant…).

Il est évident que les résultats obtenus par une méthode donnée doivent refléter les variations du produit et non celles du procédé qui doit donc être parfaitement défini et de variabilité bien déterminée.

De tous les facteurs, c'est l'agitation qui est la plus difficile à définir.

Avant les choix faits par la Pharmacopée, des appareils très divers furent utilisés pour cet essai.

Essai de dissolution des formes orales solides

La Pharmacopée décrit quatre méthodes :

■ *Appareil à palette tournante* (figure 4.26) : le récipient contenant le milieu de dissolution est en verre borosilicaté. Il est cylindrique à fond hémisphérique. La palette de forme parfaitement définie se trouve dans l'axe du récipient à une distance déterminée du fond. Cet appareil convient dans la plupart des cas. Les comprimés sont placés au fond du récipient. Les gélules doivent être maintenues au fond par un moyen approprié : une spirale de verre ou de métal par exemple.

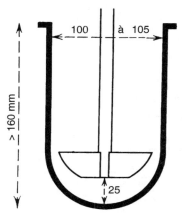

Figure 4.26
Appareil à palette tournante.

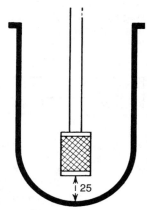

Figure 4.27
Appareil à panier tournant.

■ *Appareil à panier tournant* (figure 4.27) : la palette est remplacée par un panier cylindrique grillagé dans lequel est placé l'unité à essayer. Les résultats sont moins reproductibles. La vitesse de rotation pour ces deux appareils est mesurée avec une précision de ± 4 %.

■ *Méthode à cellule à flux continu* (figure 4.28.a) : l'unité à essayer est placée dans une cellule qui est traversée de bas en haut par le liquide de dissolution. Le débit horaire, compris entre 0,3 et 3 L, est mesuré avec une précision de ± 5 %.

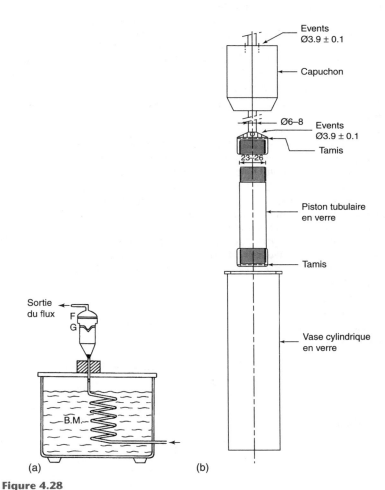

Events
Ø3.9 ± 0.1

Capuchon

Ø6–8

Events
Ø3.9 ± 0.1

Tamis

23–26

Piston tubulaire
en verre

Tamis

Sortie
du flux   F
           G

Vase cylindrique
en verre

B.M.

(a)   (b)

Figure 4.28
a. Appareil à cellule à flux continu. F = filtre ; G = support de la dose unitaire.
b. Appareil à vase et à pistons.
Source : Pharmacopée européenne (série des traités européens n° 50, 6ᵉ edition,
Conseil de l'Europe, Strasbourg, 2007, © Conseil de l'Europe, 2007.

■ *Appareil à pistons* (figure 4.28.b) : l'appareil est constitué d'un jeu de vases cylindriques et d'un jeu de pistons dans lesquels sont introduits les comprimés. Les pistons sont animés d'un mouvement vertical alternatif à l'intérieur des vases.

Tous les appareils décrits sont thermostatés. Le bain de dissolution est généralement maintenu à 37° ± 0,5 °C. Le volume de liquide doit être suffisant pour qu'au stade de la dissolution complète on se trouve loin de la saturation. Dans le cas de la méthode du flux continu sans recyclage, la fraction dissoute est éliminée du milieu au fur et à mesure de la dissolution et la formule de Noyes et Whitney devient dc/dl = KSCs.

Pour ce qui est du *milieu de dissolution* :

■ si la solubilité du principe actif varie peu en fonction du pH, on prend de l'eau pure ce qui simplifie le dosage ;

■ si la solubilité varie avec le pH, il faut prendre un milieu gastrique artificiel, puis un milieu intestinal artificiel. Si le milieu est tamponné, le pH doit être ajusté à ± 0,05 unités près. Le mieux est de faire varier progressivement le pH de 1,2 à 7,5, ce qui est plus conforme aux conditions physiologiques.

Pour chaque essai de dissolution doivent être précisées les conditions opératoires, c'est-à-dire : la vitesse de rotation, le milieu de dissolution (volume, composition et changements éventuels) et le mode de prélèvement. L'essai se fait avec une unité de prise et doit être répété cinq fois.

Les résultats obtenus permettent de tracer des courbes du type de celle de la figure 4.29. Pour un médicament donné on peut se fixer des limites à ne pas dépasser telles que par exemple : 60 % du principe actif doit se dissoudre en un temps t inférieur à 30 min.

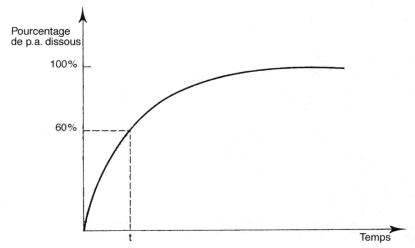

Figure 4.29
Pourcentage de principe actif dissous en fonction du temps.

Pour les préparations à libération prolongée, l'ensemble de la courbe est très important, c'est l'étalement de la durée de dissolution qui est recherché.

Les déterminations de vitesse de dissolution peuvent être complétées par des contrôles d'absorption ou de diffusion *in vitro* à travers des couches de liquides lipophiles, des films lipidiques ou des segments gastro-intestinaux isolés. Il existe aussi des techniques de perfusion gastro-intestinale sur animaux vivants. Toutes ces méthodes sont complexes et chacune d'elles est évidemment d'utilisation limitée au stade de la recherche.

Formes orales à libération modifiée

Une forme à libération modifiée est une préparation dont la vitesse de libération du principe actif est différente de celle d'une forme pharmaceutique à libération conventionnelle destinée à la même voie.

La pharmacopée donne les définitions suivantes :

■ *Forme à libération conventionnelle.* Préparation où la libération du (ou des) principe(s) actif(s) n'a pas fait l'objet d'une modification délibérée résultant de la mise en œuvre d'une formulation particulière et/ou d'un procédé de fabrication spécial. Dans le cas des formes solides, le profil de dissolution du principe actif dépend essentiellement de ses propriétés intrinsèques. Terme équivalent : forme à *libération immédiate.*

■ *Forme à libération modifiée.* Préparation où la libération du (ou des) principe(s) actif(s) a fait l'objet, quant à sa vitesse et/ou son lieu, d'une modification délibérée résultant d'une formulation particulière et/ou d'un procédé de fabrication spécial, et est donc différente de celle qu'assurerait la forme à libération conventionnelle administrée par la même voie. Les formes à libération modifiée comprennent les :

– *Formes à libération prolongée.* Type particulier de forme à libération modifiée se caractérisant par une vitesse de libération du (ou des) principe(s) actif(s) inférieure à celle qu'assurerait la forme à libération conventionnelle administrée par la même voie.

– *Formes à libération retardée.* Type particulier de forme à libération modifiée se caractérisant par une libération différée du (ou des) principe(s) actif(s). Les formes à libération retardée comprennent les *préparations gastro-résistantes.*

Pour les formes à libération prolongée, l'objectif est d'obtenir un taux de principe actif le plus constant possible dans l'organisme tout en diminuant le nombre des administrations. Il faut s'efforcer de maintenir la concentration au lieu d'action le plus longtemps possible entre le seuil d'activité et le seuil de toxicité (*cf.* figure 4.22). On peut y arriver soit par des moyens physiologiques en cherchant à réduire l'élimination, ce qui est rarement réalisable et n'est pas sans danger, soit par des moyens chimiques en cherchant à réaliser un dérivé moins soluble du principe actif à administrer, soit enfin par des moyens galéniques. Dans ce dernier cas, deux *orientations* sont possibles pour la voie orale :

Procédés ayant recours à la séparation des particules de principe actif en plusieurs fractions à vitesses de dissolution différentes
Les particules peuvent être divisées en plusieurs fractions qui subissent des *enrobages différents* avant d'être remélangées. Pour chaque fraction on peut

jouer sur la nature des produits d'enrobage ou l'épaisseur des films (*cf.* granulés et sphères).

Les produits d'enrobage sont très divers : des dérivés de la cellulose tels que l'éthylcellulose et l'acétophtalate de cellulose, des polymères vinyliques ou acryliques, des mélanges de cires, des glycérides, des stéarates de glycérol ou de sorbitol.

Les différents procédés d'enrobage ou de microencapsulation déjà vus sont utilisables.

Les particules différemment enrobées sont mélangées avec des particules non enrobées et les mélanges ainsi obtenus sont soit transformés en comprimés, soit répartis dans des gélules. Dans le cas des comprimés, les enrobages risquent d'être altérés par la compression.

Après administration, les particules de principe actif non enrobées permettent d'avoir un taux sanguin convenable pour l'action thérapeutique immédiate, tandis que les grains recouverts d'enrobages différents libèrent le reste du principe actif de façon progressive soit par érosion de l'enrobage, soit par dissolution de celui-ci, soit encore par dialyse à travers le film d'enrobage.

Les particules sont fractionnées dans des comprimés multicouches fabriqués avec des machines à comprimer spéciales. On joue dans ce cas sur la nature et les proportions des excipients dans les différentes couches qui se délitent à des vitesses différentes. Dans les comprimés concentriques, la dose d'attaque à libération rapide est placée dans la couche extérieure, tandis que la dose d'entretien est placée dans le comprimé–noyau dont la composition assure une libération progressive.

La mise au point de ces différentes formes est extrêmement délicate et leur emploi comporte des risques. La libération qui doit être échelonnée dans le temps dépend du pH et de la composition enzymatique des sucs digestifs et par conséquent de la durée du transit à chaque niveau du tube digestif. Ces facteurs varient d'un individu à l'autre, les doses d'entretien peuvent être libérées soit trop vite avec risques d'action trop brutale, soit trop lentement avec risques d'inefficacité (figure 4.30).

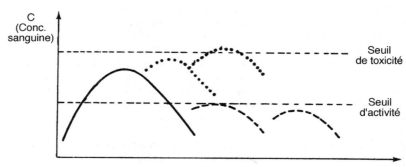

Figure 4.30
Libération trop rapide (•••) ou trop lente (---) des doses d'entretien.

Procédés ayant recours à la rétention du principe actif sur un support à partir duquel il est libéré progressivement

■ **La rétention du principe actif** est assurée par l'incorporation de celui-ci dans une *matrice inerte* à partir de laquelle il peut diffuser au contact des liquides digestifs par évolution lente. La matrice inerte peut être constituée :

- par les *matières lipidiques* déjà citées pour l'enrobage des particules : les particules de principe actif sont mélangées avec des corps gras et l'ensemble subit une compression ;
- par des *matières plastiques* inattaquables par les sucs digestifs : on peut soit mélanger le principe actif avec un granulé de matière plastique et comprimer le tout, soit mélanger le principe actif avec une solution de matière plastique dans un solvant organique, granuler et comprimer ;
- par des *sels insolubles* ou peu solubles dans l'eau : le principe actif est mélangé avec des sels minéraux tels que du sulfate ou du phosphate de calcium avant granulation puis compression ;
- par des matières hydrophiles dont l'excipient est un polymère (dérivés de la cellulose comme l'hypromellose) qui gonfle en milieu aqueux en formant une barrière visqueuse qui ralentit la migration du principe actif vers l'extérieur.

Dans les quatre cas, on obtient des comprimés dans lesquels le principe actif se trouve inclus dans les pores ou canaux d'une matrice inerte constituée par les excipients. Après administration, les sucs digestifs pénètrent dans les canaux et dissolvent le principe actif qui va diffuser progressivement vers l'extérieur. La libération à partir des comprimés matrices est indépendante des mouvements dans le tube digestif. Si le principe actif est ionisable, elle dépend surtout des variations de pH. Les matrices restent souvent intactes au cours de la traversée du tube digestif mais dans le cas d'une composition lipidique, elle subit l'action des lipases d'où la possibilité de variations individuelles.

Le principal risque avec les comprimés matrices est que la libération soit trop lente et incomplète.

■ **La rétention est réalisée par fixation** du principe actif ionisable sur des *résines échangeuses d'ions* à partir desquelles il est progressivement élué par les sucs digestifs. C'est une méthode qui a surtout été utilisée pour les principes actifs basiques tels que les alcaloïdes qui peuvent être fixés sur des résines sulfoniques ou carboxyliques.

Ce procédé ne peut convenir qu'aux substances ionisables à administrer en doses faibles du fait du pouvoir de fixation limité des résines. La libération est évidemment fonction des variations du pH dans le tube digestif.

D'autres moyens galéniques peuvent être employés pour modifier la vitesse de libération par exemple les comprimés osmotiques ou les formes flottantes.

■ **Limites des formes orales à libération ralentie** : ces formes ne peuvent être envisagées pour les principes actifs :

- dont l'étude pharmacocinétique n'a pas été faite ;
- dont la posologie doit être très précise, c'est-à-dire lorsque la marge entre l'effet thérapeutique et l'effet toxique est très faible (figure 4.19).
- qui ont la propriété de s'accumuler dans l'organisme.

Il est important de noter que « libération prolongée » ne veut pas dire forcément « action prolongée ». Seuls les essais cliniques permettront de vérifier qu'une libération prolongée du principe actif entraîne une activité thérapeutique prolongée.

La réalisation de préparations à libération prolongée par voie orale est très complexe car dans le tube digestif, les variations individuelles peuvent être très importantes. La prolongation doit d'ailleurs se limiter à quelques heures, sinon le médicament risque d'être rejeté avant d'avoir complètement agi.

Au stade de la recherche, le contrôle de la biodisponibilité des formes à libération prolongée doit être réalisé avec beaucoup de rigueur par des essais de dissolution et d'absorption *in vitro* et surtout par des essais cliniques.

Voie parentérale

Généralités sur les préparations parentérales

Les préparations parentérales sont des préparations stériles destinées à être injectées, perfusées ou implantées dans le corps humain ou animal.

Elles sont préparées par des méthodes visant à assurer leur stérilité et à empêcher l'introduction de contaminants, la présence de pyrogènes et la croissance de micro-organismes.

Elles peuvent nécessiter l'emploi d'excipients, par exemple pour assurer l'isotonie au sang, ajuster le pH, augmenter la solubilité, permettre la conservation d'un principe actif, assurer une action antimicrobienne.

Les récipients doivent être constitués, dans la mesure du possible, d'un matériau suffisamment transparent pour permettre la vérification visuelle de l'aspect du contenu et doivent répondre aux exigences de la pharmacopée.

La pharmacopée distingue :

■ **Les préparations injectables :** solutions, émulsions ou dispersions de principes actifs dans de l'eau ou un liquide non aqueux, ou un mélange des deux.

Les préparations injectables sont en général *unidoses* et le volume du contenu doit être tel qu'il permette le prélèvement de la dose nominale par une technique normale. Lorsqu'il est nécessaire de présenter une préparation parentérale dans des récipients *multidoses* ils doivent contenir un ou plusieurs conservateurs antimicrobiens, dont l'efficacité doit être démontrée, choisis de manière à couvrir un large spectre antimicrobien, à moins que la préparation ait des propriétés antimicrobiennes adéquates. Les précautions à prendre pour l'administration et pour la conservation entre les prélèvements doivent être précisées.

■ **Les préparations pour perfusion :** solutions aqueuses ou émulsions en phase aqueuse externe stériles, normalement isotoniques au sang. Elles sont principalement destinées à être administrées en grand volume.

■ **Les préparations à diluer pour injection ou pour perfusion :** solutions stériles destinées à être injectées ou administrées par perfusion après dilution. Elles sont diluées au volume prescrit avec un liquide spécifié, avant l'administration.

■ **Les poudres pour injection ou pour perfusion :** substances solides stériles, réparties dans leurs récipients définitifs ; elles donnent rapidement, après agitation avec le volume prescrit d'un liquide stérile spécifié, une solution limpide ou une suspension uniforme. Les lyophilisats pour usage parentéral sont classés dans cette catégorie.

Après dilution, ces deux dernières catégories doivent répondre aux exigences des préparations injectables ou des préparations pour perfusion intraveineuse.

■ **Les gels injectables :** la viscosité permet de garantir une libération modifiée des substances actives au lieu d'injection.

■ **Les implants :** préparations solides stériles d'une taille et d'une forme appropriées à l'implantation parentérale. Ils assurent la libération des principes actifs sur une période étendue. Ils sont conditionnés en récipients stériles individuels.

Les trois principales voies d'introduction des préparations injectables sont la voie sous-cutanée (SC), la voie intraveineuse (IV) et la voie intramusculaire (IM). Les autres voies sont moins fréquemment utilisées : voie intradermique, voie intrarachidienne (surtout péridurale), voie intra-artérielle, voie intracardiaque, voie intraoculaire, etc.

L'administration par voie parentérale ne s'est développée qu'à partir du XIXe siècle et trois faits ont alors dominé son évolution : la découverte de l'aiguille et de la seringue par Pravaz (1853), la découverte des ampoules par Limousin et surtout les découvertes de Pasteur qui ont conduit à la stérilisation des préparations injectables.

À côté de ses *inconvénients* qui sont évidents (nécessité d'appareillage approprié et de personnel compétent, effets douloureux, risques d'infection...), ce mode d'administration des médicaments présente un certain nombre d'*avantages* :

• rapidité d'action : effet immédiat et même instantané dans le cas de la voie intraveineuse ;

• actions secondaires des médicaments sur le système digestif écartées ;

• destruction des substances actives par les sucs digestifs ou par premier passage intestinal ou hépatique évitée ;

• absence de dégoût dû à l'odeur ou à la saveur ;

• possibilité d'action thérapeutique localisée ;

• absorption intégrale du médicament assurée.

■ **Les préparations pour irrigation.** On peut les rapprocher des préparations parentérales. Ce sont des « préparations aqueuses stériles de grand volume destinées à l'irrigation des cavités, des lésions et des surfaces corporelles, par exemple au cours d'interventions chirurgicales ». Elles sont obtenues par dissolution d'un ou plusieurs principes actifs, des électrolytes ou des substances osmotiquement actives dans de l'eau pour préparations injectables. Elles peuvent être constituées par cette eau seule et, dans ce cas, la préparation peut être étiquetée « eau pour irrigation ». Les solutions pour irrigation sont généralement ajustées à l'isotonie du sang.

Les préparations pour irrigation sont présentées en récipients unidoses. Les récipients et systèmes de fermeture satisfont aux exigences définies pour les récipients destinés à l'administration parentérale *mais l'orifice de sortie des récipients n'est pas adaptable aux équipements d'administration intraveineuse, pour rendre impossible l'administration par cette voie.*

Les conditions de fabrication et les essais sont les mêmes que ceux des préparations pour perfusion intraveineuse : stérilité, endotoxines bactériennes et pyrogènes. L'étiquette doit mentionner qu'elles ne peuvent être utilisées qu'en une seule fois et jamais en injection.

Propriétés des préparations parentérales

Les préparations injectables étant destinées à franchir à la suite d'une effraction les barrières protectrices que constituent la peau et les muqueuses, doivent répondre à un certain nombre d'exigences.

Les principaux contrôles concernant la *limpidité* pour les solutions, le pH qui doit être aussi voisin que possible de la *neutralité*, la *pression osmotique* qui doit se rapprocher de celle du plasma, la recherche des *substances pyrogènes* et enfin la *stérilité* qui concerne toutes les préparations parentérales.

Ces exigences ne s'appliquent pas intégralement aux produits dérivés du sang humain, aux préparations immunologiques et aux préparations radio-pharmaceutiques.

Limpidité. Contrôle optique

Le contrôle optique d'une préparation injectable comprend d'une part le contrôle de son aspect, de sa coloration en particulier, et d'autre part le contrôle de sa limpidité.

Une modification de l'*aspect* initial est un signe d'altération d'une préparation. Très souvent dans les solutions injectables, l'apparition d'une coloration anormale est facile à détecter par un examen visuel du récipient sur fond blanc. Pour les solutions colorées, les changements de couleurs sont détectés par comparaison avec un témoin et éventuellement avec une gamme étalon appropriée ou même à l'aide d'un électrophotomètre. Dans le cas des récipients en verre, l'emploi du verre incolore rend plus facile ce contrôle.

Le *contrôle de la limpidité* ne concerne évidemment que les solutions injectables. D'après la pharmacopée, les solutions pour usage parentéral, *examinées dans des conditions appropriées de visibilité, sont limpides et pratiquement exemptes de particules.* Dans ces conditions, il est possible de détecter des particules supérieures ou égales à 50 micromètres.

La limpidité est assurée par filtration clarifiante sur l'une des matières filtrantes déjà étudiées. Certaines d'entre elles, cédant elles-mêmes quelques particules (fibres surtout), doivent être suivies d'une plaque ou membrane qui n'en cède pas : verre fritté ou membrane d'ester de cellulose (antivoltigeur).

Tout ceci paraît d'une extrême simplicité mais dans la pratique, c'est un problème très complexe parce qu'on ne peut codifier rigoureusement l'essai de limpidité. Du fait qu'*une solution optiquement vide n'existe pas*, la limpidité dépend du système optique utilisé pour la détection des particules. Comme le nombre des particules décelées dans une solution donnée croît avec le perfectionnement du mode d'examen, aucun contrôle ne peut être considéré en théorie comme définitif. En outre, autre aspect du problème, il faut bien constater que même si on arrivait à réaliser une solution injectable optiquement vide, on ne pourrait éviter d'en introduire au moment de l'ouverture de l'ampoule ou du flacon. La seringue, elle-même, ne peut être complètement dépourvue de particules.

La pharmacopée distingue les particules visibles ($\geq 50\ \mu$m) des non visibles avec deux dimensions de référence ($\geq 10\ \mu$m et $\geq 25\ \mu$m).

Origines et inconvénients des particules

Les substances étrangères qui risquent de se trouver en suspension dans des solutions injectables si des précautions suffisantes ne sont pas prises, sont très diverses. Les unes sont apportées par les récipients, d'autres sont introduites pendant le remplissage, d'autres apparaissent au cours de la conservation et d'autres enfin ne viennent souiller la préparation qu'au moment de l'injection.

Le fait étant admis qu'il n'y a pas de solution totalement dépourvue de particules, le problème est de savoir si celles-ci peuvent être nocives par voie parentérale (micro-organismes vivants mis à part).

Par voie sous-cutanée ou intramusculaire, les particules, étant donné leur faible masse, sont digérées ou enkystées sans qu'il y ait apparemment de répercussions générales à craindre sauf peut-être un certain risque avec des particules de substances cancérigènes.

Par voie intraveineuse, l'injection de la plupart des particules ne provoque aucune réaction même si elles sont nombreuses chez l'animal (lapin). Avec des doses considérables, sans commune mesure avec les quelques particules qui peuvent souiller accidentellement une solution, on peut provoquer à la longue une silicose généralisée mais pas de choc au moment de l'injection.

Chez l'homme, des chocs graves et même mortels ont été signalés après des injections de substances qui avaient précipité sous forme de cristaux aux arêtes acérées mais cela est tout à fait exceptionnel et des essais sur l'animal n'ont pas permis d'expliquer le phénomène produit.

Actuellement, de nombreux chercheurs s'intéressent aux *particules non visibles* qui peuvent être injectées en grands nombres au cours de perfusions répétées de grands volumes, par exemple des solutions injectables de chlorure de sodium et de glucose. Ces particules d'une taille de quelques micromètres provoqueraient des granulomes et microthrombus dans différents tissus dont les poumons. Des réactions fébriles ont été signalées par voie intratéchale.

On peut dire actuellement que les accidents dus aux particules dans les solutions injectables sont extrêmement rares mais on ne peut pas dire qu'elles sont sans inconvénients. Le fabricant de solutions injectables doit donc sans cesse améliorer ses méthodes de fabrication afin d'en réduire le nombre au minimum, qu'il s'agisse de particules visibles ou invisibles.

En fait, la présence de particules pourrait poser des problèmes de toxicité à long terme chez des patients recevant des perfusions sur de longues périodes, par exemple en nutrition parentérale.

Méthodes de contrôle de la limpidité (particules visibles)

Comme cela a été dit plus haut, seul est exigé actuellement un examen visuel dans les meilleures conditions d'observation, ce qui signifie que la solution à examiner doit être éclairée de telle sorte qu'il y ait une différence de brillance suffisante d'une part entre les particules en suspension et la solution et d'autre part entre les particules et le fond sur lequel sont observés les ampoules ou flacons. Ceci doit être réalisé en évitant l'éblouissement de l'observateur.

L'éclairage, par exemple, peut être placé derrière une plaque de verre dépoli qui forme un fond sur lequel se détachent les particules plus sombres. Il peut aussi être latéral : les particules plus brillantes sont alors plus visibles sur un fond noir.

Cet examen visuel doit se faire sur toutes les ampoules ou flacons de chaque fabrication donc à un rythme très rapide lorsqu'il s'agit de fabrication industrielle. Cela suppose un personnel très sérieusement sélectionné et entraîné (tests appropriés). La limite de taille des particules ainsi détectées est de l'ordre de 50 à 100 μm (angle visuel de 1 min à 33 cm).

Étant donné l'importance du personnel nécessaire pour ce contrôle, on a inventé des machines à détecter les particules dans les ampoules. Ces machines ont le défaut de ne déceler que les particules en suspension, c'est-à-dire celles qui peuvent être mises en mouvement par agitation des ampoules. Les ampoules sont animées d'un mouvement rapide de rotation et sont brusquement immobilisées au moment où elles sont traversées par un faisceau lumineux. Les particules qui adhèrent aux parois passent inaperçues.

En plus de ce contrôle obligatoire réalisé sur 100 % des récipients d'un lot de fabrication, il est conseillé de faire un examen plus approfondi sur quelques échantillons prélevés au hasard. Ceci pour mieux apprécier la qualité des fabrications et les améliorer dans la mesure du possible. Divers types de *visionneuses* sont alors utilisables :

Dans un type très classique l'ampoule observée à travers une loupe se détache sur un fond de verre dépoli derrière lequel se trouve l'éclairage. Dans un autre le faisceau lumineux pénètre par le fond de l'ampoule qui est observée latéralement sur un fond noir. Il existe de nombreuses variantes.

Contrôle de la contamination particulaire des solutions injectables pour perfusion (particules non visibles)

Plusieurs modes de contrôle de la granulométrie sont utilisables mais la pharmacopée en recommande deux :

■ *Les méthodes optiques automatiques* qui utilisent des appareils dont le principe de détection repose sur l'interception ou la diffusion de la lumière. Ces méthodes permettent un contrôle rapide et quantitatif du taux de contamination particulaire.

Il faut utiliser pour cela un appareil capable :

• de mesurer la lumière interceptée ou diffusée par chacune des particules en suspension dans la solution traversée par le rayon lumineux ;

• d'en déduire la taille équivalente de chacune d'elles ;

• de totaliser les particules supérieures à 10 et 25 μm contenues dans un volume donné de liquide.

■ *La méthode au microscope* dont le principe est de recueillir les particules sur un filtre approprié et d'examiner ce dernier à l'aide d'un microscope. Elle ne permet le comptage que des particules d'une dimension égale ou supérieure à 10 μm.

Cette méthode est plus longue et demande beaucoup de précautions, mais elle permet l'identification de certaines particules.

La pharmacopée précise que *la contamination particulaire des préparations injectables et des préparations injectables pour perfusion* est composée de particules étrangères (non dissoutes et mobiles, autres que les bulles de gaz) qui se trouvent involontairement dans ces préparations. Pour le contrôle, elle décrit une *méthode optique automatique* pour les particules non visibles, un *examen visuel* pour les particules visibles (figure 4.31) et une *méthode microscopique* qualitative afin de pouvoir donner une indication sur l'origine éventuelle de la contamination.

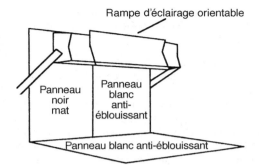

Rampe d'éclairage orientable

Panneau noir mat

Panneau blanc anti-éblouissant

Panneau blanc anti-éblouissant

Figure 4.31
Appareillage pour les particules visibles

Les limites données par la pharmacopée sont :

■ pour les volumes supérieurs à 100 mL : 25/mL pour les particules supérieures ou égales à 10 μm et 3/mL pour les particules supérieures ou égales à 25 μm, par la méthode par blocage de la lumière ; et respectivement 12/mL pour les particules supérieures ou égales à 10 μm et 2/mL pour les particules supérieures ou égales à 25 μm, par comptage en microscopie optique ;

■ pour les volumes inférieurs ou égaux à 100 mL : 6000 par récipient pour les particules supérieures ou égales à 10 μm et 600 par récipient pour les particules supérieures ou égales à 25 μm, par la méthode par blocage de la lumière ; et respectivement 3000 par récipient pour les particules supérieures ou égales à 10 μm, et 300 par récipient pour les particules supérieures ou égales à 25 μm, par comptage en microscopie optique.

La pharmacopée donne aussi des limites pour le nombre des particules, les solutions pour conservation d'organes, pour hémofiltration et pour dialyse péritonéale (*cf.* p. 315).

Neutralité. Ajustement du pH

Le pH joue un rôle important dans la fabrication des préparations injectables du fait qu'il conditionne la tolérance par l'organisme et en particulier celles des hématies, sa stabilité donc sa conservation et parfois son activité.

Le pH du sang, de la lymphe et du liquide céphalorachidien donc des liquides de l'organisme est de l'ordre de 7,35–7,40. On cherche donc, dans les préparations injectables, à ne pas trop s'éloigner de la neutralité.

pH et stabilité des principes actifs

Il arrive assez souvent qu'un pH voisin de 7 ne soit pas compatible avec la stabilité du principe actif. C'est ainsi par exemple que les solutions injectables d'adrénaline et d'insuline officinales sont obligatoirement très acides (adrénaline : 3,5–4 ; insuline : 2,5–3,5), qu'un certain nombre d'alcaloïdes précipitent de leurs sels à pH 7,3–7,4 et que la vitamine C n'est stable qu'à pH 5–6. Certains produits ne sont solubles et stables qu'en milieu très alcalin (aciclovir, érythromycine).

On constate donc que souvent la tolérance et la stabilité d'un produit varient avec le pH et que ces deux qualités n'ont pas toujours leur maximum au même pH. Dans de nombreux cas, l'ajustement à la neutralité ne peut donc se faire qu'aux dépens de la stabilité et il faut alors opter pour un compromis, c'est-à-dire choisir un pH qui ne soit pas trop mal toléré et qui assure cependant une stabilité acceptable pour le médicament.

Tolérance de l'organisme aux variations du pH

Cette tolérance est fonction de la présence ou non de substances tampons dans la préparation. Il faut donc envisager deux cas :

■ *les préparations injectables non tamponnées :* tous les auteurs qui ont étudié le problème s'accordent pour reconnaître que les tissus de l'organisme, le sang en particulier, possèdent un pouvoir tampon tel qu'ils tolèrent relativement bien l'injection de préparations ayant un pH allant de pH 4 à pH 10 et que même pour ces deux valeurs extrêmes, la douleur n'est que très légère et transitoire ;

■ *les préparations injectables tamponnées :* dans ce cas, les réactions sont tout à fait différentes : les solutions injectables tamponnées à un *pH non physiologique* sont moins bien tolérées que les solutions de même pH non tamponnées. Ceci a été démontré par détermination du seuil de la douleur causée par injection de solutions à différents pH tamponnées et non tamponnées.

Ceci s'explique de la manière suivante : les tissus qui ont un pouvoir tampon, ramènent plus facilement à la neutralité la solution injectée si celle-ci n'est pas elle-même tamponnée. Si elle est tamponnée, les deux systèmes tampons, celui de la solution et celui des tissus, vont entrer en compétition et le rétablissement de la neutralité dans l'organisme sera plus lent : la douleur sera plus durable et les tissus risquent d'être lésés.

Ajustement du pH

Deux cas sont encore à envisager :

■ si la stabilité de la substance active exige *un pH non physiologique*, il est préférable de ne pas tamponner, le titre est ajusté à l'aide d'un acide ou d'une base. Les solutions injectables officinales d'insuline, d'adrénaline et de chlorure d'apomorphine sont simplement acidifiées avec de l'acide chlorhydrique.

Si toutefois il est absolument nécessaire de tamponner parce que la zone de pH de stabilité est très étroite, on a recours à un mélange tampon à faible pouvoir tampon et à faible concentration.

Lorsque ce genre de compromis ne peut être envisagé, il reste la possibilité de présenter la substance active en poudre stérile à dissoudre, au moment de l'emploi, dans de l'eau pour préparation injectable ou une solution isotonique neutre ;

■ si l'optimum de stabilité du principe actif se trouve dans une zone étroite de pH au *voisinage de la neutralité*, il y a intérêt à ajuster le pH avec une solution tampon.

Dans le cas des grands volumes à perfuser, on évite dans la mesure du possible l'usage des tampons.

Mélanges tampons

Pour le choix d'un mélange tampon, il faut tenir compte de son pouvoir–tampon et de sa capacité–tampon.

Les mélanges de *phosphates monosodique et disodique* sont les plus utilisés pour les préparations injectables. Ils permettent de tamponner à des pH de 5,4 à 8 selon la proportion des deux sels. Leur pouvoir tampon atteint son maximum à pH 6,8 donc au voisinage de la neutralité.

Comme autres mélanges utilisables, on peut citer :

■ *acide citrique–citrate trisodique* de pH 3 à 6 ;

■ *acide acétique–acétate de sodium* de pH 3,6 à 5,6 ;

■ carbonate monosodique et carbonate disodique de pH 9,2 à 10,7.

Les mélanges acide borique–borate de sodium ne sont pas utilisables pour les préparations injectables du fait de leurs propriétés hémolytiques, mais ils le sont pour les collyres.

Pour le choix du tampon, il faut aussi tenir compte des incompatibilités possibles avec les autres constituants de la préparation.

Contrôles

■ *Mesure du pH* par les méthodes classiques : réactifs colorés et surtout pHmètres. Il est à noter que le pH peut être modifié au cours d'opérations telles que la filtration ou la stérilisation par la chaleur, d'où l'intérêt du contrôle du pH avant et après stérilisation.

■ *Mesure du pouvoir tampon.* Le principe consiste à mesurer la quantité de soude ou d'acide chlorhydrique à ajouter à la solution étudiée pour faire virer la couleur d'un réactif coloré convenablement choisi (*cf.* détermination du pouvoir tampon de l'eau purifiée).

■ *Essais de conservation* à différentes températures en fonction du pH et en fonction des agents utilisés pour l'ajustement du pH. Les incompatibilités des principes actifs avec les acides, bases ou tampons ajoutés peuvent ainsi être détectées.

Isotonie

Les préparations injectables qui doivent entrer en contact avec les liquides tissulaires doivent avoir, dans la mesure du possible la même pression osmotique donc la même concentration molaire que ceux-ci. Ceci est tout particulièrement important pour les solutions intraveineuses qui doivent avoir une pression osmotique voisine de celle du plasma sanguin.

Pour le démontrer, il suffit de placer des hématies en présence de solutions de chlorure de sodium à différentes concentrations et de les observer :

■ les hématies placées dans une solution à 9 ‰ de NaCl ne sont pas modifiées. Cette solution a la même pression osmotique que le plasma sanguin au sein duquel les hématies sont en équilibre : on dit qu'il y a *isotonie* ;

■ si maintenant elles sont placées dans une solution plus concentrée, à 50 ‰ de NaCl par exemple, les hématies s'aplatissent, augmentent de diamètre et se recroquevillent. L'eau interne est passée à l'extérieur de l'hématie (phénomène de plasmolyse). La solution à 50 ‰ de NaCl est dite *hypertonique* ;

■ si enfin, elles sont placées dans une solution de l'ordre de 4 ‰ de NaCl, il y a gonflement des hématies (turgescence) du fait que l'eau de la solution pénètre dans les hématies. Celles-ci finissent par éclater. L'hémoglobine diffuse alors dans le liquide extérieur (hémolyse). Une solution à 4 ‰ de NaCl est dite *hypotonique*.

Le phénomène d'hémolyse apparaît à partir de 4,8 à 4,4 ‰ de NaCl et à 3,2 ‰ l'hémolyse est complète.

Détermination de la concentration isotonique d'une solution. Abaissement cryoscopique

La difficulté de la mesure directe de la pression osmotique a conduit les expérimentateurs à l'évaluer indirectement. On préfère déterminer l'abaissement du point de congélation qui, comme la pression osmotique, varie avec le nombre de particules dissoutes (ions et molécules).

C'est ainsi que la pharmacopée définit l'osmolalité :

$\xi_m = \upsilon m \Phi$ où :

■ υ : nombre théorique d'ions (si le produit n'est pas ionisé $= 1$) ;

■ m : molalité ou nombre de moles de soluté par kg de solvant.

$$m = \frac{C_{g/kg}}{M}$$

Φ : coefficient osmotique molal, c'est-à-dire le facteur de correction pour tenir compte du degré de dissociation des molécules non ionisées (pour NaCl à la concentration isotonique, il est égal à 0,925 environ). Pour les molécules non ionisées comme le glucose, $\Phi = 1$.

L'unité est l'osmole et son sous-multiple la milliosmole.

Pour les solutions, il est possible de raisonner en osmolarité, en exprimant la molalité par litre de solvant.

L'osmolalité est reliée à l'abaissement cryoscopique par la relation :

$$\xi_m = \frac{\Delta t}{1.86} \times 1000 \text{ mosmol/kg}$$

L'abaissement cryoscopique, ou abaissement du point de congélation est défini par la loi de Raoult (1878) :

$$\Delta t = - Ki(C;M)$$

$i =$ constante d'ionisation $= \upsilon \times \Phi$

On admet actuellement que l'abaissement cryoscopique du plasma, comme celui d'une solution isotonique de 9 ‰ de chlorure de sodium, est égal à $- 0,52$ °C.

Celui-ci est mesuré à l'aide d'un cryoscope ou d'un osmomètre qui, par refroidissement, permettent de déterminer le point de congélation de la solution considérée.

L'iso-osmolalité au plasma coïncide avec un comportement isotonique des solutions, c'est-à-dire laissant intactes des hématies dans la technique de contrôle exposée ci-dessous.

D'après la loi de Raoult, une milliosmole par kg donne un abaissement de $- 0,00186°$. Dans une solution isoosmolaire, on doit donc avoir approximativement :

$$(0,52 : 0,00186) = 279 \text{ millioosmoles par kg}$$

ou, approximativement, par litre de solution (0,279 osmoles ‰).

Appliquons ceci par exemple au *glucose* (PM 180) :

$$0,279 \times 180 = 50,2‰$$

Valeur expérimentale au cryoscope : 50,5 ‰.

La différence est négligeable, la concentration choisie dans la pratique est de 50 ‰. Pour le glucose, un comportement isotonique est observé de 50 à 100 g/kg, en raison de sa diffusibilité à travers les membranes cellulaires.

Pour le *chlorure de sodium*, il faut tenir compte de l'ionisation :

$$(0,279 \times 58,5 : 1,85) = 8,82\%$$

Valeur expérimentale : 9 ‰ (concentration isotonique).

Il est à noter que si la valeur de *i* n'avait pas été connue, il aurait été possible de diviser par 2 au lieu de 1,85 ce qui aurait donné : 8,16 ‰. Ce chiffre reste dans des limites acceptables.

Ajustement de l'isotonie des solutions injectables

L'ajustement de l'isotonie est à envisager lorsqu'on a une solution de principe actif hypotonique, c'est-à-dire contenant moins de 279 milliosmoles.

Il suffit alors d'ajouter des milliosmoles de chlorure de sodium en quantité suffisante pour atteindre ce chiffre. Le chlorure de sodium est l'isotonisant le plus classique, mais on peut aussi avoir recours à un autre sel ou à un sucre comme le glucose, en cas d'incompatibilités.

Plusieurs méthodes de calculs sont proposées. Elles reviennent toutes à l'une des deux alternatives suivantes :

■ déterminer le nombre de milliosmoles présentes dans la solution à isotoniser et compléter avec le nombre de milliosmoles d'isotonisant nécessaire pour avoir finalement une concentration de 279 milliosmoles par kg de solution ;

■ mesurer avec un cryoscope ou un osmomètre, l'abaissement cryoscopique de la solution à isotoniser et ajouter la quantité d'isotonisant juste nécessaire pour atteindre un abaissement de 0,52 °C. On détermine au préalable l'abaissement cryoscopique d'une solution à 1 % d'isotonisant.

Après détermination par le calcul, il est recommandé de contrôler le Δt de la solution obtenue à l'aide d'un cryoscope ou d'un osmomètre. Le calcul ne donne que des valeurs approchées surtout lorsque le degré de dissociation des molécules n'est pas connu.

Lorsqu'on désire à la fois *isotoniser et tamponner* une solution hypotonique, on peut avoir recours à une solution de sels tampons dont on connaît soit l'abaissement cryoscopique, soit la concentration en milliosmoles.

Contrôle de l'isotonie à l'aide d'hématies

Dans le cas des solutions à injecter par voie intraveineuse, il est extrêmement important d'étudier le comportement d'érythrocytes humains en leur présence. Voici deux méthodes utilisables à titre d'exemples :

■ *Méthode d'étude hémolytique* : la solution à étudier est mélangée avec du sang humain défibriné par agitation avec des perles de verre. Après un contact suffisant, le mélange est centrifugé et la couleur du liquide surnageant est mesurée au colorimètre. La coloration est fonction du degré d'hémolyse. On prend comme étalon une gamme obtenue avec le même sang mélangé avec des concentrations croissantes de NaCl (3,2 à 5,2 ‰).

Il est à noter que l'hémolyse peut avoir d'autres causes que l'hypotonie. L'altération des hématies peut être due en particulier au pH et aux produits en solution (substances actives, bactériostatiques…).

Les altérations se manifestent par une hémolyse qui peut être accompagnée d'une dégradation de l'hémoglobine qui se manifeste par des colorations diverses. Cette méthode permet donc de vérifier que la solution injectable est compatible avec le sang humain.

■ *Méthode à l'hématocrite* : il s'agit de la détermination du volume globulaire dans des conditions déterminées. On prend 2 mL de purée globulaire (érythrocytes humains), 1 mL est mis dans un tube en présence de plasma humain et 1 mL dans un autre tube en présence d'une quantité équivalente de la solution à étudier.

Au bout d'un certain temps de contact, on mesure le volume occupé par les hématies dans les deux tubes :

- si le volume est le même dans les deux tubes : la solution et le plasma sont isotoniques ;
- si le volume des hématies est le plus important dans le tube de solution c'est que cette dernière est hypotonique ;
- si c'est l'inverse, la solution est hypertonique.

Lorsque cette expérience est faite avec du chlorure de sodium, on obtient des volumes globulaires à peu près égaux pour des concentrations de 8 à 9 ‰.

Lorsqu'elle est faite avec des solutions de glucose, on trouve que la concentration isotonique est de 100 ‰, alors que la concentration théorique est de 50 ‰[2].

Ces chiffres ont été obtenus avec des érythrocytes humains. Si on a recours au sang d'un animal, on voit que les chiffres varient d'une espèce à l'autre. Ceci s'explique par le fait que les parois des hématies sont des membranes vivantes qui ne laissent pas passer toutes les substances de la même façon. Il faut tenir compte de ce phénomène pour le choix de la concentration des solutions à injecter en perfusion. La méthode à l'hématocrite permet de voir aussi s'il y a hémolyse et éventuellement dénaturation de l'hémoglobine.

Étiquetage et sécurité

La confusion au moment de l'administration entre solutions isotoniques, hypotoniques et hypertoniques peut provoquer des accidents graves. Le danger est particulièrement grand pour les solutions de sels fortement hypertoniques. L'attention de l'utilisateur doit être attirée par une mention spéciale sur l'étiquette. Pour les solutions hypertoniques officinales, la mention est à inscrire sur fond bleu. Il est à noter que les solutions légèrement hypertoniques ne présentent pas de danger. Elles sont même parfois recommandées pour attirer de l'eau des tissus vers le lieu d'injection.

Les confusions les plus dangereuses de toutes sont sans aucun doute les solutions nettement hypotoniques de grand volume. L'*eau stérilisée pour préparations injectables* n'est jamais destinée à être injectée directement.

Pour les solutions hypertoniques de sels de sodium et de sels de potassium, couramment utilisées en réanimation, un autre danger de confusion vient de ce qu'elles portent la même bande bleue. *Une mesure de précaution peut engendrer un autre risque.*

---

[2]Certains auteurs pour tenir compte de ce phénomène différencient *isoosmose* (même pression osmotique) et *isotonie* (inaltération des hématies).

Substances pyrogènes

Toutes les préparations parentérales doivent être *apyrogènes*, c'est-à-dire ne pas renfermer de substances susceptibles de provoquer par injection une brusque élévation de température. C'est Seibert en 1923 qui découvrit l'origine bactérienne de ces substances et les baptisa « pyrogènes ».

Chez l'homme, les phénomènes sont les suivants, d'après de nombreuses observations cliniques, une heure environ après l'injection : frissons intenses, cyanose, pouls rapide, dyspnée, température s'élevant à 40 °C, céphalée et troubles lombaires. En général, tout rentre dans l'ordre entre 4 et 12 heures après l'injection. Ces phénomènes assez spectaculaires se produisent principalement après injection intraveineuse soit de solutions de grand volume, soit de petites quantités de préparations d'origine biologique.

Origine et nature

Les substances pyrogènes sont d'origine naturelle, ce qui les distingue des substances hyperthermisantes d'origine synthétique. Il existe des champignons inférieurs et des levures qui sont capables d'en fournir mais les bactéries en sont la principale source. Les *pyrogènes bactériens* les mieux connus sont ceux des bactéries Gram négatif. Ce sont des endotoxines dont la fraction lipopolysaccharidique serait responsable des accès fébriles. Ils sont souvent thermostables et résistent à la stérilisation à l'autoclave. Ils sont détruits par la chaleur sèche élevée (180–200 °C). Ils passent à travers la plupart des filtres. Ils sont adsorbables sur certaines substances.

Ils agissent à des doses extrêmement faibles de l'ordre du µg chez le lapin. Tous les animaux n'y sont pas également sensibles. Le lapin présente une grande sensibilité qui est cependant inférieure à celle de l'homme. Chez l'homme le temps de latence est de 1 h à 1 h 15 et la courbe de température ne présente qu'un sommet. Chez le lapin et le chien, le temps de latence est plus court et la courbe peut présenter un ou deux sommets. Il a été montré aussi que la dose hyperthermisante était extrêmement éloignée de la dose léthale, ce qui fait que les accès fébriles, qu'ils provoquent, sont en général bénins. Parfois cependant, ils peuvent provoquer des accidents graves chez des grands malades. Les conséquences dépendent beaucoup de l'état pathologique qui modifie la sensibilité aux endotoxines. D'autres études ont montré qu'il n'y avait pas proportionnalité entre la dose et l'élévation de température et qu'à partir d'une certaine dose la courbe aboutissait à un plateau. On a observé aussi chez certains chiens et lapins des tolérances à certaines substances pyrogènes. Le lieu d'action semble se situer au niveau de l'hypothalamus mais on ne sait pas s'ils agissent directement ou indirectement sur ce centre.

Précautions à prendre pour éviter les substances pyrogènes

Les substances pyrogènes dans les préparations parentérales peuvent avoir trois origines : le solvant, les substances dissoutes et le matériel qui, les uns et les autres, peuvent être souillés par des micro-organismes.

■ Le solvant : pour les grands volumes, c'est uniquement l'eau. « L'eau pour préparation injectable » est apyrogène si toutes les précautions précisées dans la deuxième partie de cet abrégé ont été prises : pas de primage et utilisation aussitôt après la distillation ou conservation dans des conditions ne permettant pas le développement de micro-organismes. Les canalisations doivent être très fréquemment et très rigoureusement nettoyées ; elles ne doivent pas comporter des points bas qui permettraient la stagnation d'un peu d'eau entre les périodes d'utilisation. Pour le nettoyage, on doit se servir de solutions antiseptiques ou de vapeur d'eau surchauffée.

■ Les substances dissoutes : les produits chimiques de synthèse peuvent être obtenus apyrogènes sans trop de difficultés, mais il n'en est pas de même des produits d'origine biologique. Le maximum de précautions doit être pris pour la préparation de ceux qui sont destinés à la confection de préparations injectables. De plus par des essais appropriés, il faut vérifier qu'ils sont apyrogènes avant de les utiliser (ex. : glucose, acides aminés...).

■ Le matériel : la verrerie doit être parfaitement nettoyée avec des solutions acides ou alcalines puis avec de l'eau apyrogène. Pour plus de sécurité, on peut la soumettre à un chauffage prolongé à une température supérieure à 200 °C, par exemple, ou plus haut pendant des temps plus brefs. Le procédé doit être validé. De même pour le matériel métallique. Tout le matériel ainsi traité doit être utilisé dans les 24 h.

Il faut éviter toute contamination au cours de la préparation de la solution et de sa répartition en flacons ou ampoules et réduire les temps d'attente favorables à la multiplication des micro-organismes.

Procédés d'élimination des pyrogènes

Différents procédés ont été proposés. Aucun d'eux n'est universel mais peut convenir dans des cas particuliers.

■ *Adsorption sur charbon actif.* C'est le procédé le plus classique. La solution est agitée pendant un moment avec du charbon activé qui retient assez bien les substances pyrogènes. Malheureusement, il peut retenir aussi une partie des principes actifs.

■ *Traitement par les oxydants.* Eau oxygénée ou mieux hypochlorite de sodium, c'est un procédé efficace qui peut être associé avec le traitement au charbon mais il ne faut pas que les principes actifs soient sensibles à l'oxydation.

■ *Filtration.* Les substances pyrogènes peuvent être retenues soit par l'adsorption sur des filtres en profondeur, soit, avec une plus grande sécurité, par l'ultrafiltration qui arrête par criblage les grosses molécules organiques (membranes de porosité comprises entre 0,2 et 0,002 μm).

■ *Chauffage en milieu acide ou alcalin.* Les substances pyrogènes sont sensibles à ce traitement, surtout en milieu alcalin, malheureusement celui-ci est d'application difficile pour les solutions.

Tous ces procédés sont d'un intérêt très limité. Ils ne sont applicables qu'à la solution avant sa répartition en flacons ou ampoules. On peut y avoir recours uniquement au cours de la préparation, comme précaution supplémentaire. Après conditionnement et stérilisation, un lot reconnu pyrogène n'est pas récupérable.

Essais de la pharmacopée

L'essai des *pyrogènes* est prescrit pour toutes les préparations parentérales. Il n'est pas exigé lorsque la recherche des *endotoxines bactériennes* est prescrite ou autorisée, ce qui est le cas le plus fréquent.

Pyrogènes
L'absence de substances pyrogènes dans les solutions aqueuses injectables se vérifie en injectant un certain volume de ces préparations à des lapins dont on suit l'évolution de la température rectale. Cet essai est décrit avec précision pour éviter dans la mesure du possible les erreurs d'interprétation.

■ *Choix de l'animal.* L'animal utilisé est le lapin qui a l'avantage d'être sensible aux pyrogènes

■ *Technique de l'essai.* L'injection de la solution à tester se fait lentement dans la veine marginale de l'oreille. La température est notée toutes les 30 min, puis la différence est faite entre la température maximale et la température initiale. L'essai est d'abord réalisé sur un groupe de trois lapins. S'il est douteux on recommence sur un 2e groupe de trois, puis un 3e et un 4e éventuellement. Les limites sont données dans le tableau suivant (tableau 4.3).

Tableau 4.3
Essai des pyrogènes : interprétation des résultats

Nombre de lapins	La substance satisfait à l'essai si la somme des réponses n'excède pas :	La substance ne satisfait pas à l'essai si la somme des réponses est supérieure à :
3	1,15°	2,65°
6	2,80°	4,30°
9	4,45°	5,95°
12	6,60°	6,60°

Endotoxines bactériennes
Cet essai est connu sous le nom de « Limulus test » ou d'essai LAL.

Le réactif est un lysat d'amœbocytes d'un crabe d'extrême Orient ou d'Amérique : le limule. Le principe est très simple, il suffit de mettre sur une lame de verre un peu de ce réactif et de la solution injectable à contrôler. La réaction est positive s'il y a augmentation de la viscosité ou coagulation du mélange. Les études effectuées montrent qu'il y a une presque toujours concordance entre l'essai sur le lapin et le limulus test. La limite tolérée est exprimée en unités d'endotoxines par millilitre de solution. L'essai est réalisé en comparaison avec un étalon d'endotoxine.

Pour les préparations injectables, c'est l'essai des endotoxines bactériennes qui est utilisé. C'est aussi lui qu'on utilise pour vérifier la pureté des matières premières destinées aux préparations injectables.

La Pharmacopée européenne propose maintenant six méthodes à utiliser si une préparation ou un produit fait l'objet d'une monographie spécifiant une limite de teneur en endotoxines bactériennes : deux méthodes par gélification, deux par colorimétrie et deux par turbidimétrie.

Stérilité

Le choix de la méthode de stérilisation est fonction de la préparation injectable à réaliser. Les procédés utilisables ont été étudiés dans le chapitre « stérilisation » (*cf.* p. 193). Ils doivent toujours être validés par des moyens appropriés, c'est-à-dire qu'il faut vérifier que le procédé assure la stérilité du médicament sans altérer ses constituants.

En pratique pour les préparations injectables on a recours :

■ *pour les préparations liquides :* essentiellement à la stérilisation à la chaleur humide à 121 °C.

Lorsque le principe actif ne supporte pas ce traitement, il est possible d'opérer à plus basse température. Il est alors recommandé d'opérer aussi aseptiquement que possible et éventuellement d'ajouter un bactériostatique autorisé. Pour les préparations liquides thermolabiles, il ne reste que la filtration stérilisante suivie d'une répartition aseptique. L'addition d'un bactériostatique est ici encore une précaution utile ;

■ *pour les préparations solides, c'est-à-dire les poudres :* en général, il faut les préparer et les répartir aseptiquement en ampoules ou flacons stériles.

Le recours aux rayonnements ou à l'oxyde d'éthylène est tout à fait exceptionnel (*cf.* p. 210 et 213).

Le *contrôle* de la stérilité des préparations injectables se fait avec des échantillons prélevés sur les lots de stérilisation dans des conditions qui sont précisées par la Pharmacopée (*cf.* p. 223).

Formulation, préparation et répartition des préparations parentérales

Véhicule

Eau pour préparations injectables

Cette eau a été décrite dans la première partie de même que les précautions à prendre pour son emploi (*cf.* p. 51). C'est le solvant le plus normal et le plus général pour les médicaments administrés par voie parentérale mais on peut avoir recours à d'autres solvants pour les principes actifs peu solubles dans l'eau ou instables en milieu aqueux et aussi pour avoir un effet prolongé.

Solvants non aqueux

Les solvants non aqueux utilisables par voie parentérale sont de natures très diverses. Il y a des alcools, des glycols et des polyols, des esters de ces alcools, des éthers, des huiles végétales et des véhicules divers tels que la lanoléine, la méthyléthylcétone, le dioxane, etc., mais il est à noter que la plupart d'entre eux ne peuvent être injectés seuls mais sous forme de mélanges de solvants.

Propriétés des solvants non aqueux injectables

■ *Solubilité et miscibilité à l'eau.* Parmi les solvants non aqueux, les uns sont insolubles dans l'eau, ce sont les huiles végétales et minérales et divers esters ou éthers organiques, les autres sont très solubles et même miscibles à l'eau, ce qui permet de les utiliser en mélange avec elle. Ce caractère de solubilité ou de non-solubilité dans l'eau influe sur la diffusion et par conséquent sur la rapidité d'action des principes injectés.

■ *Viscosité.* Certains solvants non aqueux sont très visqueux, c'est le cas des huiles et des polymères de poids moléculaire élevé. Cette viscosité rend l'injection plus douloureuse et ralentit la diffusion du principe actif mais ceci peut être avantageux lorsqu'on désire une action prolongée du médicament. L'oléate d'éthyle a été proposé comme solvant non aqueux car plus fluide que les huiles.

■ *Pureté*. Les solvants non aqueux ont l'avantage d'être moins facilement contaminés par les micro-organismes que l'eau. Du point de vue chimique, ils sont en général moins bien définis. Pour les produits de synthèse, il faut vérifier l'absence de produits voisins qui peuvent être plus toxiques. Pour les mélanges d'isomères ou de polymères de compositions plus complexes, il faut se contenter en général de normes limites comme on le fait pour les huiles naturelles : limites de viscosité, densité, indices divers, etc.

■ *Activité propre et innocuité*. C'est le problème le plus important pour les solvants non aqueux. En principe, un solvant devrait être atoxique, parfaitement toléré, bien résorbé et sans action physiologique propre. En fait, en dehors de l'eau aucun solvant ne répond parfaitement à toutes ces conditions.

Les huiles ont le gros avantage d'être dépourvues de toxicité mais elles se résorbent plus ou moins vite et plus ou moins bien. Elles sont parfois utilisées en IM et SC mais jamais en IV, car elles risqueraient de provoquer des accidents graves.

L'alcool éthylique à petites doses n'est pas toxique tout au moins à des concentrations auxquelles il ne précipite pas les protéines. En revanche, ses injections sont très douloureuses d'où son emploi très réduit. Ses esters, acétate et lactate, présentent le même inconvénient.

C'est surtout dans le groupe des *polyols* que des recherches ont été faites ces dernières années. De tous les polyols, le propylène-glycol (1-2) et le propylène-glycol (1-3), ou encore les macrogols (PEG) liquides de faible masse molaire seraient les moins toxiques. Ce qui ne veut pas dire qu'ils ne le soient pas du tout. Même en SC ou en IM on ne peut en injecter que de petits volumes et de toute façon l'injection provoque une sensation de brûlure. En général, la résorption de ces produits est bonne. Ces solvants sont pratiquement toujours utilisés en mélanges avec de l'eau ppi.

En conclusion, on peut dire que l'utilisation des solvants non aqueux par voie parentérale est assez réduite du fait qu'il y a toujours des inconvénients à injecter dans l'organisme un liquide non physiologique. Dans le cas des principes insolubles dans l'eau, on peut cependant préférer les solutions non aqueuses aux suspensions aqueuses et ceci pour diverses raisons : dosage uniforme plus facile à réaliser, résorption plus régulière et plus grande stabilité et également moins d'effets indésirables lors de l'injection.

Pour le *contrôle de la stérilité*, dans le cas des préparations injectables non aqueuses, le mieux est de les filtrer sur un filtre stérile qui est ensuite placé dans un milieu de culture. En opérant ainsi, l'interprétation des résultats n'est pas gênée par la présence du solvant dans les milieux.

Préparation

Les préparations injectables peuvent se présenter sous forme de solutions, de suspensions, de poudres à dissoudre au moment de l'emploi ou d'émulsions.

Pour les **solutions** qui ne se posent pas de problèmes particuliers, si ce n'est les précautions à prendre pour éviter les contaminations par les micro-organismes et les substances pyrogènes, on a recours aux méthodes de dissolution classiques.

Aux principes actifs sont ajoutés tous les adjuvants nécessaires pour l'ajustement du pH et de l'isotonie et pour assurer la bonne conservation de la préparation : bactériostatiques, antioxydants...

Conservateurs antimicrobiens : les préparations aqueuses qui sont préparées dans des conditions aseptiques et ne peuvent pas être soumises à une stérilisation terminale peuvent contenir un conservateur antimicrobien approprié à concentration convenable.

Pour les préparations multidoses, *cf.* p. 315.

Pour les préparations unidoses, il ne doit pas être ajouté de conservateur antimicrobien lorsque :

■ le volume à injecter dépasse 15 mL, sauf exception justifiée ;

■ les préparations sont destinées à être injectées par des voies qui ne le permettent pas pour des raisons médicales, telles la voie intracisternale ou toute autre voie donnant accès au liquide céphalorachidien, ou la voie intra- ou rétro-oculaire.

Les *poudres* doivent être simplement de ténuité suffisante pour être facilement remises en solution ou en suspension. Les lyophilisats, souvent utilisés, se dispersent très aisément.

Les *émulsions injectables* sont beaucoup moins fréquentes que les suspensions. On peut cependant citer les émulsions aqueuses nutritives de glycérides administrées en perfusion. Ce sont des émulsions extrêmement fines dont les particules doivent être de l'ordre de quelques centièmes de micromètre. Elles ne doivent pas contenir, du fait de leur mode d'administration, de particules de plus de 5 μm (en fait la limite que s'imposent les fabricants est de 1 μm). Elles doivent rester stables, sans signe de déphasage. Leur mise au point est extrêmement délicate.

Restent les *suspensions injectables* qui demandent quelques remarques particulières. La forme suspension injectable est choisie lorsque le principe actif est insoluble dans l'eau et qu'une solution non aqueuse n'est pas sans inconvénients. On y a aussi recours lorsqu'on désire un effet prolongé du médicament, il peut s'agir alors d'une suspension aqueuse ou huileuse.

Les procédés d'obtention sont ceux qui ont été étudiés à propos des suspensions en général :

■ méthodes chimiques dans des conditions très précises, très souvent couvertes par des brevets ;

■ méthodes physiques, c'est-à-dire essentiellement le microbroyage en milieu humide (broyeurs à boulets) et le microbroyage à sec (microniseur à air comprimé).

La taille des particules doit être comprise entre 0,10 et 10 μm. La finesse des particules influe sur la vitesse de résorption.

La phase liquide est en général l'eau mais peut être une huile de qualité injectable. Elle doit être telle qu'elle ne dissolve pas du tout le principe en suspension pour éviter le phénomène de croissance des cristaux.

Dans le cas d'une suspension aqueuse, on peut ajouter pour la bonne conservation de la préparation :

■ des substances tampons (stabilisation du pH) ;

■ divers agents de suspension classiques à la condition qu'ils soient injectables. Comme surfactif, on peut utiliser un polysorbate et aussi d'autres produits tels que le dioctylsulfosuccinate de sodium. Comme colloïdes, les plus utilisés sont les dérivés de la cellulose (MC et CMC), des alcools polyvinyliques et des macrogols.

Le problème de la stabilité ne se pose pas exactement comme pour les suspensions buvables multidoses. Ce qu'on recherche pour une suspension injectable, c'est une dispersion facile à obtenir par simple agitation du contenant et d'une durée suffisante pour le prélèvement à l'aide d'une seringue. L'important est que le précipité ne s'agglomère pas dans le contenant en amas cohérents résistant à l'agitation avant l'injection. C'est pour cette même raison que pour les suspensions, les ampoules « bouteilles » à col large ou les flacons sont préférées aux ampoules à pointes fines déconseillées car les dépôts dans les pointes sont impossibles à disperser. La remise en suspension par agitation est alors difficile.

La *stérilisation* par la chaleur n'est pas applicable aux suspensions terminées, car elle risque de provoquer la croissance des cristaux et la modification du colloïde protecteur. La filtration stérilisante n'est pas à envisager. Il ne reste donc que la possibilité de la préparation aseptique : chaque constituant de la suspension doit être stérilisé séparément par des moyens appropriés à chacun d'eux et finalement le mélange, la préparation de la suspension et la répartition en ampoules sont réalisés aseptiquement en enceinte stérile.

Les différents stades auxquels peut se faire la stérilisation sont représentés schématiquement dans la figure 4.32.

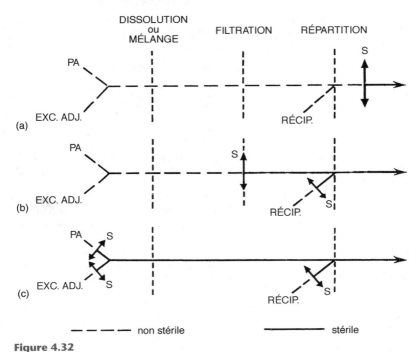

Figure 4.32
Différents stades possibles de la stérilisation.
a) cas d'une solution injectable stérilisée à l'autoclave ; b) cas d'une solution injectable stérilisée par filtration ; c) cas d'une suspension, d'une émulsion ou d'une poudre injectable. PA (principe actif) ; EXC ADJ (excipients et adjuvants) ; RECIP (récipients) ; S (stérilisation).

Dans les directives des BPF figurent quelques exemples d'opérations qui sont réalisées dans les différentes classes d'atmosphères contrôlées (tableau 4.4). Elles distinguent les produits stérilisés dans leur récipient final, ce qui est le cas général, des préparations aseptiques, en particulier pour les substances actives instables à la chaleur et/ou à l'humidité dont les solutions doivent être stérilisées par filtration et lyophilisées en atmosphère classée (il faut toutefois que ces substances restent assez stables pour être dissoutes et rester en solution jusqu'à la congélation).

Tableau 4.4
Opérations réalisables suivant les classes d'atmosphère contrôlée

Classe	Opérations sur des produits stérilisés dans leur récipient final
A	Remplissage de produits, si l'opération présente des risques inhabituels
C	Préparation de solutions, si l'opération présente des risques inhabituels. Remplissage de produits
D	Préparation de solutions et d'accessoires aux fins de remplissage
Classe	Opérations sur des préparations aseptiques
A	Préparation et remplissage aseptiques
C	Préparation de solutions destinées à être filtrées
D	Manipulation d'accessoires après nettoyage

Dans tous les cas, la préparation des produits destinés à être stérilisés doit être réalisée en atmosphère classée. Tous les liquides subissent une succession de filtrations clarifiante puis stérilisante même en cas de stérilisation dans leur récipient final.

Pour les *formes à libération ralentie* par voie parentérale, la libération ralentie ou prolongée est obtenue en retardant la diffusion du principe actif à partir du point d'injection. Pour cela, on peut remplacer une solution aqueuse par une *solution huileuse* mais la méthode la plus classique consiste à injecter un dérivé insoluble du principe actif sous forme de *suspension* amorphe ou cristalline (ex. : préparations retard d'insuline). Le principe actif peut être adsorbé sur une substance inerte, fixé dans des *microsphères*, enfermé dans une des phases d'une *émulsion* ou dans des *micelles* ou chimiquement transformé (*prodrogue*) afin de modifier ses propriétés physiques. La prolongation recherchée est généralement de l'ordre de 12 à 14 h. Le recours aux *implants* ou pellets, formes galéniques solides stériles introduits aseptiquement sous la peau, à effet beaucoup plus durable, reste exceptionnel. Les implants traditionnels, qui étaient de très petits comprimés, sont maintenant remplacés par des systèmes réservoirs, biodégradables ou non, beaucoup plus faciles à administrer. Ces formes, sauf exception, sont administrées par voie intramusculaire, intraarticulaire ou sous-cutanée.

Répartition des préparations injectables

Récipients

Les récipients destinés aux préparations pour usage parentéral doivent être fabriqués dans une matière :

■ suffisamment transparente pour permettre à tout moment la vérification visuelle de l'aspect primitif de la préparation ;

■ inactive sur la préparation avec laquelle elle est en contact ;

■ dont la nature ne permet ni la diffusion dans ou à travers la matière du récipient, ni l'introduction de matières étrangères dans la préparation.

Le conditionnement des préparations injectables se fait dans des ampoules, des flacons ou plus rarement dans d'autres types de récipients :

■ L' ampoule peut se présenter sous deux formes :

• *l'ampoule à « deux pointes »* cylindrique qui se termine à chaque bout par une pointe fine étirée (peu utilisée actuellement), ou à une seule pointe fine et à fond plat ; ces ampoules sont de moins en moins utilisées pour les préparations parentérales (voir ci-dessous) ;

• *l'ampoule bouteille* cylindrique qui se termine à une extrémité par un fond plat et à l'autre par un *col large*.

Dans les deux cas la fermeture est assurée par scellage, donc sans avoir recours à d'autre matériau que le verre. Les contenances les plus courantes vont de 1 à 20 mL.

■ Le *flacon pour préparation injectable*. Ce flacon est obturé par un bouchon de caoutchouc étroitement appliqué sur le col au moyen d'une bague d'aluminium, elle-même recouverte d'une capsule de protection. Pour les petits flacons, il peut aussi n'y avoir qu'une capsule d'aluminium qui sert à la fois de bague de fixation et de protection. Pour le prélèvement, le bouchon est transpercé par une aiguille à injection (figure 4.33).

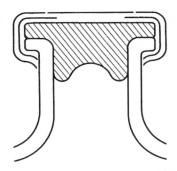

Figure 4.33
Système de bouchage des flacons.

La gamme des volumes va de 5 mL à 1 L.

• *Les petits flacons* sont surtout destinés aux poudres. Pour l'emploi, le solvant est injecté à l'aide d'une aiguille et d'une seringue à travers le bouchon préalablement aseptisé. Après dissolution, le prélèvement se fait de la même façon. Les parois intérieures peuvent être siliconées afin que le liquide se rassemble bien au fond pour faciliter le prélèvement intégral.

• *Les grands flacons,* en général normalisés, sont destinés au sang humain et ses dérivés et aux solutions pour perfusion. Pour le prélèvement, le bouchon de caoutchouc, préalablement nettoyé à l'alcool ou à l'alcool iodé, est perforé au moyen de deux aiguilles dont l'une, pour la prise d'air, est fixée sur une courte tubulure de matière plastique munie d'un tampon de coton et l'autre sur la tubulure à perfusion. Sauf exceptions, le vide est réalisé dans les grands flacons après leur remplissage. **L'infirmière doit vérifier ce vide avant utilisation car il est la garantie du maintien de l'étanchéité, donc de la stérilité :** un choc extérieur, comme par exemple un coup avec la paume de la main, provoque un claquement du liquide sur les parois (marteau d'eau). Une microfente causée par un choc accidentel en cours de transport peut permettre l'introduction d'air et donc de micro-organismes.

Tous les accessoires pour perfusion sont évidemment stériles.

■ Récipients divers :

• *Flacons et poches en matières plastiques.* Ils sont surtout utilisés pour les solutions pour perfusion. Pour cet usage, le verre et les matières plastiques ont leurs avantages et leurs inconvénients. Le *verre* a comme avantages sa transparence, son inertie chimique, sa composition connue, sa résistance thermique à 121 °C, sa rigidité et son imperméabilité. Les *matières plastiques* ne possèdent ces qualités qu'à des degrés divers. Dans le cas des flacons, il faut bien noter que le verre n'est jamais employé seul, son bouchage nécessite du caoutchouc dont l'inertie chimique peut laisser à désirer. La connaissance de la composition et l'inertie chimique des matières plastiques posent de sérieux problèmes, mais elles sont légères, peu fragiles, résistantes au gel et souples. Du fait de leur souplesse, la prise d'air des flacons devient inutile.

Il existe des machines qui fabriquent des récipients entièrement en matière plastique et les remplissent de solution injectable stérile. Ces unités de *formage/remplissage/scellage* sont alimentées en granulés thermoplastiques, façonnent les récipients, les remplissent et les scellent immédiatement (système « *bottle-pack* »). Ces fabrications en continu complètement automatisées exigent des techniques de validations particulièrement complexes et rigoureuses.

• *Seringues pré-remplies et cartouches.* Leur intérêt est de faciliter les manipulations au moment de l'injection. Elles sont délivrées stériles, prêtes à l'emploi avec le liquide à injecter dans un emballage étanche stérile.

Les seringues pré-remplies dites aussi « auto-injectables » peuvent être en verre avec joint piston en caoutchouc (figure 4.34). Elles peuvent être délivrées avec aiguille incorporée ou séparée.

Les *cartouches* ou *carpules* ont un corps en verre et nécessitent l'emploi d'un porte-cartouche pour l'injection (figure 4.35). Elles sont surtout utilisées par les dentistes.

Les récipients en verre ou en matière plastique ainsi que les bouchons en élastomères doivent répondre dans le cas des préparations injectables aux définitions et essais déjà décrits à propos des matériaux de conditionnement (*cf.* p. 114 à 117).

Les fermetures doivent être telles qu'elles assurent l'étanchéité, empêchent la pénétration des micro-organismes et de tout autre agent de contamination et permettent, *sans être déplacées,* le prélèvement de tout ou partie du contenu. La matière plastique ou l'élastomère constituant cette fermeture doit présenter une résistance et une élasticité adaptées à la pénétration d'une aiguille, en entraînant aussi peu que possible de fragments. Les fermetures des récipients multidoses doivent être suffisamment élastiques pour garantir l'obturation du passage de l'aiguille dès le retrait de celle-ci.

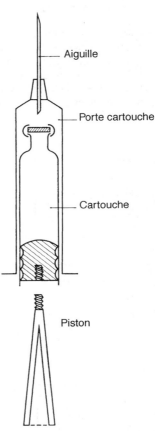

Aiguille

Porte cartouche

Cartouche

Piston

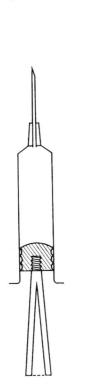

Figure 4.34
Seringue pré-remplie : en verre avec joint piston en caoutchouc.

Figure 4.35
Cartouche et porte-cartouche.

Répartition en ampoules et flacons

Il existe deux modes de répartition des *liquides injectables* en ampoules :

■ *Remplissage collectif au vide* (pour ampoules à pointes fines seulement). C'est le procédé qui était réalisé à l'officine à l'aide d'un bécher et d'une cloche à vide.

Le principe est le suivant : on opère dans une enceinte dans laquelle on peut faire le vide ; les ampoules sont placées verticalement, l'extrémité fermée en haut et l'extrémité ouverte en bas et plongeant dans la solution injectable à répartir. Lorsque le vide est cassé dans l'enceinte, la solution remonte dans les ampoules.

Dans l'industrie pour faciliter les opérations, les ampoules sont réparties dans des caissettes carrées en acier inoxydable ou en matière plastique. Des caissettes de 20 cm de côté contiennent environ 700 ampoules de 1 mL ou 145 de 10 mL. Les caissons à vide sont conçus pour contenir un nombre important de caissettes.

Pour la mise en ampoule on a la succession d'opérations suivantes :

• pour le *lavage*, les caissettes d'ampoules vides sont retournées dans une caissette légèrement plus grande (25 × 25) contenant de l'eau pour préparations injectables. Le remplissage par l'eau se fait en faisant le vide puis en cassant celui-ci. Ces deux opérations peuvent être répétées plusieurs fois. La vidange se fait sur une grille sur laquelle repose la pointe ouverte des ampoules. Ce mode de lavage est peu efficace ; il peut être amélioré en soumettant les ampoules à des ultrasons au moment où elles sont pleines d'eau (figure 4.36) ;

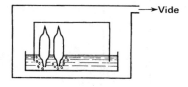

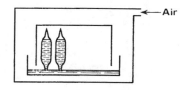

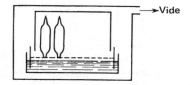

Figure 4.36
Lavage des ampoules.

• pour *le remplissage*, les caissettes d'ampoules vides sont retournées dans la caissette (25 × 25) contenant le liquide à répartir dans les ampoules. Le remplissage se fait en soumettant l'ensemble au vide qui est ensuite cassé. Pour chasser la goutte qui reste dans la pointe, les ampoules peuvent être retournées et soumises une autre fois au vide (figure 4.37).

Les installations les plus perfectionnées permettent un rendement horaire de l'ordre de 70 000 ampoules de 1 mL environ.

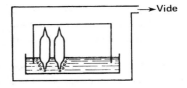

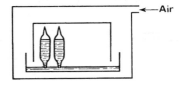

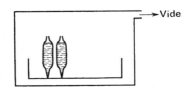

Figure 4.37
Remplissage des ampoules.

La précision du remplissage par ce procédé dépend de la régularité des dimensions des ampoules. Il est particulièrement important que le diamètre du corps de l'ampoule soit toujours le même pour avoir un volume intérieur toujours identique.

Le remplissage est suivi du lavage des pointes et du scellage :
- *lavage des pointes* : après le remplissage, la pointe ouverte est souillée (à l'intérieur et à l'extérieur) de liquide injectable qui peut carboniser au moment du scellage.

Ce lavage est réalisé sur les ampoules, pointe ouverte en haut, soit par pulvérisation d'eau tiède, soit par jet de vapeur.
- *scellage* : il se fait soit avec un chalumeau à main, à flamme longue et fine que l'opérateur promène sur toutes les pointes des ampoules en caissettes, soit en faisant passer les caissettes sous des rampes de chalumeaux.

De toute façon pour le scellage en caissettes, il faut que les ampoules aient toutes la même longueur à 1 mm près et que les pointes étirées aient un faible diamètre (1,5 à 2,5 mm selon la taille de l'ampoule) du fait que le scellage se fait dans la flamme sans rotation.

C'est donc un procédé uniquement utilisable pour les ampoules à pointes fines à condition que le verre soit suffisamment épais pour supporter les manipulations ultérieures.

Ce procédé tend à être abandonné par les fabricants, car il est très difficile à pratiquer dans des conditions conformes aux BPF. Il garde son intérêt pour les réparations buvables en ampoules deux pointes.

■ *Remplissage unitaire* (pour ampoules à col large et flacons). Dans le col de l'ampoule ou du flacon qui doit être suffisamment large pour cela, on introduit une aiguille par laquelle est injecté un volume bien déterminé de solution. Les ampoules dans ce cas sont remplies une à une.

À petite échelle, le remplissage unitaire peut être très facilement réalisé avec une burette graduée et une aiguille ou encore avec une seringue graduée et une aiguille.

Dans les appareils industriels, c'est une seringue de précision qui dose exactement la quantité de liquide à introduire dans chaque ampoule (figure 4.38).

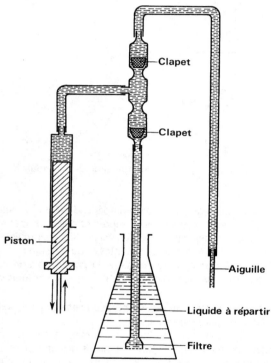

Figure 4.38
Principe du remplissage unitaire.

• Le *lavage* préalable se fait par injection en continu de détergents à l'aide d'une aiguille qui pénètre dans l'ampoule. Le dernier rinçage se fait à l'eau pour préparations injectables. Ce procédé est efficace. Il est possible aussi d'utiliser directement des ampoules livrées propres et stériles, conditionnées chez le verrier en atmosphère classée. Elles sont fournies fermées (scellées). Il est prévu alors une ouverture par chauffage au moyen d'un chalumeau juste avant le remplissage et le nouveau scellage final.

• Le *remplissage* se fait avec des seringues de précision qui fonctionnent comme des pompes aspirantes et refoulantes. Elles sont en verre, en matière plastique ou en acier inoxydable. La course du piston est réglée à l'aide d'une vis micrométrique. Grâce à un jeu de clapets, chaque dose aspirée par le piston est refoulée vers l'aiguille qui pénètre dans l'ampoule.

• Le *scellage* peut se faire par rotation dans la flamme des chalumeaux dirigée sur le col dont l'extrémité est tenue par des pinces qui assurent l'étirement pendant la fusion du verre. L'étanchéité de la fermeture est beaucoup mieux garantie que dans le premier cas.

La figure 4.39 représente schématiquement une machine industrielle pour remplissage unitaire. Les ampoules se déplacent sur une chaîne porteuse devant les postes de remplissage et de scellage. Sur le schéma, il n'y a qu'un poste de remplissage mais il peut y en avoir plusieurs pour augmenter le rendement. Un gaz inerte peut être introduit dans l'ampoule avant injection du liquide (cas des médicaments sensibles à l'oxydation).

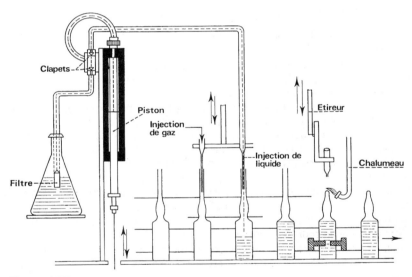

Figure 4.39
Machine pour remplissage unitaire des ampoules.

Le rendement horaire est de l'ordre de quelques centaines à quelques milliers selon le nombre des postes de remplissage.

■ Avantages et inconvénients des deux méthodes :

• Remplissage au vide :

– prix de revient moins élevé : cadence rapide de remplissage – méthode utilisable pour les ampoules « deux pointes » moins chères que les ampoules « bouteilles » – appareillage robuste moins délicat que les appareils à remplissage unitaire ;

mais :
- lavage très soigné intérieur et extérieur des ampoules (qui baignent dans la solution de remplissage) ;
- remplissage dont la précision dépend du calibrage des ampoules et du réglage du vide ;
- lavage difficile et peu efficace des ampoules ;
- nécessité de rinçage des pointes avant scellage ;
- nécessité de manipuler des excédents de liquides injectables et légères pertes.

C'est pour ces raisons que ce procédé est pratiquement abandonné pour les préparations injectables et réservé aux préparations buvables.

- Remplissage unitaire :
  - grande précision du dosage (ceci est intéressant pour la régularité de la répartition mais c'est l'infirmière qui mesure la quantité exacte à injecter) ;
  - possibilité de lavage efficace des ampoules à col large ;
  - lavage inutile du col après remplissage ;
  - meilleure garantie du scellage ;
  - pas de gaspillage de la solution ;

mais :
- prix de revient plus élevé. Encore faut-il noter que si le principe actif coûte cher, les pertes par le procédé au vide peuvent être telles qu'on a intérêt à employer le procédé unitaire.

Pour les deux types d'ampoules, la cassure lors de l'ouverture peut générer des particules comme il a été expliqué plus avant pour les buvables. Les normes pour les particules non visibles de la pharmacopée sont plus larges pour les petits récipients en partie pour cette raison.

Opérations consécutives. Après le remplissage et le scellage, on a les opérations suivantes :

■ *Stérilisation :* uniquement par la chaleur lorsqu'elle se fait après la répartition.

■ *Contrôle de l'étanchéité :* s'il n'y a qu'une pointe à vérifier, il suffit de placer les ampoules pointe en bas dans l'autoclave. Si elles ne sont pas très bien scellées, elles se vident au cours du chauffage.

On peut aussi placer les ampoules sorties de l'autoclave et encore tièdes dans un bain froid coloré. Si l'ampoule est mal scellée, le colorant pénètre dans l'ampoule.

Il existe des méthodes de contrôle de l'étanchéité basées sur la conductivité mesurée au sommet de l'ampoule et sur l'observation microscopique automatique des pointes.

- *Lavage extérieur des ampoules* avec des solutions détergentes puis ensuite rinçage et séchage.
- *Mirage.*
- *Impression ou étiquetage éventuel des ampoules. Mise sur chevalets et emballage.*

Il est à noter que les ampoules sont de plus en plus souvent livrées imprimées avec numéro de lot et date limite d'utilisation. Les ampoules excédentaires sont détruites.

Cas particuliers :

- *Remplissage sous gaz inerte.* Pour les médicaments facilement oxydables, il y a intérêt à faire le remplissage sous gaz inerte : azote ou gaz carbonique. Dans le cas du remplissage au vide il suffit de casser le vide avec un gaz inerte. Dans le cas de la méthode unitaire on remplit l'ampoule de gaz inerte avant l'introduction de la solution.

- *Remplissage aseptique.* On opère dans des enceintes stériles, tout le matériel étant stérilisé au préalable. Dans le cas des ampoules, on peut utiliser des ampoules vides, fermées et stériles qui sont ouvertes juste avant le remplissage puis scellées à nouveau.

- *Poudres stériles.* La répartition se fait toujours aseptiquement, la stérilisation n'étant pas possible après le conditionnement.

La poudre peut être répartie dans des ampoules ou, plus souvent, dans des flacons soit par pesée, soit volumétriquement. Mais la répartition sous forme de solution stérile qu'on lyophilise ensuite dans les récipients est la méthode la plus employée : *lyophilisats*. La figure 4.40 illustre la chronologie des opérations et les contrôles du cours.

- *Suspensions.* Seule la méthode unitaire est utilisable. L'homogénéité de la suspension doit être maintenue pendant toute la durée de la répartition par une agitation convenable.

- *Préparations multidoses.* Ces préparations doivent rester exceptionnelles. Lorsqu'elles sont nécessaires, il faut leur ajouter un conservateur et indiquer les précautions à prendre pour l'administration et particulièrement pour la conservation entre deux prélèvements.

Contrôle du remplissage

■ Liquides : estimation du volume extractible.

Il est nécessaire d'introduire dans chaque récipient un volume légèrement supérieur à celui qui est indiqué sur l'étiquette pour permettre à l'utilisateur de prélever la quantité de médicament mentionnée. La détermination se fait volumétriquement au-dessus de 5 mL et par pesée pour les récipients de plus petit volume.

Les *suspensions injectables* de faible teneur en principe actif doivent subir, de plus, un *essai d'uniformité de teneur* identique à celui des poudres.

■ Poudres : les poudres doivent être soumises à *l'essai d'uniformité de masse* (*cf.* p. 227). Pour cet essai, chaque récipient privé d'étiquette est pesé, puis lavé, correctement séché et enfin pesé vide. La masse est calculée par différence. Si la masse est inférieure à 40 mg, cet essai est remplacé par celui d'uniformité de teneur.

Pour les poudres de masse unitaire inférieure à 40 mg, il est demandé de faire un *essai d'uniformité de teneur* dans les mêmes conditions que pour les comprimés.

Solutions particulières destinées à l'épuration sanguine

■ *Solutions pour dialyse péritonéale.* Ce sont des solutions stériles et apyrogènes d'électrolytes de concentration assez voisine de la composition électrolytique du plasma, contenant une substance osmotiquement active, par exemple le glucose en concentration variable.

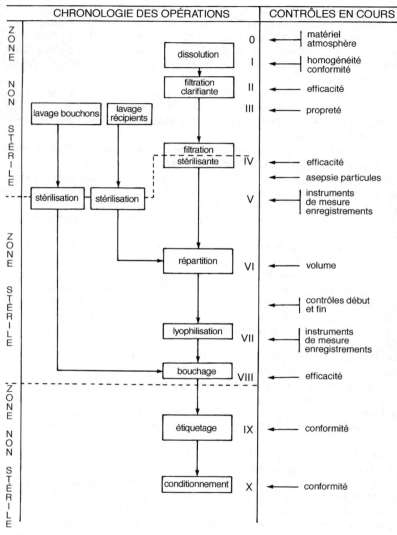

Figure 4.40
Fabrication des lyophilisats stériles.

Ces solutions sont destinées à l'épuration sanguine par diffusion et par osmose à travers le *péritoine* qui *joue le rôle de membrane de dialyse* à la place des reins déficients.

Les récipients en verre ou en matière plastique rigide ou souple sont adaptés au mode d'administration. Les récipients souples sont contenus dans des enveloppes protectrices scellées.

■ **Solutions pour hémofiltration.** Ce sont des solutions de compositions voisines des précédentes, assez proches de celle du plasma. Elles sont destinées à remplacer par perfusion un volume d'ultrafiltrat de plasma retiré auparavant au moyen d'un ultra-filtre.

■ *Solutions pour hémodialyse.* Ce sont des solutions de compositions voisines des solutions pour dialyse péritonéale. Elles sont aussi destinées à l'épuration sanguine, cette fois non pas par les reins mais à travers une membrane de matière plastique appropriée. C'est le procédé d'épuration sanguine par circulation extracorporelle, c'est-à-dire par circulation du sang dans un hémodialyseur ou rein artificiel. Le sang passe sur une face de la membrane tandis que la solution pour hémiodialyse circule sur l'autre face.

Les quantités de solution pour hémiodialyse sont telles (de l'ordre de 400 L par séance) qu'on a recours à des *solutions concentrées* avec ou sans acétates ou lactates. Les solutions concentrées sans acétates ou lactates sont acides ; elles contiennent de l'acide acétique et doivent être neutralisées avec du bicarbonate de sodium au moment de l'emploi. Le maintien d'un très bas niveau de contamination est assuré d'une part par les précautions prises au cours de leur préparation et d'autre part par la très forte concentration saline de ces solutions. Dans certains cas, il peut être nécessaire d'exiger la stérilité de la solution.

Les solutions concentrées sont diluées au moment de l'emploi, de préférence avec l'*eau pour dilution des solutions concentrées pour hémodialyse* décrite dans la pharmacopée (en général 35 fois) (*cf.* p. 52).

Les solutions pour hémiodialyse, à la différence des précédentes, ne sont pas injectées dans l'organisme.

Les *essais* pour ces trois types de solutions comportent essentiellement des dosages très précis des composants et la recherche d'aluminium.

Les solutions pour dialyse péritonéale et pour hémofiltration étant des préparations injectables doivent répondre aux essais suivants : aspect de la solution, pH, contamination particulaire, volume extractible, stérilité, pyrogènes et endotoxines bactériennes. L'essai de la contamination particulaire est effectué par la méthode optique automatique (*cf.* p. 292). Le nombre limite par millilitre est de 25 pour les particules supérieures à 10 µm et de 3 pour les particules supérieures à 25 µm.

Pour les solutions concentrées pour hémodialyse, les essais de stérilité et des pyrogènes ne sont à effectuer que si l'étiquette précise que la solution est stérile et/ou apyrogène.

Voie rectale

Les *préparations rectales* sont des préparations destinées à être administrées par voie rectale en vue d'une action locale ou systémique, ou a des fins de diagnostic.

Suppositoires

La principale forme administrée par voie rectale est la forme *suppositoire.*

Cette forme médicamenteuse très ancienne, était déjà prescrite par les médecins grecs et hébreux. Les suppositoires étaient à l'origine constitués par un support sans activité propre (métal, corne, morceaux de racines ou de tiges) et recouvert de substance médicamenteuse. C'est seulement à partir de 1886 que la Pharmacopée indique le mélange du médicament avec l'excipient.

Pendant longtemps, les suppositoires ne furent utilisés qu'en vue d'une action locale. Actuellement, ils sont aussi prescrits en vue d'une action générale. La voie rectale constitue une voie d'administration à action aussi étendue que les voies orale et parentérale.

Les *suppositoires* sont des préparations unidoses solides. Leurs forme, volume et consistance sont adaptés à l'administration par voie rectale.

Ils contiennent un ou plusieurs principes actifs dispersés ou dissous dans un excipient simple ou composé qui est, suivant le cas, soluble ou dispersible dans l'eau ou qui fond à la température du corps. D'autres excipients tels que des agents diluants, absorbants, tensioactifs, lubrifiants, des conservateurs antimicrobiens et des matières colorantes autorisées peuvent éventuellement être utilisés.

Mode d'action des suppositoires

Un suppositoire peut avoir une action mécanique, locale ou systémique :

■ *l'action mécanique* est due à l'éveil d'un réflexe de défécation provoqué par la présence d'un corps étranger dans le rectum. Dans le cas des suppositoires à la glycérine, celle-ci par son hydrophilie attire de l'eau dans l'ampoule rectale et déclenche les mouvements péristaltiques et, ainsi, l'effet laxatif recherché ;

■ *l'action locale* peut être une action antihémorroïdale ou encore une action antiparasitaire, contre les oxyures par exemple ;

■ *l'action systémique* générale est celle qui est la plus recherchée : le principe actif doit alors passer dans la circulation générale.

La muqueuse rectale a un excellent pouvoir d'absorption mais la surface absorbante est limitée. Les principes actifs administrés par cette voie passent très rapidement dans la circulation sanguine par les veines hémorroïdales et aussi, mais en plus faible proportion, dans la circulation lymphatique.

La question a été posée de savoir si les principes actifs absorbés par la muqueuse rectale passaient par le foie avant d'être disséminés dans l'organisme par la circulation générale. C'est un problème important puisque le foie par son pouvoir de détoxication dégrade de nombreux principes actifs (effet de premier passage hépatique). La réponse à cette question a été longtemps discutée.

Un examen de la figure 4.41 montre que les veines hémorroïdales supérieures se déversent dans la veine porte et dirigent donc les principes actifs vers le foie tandis que les veines hémorroïdales moyennes et inférieures les amènent directement dans la circulation générale par une veine iliaque et la veine cave inférieure.

Il semblerait donc à première vue que seuls les principes absorbés au niveau des veines hémorroïdales supérieures passeraient par le foie.

En fait, les choses ne sont pas si simples ; il y a de nombreuses anastomoses entre les veines hémorroïdales et seule l'absorption au niveau des veines très proches du rectum éviterait totalement le passage par le foie. Comme chez l'homme, le suppositoire ne reste pas dans cette région parce qu'il est poussé dans l'ampoule rectale par contraction des muscles du sphincter, il y a une grande fraction des principes actifs administrés par voie rectale qui passe par le foie. Donc, de ce point de vue, on ne peut pas dire qu'il y ait un avantage de la voie rectale sur l'absorption au niveau des voies digestives hautes.

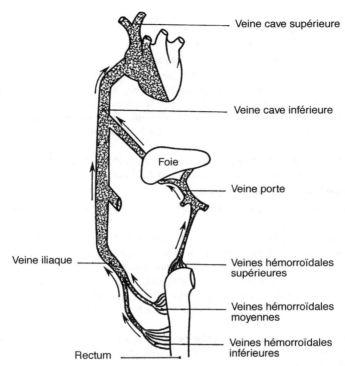

Figure 4.41
Absorption par voie rectale.

Biodisponibilité : avant d'exercer son action locale ou générale, le principe actif doit être libéré de sa forme galénique. On distingue donc les facteurs qui influencent sa biodisponibilité au niveau de la fusion, au niveau de la diffusion dans l'ampoule rectale et au niveau de l'absorption par la paroi du rectum.

La *fusion du suppositoire* est fonction essentiellement de l'excipient : de son point de fusion, de sa zone de ramollissement, de sa viscosité et de sa capacité d'étalement sur la paroi rectale. Celle-ci peut être augmentée par addition d'un surfactif. S'il s'agit d'un excipient hydrosoluble, sa vitesse de dissolution jouera un rôle essentiel.

La *diffusion* dans le liquide du rectum dépend de la solubilité du principe actif : solubilité dans l'excipient, solubilité dans les liquides du rectum et coefficient de partage entre les deux s'ils ne sont pas miscibles. Lorsque le principe actif est insoluble dans l'excipient, la taille des particules et leur état, amorphe ou cristallin, influent sur la vitesse de dissolution.

L'*absorption* dépend de la localisation de la dispersion dans le rectum, du pH du milieu et du pK_A du principe actif, de son coefficient de partage huile/eau, de sa concentration et de son degré de division (dissous ou en suspension).

La résorption par voie rectale est parfois plus rapide et plus importante que par voie buccale. Il faut en tenir compte pour la posologie. Elle est en outre peu constante et varie en fonction de la vacuité de l'intestin. Certains principes actifs ne sont pas absorbés par cette voie.

Les *avantages* de la voie rectale sont :
- l'absorption rapide de certains principes actifs ;
- le médicament est soustrait à l'action des sucs digestifs ;
- la facilité d'administration chez les malades alités et les enfants, les nourrissons en particulier. Il faut cependant noter que la muqueuse rectale est sensible et irritable et peut réagir par le rejet du suppositoire et que, chez l'enfant, elle est particulièrement perméable, ce qui a conduit à des accidents avec des principes très actifs par cette voie.

C'est une forme médicamenteuse très demandée par les infirmières et les mères de famille mais relativement peu prescrites par certains pédiatres.

Excipients pour suppositoires

Les qualités d'un excipient pour suppositoires peuvent être énumérées de la façon suivante :
- innocuité et bonne tolérance par la muqueuse rectale ;
- inertie vis-à-vis des médicaments incorporés. Certaines incompatibilités avec les principes actifs peuvent être dues aux impuretés des excipients ;
- consistance convenable : il ne doit être ni trop mou, ni trop cassant. Pour la fabrication, la zone de solidification doit être aussi réduite que possible pour assurer une prise en masse rapide et il doit se rétracter au refroidissement pour faciliter le démoulage ;
- libération rapide et totale du principe actif dans le rectum, soit par fusion au-dessous de 37 °C, soit par dissolution ou dispersion dans le milieu liquide de l'ampoule rectale ;
- bonne conservation.

Classification

Les principaux excipients déjà décrits dans la première partie peuvent être classés en deux catégories principales :
- **Triglycérides** (excipients lipophiles).

  Ce sont les excipients les plus utilisés (*cf.* composition).
  - *Beurre de cacao*. Avant la dernière guerre, c'était presque uniquement à lui qu'on avait recours pour la fabrication des suppositoires. Actuellement, il est sérieusement concurrencé par des produits qui ont fait leur apparition à un moment où l'approvisionnement en beurre de cacao était rendu difficile par l'état de guerre.

  Il est solide et suffisamment dur à la température ordinaire pour permettre une manipulation facile. La zone de ramollissement est assez courte puisqu'elle est d'environ 3 °C.

  La présence d'une proportion importante d'acide oléique dans sa composition explique que sa conservation ne soit pas parfaite.

  Il ne permet pas l'incorporation de solutions aqueuses sans recours à des adjuvants et présente de façon marquée la possibilité de transformation en plusieurs variétés allotropiques à propriétés physiques différentes, d'où la nécessité de précautions particulières dans la préparation par fusion des suppositoires.

Des trois formes α, β et β', seule la forme β est stable et fond à 32–35 °C ; les autres fondent à des températures plus basses. Lorsqu'on fait fondre complètement du beurre de cacao, on a après refroidissement un mélange des différentes formes allotropiques qui fond vers 23–24 °C. À la longue, toutes les formes instables se transforment en forme β et le point de fusion remonte à 32–35 °C. Ce phénomène, qui rend difficile le démoulage immédiat des suppositoires, peut être évité en fondant incomplètement la masse vers 35–36 °C sans jamais dépasser 40 °C. Ce phénomène existe chez les autres glycérides mais se manifeste de façon plus ou moins nette.

- *Huiles hydrogénées.* En mélangeant des huiles naturelles et en réglant le degré d'hydrogénation, on obtient des produits cireux ressemblant au beurre de cacao et fondant aux environs de 33 à 37 °C. Convenablement choisis, ils possèdent les avantages cités pour le beurre de cacao.

Ils présentent de plus l'avantage de s'oxyder moins facilement. Comme dans le cas du beurre de cacao, on ne peut y incorporer directement des solutions aqueuses.

- *Glycérides hémi-synthétiques solides.* Ces excipients sont aussi des huiles hydrogénées mais contiennent une certaine quantité de mono- et de diglycérides qui permettent l'incorporation de petites quantités de solutions aqueuses de médicaments. Ce sont les excipients les plus largement utilisés.

- *Macrogols glycérides saturés.* Ces excipients encore plus hydrophiles facilitent dans certains cas le passage des principes actifs à travers la muqueuse rectale.

Actuellement, il existe des fabricants spécialisés qui fournissent des gammes d'excipients pour suppositoires à base d'huiles hydrogénées, de glycérides hémi-synthétiques et de macrogols glycérides saturés. Un point important pour le pharmacien est d'être assuré d'avoir des produits homogènes dans leur composition et de qualités identiques d'une livraison à l'autre.

Dans chaque cas particulier, le choix de l'excipient se fait en fonction du principe actif (certains abaissent le point de fusion de l'excipient, certains doivent être émulsionnés…) et en fonction de l'appareillage dont on dispose pour la fabrication des suppositoires. La masse à suppositoire doit fondre entre 35 et 36 °C dans l'idéal.

La poudre de silice peut être ajoutée pour absorber l'eau des extraits et solutions, mais sa présence augmente la viscosité à 37 °C et peut donc nuire à la résorption.

Il peut aussi être nécessaire d'incorporer dans la masse des antioxygènes, les antioxygènes naturels ayant été détruits par les différents traitements chimiques, tout particulièrement par l'hydrogénation.

■ **Excipients hydrosolubles.** Le mélange gélatine–glycérine est bien hydrosoluble mais ne peut être considéré comme un excipient du fait de l'action laxative de la glycérine.

Dans cette catégorie d'excipients, les *macrogols* de masse molaire de 3000 à 10000d utilisés en mélanges ont une consistance suffisante pour être mis sous forme de suppositoires. La dispersion des principes actifs est due à la dissolution et non à la fusion de l'excipient qui fond au-dessus de 40 °C, vers 45–50 °C.

Ils ont l'avantage de ne pas poser des problèmes de conservation à la chaleur comme les glycérides mais ils présentent deux inconvénients : d'une part celui d'être incompatibles avec un certain nombre de principes actifs (*cf.* p. 79) et d'autre part celui d'avoir une action irritante sur la muqueuse rectale. Ils sont peu utilisés.

Il a aussi été proposé de fabriquer des suppositoires hydrophiles par lyophilisation, ce procédé ne semble pas avoir eu pour le moment, d'applications industrielles.

Essais des excipients
■ **Essais physiques :**
- *Point de fusion :* cet essai est essentiel pour les excipients insolubles dans l'eau fusibles puisqu'ils doivent fondre assez rapidement dans le rectum. Plusieurs méthodes sont utilisables, chacun n'ayant qu'une valeur comparative car la plupart des excipients ont une fusion pâteuse.

À titre d'exemple, on peut citer la méthode du tube capillaire en U dans l'une des branches duquel est placé un petit échantillon de l'excipient. Le tube est fixé à un thermomètre plongé dans un bain-marie dont la température croît progressivement. On note la température à laquelle l'échantillon se transforme en liquide qui coule dans le tube. Le point important dans cette détermination est que l'élévation de température soit suffisamment lente (environ 1 °C/min). On peut aussi utiliser un tube capillaire ouvert.

On opère de même et on note la température à laquelle l'excipient liquéfié s'élève dans le tube. On peut encore avoir recours à la détermination du point de goutte décrite pour la graisse de laine (lanoléine) (*cf.* p. 63).
- *Point de solidification :* celui-ci est intéressant à connaître pour déterminer les conditions de fabrication.
- *Viscosité :* elle est déterminée à 40 ± 0,5 °C.
- *Dureté :* elle est mesurée avec des pénétromètres classiques. La dureté doit être suffisante à la température ordinaire.
- *Densité :* c'est une donnée qui peut être utile pour l'identification d'un excipient. Il est de plus important qu'elle soit constante pour un excipient donné puisque la répartition de la masse se fait en volume.

Autres caractéristiques qui peuvent être intéressantes : *l'indice de réfraction* (identification et pureté) et la *coloration* : la couleur de l'excipient doit être constante d'un lot à l'autre.
■ **Essais chimiques.** Il s'agit surtout des différents indices des corps gras :
- *l'indice d'acide* qui doit être aussi faible que possible ;
- *l'indice de saponification* ;
- *l'indice d'iode :* faible pour les huiles hydrogénées ;
- *l'indice d'hydroxyle* qui est intéressant à connaître pour les huiles hydrogénées hydrophiles et hydrodispersibles et les glycérides hémi-synthétiques. Il rend compte de l'hydrophilie et conditionne la rapidité de prise en masse, et de leur aptitude à absorber de faibles quantités de liquides hydrophiles ;
- *l'insaponifiable* ;
- *l'indice de peroxyde* qui est une caractéristique de l'état de conservation.

Il est important lorsqu'on utilise un nouvel excipient de vérifier que ses indices d'acide et de peroxyde n'augmentent que d'une manière insignifiante au cours du temps. Pour cela, on fait des essais de conservation à température ordinaire et à l'état fondu (50 °C par ex.) et on note l'évolution de ces deux indices. Une bonne conservation est fonction du nombre de doubles liaisons et aussi des antioxygènes, naturels ou ajoutés, présents dans l'excipient.

Comme impuretés, il est utile de rechercher les traces de fer, nickel et autres métaux qui ont servi de catalyseurs pour l'hydrogénation des huiles et qui risquent de catalyser la dégradation des principes actifs dans les suppositoires.

■ **Essais physiologiques.** Les excipients pour suppositoires risquent peu d'être toxiques mais ils peuvent être plus ou moins bien tolérés par la muqueuse rectale. On vérifie, après des administrations répétées à un animal, que la muqueuse rectale reste absolument saine.

Quantité d'excipient à mettre en œuvre. Facteur de déplacement

La notion de facteur de déplacement est importante à connaître pour établir la formule en poids des suppositoires dont la répartition se fait en volume : le volume des alvéoles des moules.

Dans chaque cas, le problème est de savoir quelle est la quantité exacte d'excipient à ajouter à une dose de principe actif pour remplir exactement un alvéole du moule utilisé.

Le *facteur de déplacement* est le nombre de grammes d'excipient déplacé par 1 g de principe actif.

Par exemple le facteur de déplacement du phénobarbital sodique est égal à 0,62, cela veut dire que 1 g de phénobarbital sodique déplace 0,62 g de beurre de cacao (le facteur de déplacement dépend de l'excipient utilisé).

Pour établir une formule de suppositoire connaissant le facteur de déplacement du principe actif, on emploie la formule suivante :

$$M = F - (f \times S)$$

■ M = quantité totale d'excipient à utiliser en grammes ;
■ F = contenance du moule pour le nombre de suppositoires à fabriquer ;
■ f = facteur de déplacement du principe actif
■ S = quantité de médicament pour le nombre de suppositoires à fabriquer.

Soit 10 suppositoires à 0,10 g de phénobarbital sodique dans des moules contenant 3 g de beurre de cacao :

$$M = 30 - (0,62 \times 1) = 29,38 \text{ g de beurre de cacao}$$

S'il y a plusieurs principes actifs, la formule devient :

$$M = F - (f_1 S_1 + f_2 S_2 + \cdots + f_n S_n).$$

Si on ne connaît pas le facteur de déplacement, la quantité d'excipient à mettre en jeu peut être déterminée de la façon suivante :

Soit, par exemple, p g de principe actif à répartir dans douze suppositoires, on commence par faire une masse avec les p grammes de principe actif et une quantité nettement insuffisante d'excipient. On répartit cette masse en la coulant au fond de 12 alvéoles du moule et on complète le remplissage avec un léger excédent d'excipient pur fondu. Après refroidissement, on enlève par raclage l'excès d'excipient. On démoule et pèse les 12 suppositoires, soit y grammes.

La masse en grammes d'excipient à utiliser est égal à $y - p$.

Si on veut de plus calculer le facteur de déplacement il suffit de peser 12 suppositoires d'excipient pur soit x ce poids. Des valeurs x et y, on déduit le facteur de déplacement :

$$f = (x - (y - p) ; p)$$

Fabrication des suppositoires

Traitement des principes actifs

■ Si le principe actif est soluble dans l'excipient, il n'y a pas de traitements particuliers à lui faire subir.

■ Si le principe actif est insoluble, il faut l'amener à un degré de ténuité convenable, d'une part pour qu'il ne se produise pas de sédimentation pendant la coulée dans les moules et, d'autre part, pour que la dissolution se fasse facilement dans le liquide aqueux du rectum. La granulométrie ne doit pas être trop fine pour ne pas provoquer la gélification de la masse.

Le broyage se fait par l'un des moyens déjà étudiés : en général à sec mais aussi parfois au sein de l'excipient fondu à l'aide d'un moulin colloïdal (*cf.* p. 156).

■ Si le principe actif est insoluble dans l'excipient, mais très soluble dans l'eau, il peut être mis en solution aqueuse. Celle-ci est ensuite émulsionnée dans l'excipient fondu.

Il y a des cas où le principe actif est adsorbé sur un support inerte pulvérulent avant d'être dispersé dans l'excipient.

Traitement de l'excipient

La méthode courante consiste à faire fondre l'excipient à la température la plus basse possible et à incorporer ensuite les principes actifs.

Industriellement, on a recours à des *fondoirs* (figure 4.42). Le fondoir est une cuve en acier inoxydable à doubles parois entre lesquelles circule un fluide à température parfaitement réglée. La masse liquéfiée traverse une grille ou tamis, qui retient les morceaux d'excipients non fondus, avant d'être dirigée vers le *mélangeur*.

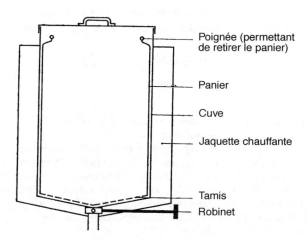

Poignée (permettant de retirer le panier)

Panier

Cuve

Jaquette chauffante

Tamis

Robinet

Figure 4.42
Fondoir.

Préparation de la masse

Excipient fondu et principes actifs sont introduits dans un mélangeur en acier inoxydable dont la température est parfaitement réglée à 1 °C près (cuve cylindrique à doubles parois). Le mélange est assuré par un appareil mélangeur adapté aux constituants de la masse (agitateur rapide à hélice ou à turbine). Dans le cas des émulsions et des suspensions, l'homogénéité peut être améliorée par passage à travers une filière ou même dans un moulin colloïdal (*cf.* p. 156 et 157). La dispersion faite, une agitation lente de toute la masse doit être assurée pendant toute la durée de la répartition dans les moules pour éviter toute sédimentation.

Lorsque les principes actifs sont très volatils, il faut envisager l'emploi de cuves hermétiques.

Division de la masse. Moulage des suppositoires
Deux procédés sont utilisés :
- le moulage dans des moules métalliques, de moins en moins pratiqué ;
- le moulage dans des moules–emballages en matière plastique.

Moules métalliques
On distingue le remplissage collectif et le remplissage unitaire.
- Remplissage collectif :
  - **Coulée :** La coulée dans les moules est pratiquée à une température aussi voisine que possible du point de solidification. Elle s'opère soit par simple gravité (la cuve contenant le mélange se trouve au-dessus des moules), soit par pompage dans une tuyauterie souple calorifugée. La répartition dans les moules peut se faire avec un pistolet de forme spéciale. Ce dernier permet le recyclage continu de la masse fondue qui ne reste donc jamais immobile dans la tuyauterie, même entre deux coulées.
  - **Refroidissement :** à l'officine, les moules remplis sont placés dans un réfrigérateur. Dans l'industrie, on a recours à des groupes frigorifiques réglables à volonté jusqu'à − 20 °C environ et en fonction des caractéristiques de l'excipient choisi. Deux types d'installations peuvent alors être adoptés :
    - *des armoires frigorifiques* dont les portes sont adaptées à l'introduction d'un moule. Le refroidissement se fait en deux temps : 1er temps : refroidissement suivi d'un raclage de l'excédent de masse, et 2e temps : achèvement du refroidissement avant démoulage ;
    - *tunnels frigorifiques :* les moules parcourent deux tunnels réfrigérés. À la sortie du premier, on effectue le raclage et à la sortie du second le démoulage (figure 4.43).

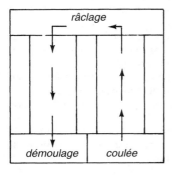

Figure 4.43
Plan d'un tunnel réfrigéré.

En général, le refroidissement des moules dans les appareils frigorifiques est assuré par une circulation d'air froid et il y a intérêt à refroidir les moules avant le remplissage pour accélérer la prise en masse.

Les *moules*, en cuivre ou en alliage d'aluminium sont de deux types :
- soit des *moules à réglettes* : ce sont les moules les plus simples utilisés dans les officines. Il en existe de taille industrielle comportant un grand nombre d'alvéoles. Les barres métalliques à demi-alvéoles sont maintenues serrées les unes contre les autres à l'aide de vis et d'écrous ;
- soit des *moules semi-automatiques* : ils sont de conception différente selon qu'il s'agit de suppositoires coniques ou en forme de torpille. La figure 4.44 représente un moule à division horizontale pour suppositoires de forme torpille avec la position des pièces mobiles pendant le moulage et pendant le démoulage.

Il existe des installations à remplissage collectif complètement automatisées. Le raclage n'est pas nécessaire si les pompes injectent dans les alvéoles la quantité juste nécessaire pour remplir les moules.

■ *Remplissage unitaire.* Le remplissage se fait à l'aide de pompes doseuses.

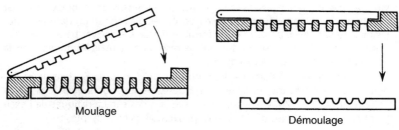

Moulage

Démoulage

Figure 4.44
Moule à suppositoires à division horizontale.

Moules–emballages

Les suppositoires sont coulés à l'aide de pompes doseuses dans des moules qui leur serviront ensuite d'emballage. On évite ainsi l'opération délicate du démoulage. Les moules peuvent alors être en acétate de cellulose, en chlorure de polyvinyle non plastifié, en polyéthylène ou tout autre matière plastique thermoformable.

Les alvéoles, formées par soudure ou collage de deux feuilles de matière plastique convenablement moulées, sont remplies par injection. Après refroidissement, l'orifice supérieur est obturé à l'aide d'une bande adhésive.

Tous les moules doivent être parfaitement calibrés et parfaitement lisses pour faciliter le démoulage rapide. Il faut éviter autant que possible l'emploi de lubrifiants. La contraction du suppositoire doit être telle que le démoulage se fasse très facilement.

Les formes les plus courantes de suppositoires sont la forme conique et la forme torpille. Il existe pour les enfants des suppositoires sécables et, pour éviter les incompatibilités, des suppositoires multicouches.

Conditionnement des suppositoires

Il existe trois principales possibilités :

- les *moules emballages* déjà vus, les plus répandus ;
- les *plaques en matières plastiques* assez rigides à demi-alvéoles préformés (acétate de cellulose, chlorure de polyvinyle non plastifié...). Les suppositoires sont placés entre deux plaques qui sont ensuite collées à chaud ;
- les *films thermocollants* non préformés. Les suppositoires sont pris entre deux feuilles dont les faces en regard sont enduites d'un revêtement thermocollant (« strips »). Il peut s'agir de films *d'aluminium* revêtu d'une laque thermocollante ou de polyéthylène.

Essais des suppositoires

Contrôle organoleptique

Les suppositoires doivent avoir un aspect homogène en surface et en profondeur.

La surface doit être unie, lisse et brillante. Il ne doit pas y avoir de fissurations dues à un refroidissement trop brutal ou à un démoulage prématuré ou trop tardif. Il ne doit pas y avoir d'efflorescence blanchâtre due à des mauvaises conditions de refroidissement (*Fat bloom*) ni de cristallisation des principes actifs en surface. La partie basale doit être bien plane si le raclage a été fait au bon moment au cours du refroidissement. L'examen en profondeur se fait après avoir coupé le suppositoire dans le sens de la longueur ou transversalement. On ne doit pas observer d'agglomération ou de sédimentation des principes actifs.

Essais physiques

- *Uniformité de masse :* on pèse individuellement 20 suppositoires. Les poids individuels doivent se trouver dans les limites de plus ou moins 5 % du poids moyen avec cependant une tolérance de plus ou moins 10 % pour 2 unités.
- *Uniformité de teneur* : la teneur individuelle est conforme si une unité au plus sur dix se situe en dehors des limites de 85 à 115 % de la teneur moyenne, mais pas au-delà de l'intervalle 75–125 %.
- *Contrôle de la dureté :* les suppositoires doivent être suffisamment durs à la température ordinaire pour être manipulés au moment du conditionnement et au moment de l'emploi.

La Pharmacopée prescrit un essai de résistance à la rupture des suppositoires et des ovules. Elle décrit un appareil dans lequel le suppositoire est placé entre deux mâchoires. Des masses de 200 g permettent d'augmenter la pression progressivement. On opère dans une chambre thermostatée à 25 °C.

Cet essai s'applique uniquement aux suppositoires et aux ovules à base d'excipients gras. La valeur obtenue doit être supérieure à 20N pour que le suppositoire ne se casse pas au moindre choc.

- *Essai de désagrégation :* l'appareil décrit par la pharmacopée se compose d'un cylindre à paroi épaisse (verre ou matière plastique) à l'intérieur duquel sont fixées, à l'aide de trois crochets, deux plaques de métal inoxydable percées de trous de 4 mm de diamètre. Ces deux plaques ont un diamètre de 50 mm et sont à 30 mm l'une de l'autre (figure 4.45). Entre les deux plaques, on met un suppositoire. On opère avec trois appareils simultanément. Les appareils sont placés dans de l'eau à 36 ± 1 °C et retournés toutes les 10 min. Le temps de

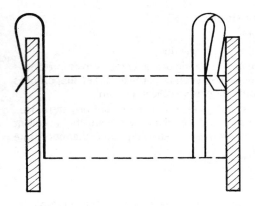

Figure 4.45
Appareil pour le contrôle de la désagrégation des suppositoires et ovules.

désagrégation (dissolution ou fusion) ne doit pas dépasser 30 min pour les suppositoires à excipients gras et 60 min pour les excipients hydrosolubles.

■ *Temps de ramollissement des suppositoires lipophiles :* cet essai est décrit dans la Pharmacopée pour déterminer à une température de 36 ± 0,5 °C, le temps écoulé jusqu'à ce qu'un suppositoire placé dans une atmosphère saturée d'eau soit suffisamment ramolli pour ne plus offrir de résistance à une charge définie de 30 g. La Pharmacopée décrit deux appareils utilisables pour cet essai (appareil de Krosinski). Cet essai est plus discriminant que la mesure du temps de désagrégation (figure 4.46).

■ *Essai de dissolution :* il est réalisé dans une cellule à flux continu adaptée (figure 4.47).

Essais chimiques
Ce sont les essais d'identification et de dosage des principes actifs et éventuellement des adjuvants.

Essais physiologiques
Ils sont à réaliser pour la mise au point d'une nouvelle formule.

Après son introduction dans le rectum, le suppositoire fond, s'émulsionne ou se dissout dans le liquide sécrété par la muqueuse rectale. La résorption du principe actif dépend de sa propre nature et de celle de l'excipient d'où la nécessité d'essais physiologiques au moment de la mise au point d'une nouvelle formule. Les tests de biodisponibilité peuvent être le dosage du principe actif dans le sang ou dans l'urine ou encore l'observation des effets thérapeutiques recherchés.

La bonne tolérance du suppositoire par la muqueuse rectale est aussi à vérifier.

Autres formes administrées par voie rectale

Capsules rectales
Ce sont des capsules molles de forme légèrement allongée comme les suppositoires. Elles contiennent un principe actif dispersé dans un excipient pâteux ou liquide, souvent une huile à laquelle est ajouté un émulsionnant pour faciliter la diffusion dans l'ampoule rectale. Elles peuvent être recouvertes d'un enrobage lubrifiant.

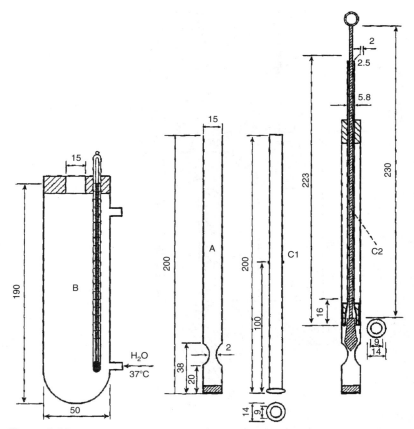

Figure 4.46
Appareil B de mesure du temps de ramollissement des suppositoires lipophiles (dimensions en millimètres).
Source : Pharmacopée européenne (série des traités européens n° 50, 6e edition, Conseil de l'Europe, Strasbourg, 2007, © Conseil de l'Europe, 2007.

L'inconvénient de cette forme par rapport aux suppositoires réside surtout dans le mode de fabrication qui demande des installations très complexes et très délicates. Les capsules rectales sont fabriquées industriellement par la méthode par soudure et injection simultanées (*cf.* p. 268).

À part cela, c'est une forme intéressante : le dosage en principe actif est réalisé avec une bonne précision, les capsules conservent leur forme dans les pays tropicaux et la dissémination dans l'ampoule rectale est bonne.

Les capsules rectales doivent répondre aux essais d'uniformité de masse, de teneur, de dissolution et de désagrégation décrits pour les suppositoires. La limite pour la désagrégation est de 30 min.

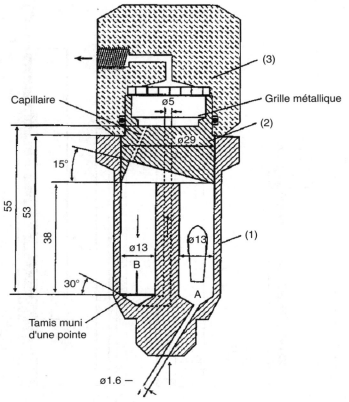

Figure 4.47
Cellule à flux continu (dimensions en millimètres).
Source : Pharmacopée européenne (série des traités européens n° 50, 6ᵉ edition, Conseil de l'Europe, Strasbourg, 2007, © Conseil de l'Europe, 2007.

Solutions, émulsions et suspensions rectales

Ce sont des préparations unidoses liquides destinées à l'administration rectale, en vue d'une action locale ou systémique ou à des fins de diagnostic.

Elles contiennent un ou plusieurs principes actifs dissous ou dispersés dans l'eau, le glycérol ou des macrogols.

Elles peuvent contenir des excipients pour ajuster la viscosité, adapter ou ajuster le pH ou assurer la conservation mais sans provoquer d'irritation locale indésirable.

Les suspensions et les émulsions après agitation, doivent être suffisamment stables pour permettre l'administration de la dose voulue.

Solutions, émulsions et suspensions sont présentées en récipients d'une contenance de 2,5 à 2000 mL. Ils sont d'une forme adaptée à l'application dans le rectum ou munis d'un dispositif approprié. Pour les petits volumes, ce peut être un tube de pommade avec canule.

Les préparations pour lavement ont un rôle évacuateur auquel participent glycérol et macrogols en attirant l'eau des tissus et par leur action irritante.

Poudres et comprimés pour solutions ou suspensions rectales

Ce sont des préparations unidoses à dissoudre ou disperser dans de l'eau au moment de l'emploi. Elles peuvent contenir des excipients destinés à faciliter la dissolution ou la dispersion des particules. Pour les comprimés, la désagrégation doit se faire en moins de 3 minutes dans l'eau à 15–25 °C. L'étiquetage doit indiquer le mode de préparation et les précautions à prendre pour l'administration.

Préparations rectales semi-solides

Ce sont des crèmes, gels ou pommades en récipients unidoses munis d'un dispositif approprié au mode d'administration. Ces pommades sont surtout destinées aux traitements locaux au niveau du rectum où elles restent plus longtemps que les suppositoires.

Mousses rectales

Voir mousses pour applications cutanées, p. 372.

Tampons rectaux

Les tampons médicamenteux sont des préparations solides unidoses destinées à être introduites dans les cavités corporelles pour une durée limitée. Ils peuvent être en cellulose, en collagène ou en silicone, imprégnés d'un ou plusieurs principes actifs.

Voie vaginale

Les *préparations vaginales* sont des préparations liquides, semi-solides ou solides destinées à être administrées par voie vaginale, généralement en vue d'une action locale.

L'administration des médicaments par voie vaginale remonte très loin dans le temps. Hippocrate décrivait déjà des préparations destinées à cette voie. Au Moyen Âge les *pessaires* étaient prescrits en gynécologie pour différents troubles. Ils étaient constitués de substances médicamenteuses agglomérées en bâtonnets ou placées dans un sac de tissu qu'on introduisait dans le vagin. À ces pessaires était attaché un fil qui permettait de les retirer après le traitement.

Au XIXe siècle, on employait des ovules ou suppositoires vaginaux à base de cire et d'axonge et toujours des sachets et tampons. On commençait à utiliser aussi des ovules à base de gélatine ou de gélose.

Actuellement à la pharmacopée figurent :

■ les *ovules* dont les excipients sont ceux des suppositoires moulés et doivent répondre aux mêmes essais que ceux-ci (désagrégation en 60 min et essai de résistance à la rupture des ovules à base d'excipients lipophiles).

L'excipient le plus ancien des ovules était le mélange gélatine–glycérine–eau. Ces ovules constituaient une forme peu appréciée des malades du fait de leur taille (15 à 16 g environ) ;

■ les *capsules vaginales* qui répondent aux mêmes essais que les capsules rectales. Elles en diffèrent simplement par la taille et la forme généralement ovoïde ;

■ les *comprimés vaginaux*. C'est la forme qui est la plus utilisée de nos jours ;

■ les *mousses vaginales* ;

■ les *tampons vaginaux* ;

■ les solutions, émulsions et *suspensions vaginales* ;

■ les *comprimés pour solution ou suspensions vaginales* ;

■ les *préparations vaginales semi-solides* ;

■ les *inserts vaginaux*.

Anatomie et physiologie du vagin

Le vagin est un conduit de 8 cm de long environ qui va du col de l'utérus à la vulve. À l'extrémité inférieure, l'orifice vaginal est rétréci chez la femme vierge par un repli muqueux : l'hymen.

La muqueuse vaginale forme des plis et saillies très développées.

Le vagin dépourvu de formations glandulaires ne sécrète rien. Le liquide qu'il contient n'est pas une sécrétion mais une transsudation séreuse qui se fait à travers l'épithélium. Ce liquide lactescent fut étudié au XIXe siècle par Döderlein, savant allemand qui montra que son acidité était due à un bacille de Gram positif ; le bacille de Döderlein.

Ce bacille qui ne se trouve que dans le vagin, joue un rôle dans le mécanisme de défense de l'appareil génital de la femme. Il est capable de dégrader les hydrates de carbone en acide lactique qui assure l'acidité du vagin.

Le pH vaginal est de 4 à 4,5 ; c'est le pH normal chez l'adulte mais il varie avec l'âge et sous l'influence de différents troubles pathologiques.

À la naissance, le pH est entre 5,5 et 7 ; le vagin est alors stérile. Le bacille de Döderlein s'y installe aussitôt et le pH descend entre 5 et 4 en l'espace de 24 h. Ensuite, il se rapproche de la neutralité et même de l'alcalinité au fur et à mesure de la diminution de l'action des hormones maternelles. Vers le 12e ou 14e jour le bacille de Döderlein a disparu et en même temps l'acide lactique. Il ne réapparaît qu'à la puberté et le pH revient alors à pH 4,5.

Chez l'adulte, il ne redevient alcalin que sous l'influence du sang au moment de la délivrance et dans les périodes de menstruation, ce qui favorise le développement des germes étrangers. Le pH croît aussi à la ménopause.

Le vagin est irrigué par des artères, des veines et des vaisseaux lymphatiques. Les veines ne mènent pas au foie.

Comprimés vaginaux

De ce qui vient d'être dit, il ressort que :

■ les comprimés vaginaux doivent se déliter dans une très petite quantité de liquide ;

■ pour une thérapeutique locale, les principes actifs doivent pénétrer dans toutes les anfractuosités et replis du vagin ;

■ ils ne doivent pas modifier le pH normal qui participe à l'autodéfense contre les germes étrangers. Au contraire, ils devront le rétablir dans certains cas ;

■ la perméabilité de la muqueuse serait à sens unique d'où la nécessité d'un traitement local dans le cas d'une infection microbienne ;

■ la vascularisation du vagin permet le passage dans la circulation de certains principes actifs qui ne passeront pas par le foie (antibiotiques, sulfamides, hormones…) ;

■ chez la fillette, les comprimés doivent être tels que l'administration ne lèse pas l'hymen.

Ces comprimés peuvent être de formes très diverses. Ils ont souvent la forme des comprimés classiques : ronds et plats, mais fréquemment ils ont une forme allongée qui facilite l'administration. Ils sont aussi peu épais que possible pour rendre le délitement plus aisé. Leur poids varie de 0,50 g à plus de 3 g.

Dans leur composition entrent les différents excipients classiques, mais cependant avec une préférence pour certain d'entre eux :

■ comme diluant, c'est le *lactose* qui est le plus utilisé parce que les bacilles de Döderlein le transforment en acide lactique et c'est de plus le seul sucre qui ne favorise pas l'extension des mycoses vaginales. Il peut même être considéré comme un principe actif puisqu'il contribue à rétablir le pH normal ;

■ les agglutinants et les lubrifiants doivent être choisis de façon à favoriser au maximum le délitement dans une quantité minime de liquide.

Très souvent on a intérêt, pour cette raison, à faire des comprimés effervescents à base de carbonates et d'acide citrique, tartrique ou borique. Ce dernier a l'avantage d'être en même temps lubrifiant.

Pour faciliter la pénétration des principes actifs dans tous les replis, on ajoute aussi parfois un moussant : le plus utilisé est le lauryl-sulfate de sodium qui est mouillant et de plus microbicide.

Le comprimé doit être placé le plus profondément possible sinon il ne diffuserait pas suffisamment dans toute la cavité vaginale. C'est pour cette raison que certains fabricants délivrent en même temps que le comprimé un « applicateur » qui en facilite l'administration (ce sont des sortes de tubes à poussoir à jeter après chaque usage).

Étant donné la faible humidité du vagin normal (humidité qui peut encore être réduite dans certain cas pathologiques), on peut avoir intérêt à tremper rapidement le comprimé dans l'eau avant l'application.

L'administration se fait souvent le soir au coucher mais parfois aussi le matin ce qui nécessite le port provisoire d'un tampon.

Les préparations vaginales unidoses solides doivent répondre aux essais d'uniformité de teneur et d'uniformité de masse (*cf.* p. 227).

L'*essai de désagrégation* se fait selon la méthode décrite pour les suppositoires, la limite étant de 60 min pour les ovules moulés et de 30 min pour les capsules vaginales.

Pour cet essai, on utilise le même appareil que pour les suppositoires et ovules mais retourné dans un cristallisoir. Le niveau de l'eau doit être tel qu'il recouvre à peine la plaque supérieure sur laquelle on place un comprimé. Le tout est recouvert d'une plaque de verre pour maintenir l'atmosphère humide. L'ovule (ou le comprimé vaginal) se trouve ainsi en atmosphère humide et non pas immergé. La désagrégation est terminée lorsqu'il ne reste plus de noyau dur résistant à la pression d'une baguette de verre. L'essai est réalisé avec trois comprimés placés chacun dans un appareil. La durée de désagrégation ne doit pas dépasser 30 min. Si les unidoses doivent être adaptées à une libération modifiée ou à une action locale prolongée, il faut avoir recours à un essai de dissolution appropriée.

Voie ophtalmique

« Les *préparations ophtalmiques* sont des préparations liquides, semi-solides ou solides stériles destinées à être appliquées sur le globe oculaire et/ou les conjonctives, ou à être introduites dans le sac conjonctival. »

La principale forme destinée à la voie ophtalmique ou oculaire est la forme *collyre*.

Collyres

« Les *collyres* sont des solutions ou des suspensions stériles, aqueuses ou huileuses, contenant un ou plusieurs principes actifs et destinées à l'instillation oculaire. Lorsque la stabilité l'exige, les substances médicamenteuses peuvent être présentées sous forme sèche et stérile à dissoudre ou à mettre en suspension dans un liquide stérile approprié immédiatement avant l'emploi. »

À l'origine, les collyres étaient des petits bâtonnets en forme de queue de rat à base de principe actif et de matière plastique ou colle (du grec *Kollurion* : *colla* = colle et *oura* = queue). Ces bâtonnets étaient délayés dans un liquide, de l'eau en général, au moment de l'emploi.

À la pharmacopée figurent, en plus des collyres, les *solutions pour lavages ophtalmiques*, les *poudres pour collyres ou pour solutions pour lavages ophtalmiques*, les *préparations ophtalmiques semi-solides* et les *inserts ophtalmiques*.

Rappels sur l'anatomie et la physiologie de l'œil

La figure 4.48 représente de façon schématique les différentes parties de l'œil. Deux d'entre elles nous intéressent particulièrement, celles qui sont en contact avec les collyres : la cornée et la conjonctive.

La *cornée* est transparente. Elle n'est pas vascularisée mais est richement innervée par les terminaisons des nerfs ciliaires, voie sensitive du réflexe cornéen. Une excitation de la cornée provoque un certain nombre de réflexes qui sont énumérés plus loin. Les affections de la cornée sont désignées sous le nom de kératites. La cornée est elle-même formée de trois couches : l'épithélium, le stroma et l'endothélium.

L'épithélium est le tissu le plus extérieur, il est de nature lipophile. Les autres couches sont de nature hydrophile. Pour traverser la cornée, une substance doit donc être à la fois lipophile et hydrophile.

La *conjonctive* est une muqueuse qui forme la jonction entre les paupières et la cornée. Elle comporte deux feuillets : l'un tapisse la face interne des paupières et l'autre correspond à la surface du blanc de l'œil, la zone de jonction des deux feuillets constitue les culs-de-sac conjonctivaux. La conjonctive est très richement vascularisée et devient rouge en cas d'irritation.

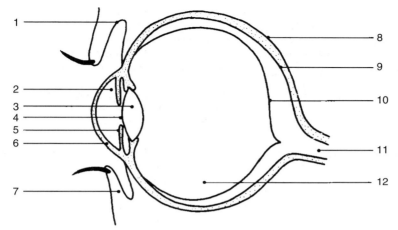

Figure 4.48
Globe oculaire.
1. conjonctive ; 2. humeur aqueuse ; 3. cristallin ; 4. pupille ; 5. iris ; 6. cornée ;
7. paupière ; 8. sclérotique ; 9. choroïde ; 10. rétine ; 11. nerf optique ; 12. humeur
vitrée.

La *glande lacrymale* n'est pas représentée sur le schéma. Elle se trouve dans l'angle externe supérieur de l'œil. Elle sécrète les larmes qui humidifient continuellement la surface de la cornée avant de s'écouler par le canal lacrymal.

L'œil est en fait recouvert en permanence d'un *film lacrymal* de 8 µm d'épaisseur environ. Ce film est structuré et comporte une couche extérieure lipidique. Il joue plusieurs rôles :

■ maintien de l'humidification ;

■ protection contre les agents extérieurs ;

■ rôle nettoyant ;

■ rôle métabolique : il apporte à la cornée la plupart des substances nécessaires à son métabolisme.

Un collyre se comporte toujours pour l'œil comme un corps étranger, c'est-à-dire que son instillation risque de provoquer avec plus ou moins d'intensité selon les cas :

■ la fermeture des paupières ;

■ un larmoiement ;

■ une réaction douloureuse ;

■ une rougeur de la conjonctive.

La formulation des collyres doit donc être telle que ces réactions soient minimes. Ils ne doivent pas, en particulier, déclencher un larmoiement qui entraîne instantanément le principe actif.

De toute façon puisque le flux est continu, même à l'état normal, une grande partie du collyre est dirigée vers les fosses nasales par le canal lacrymal. Le temps de persistance sur la cornée et la conjonctive est donc toujours réduit à quelques minutes seulement. Les dernières traces ne demeurent pas sur l'œil au-delà de 15 à 25 min. De là, la nécessité, dans certaines affections, d'instillations souvent répétées ou le remplacement du collyre liquide par une pommade ophtalmique.

On administre par cette voie des anti-infectieux, des anti-inflammatoires, des anesthésiques locaux, des myotiques et mydriatiques, des vitamines, des enzymes, etc.

Il est à noter que l'emploi répété des anesthésiques locaux doit être évité. Ils ralentissent les cicatrisations et peuvent conduire à des lésions oculaires graves.

Pénétration des principes actifs

La plupart des médicaments destinés à pénétrer dans l'œil passent par la voie transcornéenne. Une grande partie de ceux qui pénètrent dans la conjonctive est entraînée dans la circulation sanguine générale et peuvent causer des réactions systémiques.

D'après ce qui vient d'être dit, du principe actif administré sous forme d'une goutte de collyre, une grande partie est entraînée par le liquide lacrymal et il n'y a qu'une petite fraction qui pénètre dans l'œil. Cependant deux faits sont constatés :

■ la pénétration bien que très faible peut être suffisante pour avoir une action thérapeutique ;
■ de nombreux principes administrés en collyres n'ont pas à être absorbés. Il ne leur est demandé qu'une action de surface (exemple : antiseptiques).

Tout ceci montre que la mise au point d'un collyre est toujours une affaire délicate.

Propriétés des collyres

Les qualités que doivent avoir les collyres sont assez voisines de celles qui sont demandées pour les solutions injectables.

Ils doivent être *limpides* (comme toutes les solutions), *indolores* (c'est surtout ici une question de pH), *neutres*, de *même pression osmotique* que les larmes et surtout *stériles*. Seules les trois dernières présentent certains aspects particuliers par rapport aux préparations injectables. Pour les suspensions, la Pharmacopée ajoute un contrôle de la *taille des particules*.

Neutralité, ajustement du pH

Le pH du liquide lacrymal est approximativement compris entre 7,4 et 7,7. Les chiffres varient entre ces deux valeurs selon les auteurs. Il est possible qu'il y ait des variations chez un même sujet et aussi d'un sujet à l'autre, même en bonne santé.

En principe, on devrait préparer des collyres de pH compris entre 7,4 et 7,7 mais, en fait, on a constaté que l'œil pouvait supporter sans réagir de plus grands écarts. On peut donc sortir de ces limites si le médicament n'est pas stable dans cette zone de pH, ceci du fait que les larmes possèdent un certain pouvoir tampon.

L'ajustement à la neutralité n'est pas toujours possible (instabilité, précipitation à la neutralité ou variation de l'activité en fonction du pH). Souvent, il est nécessaire d'adopter un compromis en choisissant un pH situé entre les limites de stabilité du principe actif d'une part et de la tolérance de l'œil d'autre part. En cas d'impossibilité, on peut présenter le collyre en poudre stérile à dissoudre au moment de l'emploi.

Pour l'ajustement du pH des collyres, les règles à suivre sont les mêmes que celles qui ont été exposées pour les préparations injectables : ajustement avec des acides ou des bases en dehors de la neutralité et possibilité d'addition de mélanges de sels tampons au voisinage de pH 7. Pour les collyres, on utilise surtout les tampons–phosphates et le mélange acide borique–borate de sodium.

Pression osmotique

Il a été démontré que les larmes avaient la même pression osmotique qu'une solution à 9 ‰ de chlorure de sodium, c'est-à-dire la même que le sang. L'abaissement cryoscopique est de $-0,52$ °C.

Dans la pratique, il a été démontré, que l'œil pouvait supporter des concentrations différentes de la valeur théorique. On peut atteindre des concentrations de 7 à 14 ‰ de chlorure de sodium sans sensation de douleur et sans larmoiement important dans le cas d'un œil sain. Un œil pathologique peut être plus sensible. Il y a donc intérêt à rester autant que possible au voisinage de la concentration isotonique.

L'ajustement se fait comme pour les préparations injectables, le plus souvent avec du chlorure de sodium. En cas d'incompatibilité, on utilise un autre sel. Les mélanges de sels tampons peuvent être employés pour ajuster simultanément le pH et la pression osmotique.

Stérilité

Les collyres présentés en unidose ne contiennent aucun conservateur antimicrobien. Un problème particulier est posé par la conservation de la stérilité des collyres multidoses au cours de l'utilisation. Un collyre est administré goutte par goutte et, au cours de chaque prélèvement, il peut y avoir contamination de la préparation, avec comme conséquences possibles : culture microbienne, modification du pH, altération des principes actifs et infection ultérieure de l'œil.

La seule possibilité pour éviter que des micro-organismes, introduits accidentellement au cours du prélèvement, se multiplient dans le collyre est d'ajouter dans celui-ci des conservateurs antimicrobiens, dont l'efficacité a été démontrée, tenant compte du fait qu'ils doivent être, de plus, inoffensifs pour la cornée et la conjonctive, compatibles avec les principes actifs et efficaces à faibles doses. Dans certains cas, les principes actifs ont eux-mêmes des propriétés antimicrobiennes adéquates.

De toute façon, il ne faut pas utiliser un collyre longtemps après la première ouverture du récipient, la durée de péremption étant fixée par le fabricant au maximum 4 semaines.

Pour l'essai de stérilité, la pharmacopée précise les conditions de prélèvements et d'ensemencements dans le cas des préparations ophtalmiques. Les applicateurs fournis séparément doivent satisfaire également à l'essai de stérilité.

Limite de taille des particules

Cet essai est exigé pour les collyres présentés sous forme de *suspension*. Examinée au microscope dans une chambre d'hémocytomètre, une prise d'essai de 10 μg de la phase solide ne doit pas contenir plus de 20 particules de plus de 25 μm, plus de 2 particules de plus de 50 μm et aucune particule de plus de 90 μm.

Préparation des collyres

Matières premières

■ Les *principes actifs* sont très divers. Ils doivent être d'une pureté suffisante. Dans le cas particulier des suspensions, ils doivent être en poudre extrêmement fine.

■ Le *véhicule* le plus courant est l'eau, en général *l'eau purifiée*. Comme huile, on utilise surtout les huiles de qualité injectable.

■ *Adjuvants divers*. En plus des isotonisants, des mélanges tampons et des antiseptiques et antifongiques, on peut ajouter :

• des antioxygènes pour protéger certains principes actifs de l'oxydation de l'air. Dans ce cas, on peut avoir intérêt à faire le remplissage sous azote ;

• des mouillants qui peuvent être ajoutés pour faciliter la pénétration des principes actifs. L'effet varie avec le principe actif et le surfactif utilisé. Les mouillants anioniques sont mal tolérés. Les mouillants non ioniques et cationiques sont utilisables à faibles doses ;

• des substances à effet-retard dont le but est de prolonger l'action du collyre. Il s'agit de produits visqueux, parmi lesquels ont été essayés : des macrogols, la méthylcellulose, des gels de résines vinyliques ou acryliques, la gélose, ou thermogélifiants (poloxamères)… Les résultats obtenus semblent assez irréguliers.

Préparation proprement dite

Elle comporte la dissolution ou le mélange des différentes matières premières énumérées. La dissolution est suivie d'une filtration clarifiante et d'une filtration stérilisante, en veillant à ce que les filtres ne cèdent pas de particules et qu'ils ne contiennent pas d'impuretés qui puissent réagir avec les principes actifs. Ils ne doivent pas adsorber les principes actifs.

Pour le remplissage et la fermeture des ampoules ou flacons, il n'y a rien de nouveau à ajouter à ce qui a été dit pour les préparations injectables qu'il s'agisse de solutions, de suspensions ou de poudres à dissoudre au moment de l'emploi. Comme pour les préparations injectables, il y a intérêt parfois à faire un remplissage sous gaz inerte.

Pour la stérilisation, on a recours aux méthodes préconisées par les BPF et les BPP, qui sont choisies selon la stabilité des principes actifs : stérilisation par la chaleur dans le récipient définitif si cela est possible, sinon préparation aseptique c'est-à-dire stérilisation séparée du contenant et du contenu : filtration stérilisante, gaz bactéricides, antiseptiques, … dans des blocs ou isolateurs stériles (*cf.* différentes possibilités : figure 4.32, p. 305).

Récipients

Ils doivent être conçus pour être de manipulation facile et sans danger pour le malade et il est préférable qu'ils soient facilement stérilisables.

Matériaux utilisés

Les matériaux utilisés sont le verre, les matières plastiques et les élastomères. La pharmacopée n'impose rien pour la qualité du *verre* pour collyres mais il est préférable de prendre du verre suffisamment neutre pour ne pas modifier le pH des collyres. On a recours au verre jaune pour les principes sensibles à l'action de la lumière.

Parmi les *matières plastiques*, le polyéthylène est le plus utilisé : flacons entiers ou capuchons pour ampoules ou flacons de verre. Les matières plastiques doivent répondre à certaines exigences dont un essai de transparence. Ils doivent aussi répondre à un essai de neutralité.

Les *élastomères* sont utilisés pour le bouchage des récipients. Il faut vérifier qu'ils ne cèdent rien aux collyres et, de plus, qu'ils n'absorbent ni les principes actifs, ni les conservateurs.

Contenance et forme

Une contenance de 3 à 5 mL suffit pour un traitement de quelques jours. Il est de plus en plus recommandé de ne pas dépasser un volume de 10 mL. L'étiquette doit comporter la date limite d'utilisation après la première ouverture ainsi que le nom et la concentration des agents antimicrobiens ajoutés.

Les récipients multidoses pour collyres peuvent être de *formes* très diverses. La figure 4.49 en donne quatre exemples assez classiques :

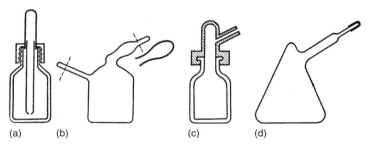

(a)   (b)   (c)   (d)

Figure 4.49
Quelques types de récipients pour collyres.

■ *flacon compte-gouttes* (a) et (b) : inconvénient, le compte-gouttes après emploi risque d'être posé sur une surface souillée ;
■ *flacon de verre standardisé* (type antibiotique) (c) : la fermeture est assurée par un bouchon de caoutchouc et une capsule d'aluminium. Au moment de l'emploi, le bouchon est remplacé par un embout verseur en matière plastique ;
■ *flacon en matière plastique* (d) (avantages et inconvénients des matières plastiques déjà vus). Les formes sont dans ce cas très variées.

Lorsque le principe actif est instable, il peut être mis dans un flacon (type flacon de verre standardisé) sous forme de poudre ou de petit comprimé stérile. Le solvant est alors délivré stérile en ampoule scellée.

Actuellement, on voit se développer la présentation des collyres en *récipients unidoses* en matière plastique. Dans ce cas la présence d'agents antimicrobiens n'est plus nécessaire.

Dans le cas très particulier des opérations ou des lésions accidentelles importantes de l'œil, il faut avoir recours nécessairement à des récipients unidoses, qui ne servent qu'une fois.

Essais

En plus du dosage des principes actifs et de l'identification des différents constituants, les collyres peuvent subir les essais suivants :

- stérilité ;
- mesure du pH et du pouvoir tampon ;
- abaissement cryoscopique ;
- limpidité ;
- éventuellement mesure de la viscosité.

Dans le cas des suspensions, la pharmacopée demande le contrôle de la *taille des particules* par un examen au microscope, comme indiqué ci-dessus.

Lors d'une mise au point de nouvelle formule, il est important de vérifier la bonne tolérance, chez le lapin par exemple.

Autres préparations ophtalmiques

Préparations ophtalmiques semi-solides

Ce sont des pommades, crèmes ou gels stériles, destinés à être appliqués sur les conjonctives.

Ces préparations sont utilisées lorsqu'on désire avoir un effet plus prolongé que celui des collyres.

L'*excipient* dans ce cas doit avoir une fluidité suffisante pour un étalement facile par simples mouvements des paupières, être inerte vis-à-vis des principes incorporés et être bien supportés par l'œil : ni action irritante, ni phénomène de sensibilisation. Comme excipients utilisables, on peut citer la vaseline et la paraffine liquide additionnée éventuellement de graisse de laine pour y incorporer un peu d'eau ou de solution aqueuse. À ces excipients classiques viennent s'ajouter maintenant des excipients hydrophiles tels que les macrogols et des émulsions H/L ou L/H. Ces nouveaux excipients sont plus ou moins bien tolérés. Pour les émulsionnants, on préfère les non ioniques qui sont les moins irritants. Les pommades ophtalmiques peuvent contenir des antioxygènes, des agents stabilisants et des agents de conservation.

Pour la *préparation des pommades ophtalmiques* les principes actifs liposolubles sont incorporés directement dans les excipients. Ceux qui sont hydrosolubles sont dissous dans un peu d'eau et incorporés avec un peu de graisse de laine. Les autres doivent être très finement divisés soit à l'aide d'un porphyre, soit par micronisation à sec. L'homogénéité est vérifiée par examen au microscope. Les principes très sensibles à l'humidité doivent être incorporés dans un excipient anhydre.

Pour la stérilisation, une seule possibilité, il faut opérer aseptiquement. Elles doivent répondre à l'essai de *stérilité* et dans le cas où ce sont des suspensions à un essai limite de *taille des particules* semblable à celui des collyres–suspensions.

Les pommades ophtalmiques sont en général conditionnées en petits tubes flexibles comportant une canule et contenant au plus 5 g de pommade. On peut avoir aussi des tubes unidoses. Si ce sont des tubes métalliques, il est très important de vérifier que la pommade conditionnée ne contient pas de particules métalliques. Le risque est moindre avec des tubes d'aluminium vernis intérieurement.

Solutions pour lavage ophtalmique

Les solutions pour lavage ophtalmique (improprement appelé bains oculaires) sont des solutions aqueuses destinées à être instillées ou appliquées au niveau de l'œil en vue, le plus souvent, d'une hygiène oculaire. Elles sont composées d'un ou plusieurs principes actifs antiseptiques, le plus souvent dissous dans une eau distillée aromatique. Elles peuvent se présenter en poudres à dissoudre au moment de l'emploi. Les récipients multidoses contiennent des conservateurs antimicrobiens et la durée de conservation, après ouverture, est limitée à 4 semaines. Elles sont additionnées de sels et de substances tampons afin d'être isotoniques aux larmes et d'avoir un pH voisin de la neutralité. Elles sont administrées soit avec des compresses, soit à l'aide d'œillères. Les substances très actives ne sont pas appliquées sur l'œil sous cette forme. L'essai comporte la vérification de la stérilité et celle du pH.

Inserts ophtalmiques

Les inserts ophtalmiques sont des préparations stériles solides ou semi-solides, d'une taille et d'une forme appropriées, destinés à être insérés dans le cul-de-sac conjonctival en vue d'une action sur l'œil. Ils sont constitués d'un réservoir de principe actif encastré dans une matrice ou entouré de membranes de contrôle de débit. Les inserts ophtalmiques ne doivent pas provoquer d'irritation locale notable. Le principe actif plus ou moins soluble dans les liquides physiologiques est libéré pendant une période déterminée. La cinétique de dissolution doit faire l'objet d'un contrôle approprié. Ils sont conditionnés individuellement dans des récipients stériles.

L'insert ophtalmique doit répondre aux essais d'*uniformité de teneur* et de *stérilité*.

Préparations pour lentilles de contact

Les préparations pour lentilles de contact sont des solutions aqueuses généralement stériles destinées à l'entretien ou à l'application des lentilles de contact. Leur formulation est fonction de leur utilisation et du type de lentilles.

Chaque solution peut avoir une ou plusieurs des utilisations suivantes :

■ les *solutions de nettoyage* sont utilisées en vue de l'élimination des dépôts se trouvant à la surface des lentilles. Elles agissent par effet mécanique, chimique et/ou enzymatique ;

■ les *solutions de décontamination* sont utilisées pour éliminer les micro-organismes par voie chimique. Elles contiennent des antiseptiques ;

■ les *solutions de neutralisation* sont utilisées en vue d'éliminer les traces d'oxydants provenant des solutions de nettoyage ;

■ les *solutions de trempage* sont utilisées en vue d'assurer une bonne conservation des lentilles en dehors des périodes d'utilisation ;

■ les *solutions de rinçage* sont utilisées en vue d'éliminer le plus complètement possible les substances ne devant pas entrer en contact avec l'œil et susceptibles d'être absorbées par les lentilles. Il s'agit en général d'une solution de chlorure de sodium à 0,9 % sans tampons, ni conservateurs ;

■ les *solutions de lubrification* sont déposées sur la lentille au moment de l'application en vue d'en améliorer la pose.

Ces différentes solutions ne sont pas des médicaments mais leur fabrication et leur répartition ne peuvent être faites que par des établissements pharmaceutiques. La vente au détail est réservée aux pharmaciens, à l'exception des produits d'entretien (nettoyage, décontamination et trempage) qui peuvent être vendus aussi par les opticiens lunetiers.

La fabrication et le conditionnement se font en suivant les mêmes règles que pour les collyres.

La pharmacopée prescrit :

- un *essai de stérilité* dans tous les cas ;
- une *détermination du pH* pour les solutions de trempage, de rinçage et de lubrification.

Certaines solutions de nettoyage peuvent être préparées au moment de l'emploi par dissolution d'une poudre ou d'un comprimé dans une solution isotonique de chlorure de sodium.

Dans ce cas, il est prescrit de faire, non pas un essai de stérilité, mais un *essai de contamination microbienne*. La limite est de 10 micro-organismes par mL de solution mais sans entérobactéries, sans *Pseudomonas aeruginosa* et sans *Staphylococcus aureus*.

La demande d'autorisation de mise sur le marché doit comporter une justification des composants en ce qui concerne l'efficacité, l'innocuité et la comptabilité avec les lentilles auxquelles ils sont destinés.

Les lentilles de contact sont classées en *lentilles rigides*, qui peuvent être dures, flexibles, non perméables ou perméables à l'oxygène, et en *lentilles souples* qui peuvent être hydrophiles ou hydrophobes.

Voies aériennes

Les muqueuses des voies aériennes (ou voies respiratoires) peuvent servir de voies d'absorption pour des médicaments. Ces voies peuvent être subdivisées en :

- *voies aériennes supérieures* pour lesquelles on distingue différents niveaux : les fosses nasales et les sinus, la bouche (organe commun aux voies digestives et respiratoires), le pharynx (rhino-pharynx, bucco-pharynx et organes lymphoïdes) et le larynx (figure 4.50) :
- *voie pulmonaire*, c'est-à-dire les poumons avec aussi différents niveaux : la trachée, les bronches et les alvéoles pulmonaires.

Formes galéniques

Il existe de nombreuses formes pour l'administration par les voies aériennes dont les principales sont :

- les solutions pour gargarismes : préparations liquides destinées au lavage de la gorge ;
- les *collutoires* : préparations liquides destinées à être appliquées sur les muqueuses de la cavité buccale et de l'arrière-gorge afin d'exercer une action locale. Ils sont appliqués en badigeonnage ou en pulvérisation ;
- les *préparations nasales* (*cf.* p. 343) ;
- les *poudres pour inhalation* (*cf.* p. 345).

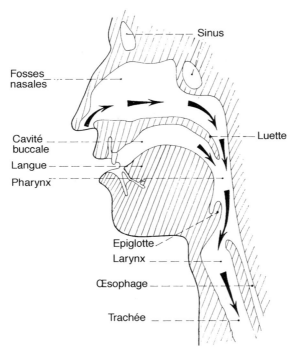

Figure 4.50
Voies aériennes supérieures.

À ces différentes formes, on peut encore ajouter :

■ les *pâtes*, les *pastilles*, les *tablettes* et *comprimés* à *sucer* (déjà étudiés), les *gommes à mâcher*, etc. ;

■ différentes présentations pour inhalation : cigarettes, poudres fumigatoires, poudres à priser, gaz anesthésiques, bâtons inhalateurs, etc.

Toutes ces formes sont difficiles à classer de façon rigoureuse. Chacune d'elles peut atteindre des niveaux différents en fonction de son mode d'administration et de ses propriétés physiques. Les formes liquides ou pâteuses ne parviennent qu'à la cavité buccale, aux fosses nasales et au pharynx. C'est le cas par exemple des gouttes et pommades nasales, des collutoires administrés en badigeonnages et des gargarismes. Pour ce qui est des pulvérisations, le niveau de pénétration dépend du diamètre des particules dispersées (figure 4.51).

En tenant compte du fait que l'administration peut être faite par le nez ou par la bouche, on peut faire une classification en :

Formes rhinopharyngées

■ *Instillations nasales :* ce sont les gouttes nasales aqueuses ou huileuses aux-quelles peuvent être jointes les pommades nasales. Elles tendent à être rempla-cées par les pulvérisations mais restent préférées pour les nourrissons.

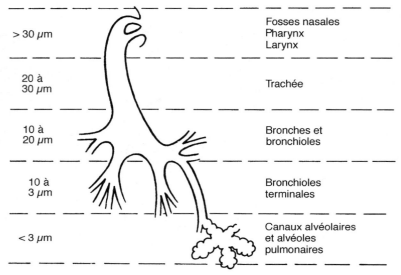

> 30 μm	Fosses nasales Pharynx Larynx
20 à 30 μm	Trachée
10 à 20 μm	Bronches et bronchioles
10 à 3 μm	Bronchioles terminales
< 3 μm	Canaux alvéolaires et alvéoles pulmonaires

Figure 4.51
Niveaux de pénétration des particules en fonction de leur diamètre.

■ *Pulvérisations :* elles sont plus efficaces. Elles permettent une diffusion meilleure mais qui reste tout de même limitée aux voies aériennes supérieures.

Formes buccopharyngées

Il s'agit essentiellement des *collutoires :*
■ *collutoires pour badigeonnages* dont l'administration peu agréable nécessite un bâtonnet et du coton hydrophile ;
■ *collutoires pour pulvérisations* qui assurent une meilleure répartition du principe actif tout en étant d'administration plus facile.

Formes rhino-buccopharyngées

L'administration peut se faire, indifféremment ou à la fois, par le nez et par la bouche. C'est le cas de certaines formes pour *inhalations.*

D'une façon générale, on peut constater une évolution des formes liquides vers les *pulvérisations* qui présentent un certain nombre d'avantages : facilité d'emploi, meilleur dosage, stérilité mieux conservée en cours d'utilisation et diffusion supérieure. Cette diffusion a toutefois des limites qui dépendent de la taille des particules. Certains recoins comme les sinus sont difficilement pénétrés, même par les particules les plus fines, d'où la nécessité du recours à la voie générale pour les atteindre.

Cette évolution a conduit la Pharmacopée européenne à rédiger deux monographies qui sont venues s'ajouter à celle des *préparations pharmaceutiques pressurisées* (*cf.* p. 349) :

Préparations pour inhalation

Ce sont des « préparations liquides ou solides destinées à être administrées, sous formes de vapeurs, d'aérosols ou de poudres, dans la partie inférieure des voies respiratoires en vue d'une action locale ou systémique ».

Ces préparations sont converties au moment de l'emploi soit en vapeur, soit en aérosol, c'est-à-dire en dispersion de particules solides ou liquides dans un gaz, ceci au moyen d'un dispositif approprié.

Elles se présentent sous forme de poudres, de solutions ou de dispersions liquides, émulsions ou suspensions. Ces dernières doivent être facilement dispersibles par agitation et demeurer suffisamment stables pour que la dose correcte soit délivrée. Des co-solvants ou des solubilisants appropriés peuvent être employés dans leur formulation.

La pharmacopée distingue quatre catégories particulières, trois liquides et une solide :

■ Les « *préparations destinées à être converties en vapeur* ». Ce sont des solutions et des dispersions ou des préparations solides (comprimés en général effervescents) qui sont ajoutées à de l'eau chaude au contact de laquelle ils dégagent des vapeurs aussitôt inhalées par le patient.

■ Les « *préparations liquides dispensées au moyen de nébuliseurs* ». Les nébuliseurs sont des dispositifs opérant en continu ou à valve doseuse qui convertissent les liquides en aérosols sous l'effet d'un gaz sous pression, de vibrations soniques ou par d'autres méthodes. Ils permettent l'inhalation de la dose prescrite à un débit approprié. La taille des particules doit être telle qu'elle assure le dépôt de la préparation dans la partie inférieure du tractus respiratoire. Il est précisé que pour les liquides aqueux le pH doit être compris entre 3 et 8,5 et que, en récipients multidoses, ils peuvent contenir un ou plusieurs antimicrobiens appropriés.

■ Les « *préparations liquides dispersées au moyen d'inhalateurs pressurisés à valve doseuse* ». Ce sont des solutions ou des dispersions présentées dans des récipients spéciaux comportant une valve doseuse et maintenues sous pression par des gaz comprimés ou des mélanges de gaz liquéfiés appropriés, qui éventuellement peuvent servir de solvants pour les principes actifs. Les récipients doivent répondre aux exigences de la monographie *Préparations pharmaceutiques pressurisées*.

■ Les « *poudres pour inhalation* » sont présentées sous forme de poudre unidose ou multidose. Elles sont délivrées avec un inhalateur approprié. Dans le cas des *formes multidoses*, l'inhalateur comporte un système doseur intégré qui délivre des doses unitaires à partir d'une poudre ou d'un mélange de poudres. Les *formes unidoses* peuvent être des capsules ou une autre forme pharmaceutique appropriée ou des doses de poudre en alvéoles, en complexe d'aluminium par exemple. L'inhalateur est conçu pour assurer la libération et la dispersion de la poudre à partir de ces différentes présentations.

La poudre peut être obtenue au moment de l'emploi à partir d'une forme solide.

La formulation de ces différentes préparations pour inhalation varie avec les caractéristiques du système de dispersion et les objectifs fixés pour l'administration du médicament.

Préparations nasales

Ce sont des « préparations liquides semi-solides ou solides destinées à l'administration dans les cavités nasales en vue d'une action locale ou systémique ». Il est précisé qu'elles sont, dans la mesure du possible, non irritantes et qu'elles n'exercent aucun effet indésirable sur les fonctions de la muqueuse nasale et de ses cils. Les préparations aqueuses sont habituellement isotoniques.

Elles sont conditionnées en récipients uni- ou multidoses, ces dernières nécessitant la présence d'un ou plusieurs conservateurs antimicrobiens dans la préparation.

La pharmacopée distingue cinq catégories différentes :

■ Les « *Préparations liquides pour instillation ou pulvérisation nasale* » qui peuvent être des solutions, des émulsions ou des suspensions.

Les liquides pour instillation sont en général conditionnés dans des récipients multidoses comportant un dispositif d'administration approprié.

Les liquides pour pulvérisation sont conditionnés en récipients avec nébuliseur ou en récipients pressurisés avec ou sans valve doseuse. La taille des gouttelettes est telle que leur dépôt se fait dans la cavité nasale :

■ Les « *poudres nasales* » destinées à être insufflées dans les cavités nasales à l'aide d'un dispositif approprié.

■ Les « préparations nasales semi-solides ».

■ Les « *solutions pour lavage nasal* » destinées au nettoyage des fosses nasales qui sont isotoniques et qui doivent être stériles en cas d'application sur une partie lésée ou après intervention chirurgicale.

■ Les « bâtons pour usage nasal ».

Pour les liquides pour instillation nasale, sont décrits des essais d'uniformité de masse et de teneur (*cf.* p. 227).

L'essai de stérilité est exigé pour les préparations étiquetées « stérile ».

Formulation

Problèmes liés à la voie aérienne

Une grande partie de ces médicaments est destinée à agir localement contre des infections et c'est pourquoi il est important de tenir compte pour leur formulation des moyens naturels de défense des voies aériennes. Ces moyens sont au nombre de deux :

■ l'un, immunologique, par les cellules lymphoplasmocytaires qui élaborent des immunoglobulines ;

■ l'autre mécanique par les mouvements ciliaires qui sont efficaces contre toutes les particules de taille supérieure à 1 μm.

Les battements ciliaires s'effectuent au sein d'un film de mucus qui recouvre les voies aériennes : l'ensemble, cils et mucus, forme une sorte de tapis roulant qui assure l'évacuation des particules. De nombreux antigènes sont éliminés de cette façon. Au niveau des poumons, les mouvements ciliaires se font des bronches vers le pharynx donc de bas en haut, tandis que dans les fosses nasales et le pharynx, les déplacements se font d'avant en arrière. Il y a donc convergence de toutes les particules étrangères à éliminer vers l'œsophage. Il faut noter que l'épithélium cilié ne recouvre pas toutes les voies aériennes supérieures, il n'y en a pas, par exemple, au niveau des sinus. Il est aussi important de savoir que les mouvements ciliaires peuvent être inhibés par intervention de divers facteurs. De nombreuses irritations locales perturbent les mouvements ciliaires (le tabac par exemple). Certaines affections virales comme la grippe conduisent à la dégénérescence du système ciliaire qui constitue la première ligne de défense des voies aériennes supérieures ; il s'ensuit des risques accrus de surinfections et d'apparition de réactions allergiques.

Le mucus doit avoir une viscosité optimale pour que les mouvements ciliaires puissent se faire d'où l'importance de l'humidification convenable des voies aériennes. Il est d'autre part légèrement alcalin : son pH normal se trouve entre 7 et 8. Dans la formulation des médicaments il faut en tenir compte et veiller à maintenir le pH entre 6,4 et 9 pour ne pas arrêter les mouvements ciliaires. La pharmacopée fixe comme limite du pH à ne pas dépasser pour les préparations aqueuses : 3 et 8,5. Il faut aussi respecter l'osmolarité du mucus. Certains principes actifs et certains conservateurs inhibent les mouvements ciliaires, la diminution du rythme étant fonction de leur concentration. Pour éviter ces inconvénients, des vérifications doivent être faites en cours de formulation des gouttes nasales et des pulvérisations. Les inhibitions sont dans certains cas réversibles, c'est-à-dire que les mouvements reprennent après élimination de l'agent nocif mais dans d'autres cas le phénomène est irréversible.

Un point particulier est à souligner, celui de l'emploi des vasoconstricteurs dont l'abus présente des dangers. Ils sont souvent associés à d'autres principes actifs car ils présentent un intérêt indiscutable au début des traitements par le soulagement qu'ils provoquent mais leur usage prolongé peut conduire à une rhinite médicamenteuse. Sous leur action, la muqueuse devient sèche et même croûteuse, les cils disparaissent, les glandes muqueuses s'atrophient et, à la vasoconstriction, succède une vasodilatation secondaire permanente.

Problèmes liés à la forme

Une partie des médicaments destinés à l'administration par les voies aériennes se présente sous des formes solides, liquides ou pâteuses, unidoses ou multidoses. Les problèmes de mise en forme pharmaceutique sont les mêmes que ceux qui ont été étudiés dans d'autres chapitres à propos des poudres, des solutions, émulsions et suspensions ou encore des pommades. Ils doivent répondre aux essais prescrits pour ces formes et éventuellement à des essais de pH, de viscosité, etc.

Seuls sont décrits dans ce chapitre, les modes de pulvérisation, réalisés au moment de l'emploi.

Systèmes de dispersion

Nébuliseurs

Les *nébuliseurs* transforment extemporanément un liquide médicamenteux en fines particules de l'ordre du micron qui sont dirigées vers les alvéoles pulmonaires sans être arrêtées par les obstacles que peuvent constituer les voies respiratoires supérieures, c'est-à-dire les parois buccales et le pharynx.

Appareils

Les nébuliseurs les plus classiques sont les nébuliseurs à air qui comprennent essentiellement un dispositif de pulvérisation et un dispositif de filtration pour la rétention des grosses particules.

La source d'air comprimé peut être soit une bouteille d'air comprimé, soit un compresseur. Les bouteilles ont l'inconvénient d'avoir à être rechargées périodiquement. Les compresseurs sont donc plus souvent utilisés. Ce sont en général des compresseurs à membranes qui permettent d'obtenir un débit gazeux de l'ordre de 20 litres à la minute sous une pression de 600 à 800 g par cm².

Le *dispositif de pulvérisation* est très simple : au fond de l'appareil se trouve la dose de liquide à disperser. Ce liquide monte dans un tube capillaire dont l'extrémité supérieure débouche en face d'une arrivée d'air comprimé : le fort courant gazeux crée une dépression à l'extrémité du tube capillaire et entraîne le liquide en le pulvérisant très finement (figures 4.52 et 4.53).

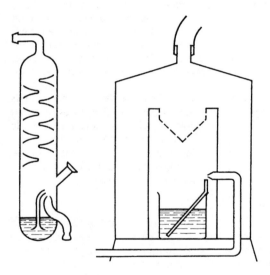

Figure 4.52 et Figure 4.53
Générateurs d'aérosols.

Les *dispositifs de filtration* des particules sont très divers : l'aérosol peut par exemple traverser une colonne de Vigreux (figure 4.53) ou une colonne remplie de billes de verre. Il peut s'agir aussi de filtres de différents types (figure 4.52) ou encore d'une simple paroi qui est placée sur le trajet de l'aérosol et sur laquelle viennent s'écraser les plus grosses gouttelettes.

Les générateurs d'aérosols comportent souvent un *réchauffeur*. En effet, la détente de l'air comprimé produit un refroidissement qui n'est pas sans inconvénients pour les poumons des malades traités. Pour l'éviter, il suffit de faire passer l'aérosol dans une enceinte chauffée à l'aide d'une résistance électrique.

Dans certains nébuliseurs, la transformation d'un liquide en aérosol se fait par d'autres méthodes et en particulier à l'aide de vibrations ultrasoniques.

Pénétration des aérosols dans les voies pulmonaires
La pénétration d'un aérosol dans les voies pulmonaires dépend de la taille des particules et des différentes forces qui entraînent ces particules (vitesse de l'air, pesanteur, mouvements browniens).

La vitesse de l'air en particulier décroît de la trachée aux alvéoles au point d'être pratiquement nulle dans les alvéoles.

Le degré de pénétration est fonction de la taille des particules (*cf.* figure 4.51).

Il est à noter que la taille des particules ne reste pas inchangée pendant le trajet dans les voies respiratoires : si par exemple la solution dispersée contient un produit hygroscopique, la taille des particules va croître progressivement.

Pour la rétention des particules par les poumons, le rythme de la respiration a son importance : la rétention est plus importante si cette dernière est lente et profonde.

Au niveau des poumons, les aérosols vrais permettent d'avoir une action locale avec des doses beaucoup plus faibles que celles qui seraient nécessaires par une autre voie et risqueraient alors, pour certains médicaments tout au moins, d'avoir des effets généraux néfastes. On administre ainsi des eupnéiques, des stimulants des récepteurs bêta, des antibiotiques, des antihistaminiques, des vitamines, des essences...

Préparations pharmaceutiques pressurisées

Ce sont des préparations délivrées dans des récipients spéciaux sous la pression d'un gaz. Elles sont libérées du récipient à l'aide d'une valve appropriée sous forme d'un *aérosol*, d'où le nom couramment utilisé de *bombes aérosols*. La préparation, contenant un ou plusieurs principes actifs, se présente sous forme d'une solution, d'une émulsion ou d'une suspension.

Ce sont tous les médicaments délivrés dans ce qu'on appelle couramment des « bombes aérosols », c'est-à-dire des récipients étanches munis d'un système de pulvérisation.

Ces récipients contiennent en plus du principe médicamenteux un gaz sous pression qui, au moment de l'ouverture de la valve, le projette sous forme de fin brouillard. On réalise ainsi une dispersion plus ou moins grossière de particules médicamenteuses dans un mélange de gaz propulseur et d'air atmosphérique.

Principe de fonctionnement
Les pulvérisateurs sont de deux types : à gaz comprimé et à gaz liquéfié.

Pulvérisateurs à gaz comprimé. La figure 4.54 en donne *un exemple* dont les éléments essentiels sont :

■ un *récipient* étanche contenant :

• une phase liquide à disperser qui est soit un principe actif liquide, soit un principe actif en solution, en émulsion ou en suspension,

• une phase gazeuse : le gaz propulseur ;

■ une *valve* assurant le bouchage et comprenant le dispositif de pulvérisation.

La valve comporte (dans le cas d'une valve à enfoncement) :

■ un *tube plongeur* amenant le liquide vers un *gicleur* dont l'orifice débouche sur l'extérieur ;

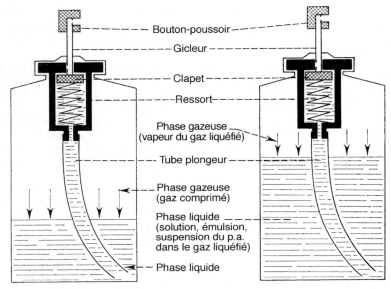

Figure 4.54 et Figure 4.55
Pulvérisateur à gaz comprimé et liquéfié.

■ un *clapet ou soupape* qui permet ou non, selon sa position, la communication entre le tube plongeur et le gicleur ;

■ un *ressort* qui assure la fermeture du clapet en période de non-utilisation ;

■ un *bouton-poussoir* qui, actionné par l'utilisateur, permet l'ouverture du clapet (sur le schéma, le clapet est en position de non-utilisation).

La dispersion du liquide en fines gouttelettes dans l'air atmosphérique est uniquement assuré, dans le cas du gaz comprimé, par son passage sous pression à travers l'orifice supérieur du gicleur : il s'agit donc d'une dispersion mécanique. La pression est due au gaz comprimé. Elle s'exerce à la surface du liquide et se transmet au sein du liquide jusqu'à l'orifice du gicleur.

Pulvérisateurs à gaz liquéfié (figure 4.55). On retrouve les mêmes éléments que dans le cas précédent mais pour le fonctionnement deux différences importantes sont à souligner :

■ la phase liquide est constituée par un mélange de principe actif et de gaz liquéfié. Le principe actif peut être en solution, en suspension ou en émulsion dans le gaz liquéfié. La phase gazeuse est formée par la vapeur du gaz liquéfié ;

■ la dispersion ici n'est pas uniquement mécanique. La pression gazeuse intervient aussi mais n'est pas seule à intervenir. En effet, ce qui sort par le gicleur, c'est un mélange de principe actif et de gaz liquéfié. Ce dernier se trouve brutalement à la pression atmosphérique et passe instantanément de l'état liquide à l'état de vapeur en dispersant le principe actif auquel il se trouvait mêlé.

Intérêt comparé des deux types de pulvérisateurs :

■ *Pulvérisateurs à gaz comprimé.*

• *Avantages* : la pression varie très peu en fonction de la température. Les risques d'explosion sont faibles lorsque l'appareil est placé dans un endroit à température assez élevée.

• *Inconvénients* : la dispersion, uniquement mécanique, est moins efficace ; l'obtention d'une pression importante nécessite la présence d'un volume de gaz important, environ 50 % du volume total du récipient, car la pression à l'intérieur du récipient diminue au cours de l'utilisation du fait que le volume occupé par le gaz augmente (PV = constante).

Pour avoir en fin d'utilisation une pression encore suffisante, il faut avoir au départ une pression assez élevée. En général, la pression au départ est de 6 kg/cm^2, ce qui fait que la pression à la fin est encore de 3 kg/cm^2 si la phase gazeuse occupait à l'origine 50 % du volume total.

• Si par erreur, l'utilisateur appuie sur le bouton-poussoir alors que le pulvérisateur se trouve la tête en bas, l'extrémité du tube plongeur se trouvant dans la phase gazeuse, tout le gaz sort en quelques secondes.

■ *Pulvérisateurs à gaz liquéfié.*

• *Avantages* : mécanisme de dispersion plus efficace ; volume occupé par la phase gazeuse plus faible (environ 25 %) ; pression constante pendant toute la durée de l'utilisation du fait qu'il y a vaporisation de gaz liquéfié au fur et à mesure que le volume disponible pour la phase gazeuse augmente ; si on renverse le pulvérisateur pendant la pulvérisation, ce sont bien les vapeurs qui s'échappent par le gicleur mais il faut bien plus de temps pour rendre l'appareil inutilisable.

• *Inconvénient* : la pression à l'intérieur du récipient varie notablement avec la température du fait qu'elle correspond à la pression saturante du gaz liquéfié. Les pulvérisateurs à gaz liquéfié ne doivent jamais être stockés à une température qui puisse atteindre 50 °C. Au-dessus de cette température, il y a risque d'explosion. Il faut noter aussi la sensation de froid sur les tissus.

Gaz propulseurs

Les gaz propulseurs peuvent être utilisés seuls ou en mélange pour obtenir les propriétés optimales de solubilité et les caractéristiques souhaitables de pression, d'expulsion et de pulvérisation.

■ **Gaz comprimés.** Les plus utilisés sont l'azote, le protoxyde d'azote et le gaz carbonique. L'*azote* a l'avantage d'être parfaitement inerte chimiquement et physiologiquement. À la différence de l'azote, la solubilité du protoxyde d'azote et du gaz carbonique varie en fonction de la nature des liquides conditionnés. Si la solution pressurisée est aqueuse, leur solubilité est faible et ils se comportent comme l'azote.

■ **Gaz liquéfiés.** *Les hydrocarbures fluorés (hydrofluoro-alcanes ou HFA)* sont désignés par trois chiffres qui permettent de retrouver leur formule chimique : le chiffre des unités correspond au nombre d'atomes de fluor de la molécule, le chiffre des dizaines au nombre d'atomes d'hydrogène plus un et le chiffre des centaines au nombre d'atomes de carbone moins un.

Leur grand avantage est dû à leurs propriétés physiques et à leur ininflammabilité.

La tendance est de se tourner vers des systèmes de pulvérisation par compression d'air (« pompes ») et vers les inhalateurs à poudre sèche (voir plus loin), qui bien que moins performants sont complètement autonomes, puisque le courant gazeux est provoqué par l'utilisateur lui même.

Récipients

Il s'agit de récipients pouvant résister à une certaine pression interne et munis d'une ouverture permettant l'adaptation d'une valve. On utilise surtout des récipients en métal ou en verre et aussi les matières plastiques.

■ **Récipients métalliques :**
- *en fer*, en tôle de fer vernie ou étamée (fer blanc), les plus nombreux en France surtout pour l'usage extrapharmaceutique (60 à 70 %) ;
- *en aluminium* de 25 à 40/100 de mm.

Les récipients métalliques ont comme avantages d'être d'une bonne résistance à la pression, légers et d'un prix peu élevé. Mais ils ont l'inconvénient d'être sensibles à la corrosion. Pour l'éviter, l'aluminium peut être verni intérieurement. Les récipients métalliques peuvent être d'une seule pièce ou à fond et chapeau sertis. Les récipients monoblocs en aluminium sont les plus résistants à la pression.

■ **Récipients en verre :** en verre blanc ordinaire épais.

Ils sont moins altérables que les récipients métalliques mais en revanche ils sont plus fragiles et plus lourds.

Ils sont toujours revêtus d'une gaine de matière plastique anti-éclats pour éviter la projection de morceaux de verre si le flacon est brisé accidentellement.

Valves

Les valves assurent l'obturation étanche du récipient et la distribution par pulvérisation du contenu pressurisé.

Il en existe de très nombreux types.

Les valves des figure 4.54 et 4.55 qui ont été décrites à titre d'exemple pour comparer les deux grands types de pulvérisateurs, sont des valves dites *à enfoncement* qui fonctionnent par pression du doigt. Il y a aussi des valves à *déformation* dans lesquelles l'orifice de sortie du gicleur est libéré par une pression latérale du doigt qui sont, peut être même, plus nombreuses. Une partie en élastomère remplace le ressort. Il en existe de nombreuses variantes.

Il existe en particulier des *valves doseuses* qui à chaque pression libèrent une dose déterminée de liquide pulvérisé.

Le *choix* d'une valve est un problème très complexe qui dépend dans chaque cas de nombreux facteurs : du propulseur, de la préparation, du mode d'utilisation… Il faut noter, de plus, que les valves comportent de nombreuses pièces en matériaux divers (métaux et matières plastiques) et que celles-ci ne doivent pas présenter d'incompatibilité avec la préparation. Le bouton-poussoir est en général muni d'un applicateur dont la forme est adaptée au lieu d'application de l'aérosol. De nombreux essais doivent donc être faits avant le choix définitif d'une valve.

Remplissage
Le remplissage peut se faire selon deux procédés :
■ **Procédé par pression** utilisable pour les gaz comprimés et les gaz liquéfiés.

Les principales phases de l'opération *qui se fait à la température ordinaire,* sont les suivantes :
• répartition de la préparation dans le récipient non muni de sa valve, selon les méthodes classiques de dosage des liquides et éventuellement des poudres ;
• pose de la valve qui est sertie sur les bords du goulot du récipient pour assurer une fermeture parfaitement étanche ;
• introduction du propulseur. Celle-ci se fait à travers la valve et sous pression, c'est-à-dire dans le sens contraire du fonctionnement normal.

Le bouton-poussoir n'est mis en place qu'au dernier moment.

Le dégazage, c'est-à-dire l'élimination de l'air du récipient, peut être réalisé par le vide avant ou après la pose de la valve. Dans le cas d'un propulseur liquéfié, on peut en mettre quelques gouttes avant la pose de la valve. En se vaporisant, celles-ci chassent l'air du récipient.

■ **Procédé par le froid** utilisable uniquement dans le cas des gaz liquéfiés.

On opère à basse température. La répartition du gaz liquéfié se fait sous forme liquide directement par le goulot du récipient. La valve est ensuite posée avant le retour à la température ordinaire.

Ce procédé de remplissage est plus rapide mais il présente un double inconvénient, celui de nécessiter une installation de froid importante et celui de n'être utilisable que pour les gaz liquéfiés.

Le procédé le plus courant dans l'industrie pharmaceutique est le procédé par pression.

• **Contrôle de l'étanchéité :** tous les pulvérisateurs remplis et sertis passent dans un bain d'eau à 50 °C. Si le sertissage est insuffisant, il se produit un bouillonnement.

• **Conservation.** Les récipients pressurisés doivent être conservés à une température ne dépassant pas 50 °C et à l'abri du gel. Il faut éviter l'exposition au soleil. Ils ne doivent pas être détruits par le feu.

L'étiquette doit indiquer le mode d'emploi et les précautions à prendre.

Autres pulvérisateurs

■ *Pulvérisateurs manuels.* Il s'agit souvent de récipients à parois souples : la dispersion est alors assurée par une pression manuelle qui provoque l'expulsion du contenu pulvérulent ou liquide à travers un orifice très étroit. Parfois les parois du récipient étant rigides, la compression du contenu est obtenue par des systèmes à soufflet ou à pompe actionnés aussi manuellement.

Ces présentations tendent à se développer pour éviter les inconvénients des gaz propulseurs et en particulier des hydrocarbures chlorofluorés mais ceux-ci restent les plus efficaces.

■ *Inhalateurs à poudre sèche.* La dose de poudre sèche peut se trouver dans une alvéole de matière plastique et/ou d'aluminium, ou dans une gélule. Des inhalateurs spéciaux sont conçus pour réaliser l'ouverture de l'enveloppe de la dose et permettre l'aspiration de la poudre libérée par le patient.

Contrôle des systèmes de dispersion

La pharmacopée donne actuellement des orientations sur les moyens de vérifier le bon fonctionnement des appareils et des dispositifs de dispersion.

Essais des récipients munis d'une valve à fonctionnement continu

■ *Pression :* la mesure de la pression se fait avec un capteur de pression étalonné et adapté à la valve, après avoir enlevé le bouton-poussoir, le récipient ayant été maintenu au préalable à 23 ± 0,5 °C pendant 2 heures.

La pression est prise en phase liquide, c'est-à-dire en position verticale, la tête en haut dans le cas d'une valve munie d'un tube plongeur, et tête en bas dans le cas contraire. La mesure se fait sur quatre récipients, avec une précision de 10 kP$_A$.

■ *Débit de libération :* cet essai se fait après équilibre de la température à 23 ± 0,5 °C. On fait fonctionner la valve 5 secondes. On pèse le récipient avant et après. On opère sur quatre récipients et pour chacun d'eux, on répète cette opération trois fois. Le débit de libération moyen, exprimé en grammes par seconde, pour chaque récipient ne s'écarte pas de plus de 15 % de la valeur indiquée au taux de vidange donné, les valeurs évoluant avec le degré d'utilisation du récipient.

Essais des récipients munis d'une valve doseuse

■ *Uniformité de dose :* selon les indications données sur l'étiquette, cet essai consiste à mesurer soit la quantité libérée par le diffuseur de l'inhalateur, soit la quantité mesurée par la valve doseuse, c'est-à-dire par l'inhalateur non muni de son diffuseur. Dans les deux cas, chaque dose est recueillie dans un solvant approprié et le principe actif y est dosé. Cette opération est effectuée sur 10 récipients : 9 valeurs sur 10 doivent se trouver entre 75 et 125 % de la valeur moyenne et toutes entre 65 et 135 %. Dans les cas limites, on recommence sur 20 autres récipients.

Des variantes de cet essai sont décrites dans les monographies des préparations pour inhalation et des préparations nasales.

■ *Nombre de décharges délivrées par récipient :* le contenu du récipient à essayer est déchargé en actionnant la valve à intervalles de 5 secondes au minimum. Le nombre de décharges ne doit pas être inférieur au chiffre donné sur l'étiquette.

Évaluation aérodynamique des particules fines

La pharmacopée décrit pour cet essai quatre impacteurs en cascade dont le principe de fonctionnement est sensiblement le même.

Chaque appareil comporte deux ou plusieurs chambres de dépôts (étages) séparées par des raccords ou tubes de connexion dont la structure a pour but de constituer des obstacles (lieux d'impact) sur le trajet de l'aérosol. Une extrémité est munie d'un adaptateur qui réalise la jonction avec l'embout de l'inhalateur à essayer, tandis que l'autre extrémité est raccordée à une pompe à vide qui assure un débit bien déterminé à travers l'appareil. Après fonctionnement de l'inhalateur dans des conditions bien précisées, le contenu de chacun des étages de l'impacteur est lavé avec un solvant approprié et le principe actif y est dosé. Les résultats sont exprimés en pourcentage de la dose indiquée sur l'étiquette.

Les appareils se différencient par la nature des matériaux (verre ou métal), par le nombre d'étages et par la forme des obstacles (coudes, gicleurs, plaques perforées ou filtres de verre fritté).

Les modes opératoires varient légèrement selon qu'il s'agit de nébuliseurs, d'inhalateurs pressurisés ou d'inhalateurs de poudre.

Autres utilisations des pulvérisations en pharmacie

■ Pour l'application sur la peau ou sur les muqueuses, on a par pulvérisation une bonne répartition, propre et rapide, préférable souvent à celle qu'on aurait, par exemple, avec un tampon de coton. On peut avoir ainsi une meilleure pénétration dans les replis des muqueuses et des plaies.

■ En récipient sous pression, le médicament est en vase clos. Il ne se trouve pas en contact avec l'extérieur au moment de chaque prélèvement comme cela se produit pour les récipients à bouchon. Pendant le stockage, le médicament est d'autant mieux protégé contre les agents extérieurs qu'il est sous pression.

C'est pour cette raison qu'on voit délivrer en conditionnement pressurisé des médicaments qui n'ont pas à être pulvérisés mais à être recueillis sous forme liquide dans une cuillère. On conditionne ainsi des solutions et des sirops vitaminés destinés à la voie orale.

On a aussi recours aux pulvérisateurs :

■ pour les *solutions nasales* et *collutoires* ;

■ pour les *applications locales sur la peau* : antiseptiques, antibiotiques, anesthésiques locaux, anti-inflammatoires… On pulvérise aussi maintenant des pansements plastiques très pratiques en cas d'urgence. Le récipient contient dans ce cas une solution de substance antiseptique et de matière plastique dans un solvant volatil. Après pulvérisation, il reste sur la peau ou la plaie une pellicule de matière plastique et antiseptique, étudiée de telle sorte qu'elle permette la respiration des tissus ;

■ pour des *emplois divers* : mousses pour préparations, rectales et vaginales, solutions buvables, etc.

Voie auriculaire

Les *préparations auriculaires* sont des préparations liquides, semi-solides ou des poudres destinées à l'instillation, à la pulvérisation, à l'insufflation, à l'application dans le conduit auditif ou au lavage auriculaire.

La pharmacopée distingue :

■ *les préparations liquides pour instillation ou pulvérisation auriculaire ;*

■ *les préparations auriculaires semi-solides ;*

■ *les poudres auriculaires;*

■ *les préparations liquides pour lavage auriculaire ;*

■ *les tampons auriculaires.*

Les médicaments administrés par voie auriculaire posent beaucoup moins de problèmes que ceux des voies précédentes du fait qu'introduits dans le conduit auditif, ils ne sont pas au contact direct de liquides biologiques et qu'il n'y a pas à préserver une activité ciliaire comme dans le cas des formes nasales. Il faut cependant noter que toute administration d'un médicament dans le conduit auditif doit tenir compte de l'état du tympan. Celui-ci peut être plus ou moins lésé. Il peut même être ouvert et donner alors libre accès à l'oreille moyenne. L'automédication dans le cas des troubles de l'oreille n'est donc pas sans danger.

L'action recherchée est uniquement locale. On administre donc essentiellement par cette voie des antibiotiques et antiseptiques, seuls ou associés à des corticoïdes et des anesthésiques locaux.

Les *excipients* d'une manière générale doivent assurer un contact étroit entre le principe actif et la surface du conduit auditif et maintenir si possible le contact un certain temps. En outre, le principe actif doit pouvoir diffuser facilement de l'excipient vers les tissus.

Comme véhicule, on utilise surtout l'eau, la glycérine, le propylène-glycol et aussi des huiles. Les solutions aqueuses ont l'avantage de pouvoir être pulvérisées mais pour l'administration en gouttes on a intérêt à leur ajouter un épaississant tel que la méthylcellulose pour en augmenter la viscosité et aussi un mouillant pour faciliter les contacts.

La glycérine et le propylène-glycol présentent un pouvoir solvant plus étendu et, par leur hygroscopicité, facilitent les exsudations. Les huiles peuvent permettre une libération progressive du principe actif. On utilise aussi les glycérides polyoxyéthylénés glycolysés qui sont liquides et hydrodispersibles.

Certaines solutions aqueuses auriculaires sont destinées à la dissolution des bouchons de cérumen et au nettoyage du conduit auditif avant des interventions chirurgicales dans l'oreille moyenne. Elles contiennent des solvants tels que la glycérine ou le propylène-glycol ou des surfactifs tels qu'un polysorbate par exemple.

Les gouttes auriculaires sont conditionnées en flacons compte-gouttes en verre ou en matière plastique souple d'une contenance d'environ 10 mL. Comme il s'agit de récipients multidoses, il y a intérêt à introduire des conservateurs dans la formule.

L'application peut se faire sous forme d'un tampon imbibé de liquide. Le risque de contaminations microbiennes entre deux utilisations est évité par le conditionnement en flacon pressurisé. La quantité de médicament introduit dans le conduit auditif peut alors être déterminée par une valve doseuse. L'embout doit évidemment être adapté à ce mode d'administration sans exercer de pression nuisible sur le tympan.

Les préparations destinées à être appliquées dans une oreille lésée, à tympan perforé ou devant subir une opération chirurgicale, sont uniquement des solutions aqueuses, isotoniques et stériles, sans conservateur. Ces préparations doivent alors répondre à l'essai de stérilité.

Voie percutanée

Définitions de la pharmacopée

Préparations semi-solides pour application cutanée

Les préparations semi-solides pour application cutanée sont destinées à être appliquées sur la peau ou sur certaines muqueuses afin d'exercer une action locale ou transdermique de principes actifs. Elles sont également utilisées pour leur action émolliente ou protectrice. Elles présentent un aspect homogène.

Elles sont constituées d'un excipient, simple ou composé, dans lequel sont habituellement dissous ou dispersés un ou plusieurs principes actifs. La composition de cet excipient peut avoir une influence sur les effets de la préparation et sur la libération du (des) principe(s) actif(s).

Les excipients utilisés peuvent être des substances d'origine naturelle ou synthétique et être constitués d'un système à une seule ou à plusieurs phases. Selon la nature de l'excipient, la préparation peut avoir des propriétés hydrophiles ou hydrophobes (lipophiles). La préparation peut contenir également d'autres excipients appropriés tels que des agents antimicrobiens, des antioxydants, des agents stabilisants, émulsifiants ou épaississants.

Les préparations semi-solides pour application cutanée qui sont destinées à être appliquées sur des plaies ouvertes importantes ou sur une peau gravement atteinte doivent être stériles.

Plusieurs catégories de préparations semi-solides pour application cutanée peuvent être distinguées :

Pommades

Les pommades se composent d'une base monophasique dans laquelle peuvent être dispersées des substances liquides ou solides. On distingue :

■ *Les pommades hydrophobes.* Les pommades hydrophobes (lipophiles) ne peuvent absorber normalement que de petites quantités d'eau. Les substances les plus communément employées pour la formulation de telles pommades sont la vaseline, la paraffine, la paraffine liquide, les huiles végétales ou les graisses animales, les glycérides synthétiques, les cires et les polyalkylsiloxanes liquides.

■ *Les pommades absorbant l'eau.* Ces pommades peuvent absorber des quantités plus importantes d'eau. Leurs excipients sont ceux d'une pommade hydrophobe dans lesquels sont incorporés des émulsifiants du type eau-dans-huile tels que la graisse de laine, des alcools de graisse de laine, des esters de sorbitanne, des monoglycérides, des alcools gras.

■ *Les pommades hydrophiles.* Les pommades hydrophiles sont des préparations dont les excipients sont miscibles à l'eau. Ces derniers sont constitués habituellement par des mélanges de polyéthylèneglycols (macrogols) liquides et solides. Ils peuvent contenir des quantités appropriées d'eau.

Crèmes

Les crèmes sont des préparations multiphasiques composées d'une phase lipophile et d'une phase aqueuse. On distingue :

■ *Les crèmes hydrophobes.* Dans les crèmes hydrophobes, la phase externe est la phase lipophile. Ces préparations contiennent des agents émulsifiants eau-dans-huile tels que la graisse de laine, des esters de sorbitanne, des monoglycérides.

■ *Les crèmes hydrophiles.* Dans les crèmes hydrophiles, la phase externe est une phase aqueuse. Ces préparations contiennent des agents émulsifiants huile-dans-eau tels que des savons de sodium ou de triéthanolamine, des alcools gras sulfatés, des polysorbates en combinaison éventuellement avec des agents émulsifiants eau-dans-huile.

Gels

Les gels sont constitués par des liquides gélifiés à l'aide d'agents gélifiants appropriés. On distingue :

■ *Les gels hydrophobes.* Les gels hydrophobes (oléogels) sont des gels dont les excipients sont habituellement constitués de paraffine liquide additionnée de polyéthylène, d'huiles grasses gélifiées par de l'oxyde de silicium colloïdal ou de savons d'aluminium ou de zinc.

■ *Les gels hydrophiles.* Les gels hydrophiles (hydrogels) sont des gels dont les bases sont habituellement l'eau, le glycérol et le propylène-glycol gélifiés à l'aide d'agents gélifiants appropriés tels que la gomme adragante, l'amidon, des dérivés de la cellulose, des polymères carboxyvinyliques ou des silicates de magnésium–aluminium.

Pâtes

Les pâtes sont des préparations semi-solides contenant de fortes proportions de poudres finement dispersées dans l'excipient.

Poudres pour application cutanée

Les poudres pour application cutanée sont des préparations constituées de particules solides sèches, libres et plus ou moins fines. Elles contiennent un ou plusieurs principes actifs additionnés ou non d'excipients et, si nécessaire, de colorants autorisés.

Elles se présentent sous forme de poudres unidoses ou de poudres multidoses. Elles sont exemptes d'agglomérats palpables. Les poudres spécifiquement destinées à être appliquées sur des plaies ouvertes importantes ou sur une peau gravement atteinte doivent être stériles.

Les poudres pour application cutanée présentées sous forme de poudres multidoses peuvent être conditionnées en récipients saupoudreurs, en récipients munis d'un dispositif mécanique de pulvérisation ou en récipients sous pression.

Préparations liquides pour application cutanée

Les préparations liquides pour application cutanée sont des préparations de viscosité variable destinée à être appliquée sur la peau (y compris le cuir chevelu) ou les ongles en vue d'une action locale ou transdermique. Ce sont des solutions émulsions ou suspensions qui peuvent contenir un ou plusieurs principes actifs dans un excipient approprié. Ces préparations peuvent également contenir des conservateurs antimicrobiens appropriés, des antioxydants et d'autres excipients tels que des stabilisants, des substances émulsionnantes et épaississantes.

Les émulsions peuvent présenter des signes de séparation des phases, mais sont facilement redispersées par agitation. Les suspensions peuvent présenter un sédiment, qu'il est facile de disperser par agitation de façon à obtenir une suspension suffisamment stable pour permettre l'administration d'une préparation homogène.

Les préparations spécifiquement destinées à être appliquées sur une peau gravement atteinte doivent être stériles.

Plusieurs catégories de liquides pour application cutanée peuvent être distinguées dont les *shampooings* et les *mousses pour application cutanée*.

Cataplasmes

Les cataplasmes se composent d'un excipient hydrophile, rétenteur de chaleur, dans lequel sont dispersées des substances actives solides ou liquides. Ils sont généralement étalés en couche épaisse sur un pansement approprié et chauffés avant l'application sur la peau.

Dispositifs transdermiques

« Les dispositifs transdermiques sont des préparations pharmaceutiques souples, de dimensions variables, qui servent de support à un ou plusieurs principes actifs. Placés sur la peau non lésée, ils sont destinés à libérer ou diffuser un ou plusieurs principes actifs dans la circulation générale après passage à travers la barrière cutanée. »

Réflexions sur ces définitions

■ *Certaines muqueuses :* il ne peut s'agir que des muqueuses proches des orifices du corps (œil, lèvres, nez, vagin et rectum) et non des muqueuses gastrique, uréthrale, vésicale, trachéo-pulmonaire et intestinale : une préparation semi-solide destinée à la protection de la muqueuse gastrique, par exemple, ne rentre pas dans le cadre de ces monographies.

■ *Semi-solide :* cette expression remplace le qualificatif « pâteux » utilisé jusqu'ici dans la Pharmacopée française.

■ *Pommades :* dans la monographie précédente, le nom de « pommade » couvrait la totalité des préparations semi-solide actuellement, il n'en couvre plus qu'une partie. La situation est plus claire mais il n'y a plus de terme général, facile à utiliser, pour désigner les préparations semi-solides.

Le sous-titre latin *Unguenta* de cette monographie correspond au verbe *ungere* qui a donné en français *oindre, onction* et *onguent*. Le titre *Onguent* pourrait convenir mais il n'a sans doute pas été retenu car, en France, il a été traditionnellement réservé aux pommades à excipient résineux. Il aurait l'avantage de correspondre à *ointment* d'un usage courant en anglais.

■ *Classification des préparations semi-solides :* la classification proposée a comme unique intérêt de donner une idée de l'éventail des structures possibles des préparations semi-solides mais elle a le grand inconvénient d'apporter plus de complications que de clarifications. Les délimitations entre pommades, crèmes, gels et pâtes ne sont pas évidentes. On peut aussi noter que si les noms de pommade et de crème sont réservés, en pharmacie, à l'application locale, il n'en est pas de même pour les gels et les pâtes qui s'administrent aussi par voie orale.

■ *Préparations liquides pour application cutanée :* la délimitation entre préparations semi-solides et préparations liquides ne peut être nette du fait de la viscosité « variable » des secondes.

La pharmacopée ne semble pas envisager le cas de préparations liquides à application cutanée et à action générale.

■ *Dispositifs transdermiques.* Cette monographie bien délimitée correspond à un besoin de cette nouvelle forme d'administration.

Il faut reconnaître que des progrès appréciables ont été réalisés dans la définition des formes pour application locale. Ces progrès doivent faciliter la rédaction des dossiers d'AMM mais des efforts restent à faire pour trouver un vocabulaire officiel utilisable dans la pratique courante.

Formes semi-solides

Avant d'aborder les différents problèmes posés par préparations semi-solides, il est essentiel de faire un bref rappel de la structure de la peau et des modes de pénétration possibles des principes actifs.

Les modes de pénétration par les muqueuses ont déjà été étudiés dans les chapitres précédents.

Constitution de la peau (rappels)

La peau est essentiellement constituée de trois couches superposées (figure 4.56).

■ *l'épiderme* ou *épithélium stratifié* est limité à l'extérieur par la couche cornée et à l'intérieur par la *couche basale germinative* ;

■ *le derme* formé de tissu conjonctif est une couche fibreuse dans laquelle circulent des vaisseaux capillaires et lymphatiques ;

■ *l'hypoderme* sépare le derme des tissus sous-jacents. Sa constitution varie beaucoup selon la région du corps considérée. Il contient plus ou moins de panicules adipeux.

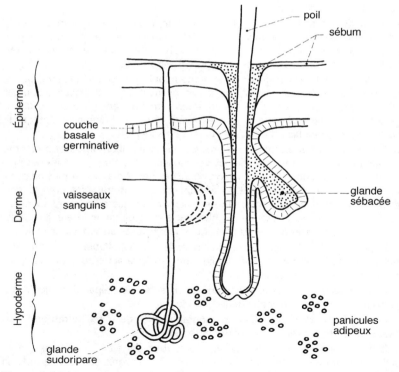

Figure 4.56
Coupe schématique de la peau.

La peau comporte de plus deux types d'organes annexes :

■ *les glandes sudoripares* constituées par un long tube qui s'enfonce dans l'hypoderme en s'enroulant ;

■ *l'appareil pilo-sébacé* de constitution plus complexe : au centre le *poil* est inclus dans une dépression cutanée qui constitue le follicule pileux au fond duquel il vient s'insérer. Une *gaine épithéliale* entoure le poil. Cette gaine devient très mince et se réduit à la seule couche germinative au niveau de la racine du poil. Dans la gaine vient se déverser le sébum sécrété par *la glande sébacée*. La paroi du canal excréteur de la glande est formée d'une mince couche de cellules épithéliales. Le sébum remplit les espaces libres de la gaine autour du poil.

Le pH à la surface de la peau est réglé par la sécrétion des glandes sudoripares. Il se situe en moyenne autour de 4,5 et contribue de façon importante aux mécanismes de défense de la peau. Il varie d'une région à l'autre du corps (il peut même atteindre 7,2 dans les espaces interdigitaux) et surtout avec les affections cutanées, les variations pathologiques étant toutes dans le sens de l'alcalinisation. Il peut atteindre pH 8 pour certaines maladies de la peau.

Pénétration à travers la peau

La préparation appliquée sur la peau se trouve au contact de l'épiderme. Celui-ci est formé de cellules qui, en progressant vers l'extérieur, subissent des modifications importantes de leur constitution chimique. Elles se chargent en kératine, scléroprotéine riche en ponts disulfures et difficilement attaquables par les agents d'hydrolyse : acides, alcalins dilués, enzymes…

La surface extérieure de la peau présente donc une résistance très particulière à l'action des agents extérieurs. De plus, les cellules épidermiques s'enrichissent en lipides et en cholestérol ce qui les rend peu mouillables par l'eau et les solutions aqueuses. Elles sont enfin recouvertes d'une couche de matières grasses provenant de la sécrétion sébacée, formant avec l'eau due à la perspiration insensible (qui représente l'eau issue des tissus cutanés parvenant à la surface de la peau) et la sécrétion sudorale un film hydrolipidique, auquel la préparation devra se mélanger et dans lequel elle va libérer les substances actives.

La peau constitue donc une barrière très efficace, mais elle peut cependant être traversée par de petites quantités de substances lipophiles capables de pénétrer dans les couches cornées. Si ces substances possèdent aussi une certaine hydrophilie, elles pourront avoir une diffusion plus profonde et même parfois une absorption systémique. L'épiderme vivant, qui se trouve en dessous de la couche cornée, est une barrière moins efficace, sa perméabilité étant comparable à celle des autres membranes biologiques.

Du fait de la perméabilité réduite de la peau, il n'y a qu'une faible fraction de la substance déposée qui est réellement absorbée et seules les substances très actives peuvent avoir une action générale par cette voie (sans passage par le foie).

La couche cornée a la propriété de retenir dans sa structure des substances actives : « effet réservoir ». La libération progressive de cette réserve conduit à des effets prolongés. Les substances qui la traversent, peuvent se concentrer dans les parties profondes de la peau et les régions sous-cutanées, ce qui est favorable aux actions locales. De nombreuses substances peuvent ainsi s'accumuler dans la peau à différents niveaux, c'est le cas des corticoïdes.

Au niveau de *l'appareil pilo-sébacé*, l'épiderme devient très mince et se réduit, à la base du poil, à une seule couche de cellules non kératinisées. On a pensé que cette couche pouvait être facilement traversée par les principes suffisamment lipophiles pour se mêler au sébum. Malheureusement, des clichés auto-radiographiques ont montré que l'espace entre le poil et sa gaine devenait trop étroit pour qu'il y ait pénétration au niveau du derme. En revanche, il semble que certains principes pénètrent dans l'organisme en traversant le sébum, puis les cellules germinatives de la glande sébacée ; ce passage semble extrêmement limité chez l'homme, par rapport à l'animal, du fait de faible densité des follicules sébacés.

L'importance relative de la pénétration par l'une ou l'autre voie est fonction de la pilosité. Chez l'homme, la voie transépidermique est prépondérante, tandis que chez la plupart des animaux, la voie transfolliculaire serait la plus importante.

La pénétration par les glandes sudoripares est très faible, en raison de la pression positive vers l'extérieur exercée par la sécrétion sudorale.

Pour certains auteurs le *degré d'hydratation* de la peau intervient beaucoup dans la vitesse d'absorption percutanée et l'excipient, en dehors de sa lipophilie, peut intervenir par sa capacité de modifier l'humidité de la peau, ce qui provoquerait une modification des charges électriques de la couche cornée et pourrait faciliter le passage de certaines substances. C'est le cas lors de l'utilisation d'excipients gras exerçant un effet occlusif qui, en bloquant temporairement la perspiration insensible, provoque une augmentation de l'hydratation cutanée.

En fait, le mécanisme de la pénétration des principes actifs aux différents niveaux de la peau est très complexe. Ce qu'on peut affirmer, c'est qu'elle est sous la dépendance de nombreux facteurs qui peuvent être énumérés de la façon suivante :

■ *La nature du principe actif :* la peau se comporte comme un filtre vivant très sélectif qui ne laisse passer que certains principes actifs, les uns à travers l'épiderme, les autres dans une moindre mesure par l'appareil pilo-sébacé.

■ *Les excipients* constituant la base de la préparation : ils interviennent par leur nature chimique, leurs propriétés physiques et mécaniques, leur lipophilie ou leur hydrophilie, la présence ou non d'agents tensioactifs, etc. Ils doivent se mélanger au film hydrolipidique cutané pour céder leur principe actif qui doit être capable de passer dans les tissus au contact desquels ils se trouvent. Le coefficient de partage du principe actif doit être en faveur des tissus. Les excipients émulsionnés des crèmes se mélangent mieux que les autres au film hydrolipidique cutané et exercent une action souvent plus favorable à une bonne biodisponibilité cutanée. La quantité de base, donc la concentration en principe actif, a aussi évidemment son importance.

■ *Région d'application :* selon les régions du corps, la couche kératinisée est plus ou moins importante et les follicules pileux plus ou moins nombreux.

■ *Le degré d'hydratation de la peau :* le degré d'hydratation peut être influencé par la nature des excipients. Un excipient hydrophobe peut constituer un revêtement occlusif qui maintient la peau sous-jacente très humide. Au contraire, un excipient hygroscopique peut présenter l'inconvénient de dessécher la peau.

■ *Le pH de la préparation* peut intervenir sur le degré d'ionisation des principes ionisables donc sur leur pénétration.

■ *Les modes d'application* peuvent être très divers :
- simple étalement ou étalement accompagné de frictions et massages ;
- application en couches plus ou moins épaisses ;
- temps de contact plus ou moins long et répétition plus ou moins fréquente ;
- application suivie ou non de la pose d'un bandage ou pansement, etc.

Tout ceci est évidemment à étudier et à préciser dans chaque cas.

■ Enfin dernier facteur très important : l'état de la peau.

La pénétration des médicaments varie beaucoup selon l'état et l'âge de la peau et selon le type de maladie.

Dans le cas des plaies, la peau est alors plus ou moins détruite et ne joue plus son rôle de barrière protectrice. Les règles pour le choix d'un excipient sont alors tout à fait différentes : l'excipient n'a plus à avoir d'affinité pour les matières grasses.

Il suffit que la couche cornée superficielle soit enlevée pour que les possibilités de pénétration soient profondément modifiées.

Remarque. En général, il n'est demandé à une préparation pour application cutanée qu'une action locale au niveau de la peau. La substance active se trouve dans une situation favorable pour une pénétration dans les couches superficielles.

Pour chaque formulation de préparation pour application cutanée, il est important de connaître exactement le degré de pénétration souhaité. Pour certains principes actifs, une pénétration trop profonde peut entraîner des intoxications. Quant aux préparations protectrices, qui ont simplement à jouer un rôle d'isolement du milieu extérieur, leurs constituants ne doivent pas en principe pénétrer dans la peau.

Choix des excipients

Un bon excipient doit contribuer à donner à la préparation pour application cutanée une *consistance* qui permette un étalement facile :

■ il doit être *bien toléré* et son pouvoir *allergisant* doit être faible ;

■ il doit présenter le moins d'*incompatibilités* possibles avec les autres constituants et le conditionnement ;

■ il doit en général faciliter la *pénétration* des principes actifs dans les tissus ;

■ il doit être suffisamment *stable* pour permettre une bonne conservation ;

■ si cela n'est pas incompatible avec d'autres propriétés, on lui demande de plus d'être *lavable à l'eau* et de ne pas tacher le linge ;

■ enfin, on peut lui demander d'être *stérilisable*.

Les excipients les plus couramment utilisés ont été énumérés à propos de la définition des différentes catégories de préparations pour application cutanée au début de ce chapitre et ont été décrits dans la 2ᵉ partie de cet ouvrage. Quelques remarques peuvent être faites en ce qui concerne l'utilisation de certains d'entre eux dans les pommades :

Glycérides

Les glycérides d'une façon générale sont bien tolérés par les tissus. Étant miscibles au sébum, ils peuvent faciliter la pénétration des principes actifs. Ils ne sont pas très stables du point de vue chimique et nécessitent l'addition d'antioxydants.

Ils ne sont pas lavables à l'eau. Étant occlusifs, ils favorisent l'hydratation de la peau et ainsi la pénétration de certains principes actifs. Ils sont plutôt employés dans les produits cosmétiques.

Cires
Dans ce groupe l'excipient le plus important est la graisse de laine dont la consistance convient bien pour la confection des préparations semi-solides pour application cutanée et adhère bien à la peau. Par les stérols qu'elle contient, elle permet l'incorporation de solution aqueuse. La graisse de laine est miscible à la vaseline. Ce mélange est très couramment utilisé. Elle peut aussi être associée à d'autres cires et à des huiles. Les produits de fractionnement de la graisse de laine sont de plus en plus utilisés.

Il y a aussi la *cire d'abeille* et le *palmitate de cétyle* qui sont blancs et de constance assez dure. On les emploie pour augmenter la consistance des préparations semi-solides et pour leur pouvoir d'absorption de l'eau.

Les cires d'une façon générale sont bien tolérées, présentent peu d'incompatibilités, se mêlent au sébum, sont plus stables que les glycérides et ne sont pas lavables à l'eau.

Hydrocarbures
Des hydrocarbures, c'est la *vaseline* qui est la plus utilisée, car elle a une consistance qui convient bien pour l'étalement et la mise en pot ou en tube. La *paraffine* sert à rendre plus ferme les préparations et les phases lipophiles ; les *paraffines liquides* à les rendre plus molles. Ces excipients rentrent aussi dans de nombreuses formules d'émulsions.

Les *hydrocarbures* sont bien tolérés lorsqu'ils ont été bien purifiés. Du fait de leur grande inertie chimique, ils ne présentent pratiquement pas d'incompatibilités et comme ils sont facilement obtenus anhydres, ils sont souvent choisis pour les principes sensibles à l'humidité. On ne peut y incorporer directement des principes aqueux. Il faut pour cela leur ajouter par exemple du cholestérol ou de la graisse de laine. Leur pouvoir pénétrant est assez faible. Ils forment un revêtement occlusif, sont parfaitement stables et ne sont pas lavables à l'eau.

Silicones
Le domaine d'utilisation des *silicones* est assez réduit. On les utilise surtout pour leurs propriétés hydrofuges dans des crèmes protectrices en mélange ou en émulsion. Ils sont parfaitement stables et physiologiquement inertes. Les préparations semi-solides (crèmes) à base de silicones servent à la protection des mains contre les produits agressifs.

Polyoxyéthylènes-glycols ou macrogols et homologues
Contrairement aux précédents, ces excipients sont hydrophiles. Ils sont faciles à étaler et adhèrent bien à la peau. La consistance convenable est obtenue par mélange de polymères solides et liquides en proportions déterminées.

La consistance est choisie en fonction du mode d'administration, des conditions climatiques que doit subir la préparation et de la nature du principe actif qui peut modifier la viscosité en agissant sur les liaisons entre chaînes. Elle peut aussi être modifiée par addition d'eau. Si, par exemple, on ajoute 5 à 10 % d'eau au mélange de macrogols 4000 et 400, on obtient un excipient plus crémeux et on diminue simultanément l'hygroscopicité de la préparation.

L'hygroscopicité des macrogols est plus faible que celle de la glycérine mais elle est cependant appréciable et peut être selon les cas un avantage ou un inconvénient : en favorisant l'exsudation, elle peut améliorer le nettoyage des plaies mais elle est contre-indiquée dans les cas de dermatoses où la peau est déjà trop sèche.

Les macrogols contrairement aux excipients précédents ne constituent pas des revêtements occlusifs.

Ils peuvent être associés à d'autres excipients anhydres : vaseline, graisse de laine et huiles ; les mélanges ainsi obtenus ont un aspect homogène bien qu'au microscope, la non-miscibilité soit évidente.

Reste le problème important de leur influence sur la pénétration des médicaments : du fait de leur hydrophilie, les macrogols ne favorisent pas la pénétration à travers la peau intacte. Ils sont donc surtout utilisés pour des actions de surface avec des antiseptiques ou des fongicides par exemple. Quand la couche cornée est altérée ou manquante, le problème est tout à fait différent : les macrogols peuvent très bien convenir pour des principes actifs qui ont à se disperser dans l'humeur des plaies.

Les macrogols présentent l'avantage de dissoudre de nombreux principes pour lesquels il n'y aura donc pas de problème de dispersion dans la masse des préparations semi-solides (colorants, principes aromatiques, etc.).

En revanche, les macrogols sont la source d'assez nombreuses incompatibilités (à noter en particulier l'incompatibilité des macrogols et de leurs dérivés avec les conservateurs phénoliques).

Ils sont stables et lavables à l'eau.

Les macrogols et leurs homologues sont souvent introduits dans les crèmes *L/H* pour ajuster la consistance et pour retarder l'évaporation de la phase aqueuse.

Excipients hydratés ou hydrogels

Il s'agit de gels aqueux dans lesquels il est possible d'incorporer des principes actifs.

Dans ce groupe on a :

- des gels de produits minéraux : bentonite, silice, etc. ;
- des gels de polymères organiques : alginates, gélose, pectine, méthylcellulose et carboxyméthylcellulose, carbomères, empois d'amidon, etc.

Les avantages des hydrogels sont très réduits : ils sont bien tolérés et lavables à l'eau.

En revanche, leurs inconvénients sont importants. Ils sont incompatibles avec de nombreux principes actifs. Ils sont instables et ont tendance à se dessécher en ne laissant qu'une poudre comme résidu. L'eau peut être partiellement retenue par addition de glycérine (exemple glycérolé d'amidon). Les gels de substances organiques constituent de plus d'excellents milieux de culture et pour éviter les développements de moisissures, il faut leur ajouter des antifongiques. Leur pouvoir pénétrant est nul. Ils ne peuvent donc être utilisés que pour une action de surface.

Excipients émulsionnés

Par leurs deux phases, ils sont à la fois lipophiles et hydrophiles.

Dans la composition de la *phase huileuse* on trouve des glycérides, des cires, des hydrocarbures et aussi des acides gras et des alcools gras ou encore des surfactifs lipophiles. Dans celle de la *phase aqueuse*, de l'eau qui peut être additionnée de polyalcools : glycérine, diéthylèneglycol, propylène-glycol, macrogols, etc. à faible dose (5 à 10%) jouant le rôle d'antidesséchants cutanés.

Les *émulsionnants* sont ceux qui ont été étudiés dans la première partie (*cf.* p. 83). Chacun d'eux a ses avantages et ses inconvénients selon les cas.

Dans *les émulsions H/L*, on a en particulier les *cérats* : le cérat cosmétique ou *cold-cream* (devant son nom à la sensation rafraîchissante qui suit son application) et le cérat de Galien. Il existe de nombreuses formules de *cold-cream* qui contiennent à la fois des cires et des huiles et qui sont utilisées soit pour leurs propriétés émollientes et adoucissantes, soit comme excipients pour divers principes actifs.

La graisse de laine hydratée est aussi un exemple de base émulsionnée H/L pour pommades et crèmes. Les émulsionnants sont dans ce cas les stérols présents.

Les *excipients émulsionnés H/L* sont généralement bien tolérés. Ils présentent les incompatibilités de leurs divers constituants qui peuvent être nombreux. Leur pouvoir pénétrant est discuté, ils sont surtout utilisés pour des actions de surface mais se mêlant au sébum ils peuvent parfois faciliter la pénétration de certains principes actifs. À l'instabilité de certains constituants, vient s'ajouter celle de la forme émulsion. On doit leur ajouter des antioxydants s'ils sont à base de glycérides. Ils ne sont pas lavables à l'eau.

Les *émulsions L/H* sont beaucoup plus utilisées que les précédentes.

Les formules ici sont très nombreuses. Les bases émulsionnées *L/H* contiennent une forte proportion d'eau. Étalées sur la peau, ces crèmes perdent rapidement par évaporation leur phase aqueuse et peuvent provoquer de ce fait un dessèchement cutané. C'est pour ralentir ce phénomène qu'on leur ajoute des polyols hygroscopiques comme la glycérine, le propylène-glycol ou un macrogol.

Les bases émulsionnées *L/H* présentent une bonne tolérance en général mais des incompatibilités d'autant plus nombreuses qu'il y a de constituants. Leur grand défaut est leur faible stabilité : rupture de l'émulsion, déshydratation, moisissures, rancissement… Il faut leur ajouter des conservateurs : bactéricides, fongicides et antioxydants.

Leur pouvoir pénétrant est variable. La présence de surfactifs mouillants et émulsionnants facilite le mélange avec le film hydrolipidique cutané. Les émulsions *L/H* ont le grand avantage d'être entraînables par un courant d'eau.

D'après ce rapide examen, aucun excipient ne possède toutes les qualités énumérées plus haut. Dans chaque cas particulier, le choix des excipients constituant la base de la préparation résulte d'un compromis en fonction de qualités considérées comme les plus importantes pour un mode de conservation et un type de traitement donnés.

Ce qu'il faut bien noter, c'est qu'un excipient ne peut faire pénétrer à travers la peau n'importe quel principe actif. Il peut simplement influencer, selon sa nature, la vitesse de pénétration d'un principe actif capable de franchir la barrière cutanée. Dans chaque cas, seuls des essais sur l'animal, souvent difficilement transposables à l'homme du fait de la plus grande importance du passage pilo-sébacé, et surtout des essais cliniques permettent le choix définitif de l'excipient.

Préparation

Selon les BPF, au cours de leur fabrication les préparations pour application cutanée peuvent s'avérer particulièrement vulnérables aux diverses contaminations, notamment celles d'origine microbienne s'il y a une phase aqueuse. Dans une ligne directrice particulière, l'attention est attirée sur les précautions à prendre en ce qui concerne les locaux, le matériel et le nettoyage. L'utilisation de matériel en verre est à éviter et l'acier inoxydable de qualité supérieure est recommandé pour toutes les parties en contact avec les produits. Il faut être particulièrement exigent pour les qualités d'eau à utiliser. Le texte insiste sur la validation des procédés de nettoyage et de désinfection et sur le maintien de l'homogénéité des mélanges au cours des transferts et des stockages.

Matériel

À l'*officine*, les préparations semi-solides pour application cutanée sont presque toutes faites au *mortier*.

Certaines préparations peuvent se faire à la température ordinaire. On arrive ainsi à obtenir un mélange homogène en triturant ensemble principes actifs et excipients. Mais souvent, il est nécessaire de faire fondre au préalable les excipients et ceci pour plusieurs raisons :

- pour que le malaxage soit plus facile ;
- pour pouvoir y dissoudre plus facilement les principes solubles ;
- pour améliorer le mélange d'excipients de points de fusion très écartés ;
- pour faciliter les émulsions qui se font mieux à une certaine température.

Dans tous les cas, on malaxe jusqu'à complet refroidissement du mélange sinon on risque une séparation des constituants.

Dans l'*industrie*, les appareils les plus couramment utilisés sont surtout les *mélangeurs–malaxeurs* à mouvement planétaire et racloir, munis d'un jeu de fouets de formes diverses qui sont choisis en fonction de la consistance de la pommade : un simple crochet pour les pommades les plus fermes et des fouets de formes plus complexes pour les autres (*cf.* p. 134).

Il faut dans la mesure du possible éviter l'inclusion de bulles d'air dans la masse. Pour cela, on doit plonger le fouet ou crochet à une profondeur suffisante dans la masse et régler convenablement la vitesse mais le mieux est d'effectuer le malaxage sous vide.

L'enceinte de ces mélangeurs doit être munie d'une double enveloppe dans laquelle on fait circuler un fluide chaud pendant le mélange, puis un fluide froid pour assurer un refroidissement suffisamment rapide. Il est de la plus grande importance de pouvoir régler avec précision la température pendant toute la durée de la fabrication.

En dehors des mélangeurs–malaxeurs, on utilise aussi des *mélangeurs à hélices*, des *agitateurs à turbines*... (*cf.* p. 139).

Ces différents mélangeurs suffisent dans la plupart des cas, mais il faut parfois parfaire l'homogénéité.

Pour les émulsions, on a recours soit à l'*homogénéisateur à filière*, soit au *broyeur colloïdal* (*cf.* p. 156 et 157).

Pour les pommades contenant des poudres, on peut utiliser soit le broyeur colloïdal, soit le *broyeur à trois cylindres* ou *lisseuse* (figure 4.57). Ce dernier a l'inconvénient d'avoir un faible rendement, tandis qu'avec le broyeur colloïdal, il y a toujours à craindre l'échauffement.

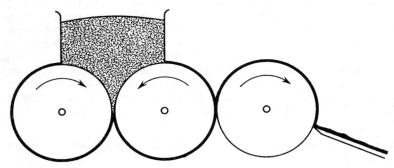

Figure 4.57
Broyeur à cylindres (Lisseuse).

Mode d'introduction des principes actifs

S'ils sont solides et insolubles dans les excipients, il est très important de les pulvériser aussi finement que possible et de les tamiser avant de les malaxer avec les excipients.

S'ils sont solubles, on les dissout dans les excipients fondus en prenant soin de n'introduire les produits volatils que juste avant le début du refroidissement.

Dans le cas des émulsions, on dissout les produits liposolubles dans la phase huileuse et les produits hydrosolubles dans la phase aqueuse avant de faire l'émulsion dans des conditions bien déterminées d'agitation et de température.

Pour les autres constituants : colorants, conservateurs, émulsionnants…, on opère de même.

Conditionnement

Les préparations pour application cutanée peuvent être conditionnées en pots, mais cela est assez exceptionnel. En tubes, les risques de souillures entre deux applications sont moins grands.

Il existe pour le remplissage des tubes, des machines qui travaillent à haut rendement, plusieurs milliers par heure. Ces machines réalisent ensuite la fermeture du tube par pliage et marquent le numéro de lot en relief en faisant le dernier pli.

Les tubes peuvent être en aluminium nu ou verni ou en matière plastique.

En pharmacie, on utilise peu les tubes en *matières plastiques* qui ont l'inconvénient de reprendre leur forme initiale après une pression, avec, comme conséquence, une rentrée d'air dans le tube après chaque prélèvement. Ceci nuit à la conservation du contenu et rend plus difficile les derniers prélèvements. Il peut aussi y avoir des problèmes d'incompatibilités entre la matière plastique et le contenu. Certains excipients sont capables d'extraire les plastifiants ou d'autres adjuvants des matières plastiques.

Actuellement, c'est surtout l'*aluminium* qu'on emploie. On préfère de plus en plus l'aluminium recouvert intérieurement d'un vernis cuit qui isole bien le métal du contenu. L'intégrité du vernis doit être contrôlée à la livraison des tubes.

Essais

Les produits semi-solides sont souvent des systèmes complexes d'une stabilité relative, ce qui explique la diversité des essais proposés.

Dans la *période de conception*, une grande diversité de contrôles est nécessaire pour définir les caractéristiques du nouveau médicament.

En routine, les contrôles à effectuer ont pour but de s'assurer de la reproductibilité du produit ; leur choix varie avec la stabilité de la forme et avec les paramètres critiques du procédé de fabrication. Ils sont en général simples et d'autant moins nombreux qu'il a été démontré en cours de validation qu'il y a des interdépendances entre eux.

À la limite d'utilisation, les contrôles ont pour but de vérifier que la préparation est toujours conforme aux spécifications du dossier d'AMM. Sélectionnés en période de mise au point, ils sont plus approfondis que les essais de routine.

Homogénéité

Toute préparation résulte d'une opération de mélange dont l'efficacité doit être vérifiée.

Le dosage du principe actif est un élément de ce contrôle.

Macroscopiquement, on vérifie l'homogénéité d'une préparation par étalement en couche mince sur une surface plane à l'aide d'une spatule. Cet essai est complété par un examen au microscope qui permet de bien contrôler la dispersion des poudres ou des gouttelettes de liquides dans une émulsion. Lorsque la taille des particules des composants incorporés a une influence sur l'activité thérapeutique, elle doit être contrôlée.

Détermination de la consistance

La semi-solidité d'un produit se définit par la mesure de la consistance. Celle-ci a d'autant plus d'importance qu'il y a à en tenir compte pour les modalités de fabrication et les conditions d'utilisation et qu'elle influe sur la facilité d'étalement, l'adhésion aux tissus et la biodisponibilité des principes actifs, ainsi que sur la stabilité dans le cas des émulsions et des suspensions. Ceci explique la diversité des essais envisageables :

- *viscosité* (viscosimètres à écoulement, à mobile tournant, etc.) ;
- *dureté* : l'essai consiste à mesurer l'enfoncement d'un mobile, en général conique, dans le produit semi-solide, dans des conditions rigoureusement définies (figure 4.58) ;
- *force d'extrusion* : mesure de la force nécessaire pour expulser une quantité déterminée de pommade à partir d'un tube ;
- *capacité d'étalement* : mesure de la surface d'étalement sous l'action d'une force déterminée ;
- *pouvoir d'adhésion* : mesure du temps nécessaire pour séparer deux surfaces solides enduites de pommade à l'aide d'un poids donné.

Tous ces essais se font à une température précise et après maintien à cette température pendant un temps déterminé après le dernier malaxage. Cela est particulièrement important pour les produits thyrotropes.

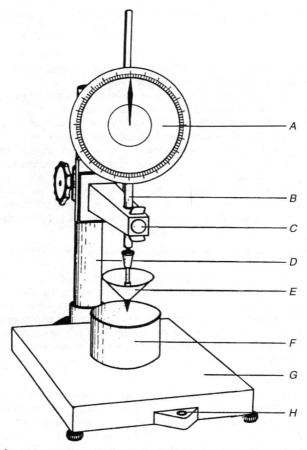

A. Échelle, graduée en dixièmes de millimètres, indiquant la profondeur
   de pénération.
B. Axe vertical servant à maintenir et à guider le mobile.
C. Dispositif de blocage et de libération du mobile, à déclenchement
   automatique et de durée programmée.
D. Dispositif permettant d'assurer la verticalité du mobile et l'horizontalité
   de la tablette-support.
E. Mobile.
F. Récipient.
G. Tablette-support.
H. Réglage de l'horizontalité de la tablette.

Figure 4.58
Pénétromètre de la pharmacopée.

pH

Il s'agit du pH de la phase aqueuse qui peut être séparée plus ou moins facilement selon les cas, par contact avec un papier filtre, par rupture de l'émulsion au bain-marie ou par centrifugation...

Pour les pommades anhydres, on ne peut parler de leur pH, mais il est intéressant de voir si elles sont susceptibles de céder des acides ou des bases aux tissus au contact desquels elles vont se trouver. Dans ce cas, la pommade est triturée avec de l'eau distillée dont on mesure ensuite le pH.

Le pH d'une préparation est intéressant à connaître car il peut avoir des influences sur la stabilité d'une émulsion ou d'un gel, sur la viscosité de certains gels, sur la stabilité des principes actifs, sur la compatibilité avec les excipients, sur l'activité des conservateurs et surtout sur le pH de la peau qu'il peut modifier.

Dans de nombreux cas, le fait de ramener le pH cutané à la normale, à l'aide d'une préparation ou d'une solution acide, constitue une excellente thérapeutique. D'une façon générale, on peut dire qu'une préparation doit maintenir autant que possible la surface de la peau à son pH normal.

Stérilité

Si la préparation est destinée à être appliquée sur des plaies ouvertes importantes ou sur une peau gravement atteinte, il y a intérêt à ce qu'elle soit stérile. La Pharmacopée exige que l'essai de stérilité soit réalisé lorsque l'étiquette porte la mention « stérile ». Dans le cas des préparation aqueuses non stériles, la qualité microbiologique des fabrications et l'efficacité des conservateurs antimicrobiens doit être vérifiée (*cf.* p. 229).

Essais de diffusion ou de biodisponibilité

Au cours de la mise au point, des essais *in vitro* peuvent être envisagés pour voir si la préparation cède bien son ou ses principes actifs à une phase aqueuse. Cet essai consiste à mettre un échantillon de préparation sur un gel aqueux (gélose ou gélatine) et à suivre la diffusion du principe actif (réaction colorée ou, dans le cas d'un antiseptique ou d'un antibiotique, inhibition d'une culture microbienne).

Cet essai *in vitro* donne quelques renseignements mais ne permet pas de se rendre compte de ce qui se passera exactement sur des tissus. Pour cela, des essais sur l'animal et sur l'homme sont toujours nécessaires.

Essais des émulsions et suspensions

Cf. p. 158 et 163.

Conservation

Les préparations pour application cutanée doivent être conservées dans des récipients bien clos. Ceci est particulièrement important lorsqu'il y a une phase aqueuse qui risque soit de s'évaporer, soit d'être contaminée. Les bouchons de liège doivent être évités dans la mesure du possible, car ils contiennent toujours des germes de moisissures. De toute façon, lorsqu'il y a une phase aqueuse, il faut ajouter des conservateurs antimicrobiens. Avec les glycérides, les antioxydants sont souvent nécessaires.

Formes liquides et solides cutanées

À côté des préparations semi-solides pour application cutanée, d'autres préparations liquides, semi-liquides ou pulvérulentes sont appliquées couramment sur la peau, elles ne présentent pas pour leur fabrication et leur conservation de problèmes très différents de ceux des formes liquides ou solides administrées par d'autres voies. Parmi elles, on peut citer :

■ des *solutions diverses* dont les « préparations antiseptiques » destinées à l'application sur la peau saine, les muqueuses et les plaies qui font l'objet d'une monographie dont l'objectif est essentiellement de décrire des méthodes de contrôle de leur activité ;

■ les *shampooings*, préparations liquides ou semi-liquides destinées à l'application sur le cuir chevelu et qui, par friction avec de l'eau, forment généralement de la mousse ;

■ les *lotions*, préparations liquides destinées à être appliquées sur la peau, sans friction ;

■ les *liniments* destinés à être appliqués sur la peau non lésée, en onctions ou frictions, afin d'exercer une action locale ;

■ les *poudres pour application cutanée* en présentations unidoses ou multidoses, ces dernières pouvant être des récipients saupoudreurs munis d'un dispositif mécanique de pulvérisation ou des récipients sous pression (*cf.* p. 349). Les poudres spécifiquement destinées à être appliquées sur des plaies ouvertes importantes ou sur une peau gravement atteinte doivent être stériles. Selon les cas, ces poudres doivent répondre à des essais de granulométrie, d'uniformité de masse ou de teneur, ou à l'essai de stérilité.

Les poudres conditionnées en récipient sous pression doivent répondre aux exigences des préparations pharmaceutiques pressurisées.

Les *mousses médicamenteuses*. Les mousses utilisées en pharmacie résultent de la dispersion d'un volume important de gaz dans une préparation liquide contenant généralement un ou plusieurs principes actifs et divers adjuvants dont un agent de surface assurant sa formation.

Elles sont formées au moment de l'administration à partir d'une préparation liquide contenue dans un récipient pressurisé dont le principe et les constituants sont semblables à ceux qui sont décrits pour les aérosols. Le récipient est muni d'un dispositif constitué d'une valve et d'un bouton-poussoir adapté à la distribution de la mousse.

Selon la nature du gaz propulseur et celle de la préparation liquide, plusieurs types de mousse sont obtenus. C'est ainsi qu'on peut avoir :

■ des mousses dites aqueuses obtenues le plus souvent à partir d'une émulsion *L/H* dont la phase lipophile contient en solution le propulseur ;

■ des mousses hydroalcooliques formées à partir d'une solution homogène d'un surfactif dans un mélange approprié d'eau, d'alcool et de propulseur ;

■ des mousses non aqueuses formées d'une solution de surfactif, soit dans une huile miscible au propulseur, soit dans un solvant type glycol, peu soluble ou insoluble dans le propulseur.

Les « mousses médicamenteuses » sont destinées en général à être appliquées sur la peau ou les muqueuses sur lesquelles elles permettent une bonne répartition du principe actif. Celles qui sont destinées à être appliquées sur des plaies ouvertes importantes ou sur une peau gravement atteinte doivent être stériles.

Comme essais, la pharmacopée prescrit :

■ *densité relative de la mousse* : rapport de la masse d'un volume déterminé de mousse à celle du même volume d'eau. Cet essai se fait dans un cristallisoir taré ;

■ *uniformité de teneur et uniformité de masse* comme pour toutes les autres préparations.

Formes adhésives cutanées

Ce sont des formes qui adhèrent à la peau sous l'effet d'une légère pression. On distingue celles qui ne contiennent pas de substances médicamenteuses et celles qui en contiennent.

Dans la première catégorie, on a essentiellement les *sparadraps* et dans la seconde : les *emplâtres*, les *pansements adhésifs médicamenteux* et les *timbres* dont l'activité est locale, et les *dispositifs transdermiques* dont l'objectif est une action générale.

■ **Sparadraps.** Ce sont des articles non médicamenteux qui servent à fixer le matériel de pansement sur la peau ou simplement à isoler ou protéger la peau. Ils sont constitués par une masse adhésive étalée en couche uniforme continue ou discontinue sur un support.

Le support est un matériau textile, un matériau non tissé ou un film en matière plastique. Il peut être perforé ou non, extensible ou non, imperméable ou non à l'eau, à la vapeur d'eau et à l'air.

La masse adhésive doit être telle qu'elle adhère à la peau sèche, sans être irritante et sans provoquer de lésions appréciables.

Les sparadraps peuvent se présenter en rubans enroulés ou en feuilles de dimensions variables, la surface adhésive est alors recouverte d'un film protecteur facilement détachable. Ils doivent être enfermés dans un emballage protecteur.

La Pharmacopée décrit des essais à réaliser à une température de 20 ± 2 °C et une humidité relative de 65 (± 5 %) :

• *adhésivité* : l'essai est à effectuer sur une plaque en acier inoxydable selon l'une des deux techniques décrites dans la monographie de la pharmacopée ;

• *perméabilité à l'eau et à la vapeur d'eau* : ces essais doivent être effectués sur les sparadraps lorsqu'ils sont présentés comme ayant ces propriétés.

Pour les sparadraps sur textiles et non tissés, il faut vérifier la *charge minimale de rupture* et, de plus, pour les premiers, *l'élasticité*.

Pour les sparadraps sur film en matière plastique, on vérifie *l'extensibilité*.

■ **Emplâtres.** Ils sont constitués par une masse adhésive (ou enduit) contenant un ou plusieurs principes actifs, étalée en une couche uniforme sur un des supports déjà décrits pour les sparadraps. La masse adhésive contient des éléments tels que : élastomères, résines, matières grasses, substances minérales et colorants.

Les présentations sont diverses mais dans tous les cas, l'enduit doit être protégé afin d'éviter toute détérioration avant usage et l'ensemble doit être conditionné dans un emballage approprié.

Comme essai, la Pharmacopée demande de vérifier la *masse d'enduit au mètre carré*, par pesée avant et après traitement par un solvant approprié. Elle ne doit pas s'écarter de plus de 10 % de la masse indiquée.

■ **Pansements adhésifs médicamenteux.** Ils sont constitués d'un sparadrap sur lequel est fixé en son centre un matériau de pansement (gaze, ouate...) imprégné d'un principe actif tel qu'un antiseptique. L'ensemble, muni d'un système de protection adéquat, est présenté en emballage unitaire (stérile ou non) ou en bandes à découper au moment de l'emploi.

La pharmacopée prescrit l'essai de *stérilité* si cette propriété est indiquée sur l'étiquette.

■ **Timbres.** Ils sont destinés à être appliqués sur la peau afin de mettre en évidence la sensibilité d'un organisme à une substance réactogène. Ils sont constitués d'un sparadrap avec, fixé en son centre, un petit disque de matière plastique sur lequel est placée une masse adhésive contenant la substance réactogène. La masse adhésive est constituée par des éléments tels que la gomme arabique ou la gélatine et de l'eau.

Pour *ces trois formes*, l'étiquette doit comporter la teneur en principe actif par unité pour les timbres ou par centimètre carré pour les emplâtres et pansements adhésifs.

■ **Dispositifs transdermiques.** Ils servent de support ou de véhicule à un ou plusieurs principes actifs destinés à exercer une action générale après libération et passage à travers la barrière cutanée.

Un système transdermique comprend :
• un support externe imperméable au principe actif ;
• un réservoir contenant une préparation semi-solide ou solide dans laquelle se trouve dispersé ou dissous le principe actif en concentration déterminée ;
• un film protecteur amovible, retiré au moment de l'application.

On distingue deux catégories de systèmes transdermiques :
• ceux pour lesquels la préparation se trouve, une fois appliquée, directement au contact de la peau. La préparation est alors conçue de telle sorte qu'elle libère le principe actif suivant une cinétique définie. Elle se présente généralement fixée au centre d'un support adhésif qui permet son maintien sur le site cutané choisi ;
• ceux dont le réservoir comporte une membrane qui, lors de l'application, se place entre la préparation et la peau. Dans ce cas, la membrane est choisie pour ses propriétés de perméabilité qui doivent conduire à une cinétique définie de libération et de diffusion du principe actif.

Les systèmes transdermiques présentent un certain nombre d'avantages par rapport aux formes topiques classiques :
• la dose de principe actif et la surface d'application sont bien déterminées ;
• la vitesse de libération du principe actif est mieux maîtrisée ;
• l'observance du traitement est améliorée du fait que la durée d'action peut être de 24 h ou même d'une semaine.

Il est évident que ce nouveau mode d'administration ne peut s'appliquer qu'à des molécules actives à faibles doses, bien tolérées par la peau et la traversant facilement. Le transit gastro-intestinal et l'effet de premier passage hépatique sont évités. Les systèmes transdermiques sont utilisés pour les traitements de longue durée ne nécessitant que de faibles taux plasmatiques. Comme substances actives déjà administrées de cette façon, on peut citer : la trinitrine, la scopolamine, l'œstradiol, la clonidine, le dinitrate d'isosorbide...

La libération du principe actif peut être modulée par la composition de la préparation et, lorsqu'il y en a une, par la perméabilité de la membrane, mais c'est toujours la peau qui effectue le véritable contrôle de l'absorption.

Les dispositifs transdermiques sont généralement conditionnés en sachets individuels scellés.

La pharmacopée prescrit pour les systèmes transdermiques :

■ un essai d'uniformité de teneur (*cf.* p. 227) ;

■ un *essai de dissolution* : pour cet essai dont le principe est le même que celui qui est décrit pour les formes orales, la pharmacopée propose trois méthodes dites « de l'appareil à disque », « de la cellule » et « du cylindre rotatif » selon le procédé de maintien du système transdermique au fond de l'appareil à palette tournante (*cf.* p. 282).

Ces méthodes ainsi que les appareils à utiliser sont décrits de façon très détaillée. Le dispositif transdermique satisfait à l'essai si la quantité de principe(s) actif(s) passée en solution, exprimée par unité de surface et par unité de temps, est comprise dans les limites prescrites aux temps de prélèvements définis.

Bibliographie

Bibliographie pouvant être consultée aisément par les étudiants pour un complément d'information.

Ouvrages

Aiache JM, Beyssac E, Cardot JM, Hoffar TV, Renoux R. Initiation à la connaissance du médicament. 5ᵉ édition. Paris : Elsevier Masson ; 2008.

Beljean-Leymerie M, Dubost JP, Galliot-Guilley M. Chimie analytique. Paris : Elsevier Masson ; 2006.

Falson-Rieg F, Faivre V, Pirot F. Nouvelles formes médicamenteuses. Paris-Londres-New York : Tec & Doc–Lavoisier ; 2004.

Galenica

T1. Formes solides unitaires. 2001.

T2. Biopharmacie. 1982.

T3. Génie Pharmaceutique. 1983.

T5. Agents de surface et émulsions. 1993.

T6. Formes orales solides. 2001.

T7. Préparations ophtalmiques. 1997.

T16. Médicaments homéopathiques. Notions pratiques de Pharmacie Homéopathiques-1986.

Guernet MV, Hamon M. Abrégé de chimie analytique. Chimie des solutions. 2ᵉ édition. Paris : Masson ; 1990.

Labaune JP. Propriétés pharmacocinétiques des médicaments. Paris : Masson ; 1991.

Levacher E. Groupe IMT, pharmacotechnie industrielle Φ 41. IMT éditions ; 2006.

Martini MC, Seiller M. Actifs et additifs en cosmétologie. Paris : Tec & Doc–Lavoisier ; 2006.

Pradeau D (coordinateur). Analyse pratique du médicament. Paris : Tec & Doc–Lavoisier ; 1982.

Seiller M, Martini MC. Formes pharmaceutiques pour applications locales. Paris : Tec & Doc–Lavoisier ; 1996.

Wehrle P et collectif des enseignants francophones de Pharmacie Galénique. Pharmacie Galénique. Maloine, 2007.

Revues

Annales pharmaceutiques françaises

Gazette de l'APGI

Journal de pharmacie de Belgique

Journal de pharmacie clinique

Pharmeuropa

STP-Pharma Pratiques

STP-Pharma Sciences, remplacé par Journal of Drug Delivery Science and Technology

Index

461204 - (V) - (2,7) - OSB 80 - SNE
Photocomposition NORD COMPO
Imprimé en Belgique
sur les presses de SNEL - 48014